Jennifer Kranz · Petra Anheuser · Joachim A. Steffens
(Hrsg.)

Komplikationen in der Urologie

Risiken erkennen und vermeiden

Mit einem Geleitwort von Prof. Dr. med. Maurice Stephan Michel, Generalsekretär und Sprecher des Vorstandes der Deutschen Gesellschaft für Urologie e. V.

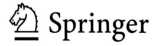 Springer

Hrsg.
Jennifer Kranz
Klinik für Urologie und Kinderurologie
St.-Antonius Hospital gGmbH
Eschweiler, Nordrhein-Westfalen,
Deutschland

Universitätsklinik und Poliklinik für
Urologie
Universitätsklinikum Halle (Saale)
Halle (Saale), Sachsen-Anhalt, Deutschland

Joachim A. Steffens
Klinik für Urologie und Kinderurologie
St.-Antonius Hospital gGmbH
Eschweiler, Nordrhein-Westfalen,
Deutschland

Petra Anheuser
Klinik für Urologie
Asklepios Klinik Wandsbek
Hamburg, Deutschland

ISBN 978-3-662-60624-7   ISBN 978-3-662-60625-4   (eBook)
https://doi.org/10.1007/978-3-662-60625-4

Die Deutsche Nationalbibliothek verzeichnet diese Publikation in der Deutschen Nationalbibliografie;
detaillierte bibliografische Daten sind im Internet über ▶ http://dnb.d-nb.de abrufbar.

Fotonachweis Umschlag (c) Kai-Jörg Sommer
Umschlaggestaltung: deblik Berlin

Planung/Lektorat: Susanne Sobich
Springer ist ein Imprint der eingetragenen Gesellschaft Springer-Verlag GmbH, DE und ist ein Teil von
Springer Nature.
Die Anschrift der Gesellschaft ist: Heidelberger Platz 3, 14197 Berlin, Germany

Probleme kann man niemals mit derselben Denkweise lösen, durch die sie entstanden sind.

Albert Einstein

Geleitwort

Die moderne Medizin sieht sich heute vielen Herausforderungen gegenüber, die die ärztliche Tätigkeit in nahezu jedem Bereich beeinflussen. Neben einer zunehmenden Digitalisierung und Bürokratisierung gehören Arbeitsverdichtung, wachsender Wissensumfang und die breite Anwendung neuer Technologien zu den unmittelbaren Einflussgrößen.

Daneben hat sich in den vergangenen Jahren die Bedeutung und damit der Anspruch einer reproduzierbaren hohen Therapiequalität herauskristallisiert, mit der gleichzeitig eine hohe Patientensicherheit zu gewährleisten ist. Voraussetzung einer solchen Qualitätsmedizin ist u. a. ein implementiertes Sicherheitssystem, welches Schwachstellen identifiziert und diese als Grundlage einer stetigen Verbesserung von Qualität und Sicherheit nutzt. Für die weitere Etablierung einer solchen sanktionsfreien Sicherheitskultur in der Medizin allgemein und speziell in unserem Fachgebiet möchte ich als Generalsekretär der Deutschen Gesellschaft für Urologie werben.

Durch die demographische Entwicklung wird das Fachgebiet Urologie in naher Zukunft einen Versorgungszuwachs von 20 % verzeichnen. Darüber hinaus wird die Diversität von komplexen Krankheitsbildern im Rahmen eines zunehmend heterogenen, älter werdenden Patientenkollektivs steigen und uns vor neue und wachsende Herausforderungen stellen.

Das vorliegende Werk widmet sich diesem Thema in besonderer Weise und zeigt typische Risiken und Therapiekomplikationen unseres urologischen Fachgebietes inklusive Komplikationen der medikamentösen Therapie und der Strahlentherapie. Die sehr gut strukturierte und teils stichwortartige Darstellung zu Häufigkeiten, Ursachen, Behandlung und Prävention von Komplikationen erlaubt dem Leser eine rasche Orientierung.

Für Sachverständige bietet das Werk darüber hinaus zitierfähige Angaben.

Die vorliegende Ausgabe sollte für jeden praktisch tätigen Urologen ein wichtiges Standardwerk sein. Mein Dank gilt den Herausgebern Jennifer Kranz, Petra Anheuser und Joachim A. Steffens für ihre hervorragende systematische und praktische Aufarbeitung dieser Thematik.

Univ.-Prof. Dr. med. Maurice Stephan Michel
Generalsekretär und Sprecher des Vorstandes
der Deutschen Gesellschaft für Urologie e. V.

Vorwort

Unerwünschte Ereignisse sind bei der Behandlung von Erkrankungen unvermeidbar. Aufgrund dieser Tatsache wurden im vergangenen Jahrzehnt zunehmend qualitätssichernde Maßnahmen im Gesundheitswesen ergriffen, die sich an bestehenden Sicherheitssystemen der zivilen Luftfahrt und anderer Hochzuverlässigkeitsorganisationen orientieren. Die Entwicklung eines Komplikationsmanagements und die Implementierung einer Sicherheitskultur sind folgerichtige Antworten auf veränderte Anforderungen der modernen Medizin. Ein zunehmender Wandel der Ärzteschaft im Umgang mit Komplikationen und Behandlungsfehlern ist erkennbar.

Ein Gesundheitswesen, dessen Leistungsfähigkeit gesteigert werden soll, kann nicht auf ein gut strukturiertes Qualitätsmanagement verzichten. Hierzu zählen unter anderem die CIRS (critical incident reporting systems) und M (Morbiditäts)- & M (Mortalitäts)-Konferenzen in Krankenhäusern.

Unser ökonomisiertes Gesundheitswesen ist gekennzeichnet von einer wachsenden Arbeitsverdichtung, zunehmender Bürokratisierung sowie einer steigenden Reglementierung, die sich in immer kürzeren stationären Verweildauern und einer höheren Patientenfrequenz widerspiegelt. Zugleich sind wir konfrontiert mit einer gestiegenen Anspruchshaltung der Patienten und ihrer zunehmenden Multimorbidität. Dieser Spagat fordert eine veränderte, offene und angstfreie Kommunikation im Team. Nur in einer solchen, straffreien Atmosphäre können Probleme gelöst werden. Qualitätsmanagement wird so notwendigerweise zur klaren und eindeutigen Führungsaufgabe, zum integralen Bestandteil der Führungsstrategie und – verantwortung und daraus resultierender Haltung.

Vor diesem Hintergrund wurde das vorliegende Buch konzipiert. Im Gegensatz zur Erstausgabe, die im Jahr 2011 im Thieme Verlag erschien, zeichnet sich dieses Werk durch folgende Faktoren aus:
1. Eine systematische Gliederung beschreibt Organ- und Methoden-bezogen die typischen prä-, intra- und postoperativen Risiken und Komplikationen.
2. Der schlagwortartige Text erleichtert die Leseweise und ermöglicht eine rasche Orientierung.
3. Strukturierte Handlungsanweisungen zur Lösung eingetretener Komplikationen helfen bei der Problemlösung.
4. Anschauliche Abbildungen veranschaulichen die Problemfelder.
5. Häufigkeitsangaben zu den Komplikationen stellen zitierfähige Angaben für Sachverständigen-Gutachten dar.
6. Die Bearbeitung strahlentherapeutischer Komplikationen erleichtert den Umgang mit radiogenen Harntransportstörungen.

Die Darstellung wissenschaftlich fundierter Kenntnisse soll optimierte Arbeitsabläufe zur Bewältigung von Komplikationen ermöglichen. Dieses Buch trägt zur Entwicklung einer Sicherheitskultur bei und senkt das Wiederholungsrisiko von Komplikationen.

Die Herausgeber danken allen Autoren für ihre engagierte Mitarbeit und Disziplin sowie dem Verlag für die gelungene Umsetzung des Buchprojektes.

Wir sind als Herausgeber für kritische Kommentare dankbar, da diese zur Verbesserung künftiger Auflagen beitragen.

Priv.-Doz. Dr. med. Jennifer Kranz
Dr. med. Petra Anheuser
Prof. Dr. med. Joachim A. Steffens
Eschweiler und Hamburg
im Juli 2021

Inhaltsverzeichnis

VII   Strahlentherapie

Herausgeber- und Autorenverzeichnis

Über die Herausgeber

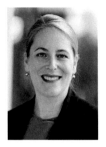

Frau Priv.-Doz. Dr. med. Jennifer Kranz
Oberärztin und Sektionsleiterin des Kontinenz- und Beckenboden-
zentrums der Klinik für Urologie und Kinderurologie des St.-Antonius
Hospitals in Eschweiler, beschäftigt sich seit Jahren wissenschaftlich
und klinisch mit der Etablierung einer medizinischen Sicherheitskultur
und dem Komplikationsmanagement urologischer Interventionen. In
zahlreichen nationalen und internationalen Vorträgen, Publikationen,
Kursen sowie ihrer Habilitationsschrift „Ergebnisqualität und
Komplikationsmanagement interventionell-rekonstruktiver urologischer
Eingriffe" widmet sie sich dieser komplexen und multidimensionalen
Thematik.

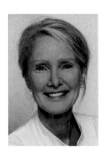

Frau Dr. med. Petra Anheuser
Chefärztin der Klinik für Urologie an der Asklepios Klinik Wandsbek
in Hamburg, beschäftigt sich seit einigen Jahren in verschiedenen
Publikationen intensiv mit dieser vielschichtigen Thematik und greift
dabei besonders den Aspekt des „Human factor" auf, der im zunehmenden
Bewusstsein für einen notwendigen analytisch-konstruktiven und
lösungsorientierten Umgang mit Komplikationen und Fehlern in der
Ärzteschaft, einen zentralen Punkt darstellt. Die weiter systematisierte
und umfänglichere Neuauflage des Buches ist das konsequente Ergebnis
einer anhaltend notwendigen Auseinandersetzung mit den Ergebnissen
und Folgen unserer ärztlichen Tätigkeit.

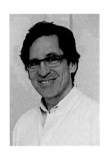

Herr Prof. Dr. med. Joachim A. Steffens
Chefarzt der Klinik für Urologie und Kinderurologie des St.-Antonius
Hospitals in Eschweiler, hat sich seit rund 3 Jahrzehnten mit dem
selbstkritischen und nüchternen Umgang komplizierter Krankheits-
und Behandlungsverläufe beschäftigt. Eine erste wissenschaftliche
Auseinandersetzung mit der Erkennung, Beherrschung und
Vermeidung (eigenen) urologischen Fehlverhaltens erfolgte 2002
und 2005 in Buchform mit kommentierten Falldarstellungen im
deutschsprachigen Raum (Steffens, Langen; Steinkopf Verlag). Das
zunehmende Qualitätsbewusstsein der Ärzteschaft führte 2012 zur
ersten strukturierten und systematischen Darstellung und Analyse von
Komplikationen der häufigsten urologischen Eingriffe und Verfahren
(Anheuser, Steffens; Thieme Verlag). Das vorliegende Buch wurde zur
Beseitigung von Qualitätsmängeln und Steigerung der Prozessqualität
im Gesundheitswesen konzipiert.

Autorenverzeichnis

Dr. med. Petra Anheuser Klinik für Urologie, Asklepios Klinik Wandsbeck, Hamburg, Deutschland

Christian Becker Adrian und Becker Rechtsanwälte, Trier, Deutschland

Univ.-Prof. Dr. med. Martin Bögemann Klinik für Urologie und Kinderurologie, Universitätsklinikum Münster, Münster, Deutschland

Priv.-Doz. Dr. med. Dirk Bottke Xcare Praxis für Strahlentherapie, Trier-Ehrang, Deutschland

Priv.-Doz. Dr. med. Johannes Breyer Klinik für Urologie, Caritas-Krankenhaus St. Josef, Regensburg, Deutschland

Dr. med. Benedict Brücher Klinik für Urologie und Kinderurologie, Universitätsklinikum Münster, Münster, Deutschland

Prof. Dr. med. Maximilian Burger Klinik für Urologie, Caritas-Krankenhaus St. Josef, Regensburg, Deutschland

Prof. Dr. med. Thomas Enzmann Urologie und Kinderurologie, Klinikum Brandenburg, Brandenburg an der Havel, Deutschland

Prof. Dr. med. Margit Fisch Klinik und Poliklinik für Urologie, Universitätsklinikum Hamburg-Eppendorf, Hamburg, Deutschland

Dr. med. Karsten Fischer Klinik für Urologie und Kinderurologie, Klinikum Fulda, Fulda, Deutschland

Prof. Dr. med. Paolo Fornara Universitätsklinik und Poliklinik für Urologie, Universitätsklinikum Halle (Saale), Halle, Deutschland

Priv.-Doz. Dr. med. Rolf Dario Frank Klinik für Innere Medizin und Internistische Intensivmedizin, St.-Antonius Hospital gGmbH, Eschweiler, Deutschland

Prof. Dr. med. Georgios Gakis Klinik und Poliklinik für Urologie und Kinderurologie, Universitätsklinikum Würzburg, Würzburg, Deutschland

Prof. Dr. med. Michael Gawenda Klinik für Gefäßchirurgie und Endovaskuläre Chirurgie, St.-Antonius Hospital gGmbH, Eschweiler, Deutschland

Prof. Dr. med. Elmar Gerharz Urologie an der Paulskirche, Frankfurt am Main, Deutschland

Prof. Dr. med. Oliver Hakenberg Urologische Klinik und Poliklinik, Universitätsmedizin Rostock, Rostock, Deutschland

Prof. Dr. med. Christian Hampel Urologische Abteilung, Marienhospital Erwitte, Erwitte, Deutschland

Dr. med. Niklas Harland Klinik für Urologie, Universitätsklinikum Tübingen, Tübingen, Deutschland

Dr. med. Florian Hartmann Klinik für Urologie, Uro-Onkologie, spezielle urologische und Roboter-assistierte Chirurgie, Universitätsklinikum Köln, Köln, Deutschland

Univ.-Prof. Dr. Dr. h.c. Axel Heidenreich Klinik für Urologie, Uro-Onkologie, spezielle urologische und Roboter-assistierte Chirurgie, Universitätsklinikum Köln, Köln, Deutschland

Prof. Dr. med. Rainer Hofmann Klinik für Urologie, Universitätsklinikum Marburg, Marburg, Deutschland

Prof. Dr. med. Ulrich Humke Klinik für Urologie und Transplantationschirurgie, Klinikum Stuttgart, Stuttgart, Deutschland

Priv.-Doz. Dr. med. Tanja Hüsch Klinik und Poliklinik für Urologie und Kinderurologie, Universitätsmedizin der Johannes Gutenberg-Universität Mainz, Mainz, Deutschland

Prof. Dr. med. Tilmann Kälble Klinik für Urologie und Kinderurologie, Klinikum Fulda, Fulda, Deutschland

Prof. Dr. med. Sabine Kliesch Abteilung für Klinische und Operative Andrologie, Centrum für Reproduktionsmedizin und Andrologie, Universiätsklinikum Münster, Münster, Deutschland

Dr. med. Niklas Klümper Klinik und Poliklinik für Urologie und Kinderurologie, Universitätsklinikum Bonn, Bonn, Deutschland

Prof. Dr. med. Thomas Knoll Urologische Klinik, Klinikum Sindelfingen-Böblingen, Sindelfingen, Deutschland

Priv.-Doz. Dr. med. Jennifer Kranz Klinik für Urologie und Kinderurologie, St.-Antonius Hospital gGmbH, Eschweiler, Deutschland; Universitätsklinik und Poliklinik für Urologie, Universitätsklinikum Halle (Saale), Halle (Saale), Deutschland

Priv.-Doz. Dr. med. Frank Kunath Urologische und Kinderurologische Klinik, Universitätsklinikum Erlangen, Erlangen, Deutschland

Dr. med. Christoph Kuppe Klinik für Nieren- und Hochdruckkrankheiten, rheumatologische und immunologische Erkrankungen (Medizinische Klinik II), Universitätsklinikum Aachen, Aachen, Deutschland

Priv.-Doz. Dr. med. David Lazica Klinik für Urologie und Kinderurologie, Agaplesion Diakonieklinikum Rotenburg gemeinnützige GmbH, Rotenburg (Wümme), Deutschland

Prof. Dr. med. Herbert Leyh Urologie und Kinderurologie, Klinikum Garmisch-Partenkirchen, Garmisch-Partenkirchen, Deutschland

Dr. med. Gerlinde Maurer Radiologie 360° am St.-Antonius Hospital Eschweiler, Eschweiler, Deutschland

Dr. med. Valentin Maurer Klinik und Poliklinik für Urologie, Universitätsklinikum Hamburg-Eppendorf, Hamburg, Deutschland

Prof. Dr. med. Martin C. Michel Institut für Pharmakologie, Universitätsmedizin Mainz, Mainz, Deutschland

Prof. Dr. Dr. med. univ. Arkadiuz Miernik Klinik für Urologie, Universitätsklinikum Freiburg, Freiburg, Deutschland

Prof. Dr. med. Alexandre Mottrie Urology Department, OLV Hospital, Aalst, Belgien and ORSI Academy, Melle, Belgien

Dr. med. Claudia Neissner Klinik für Kinderurologie, Barmherzige Brüder Klinik St. Hedwig, Regensburg, Deutschland

Prof. Dr. med. Carsten Ohlmann Johanniter-Kliniken Bonn, Abteilung für Urologie, Standort Johanniter-Krankenhaus Bonn, Bonn, Deutschland

Dr. Dipl.-Psych. Viktor Oubaid Deutsches Zentrum für Luft- und Raumfahrt, Hamburg, Deutschland

Prof. Dr. med. David Pfister Klinik für Urologie, Uro-Onkologie, spezielle urologische und Roboter-assistierte Chirurgie, Universitätsklinikum Köln, Köln, Deutschland

Prof. Dr. med. Hans-Jürgen Piechota Klinik für Urologie, Kinderurologie und Operative Uro-Onkologie, Johannes Wesling Klinikum Minden, Minden, Deutschland

Prof. Dr. med. Michael Pinkawa MediClin Robert Janker Klinik, Bonn, Deutschland

Priv.-Doz. Dr. med. Gerald Pühse Klinik für Urologie und Kinderurologie, Universitätsklinikum Münster, Münster, Deutschland

Dr. med. Sajjad Rahnama'i Klinik für Urologie, Universitätsklinikum Aachen, Aachen, Deutschland

Prof. Dr. med. Christl Reisenauer Universitäts-Frauenklinik, Universitätsklinikum Tübingen, Tübingen, Deutschland

Dr. med. Martin von Ribbeck Uroviva Klinik Bülach, Bülach, Schweiz

Prof. Dr. med. Manuel Ritter Klinik und Poliklinik für Urologie und Kinderurologie, Universitätsklinikum Bonn, Bonn, Deutschland

Anja Ruland Adrian und Becker Rechtsanwälte, Trier, Deutschland

Prof. Dr. med. Hans Schmelz Klinik für Urologie, Bundeswehrzentralkrankenhaus Koblenz, Koblenz, Deutschland

Dr. med. Sandra Schönburg Universitätsklinik und Poliklinik für Urologie, Universitätsklinikum Halle (Saale), Halle, Deutschland

Prof. Dr. med. Stefan Schumacher Urology Department, Healthpoint Hospital, Abu Dhabi, Vereinigte Arabische Emirate

Priv.-Doz. Dr. med. Florian Schwarz Klinik für Diagnostische und Interventionelle Radiologie und Neuroradiologie, Universitätsklinikum Augsburg, Augsburg, Deutschland

Dr. med. Bernhard Schwindl Klinik für Urologie, Andrologie und Kinderurologie, Klinikum Weiden / Kliniken Nordoberpfalz AG, Weiden, Deutschland

Assoc. Prof. Priv. Doz. Dr. med. Christian Seitz Urologische Universitätsklinik, Medizinische Universität Wien, Wien, Österreich

Prof. Dr. med. Stefan Siemer Klinik für Urologie und Kinderurologie, Universitätsklinikum des Saarlandes, Homburg/Saar, Deutschland

Kai-Jörg Sommer Smacmed, Bad Camberg, Deutschland

Prof. Dr. med. Herbert Sperling Klinik für Urologie, Kliniken Maria Hilf GmbH, Mönchengladbach, Deutschland

Prof. Dr. med. Joachim A. Steffens Klinik für Urologie und Kinderurologie, St.-Antonius Hospital gGmbH, Eschweiler, Deutschland

Prof. Dr. med. Arnulf Stenzl Klinik für Urologie, Universitätsklinikum Tübingen, Tübingen, Deutschland

Prof. Dr. med. Michael Stöckle Klinik für Urologie und Kinderurologie, Universitätsklinikum des Saarlandes, Homburg, Deutschland

Dr. med. Jan David Süss Klinik für Gefäßchirurgie und Endovaskuläre Chirurgie, St.-Antonius Hospital gGmbH, Eschweiler, Deutschland

Univ.-Prof. em. Dr. med. Joachim Thüroff Klinik für Urologie, Universitätsmedizin Mannheim, Mannheim, Deutschland

Prof. Dr. med. Florian Wagenlehner Klinik und Poliklinik für Urologie, Kinderurologie und Andrologie, Universitätsklinikum Gießen und Marburg GmbH, Justus-Liebig-Universität Gießen, Gießen, Deutschland

Tobias Weber Klinik und Poliklinik für Urologie, Kinderurologie und Andrologie, Universitätsklinikum Gießen und Marburg GmbH, Justus-Liebig-Universität Gießen, Gießen, Deutschland

Prof. Dr. med. Dorothea Weckermann Klinik für Urologie, Universitätsklinikum Augsburg, Augsburg, Deutschland

Dr. med. Claudia Winklmair IQM Initiative Qualitätsmedizin e. V., Berlin, Deutschland

Prof. Dr. med. Christian Wülfing Klinik für Urologie, Asklepios Klinik Altona, Hamburg, Deutschland

Dr. med. Kristin Zimmermann Klinik für Urologie, Bundeswehrzentralkrankenhaus Koblenz, Koblenz, Deutschland

Allgemeine Grundlagen

Inhaltsverzeichnis

Juristische Basis

Christian Becker und Anja Ruland

© Springer-Verlag GmbH Deutschland, ein Teil von Springer Nature 2021
J. Kranz et al. (Hrsg.), *Komplikationen in der Urologie*,
https://doi.org/10.1007/978-3-662-60625-4_1

1

■ Hintergrund

Die juristische Einordnung des Begriffs „Komplikation"

Für die juristische Einordnung ist es unabdingbar zu realisieren, dass der Begriff „Komplikation" aus ärztlicher Sicht, Patientensicht und juristischer Sicht mit einer ganz unterschiedlichen Bedeutung interpretiert wird.

Während der Mediziner wohl von der Definition: *„Unerwünschte Folge einer Krankheit, eines Unfalls, eines Eingriffs oder eines Medikaments, die nicht im engeren Sinn zum Krankheitsbild gehört"* (Fischer et al. 2004) ausgeht, wird der Patient hierunter in der Regel eine für ihn negativ verlaufende Abweichung des tatsächlichen Ablaufs und der tatsächlichen Folgen der Behandlung von seiner Vorstellung ausgehen.

Der Jurist hingegen hat eine viel engere Auffassung, die darauf basiert, dass eine Komplikation für ihn nur dann von juristischem Belang ist, wenn die „unerwünschte Folge" ihrerseits durch eine fehlerhafte Aufklärung oder Behandlung des Patienten herbeigeführt wurde.

Für das Verständnis des juristischen Hintergrunds muss also stets beachtet werden, dass in der Folge eine Bewertung der Komplikation lediglich aus der Sicht eines Aufklärungs- oder Behandlungsfehlers erfolgt.

■ Die Aufklärung

Die rechtliche Bedeutung der richtigen Aufklärung

Um die enorme Bedeutung einer richtigen Aufklärung zu verdeutlichen ist es hilfreich sich zu verdeutlichen, dass diese Voraussetzung für eine Einwilligung des Patienten in die Heilbehandlung ist (§ 630d Abs. 2 BGB).

Der Bundesgerichtshof für Strafsachen hat schon früh in strafrechtlicher Hinsicht die für Mediziner oft schwer verständliche Konsequenz in aller Deutlichkeit ausgesprochen:

1. Jeder ärztliche Heileingriff ist tatbestandsmäßig eine Körperverletzung.
2. Allein die Einwilligung des Patienten oder seines gesetzlichen Vertreters in die Körperverletzung beseitigt die Rechtswidrigkeit des Eingriffs (BGH 1957).

Anders ausgedrückt: Erst durch eine ordnungsgemäße Aufklärung, welche Voraussetzung für eine wiederum ordnungsgemäße Einwilligung des Patienten in den Heileingriff ist, befreit sich der Arzt aus dem per se erfüllten Tatbestand einer vorsätzlichen Körperverletzung.

Doch auch in haftungsrechtlicher Hinsicht ist die Aufklärung von großer Bedeutung: Die Aufklärung prägt die Vorstellung des Patienten von Ablauf und von den Folgen der Behandlung. Sieht der Patient, wie oben dargestellt, eine Komplikation bereits darin, wenn Ablauf und Folgen der Heilbehandlung von seiner Vorstellung abweichen, dann lässt sich diese Sichtweise vermeiden, wenn über den möglichen Eintritt von Abweichungen eben im Rahmen der Aufklärung hinreichend belehrt worden ist.

■ Die ordnungsgemäße Durchführung der Aufklärung

Wie eine Aufklärung zu erfolgen hat, hat der Gesetzgeber in § 630e BGB festgelegt:

- Ihrer Form nach muss die Aufklärung mündlich, rechtzeitig und verständlich erfolgen.
- Dem Inhalt nach muss über Art, Umfang, Durchführung, Folgen, Risiken, Notwendigkeit, Dringlichkeit, Eignung, Erfolgsaussichten und Alternativen aufgeklärt werden.

Hierbei macht der Gesetzgeber zum Zeitpunkt der Aufklärung bewusst keine Vorgaben. Die Aufklärung muss so rechtzeitig erfolgen, dass eine „wohl überlegte" Entscheidung getroffen werden kann. Im Falle gravierender Operationen wird eine Vorabendaufklärung nicht ohne weiteres genügen, umgekehrt stellt eine Aufklärung sechs Monate vor einer Operation wegen des erheblichen zeitlichen Abstandes keine rechtzeitige Aufklärung dar. Fünf Wochen Zeitabstand sind hingegen vom Bundesgerichtshof toleriert worden (Spickhoff/ Spickhoff 2018a).

Bei der Verständlichkeit ist es wichtig, dass die Informationen sich sprachlich wie inhaltlich am Empfängerhorizont des Patienten auszurichten haben, was beispielsweise voraussetzt, dass sowohl auf Behandlungsseite als auch auf Patientenseite ausreichend Deutschkenntnisse vorhanden sind und gegebenenfalls ein Dolmetscher hinzuzuziehen ist (KG 2009).

Der Umfang der Aufklärungspflicht geht über die Information des Patienten über den medizinischen Befund (Diagnoseaufklärung), über die Aufklärung des Patienten im Hinblick auf dessen zukünftiges Verhalten (therapeutische Aufklärung) hin zur Aufklärung über Gefahren und Folgeschäden eines ärztlichen Eingriffs, welche sich auch bei ordnungsgemäßer Behandlung nicht zwingend vermeiden lassen (Risikoaufklärung), um in einer Aufklärung über die Art, die Durchführung und den Umfang des Eingriffs (Verlaufsaufklärung) zu enden. (siehe ► Kap. 2)

- Konsequenzen eines Fehlers bei der Aufklärung

Da, wie oben dargestellt, die Aufklärung die Grundlage für eine wirksame Einwilligung des Patienten darstellt (§ 630d Abs. 2 BGB), ist im Prinzip bei fehlerhafter Aufklärung die Einwilligung des Patienten unwirksam und die Heilbehandlung erfüllt den nicht gerechtfertigten Tatbestand einer vorsätzlichen Körperverletzung, weshalb der Arzt strafrechtlich belangt werden kann.

Zivilrechtlich führt eine fehlerhafte Aufklärung dann, aber auch nur dann, zu einer Haftung des Arztes, wenn die fehlerhafte Aufklärung ursächlich für den Eintritt des Gesundheitsschadens beim Patienten geworden ist, dieser sich also bei richtiger Aufklärung gegen die konkrete Heilmaßnahme entschieden hätte.

Dem kann entgegengehalten werden, dass der Patient auch bei einer ordnungsgemäßen Aufklärung in die Maßnahme eingewilligt hätte (§ 630h Abs. 2 BGB).

Berufsrechtlich kann eine fehlerhafte Aufklärung ebenso wie ein Behandlungsfehler von der zuständigen Aufsichtsbehörde (Ärztekammer) mit einem Katalog von Disziplinarmaßnahmen bestraft werden.

- Konsequenz zur Vermeidung von Komplikationen

Der Gesetzgeber sieht vor, dass Patient und Behandler, soweit möglich, auf gleicher Ebene zusammenwirken sollen (§ 630c Abs. 1 BGB).

Demzufolge sollte eine Aufklärung so detailliert und umfangreich sein, wie es nach dem Horizont des Patienten möglich und für diesen verständlich ist. Dies mindert das Risiko, dass der Patient seine Komplikation mit einer fehlerhaften Behandlung gleichsetzt und vermeidet so Haftungsfälle.

- Der Behandlungsfehler

Die Standards richtiger Behandlung

Wenn man sich mit der Frage beschäftigt, ob eine Heilbehandlung ordnungsgemäß erfolgt ist, muss man sich unterschiedliche Sichtweisen vergegenwärtigen.

Die Sicht des Patienten ist eher „erfolgsorientiert": Die Behandlung soll die vorliegende Erkrankung heilen, zumindest jedoch die Beschwerden lindern. Tritt der Erfolg einer solchen Behandlung nicht ein, ist der Patient geneigt, den Fehler eher der Durchführung der Behandlung selbst zuzuschreiben, als den typischen Risiken eines Eingriffs in den menschlichen Organismus.

Die juristische Sicht ist eine völlig andere und dürfte auch der ärztlichen Sicht entsprechen:

1

§ 630a Abs. 2 BGB normiert: *„Die Behandlung hat nach den zum Zeitpunkt der Behandlung bestehenden, allgemein anerkannten fachlichen Standards zu erfolgen, soweit nicht etwas anderes vereinbart ist."*

Hieraus folgt zum einen die Zeitbezogenheit des medizinischen Standards *(zum Zeitpunkt der Behandlung)* als auch, dass der Gesetzgeber nicht von einem allgemeinmedizinischen Standard, sondern vom sogenannten Facharztstandard *(allgemein anerkannten fachlichen Standards)* ausgeht (BGH 1995).

Zur Konkretisierung kann insbesondere auch auf die Leitlinien der medizinischen wissenschaftlichen Fachgesellschaften zurückgegriffen werden, wobei der Facharztstandard generell der höchsten Entwicklungsstufe einer Leitlinie (S3-Behandlungsleitlinien) entspringen sollte, um den haftungsrechtlichen Standard zu bilden (Spickhoff/Spickhoff 2018b). Ansonsten ist dieser Standard ergänzend auch aktuellen Lehrbüchern und Fachaufsätzen zu entnehmen.

Die Formulierung, dass etwas anderes vereinbart werden kann, sollte nicht missverstanden werden: Die Parteien können nicht gänzlich frei eine Abweichung vom gebotenen Standard vereinbaren, allerdings kann bei Neulandmethoden oder fehlender Einwilligung des Patienten in bestimmte Maßnahmen vom höchsten Standard abgewichen werden, ohne jedoch auch hier gegen allgemein anerkannte Standards zu verstoßen.

Auch wenn ein allgemein anerkannter Standard zu fehlen scheint, so hat der Arzt jedenfalls die Sorgfalt eines „vorsichtig Behandelnden" einzuhalten, wie immer man diese definieren möchte (BGH 2007).

- Voraussetzungen der Haftung wegen eines Behandlungsfehlers

Entgegen eines durch das Patientenrechtegesetz entstandenen weit verbreiteten Gerüchts lautet die gerichtliche Regel zur Durchsetzung eines Anspruchs des Patienten wegen eines Behandlungsfehlers immer noch grundsätzlich, dass der Patient dem Arzt beweisen muss, dass dieser vom allgemein anerkannten Standard abgewichen ist und somit einen Behandlungsfehler begangen hat.

Nicht nur das: Der Patient muss weiterhin beweisen, dass ein vorher nicht bestehender Gesundheitsschaden entstanden ist und dieser auch gerade ursächliche Folge des Behandlungsfehlers ist.

Dies entspricht der juristischen Grundregel, dass derjenige, der ein Recht geltend macht, die Voraussetzungen der rechtsbegründenden Norm zu beweisen hat (Rosenberg 1965).

Aus Patientensicht muss eine solche Regelung zunächst Verwunderung hervorrufen: Derjenige, der im Zweifel medizinischer Laie ist und von den komplexen Vorgängen der Behandlung wenig weiß, muss dem „Profi", der in der Materie kundig ist, nachweisen, dass dieser auf seinem ureigenen Gebiet einen Fehler durch Abweichung vom medizinischen Standard begangen hat, der dem Patienten in der Regel nicht, dem Behandler aber wohl bekannt ist.

- Varianten des Behandlungsfehlers

Da dem Gesetzgeber diese aus dem allgemeinen juristischen Gebrauch entstandene Beweislastregel unter dem Gesichtspunkt des Gebots der Waffengleichheit für den Patienten zu radikal erschien, hat er in § 630h BGB versucht, mehrere Varianten eines Behandlungsfehlers aufzuzeigen, die dazu führen können, dass sich die Beweislast in bestimmten Fällen auf die Behandlerseite verlagern kann.

1. Das voll beherrschbare Behandlungsrisiko
   § 630a Abs. 1 BGB normiert, dass ein Fehler des Behandelnden dann vermutet wird, wenn sich ein allgemeines Behandlungsrisiko verwirklicht hat, dass für den Behandelnden „voll beherrschbar" war und dass zur Verletzung des

Lebens, des Körpers oder der Gesundheit des Patienten geführt hat.

Insgesamt soll es hier um Risiken gehen, die dem Herrschafts- und Organisationsbereich der Behandlungsseite zugewiesen werden können. Hierbei kann es beispielsweise um fehlerhafte Medizinprodukte, einen Hygienemangel oder einen typischen Schaden durch falsche Lagerung bei der Operation gehen.

Zu beachten ist, dass der Patient trotz der Fehlervermutung immer noch zu beweisen hat, dass dieser Fehler ursächlich zu seinem Gesundheitsschaden geführt hat.

2. Der Dokumentationsmangel

§ 630h Abs. 3 BGB bestimmt, dass für eine nicht in der Patientenakte dokumentierte, medizinisch gebotene, wesentliche Maßnahme vermutet wird, dass diese Maßnahme auch nicht erfolgt ist.

Wichtig zu wissen ist, dass die Beweislast nur soweit reicht, als der zu dokumentierende Befund auch ein für den Behandelnden reaktionspflichtiges Ergebnis erbracht hätte. Wenn dies so ist, muss nunmehr die Behandlerseite nachweisen, dass trotz der fehlenden Dokumentation die Maßnahme auch durchgeführt worden ist.

3. Der „Anfängerfehler"

§ 630h Abs. 4 BGB regelt eine Form des Organisationsfehlers. Hat ein Behandler für eine bestimmte Behandlung nicht den notwendigen Facharztstatus inne, so wird bei Eintritt einer Verletzung der Gesundheit des Patienten vermutet, dass die mangelnde Befähigung des Behandlers ursächlich für den eingetretenen Schaden ist.

Ist dies der Fall, wird die Behandlerseite die trotzdem vorhandene Befähigung ohne Vorliegen der formalen Qualifikation nachweisen müssen, um die gesetzliche Vermutung zu entkräften.

4. Der grobe Behandlungsfehler

Nach § 630a Abs. 5 S. 1 BGB wird eine gesetzliche Vermutung für die Ursächlichkeit eines Behandlungsfehlers für den eingetretenen Körperschaden geregelt.

Hierbei hat zunächst der Patient nachzuweisen, dass ein sogenannter „grober Behandlungsfehler" vorliegt, und dass dieser grundsätzlich geeignet ist, einen Schaden, wie den eingetretenen, zu verursachen.

Es handelt sich hier um eine Billigkeitsregel, die bereits deshalb sehr schwer zu fassen ist, da eine Definition dazu, wann denn nun ein Behandlungsfehler ein „grober" ist, nicht existiert. Nach der Kommentarliteratur soll es sich um einen objektiv schwerwiegenden, elementaren Fehler handeln (Spickhoff/Spickhoff 2018c).

Da auch diese Formulierung eher eine beschreibende und wertende ist, helfen sich die meisten Gerichte damit, dass der solche Fälle beurteilende medizinische Sachverständige gefragt wird, ob ein Fehler vorliegt, welcher „schlichtweg völlig unverständlich ist und nicht passieren darf", oder ähnlich.

Es handelt sich um eine reine Wertungsfrage und die Vorschrift ist deshalb schwer zu fassen und juristisch nicht sauber anzuwenden.

5. Einfacher Befunderhebungsfehler

Die sicherlich komplizierteste Regel zur Beweislastumkehr stellt § 630h Abs. 5 S. 2 BGB dar.

So verständlich wie möglich formuliert bedeutet diese Vorschrift, dass ein medizinisch gebotener Befund nicht rechtzeitig erhoben wurde und es dann darauf ankommt, ob bei rechtzeitiger Befunderhebung hypothetisch mit hinreichender Wahrscheinlichkeit dieser Befund ein Ergebnis gezeigt hätte, welches Anlass zu weiteren medizinischen Maßnahmen gegeben hätte und es schlichtweg unverständlich ist, wenn solche Maßnahmen trotzdem unterblieben wären.

Diese Vorschrift stellt die einzige Regel dar, wo ein eigentlich nicht als „grob"

1

zu wertender Fehler einer unterlassenen Befunderhebung wegen gravierender Folgen zu einer Beweislastumkehr führt. Diese Vorschrift ist eine exakte Wiedergabe der Rechtsprechung des Bundesgerichtshofs und in der Praxis extrem schwierig zu beurteilen und anzuwenden (BGH 1996).

Literatur

BGH, Urteil vom 28.11.1957 g.M. Az.: -4 StR 525/57
BGH, Urteil vom 21.11.1995, Az.: VI ZR 341/94
BGH, Urteil vom 13.02.1996 – VI ZR 402/94
BGH, Urteil vom 27.03.2007, Az.: VI ZR 55/05 (OLG Karlsruhe)
Fischer GC, Hesse E, Keseberg A, Lichte T, Romberg HP (Hrsg.): Komplikationen in der Hausarztpraxis. Erkennen – Handeln – Vermeiden. Springer, Wien u. a. 2004, ISBN 3-211-83872-4, S. 13
KG, Urteil vom 08.05.2008; Az.: 20 U 202/06 (LG Berlin), MedR (2009) 27: 47–49
Leo Rosenberg (1965), Die Beweislast 5. Aufl, S 5, 6, 12; Verlag C.H. Beck oHG München
Spickhoff/Spickhoff, BGB § 630e Rn. 5; Spickhoff, (Hrsg) Dr. Andreas Spickhoff, Beck'sche Kurzkommentare Band 64 Medizinrecht, 3. Auflage 2018a, Verlag C.H. Beck oHG, München, ISBN 9783406720994
Spickhoff/Spickhoff, BGB § 630a Rn. 38-40; Spickhoff, (Hrsg) Dr. Andreas Spickhoff, Beck'sche Kurzkommentare Band 64 Medizinrecht, 3. Auflage 2018b, Verlag C.H. Beck oHG, München, ISBN 9783406720994
Spickhoff/Spickhoff, BGB § 630h Rn. 14,15; Spickhoff, (Hrsg) Dr. Andreas Spickhoff, Beck'sche Kurzkommentare Band 64 Medizinrecht, 3. Auflage 2018c, Verlag C.H. Beck oHG, München, ISBN 9783406720994

Patientenrechtegesetz

Jennifer Kranz

© Springer-Verlag GmbH Deutschland, ein Teil von Springer Nature 2021
J. Kranz et al. (Hrsg.), *Komplikationen in der Urologie*,
https://doi.org/10.1007/978-3-662-60625-4_2

2

▪ **Hintergrund**

Das Gesetz zur Verbesserung der Rechte von Patientinnen und Patienten leistet einen wesentlichen Beitrag zu mehr Transparenz und Rechtssicherheit (Bundestag Drucksache 17/10488, S. 9). Es baut das besondere Vertrauensverhältnis zwischen Patienten und Arzt damit weiter aus und soll u. a. eine offene Sicherheitskultur stärken (Bundesministerium der Justiz (2013) Pressemitteilung: Patientenrechtegesetz passiert den Bundesrat; vom 01.02.2013. Bundesministerium der Justiz, Berlin). Wenngleich das neue Gesetz kontrovers diskutiert wird, empfiehlt es sich aus justiziabler Sicht für die gesamte Ärzteschaft, Praxis- und Klinikabläufe anhand der nun festgelegten Vorgaben und Anforderungen zu überprüfen und rechtmäßig umzusetzen. Wesentliche Aspekte des Patientenrechtegesetztes werden nachfolgend erörtert:

▬ Informations- und Aufklärungspflichten
▬ Dokumentationspflichten
▬ Haftungsfragen und Beweislast

▪ **Informations- und Aufklärungspflichten**

Informationspflichten

Grundlage einer jeden ärztlichen Behandlung ist das Zusammenwirken des Patienten und Arztes (§ 630c Abs. 1 BGB). Der Behandelnde ist dem Patienten gegenüber gemäß § 630c Abs. 2 S. 1 BGB verpflichtet, ihm in verständlicher Art und Weise umfassend zu Beginn der Behandlung und, soweit erforderlich, in deren Verlauf sämtliche für die Behandlung wesentlichen Umstände zu erläutern, insbesondere die Diagnose, die voraussichtliche Therapie und die zu und nach der Therapie zu ergreifenden Maßnahmen (Bundesgesetzblatt (2013) Teil 1 Nr. 9. Ausgegeben zu Bonn am 25.02.2013. Bundesanzeiger Verlag, Köln). Der Behandelnde ist hierzu verpflichtet und darf nur bei Risiko schwerster Schäden des Patienten bis hin zu konkreter Suizidgefahr von einem „barmherzigen Verschweigen" Gebrauch machen (Rehborn 2013). Ziel dieser Sicherungsaufklärung ist somit die Wah-

rung der Schutzinteressen des Patienten: Erzielen eines optimalen Behandlungsresultates mit Sicherung des Heilungserfolgs durch konkrete Hinweise und Empfehlungen zu Verhaltensmaßnahmen.

Beispiele für eine Sicherungsaufklärung sind Hinweise zur Fortführung einer Thrombose- und Embolieprophylaxe nach stattgehabten größeren operativen Eingriffen (z. B. Zystektomie mit Anlage eines Ileumkonduits) nach Entlassung aus dem Krankenhaus oder Instruktionen zur Nachsorge im Sinne einer PSA-Bestimmung nach erfolgter radikaler Prostatovesikulektomie bei Prostatakarzinom. Entsprechend § 630c Abs. 2 S. 2 BGB verpflichtet sich der Arzt darüber hinaus dazu, über Umstände, die die Annahme eines Behandlungsfehlers begründen, soweit der Patient explizit nachfragt oder die Abwendung von Gesundheitsgefahren für den Patienten dies erforderlich macht, zu informieren. Die Verpflichtung trifft nicht nur den Arzt für die von ihm selbst begangenen Behandlungsfehler, sondern auch die von anderen Behandelnden begangenen Behandlungsfehler.

Mit der Information über einen möglichen Behandlungsfehler an den Patienten ergeben sich keine versicherungsvertragsrechtlichen Bedenken solange kein Schuldanerkenntnis abgegeben wird, genauso wenig wie der Behandelnde hieraus strafrechtlich belangt werden kann (Rehborn 2013). Jedoch hat der Gesetzgeber offengelassen, inwiefern die Information über einen Behandlungsfehler in einem möglichen Schadensersatz- oder Schmerzensgeldprozess bewertet werden kann (Landeszahnärztekammer Baden-Württemberg (2013) Das neue Patientenrechtegesetz, 3/2013. Landeszahnärztekammer Baden-Württemberg, Stuttgart).

Eine weitere Informationspflicht ist im § 630c Abs. 3 BGB verankert und umfasst die wirtschaftliche Aufklärungspflicht. Wann immer der behandelnde Arzt weiß, dass die vollständige Übernahme der Behandlungskosten durch Dritte nicht gesichert ist oder nach Umständen hinreichende Anhaltspunkte für begründete Zweifel an der Erstattungsfähigkeit der Behandlungskosten bestehen, muss er den Patienten davon in Kenntnis setzen. Der Patient selbst hat sodann die Aufgabe, sich der Kostenerstattung durch seine Krankenversicherung zu vergewissern (Landeszahnärztekammer Baden-Württemberg (2013) Das neue Patientenrechtegesetz, 3/2013. Landeszahnärztekammer Baden-Württemberg, Stuttgart; Ulsenheimer et al. 2011). Die Verletzung dieser Informationspflicht führt ggf. zum Verlust des Vergütungsanspruchs und kann einen Schadensersatzanspruch nach § 280 Abs. 1 BGB auslösen. In der Praxis/Klinik empfiehlt es sich demnach, dem Patienten eine schriftliche Information mit Praxis-/Klinikstempel zu der geplanten Behandlung (insbesondere deren Kostenhöhe), sofern diese nicht zum Leistungskatalog der gesetzlichen Krankenversicherung gehören oder eine private Zuzahlung des Patienten erforderlich macht, auszuhändigen und sich den Empfang quittieren zu lassen. Auf eine rein mündliche Aufklärung sollte aus oben genannten Gründen in jedem Fall verzichtet werden.

Da die oben beschriebenen Informationspflichten Bestandteil des ärztlichen Behandlungsvertrags sind, muss der Patient einen Aufklärungsfehler beweisen, sofern er einen Anspruch durchsetzen will. Derzeit gibt es wesentlich mehr gerichtliche Urteile zur Risiko- oder Eingriffsaufklärung, jedoch rückt die Sicherungsaufklärung zunehmend in den Fokus der Rechtsprechung. Daher ist es dringend zu empfehlen, eine gewissenhafte Sicherungsaufklärung durchzuführen und diese entsprechend zu dokumentieren.

> ❯ Das Gesetz führt zu mehr Struktur und Transparenz der bisweilen unübersichtlichen Rechtslage, stärkt die Position der Versicherten gegenüber Ärzten und Krankenkassen und schafft ein neues Vertrauensverhältnis zwischen Patienten und Arzt.

■ **Aufklärungspflichten**

Der Grundsatz der Einwilligung im Rahmen des „informed consent" (Laufs et al. 2009) stellt die Basis der Behandlung unter Berücksichtigung des Selbstbestimmungsrechts, der Würde und der körperlichen Integrität des Patienten dar (Hirsch et al. 1979). Der Patient muss vor Durchführung jeder Behandlung (invasive Diagnostik und Therapie) wirksam in diese eingewilligt haben (Grundl RG, Urt. V. 31.05.1894-Rep. 1406/94, RGSt 25, 375). Liegt keine Einwilligung vor und besteht eine Kausalität für den aufgetretenen Schaden, so besteht eine Vertragsverletzung des Behandelnden, welche einen Schadensersatz auslösen kann (Rehborn 2013, vgl. BGH, Urteil vom 27.05.2008-VI ZR 69/07). Das rechtliche Ziel einer jeden Aufklärung muss somit das Erlangen einer wirksamen Einwilligung des Patienten in die geplante ärztliche Behandlung sein. Der Patient selbst muss in die Lage versetzt werden, Risiken, Komplikationen und Folgen bei ärztlichen Diagnose- und Therapieverfahren abwägen zu können. Er muss dazu kein medizinisches Fachwissen erlangen, sondern vielmehr die Bedeutung der geplanten Behandlung, mögliche Alternativen und Erfolgsaussichten bzw. Heilungschancen kennen und verstehen.

Ein rechtmäßiges ärztliches Aufklärungsgespräch beinhaltet folgende essenzielle Bestandteile (◨ Abb. 2.1)

— Sicherungs- einschließlich Diagnoseaufklärung (therapeutische Aufklärung) gemäß § 630c BGB
— Eingriffsaufklärung (Risiko- oder Selbstbestimmungsaufklärung) gemäß § 630e BGB.

Der § 630e BGB beinhaltet die Eingriffsaufklärung als Pflicht des Behandlungsvertrags und kodifiziert somit die bisher gefestigte Rechtsprechung. Dem Patienten müssen demnach sämtliche Umstände, welche für seine Einwilligung wesentlich sind, erläutert werden. Im Einzelnen sind dies Informationen zum ärztlichen Befund, Art

2

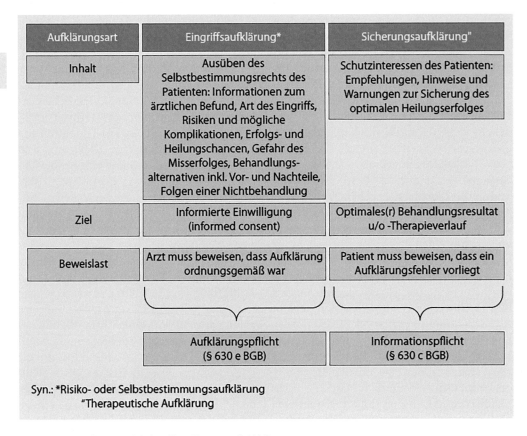

Aufklärungsart	Eingriffsaufklärung*	Sicherungsaufklärung"
Inhalt	Ausüben des Selbstbestimmungsrechts des Patienten: Informationen zum ärztlichen Befund, Art des Eingriffs, Risiken und mögliche Komplikationen, Erfolgs- und Heilungschancen, Gefahr des Misserfolges, Behandlungs- alternativen inkl. Vor- und Nachteile, Folgen einer Nichtbehandlung	Schutzinteressen des Patienten: Empfehlungen, Hinweise und Warnungen zur Sicherung des optimalen Heilungserfolges
Ziel	Informierte Einwilligung (informed consent)	Optimales(r) Behandlungsresultat u/o -Therapieverlauf
Beweislast	Arzt muss beweisen, dass Aufklärung ordnungsgemäß war	Patient muss beweisen, dass ein Aufklärungsfehler vorliegt
	Aufklärungspflicht (§ 630 e BGB)	Informationspflicht (§ 630 c BGB)

Syn.: *Risiko- oder Selbstbestimmungsaufklärung
"Therapeutische Aufklärung

▣ Abb. 2.1   Aufklärungsinhalte. (Aus: Kranz et al. 2014)

und Umfang des Eingriffs, Durchführung, Notwendigkeit der Maßnahme, Eignung, Risiken und mögliche Komplikationen, Erfolgs- und Heilungschancen, Gefahr des Misserfolgs und die Folgen einer Nichtbehandlung. Der Patient soll sinnvoll abwägen und abschließend entscheiden können, ob er mögliche Risiken und Komplikationen in Kauf nehmen will.

Insbesondere sind echte Behandlungsalternativen namentlich wie auch Vor- und Nachteile der zur Verfügung stehenden Methoden zu diskutieren, wobei die Wahl der Behandlungsmethode grundsätzlich Sache des Behandelnden ist. Hierbei sollten allerdings die personelle und apparativ-technische Ausstattung der Abteilung nicht ins Gewicht fallen.

> ❯ Echte Behandlungsalternativen wie auch Vor- und Nachteile der zur Verfügung stehenden Methoden sind zu diskutieren.

Wird der Patient nicht über zur Verfügung stehende, gleichwertige Behandlungsmöglichkeiten einer Erkrankung, die zu jeweils unterschiedlichen Belastungen des Patienten führen oder unterschiedliche Erfolgschancen und Risiken haben, unterrichtet, ist die Einwilligung unwirksam und der Eingriff rechtswidrig. Werden dann ein Aufklärungsfehler und ein Schadensersatzanspruch geltend gemacht, so liegt die Beweislast beim Arzt. Der Behandelnde muss im Rahmen eines Zivilprozesses beweisen, dass die Risikoaufklärung ordnungsgemäß durchgeführt wurde. Die Rechtsprechung konstatiert entsprechend § 630e Abs. 2 S. 1 Nr. 1 BGB, dass eine ordnungsgemäße Aufklärung durch den Behandelnden oder durch eine Person erfolgen muss, die über die zur Durchführung der Maßnahme notwendige Ausbildung verfügt. Somit ist es möglich, dass die Aufklärung durch eine Person erfolgt, die aufgrund ihrer abgeschlossenen fachlichen Ausbildung die notwendige theoretische Befähigung zur Durchführung der vorgesehenen Maßnahme erworben hat, auch wenn sie möglicherweise noch nicht das Maß an praktischer Erfahrung aufweist, das für die eigenständige Durchführung der Maßnahme selbst unverzichtbar ist (Bundestag Drucksache 17/11710, S. 38).

Grundsätzlich kann das Aufklärungsgespräch auf nachgeordnete Ärzte (auch approbierte Nicht-Fachärzte) delegiert werden, jedoch ist der delegierende Arzt weiterhin für die ordnungsgemäße Durchführung der Aufklärung verantwortlich. Er muss beispielsweise durch schriftliche Organisations- oder Verfahrensanweisungen sicherstellen, dass die Aufklärung auch bei Delegation auf den Stationsarzt ordnungsgemäß durchgeführt wird und keine Risikoerhöhung für den Patienten zu erwarten ist. Kann der Behandelnde dies nicht belegen, haftet er für Aufklärungsversäumnisse.

Aufklärungen für spezielle, seltene und schwere operative Eingriffe sollten durch den behandelnden Arzt persönlich vorgenommen werden, um sich im Streitfall auf die maximale Expertise des Aufklärenden berufen zu können. Die Aufklärung durch einen fachfremden Arzt ist berufsrechtlich unzulässig; ein fachfremder Aufklärender haftet für Aufklärungsfehler, auch in Fällen, in denen er nicht anwesend und beteiligt ist. Eine Aufklärung muss grundsätzlich gegenüber dem Patienten selbst erfolgen. Bei ausdrücklichem Verzicht des Patienten oder einer unaufschiebbaren Maßnahme ist diese jedoch entbehrlich. Die Aufklärung hat ausnahmslos mündlich, in einem persönlichen, vertrauensvollen Gespräch zu

erfolgen, um dem Patienten die Möglichkeit für Rückfragen zu geben (§ 630e Abs. 2 Nr. 1 BGB). Ergänzend kann auf Schriftstücke, welche zur Vorbereitung und Veranschaulichung dienen, Bezug genommen werden. Diese Aufklärungsbögen sollten allerdings in jedem Fall von dem Aufklärenden individualisiert werden; z. B. durch auf den jeweiligen Patienten bezogene handschriftliche Ergänzungen, Wegstreichen nicht zutreffender Fakten oder Operationstechniken, Einzeichnungen (Schnittführung bei offener Operation, Lage von Konkrementen des Urogenitaltraktes) oder Unterstreichen entscheidender Textpassagen. Ein solch ausgefüllter, individualisierter Bogen ist im Streitfall für das Gericht ein Indiz für eine ordnungsgemäß durchgeführte Aufklärung und entlastet den Arzt.

Die Aufbewahrungsfrist für Krankenunterlagen beträgt nach der Berufsordnung (§ 10 Abs. 3 MBO-Ä) 10 Jahre, aus Beweisgründen sollten die Unterlagen jedoch 30 Jahre aufbewahrt werden. Hierdurch kann der Arzt seine ordnungsgemäße Dokumentation beweisen und Beweisvorteile nutzen. In einfach gelagerten Fällen ist auch eine telefonische Aufklärung unter Einverständnis des Patienten rechtens (vgl. BGH, Urteil vom 15.06.2010 (Az. VI ZR 204/09)). Hierbei ist eine detaillierte Dokumentation des telefonischen Gesprächs mit Inhalt, Datum und Uhrzeit sowie Einwilligung des Patienten dringend empfohlen, zudem sollten dem Patienten schriftliche Informationen über den geplanten Eingriff vor dem Gespräch zugestellt werden.

Hinsichtlich des Aufklärungszeitpunktes gibt es keine zeitlich starren Fristen, vielmehr entscheiden die Umstände des jeweiligen Einzelfalls. Eine ordnungsgemäße Aufklärung hat so zeitig zu erfolgen, dass der Patient seine Entscheidung frei und ohne jeglichen Zeitdruck wohlüberlegt treffen kann. Bei elektiven, größeren Eingriffen sollte auf eine Vorabendaufklärung verzichtet und stattdessen bereits Tage oder Wochen im Vorfeld aufgeklärt werden. Der

2

Gesetzgeber konstatiert bei eiligen Eingriffen eine stark verkürzte Aufklärungsfrist, die eine notwendige Operation am gleichen Tag ermöglicht (Bundestag Drucksache 17/10488, S. 24). Bewusstlose Patienten, die nicht vor einem medizinisch notfallmäßigen Eingriff aufgeklärt werden können, müssen postoperativ in jedem Fall ausführlich informiert werden. Bei risikoarmen, ambulanten Eingriffen kann die Aufklärung am Tag der Operation ausreichend sein, jedoch ist sie bei risikobehafteten, größeren ambulanten Eingriffen unwirksam.

Die Beweislast im Falle eines Prozesses liegt bei dem behandelnden Arzt, er muss die Rechtzeitigkeit der Aufklärung beweisen, um einen Anspruch abzuwehren. Ein Patient kann seine Einwilligung in eine geplante Maßnahme natürlich nur wirksam erteilen, sofern die Aufklärung für ihn verständlich ist. Einzubeziehen sind, insbesondere der Bildungsgrad des Patienten, seine Auffassungsgabe für medizinische Sachverhalte, sein Gesundheitszustand sowie die geistige und seelische Verfassung. Auch spielen das Alter und vorherige Erfahrung in der Krankenversorgung eine Rolle. Möglicherweise muss das Aufklärungsgespräch bei Bedarf oder mangelndem Verständnis wiederholt werden.

Neu im Patientenrechtegesetz ist nunmehr die Pflicht verankert, dem Patienten Abschriften (Kopien) von Unterlagen, die er im Zusammenhang mit der Aufklärung und Einwilligung unterschrieben hat, auszuhändigen. Auf die Vollständigkeit der Unterlagen ist hierbei zu achten; nicht ausreichend ist die Aushändigung des letzten Blattes des Aufklärungsbogens, auf welchem sich in der Regel die Unterschriften des Arztes und des Patienten befinden – vielmehr eignen sich zukünftig Durchschreibesätze. Um den Nachweis führen zu können, dass der Patient die kopierten Unterlagen erhalten hat, sollte man sich die Aushändigung separat quittieren lassen oder zumindest die Aushändigung dokumentieren. Sofern der Patient nur mündlich

aufgeklärt wurde und er keine Unterlagen unterzeichnet hat, besteht keine Pflicht zur Aushändigung einer Abschrift. Bei ausdrücklichem Verzicht des Patienten und/oder einer unaufschiebbaren ärztlichen Maßnahme ist eine Aufklärung entbehrlich. Bei letzterem gilt, wie bereits oben beschrieben, dass der Patient postoperativ umfassend über den Eingriff informiert werden sollte. Ein „Blankoverzicht" ist hingegen grundsätzlich unwirksam.

Der Patient muss also zumindest über die Art und die Erforderlichkeit des Eingriffs sowie über das schwerste in Betracht kommende Risiko aufgeklärt werden (Ulsenheimer et al. 2011). Für den aufklärenden Arzt ist eine exakte, detaillierte Dokumentation über den Verzicht der Aufklärung unerlässlich. Bei Verschiebung oder Wiederholung eines Eingriffs, für den der Patient bereits aufgeklärt wurde, gilt, dass diese Aufklärung, sofern sich keine relevanten Veränderungen des Befundes, bei dem Patienten oder der geplanten Maßnahme ergeben haben, Bestand hat. Empfehlenswert ist sicherlich eine wiederholte Bestätigung des Patienten durch erneute Unterzeichnung der Aufklärung mit aktuellem Datum, Uhrzeit und kurzer Anmerkung des Behandelnden.

■ **Dokumentationspflichten**

Der Behandelnde ist gemäß § 630 f. Abs. 1 BGB verpflichtet, zum Zweck der Dokumentation in unmittelbarem zeitlichem Zusammenhang mit der Behandlung eine Patientenakte in Papierform oder elektronisch zu führen. Die Patientenakte sollte sämtliche, aus fachlicher Sicht für die aktuelle und künftige Behandlung wesentlichen Maßnahmen und deren Ergebnisse aufzeichnen: Anamnese, Diagnosen, Untersuchungen, Untersuchungsergebnisse, Befunde, Therapien und ihre Wirkungen, Eingriffe und ihre Wirkungen, Einwilligungen und Aufklärungen. Nachträgliche Berichtigungen und Änderungen von Eintragungen in der Patientenakte sind nur zulässig, wenn neben dem ursprünglichen Inhalt erkennbar bleibt, wann sie vorgenommen worden sind. Empfehlenswert ist hierzu die Verwendung von Namenskürzeln oder einer Software, die Zeitpunkt, Änderung und die ändernde Person unlöschbar dokumentiert. Nicht dokumentierte Maßnahmen oder Informationen gelten als nicht erfolgt (§ 630h Abs. 3 BGB). Je exakter und umfangreicher die Dokumentation erfolgter Maßnahmen und wesentlicher Informationen ist, desto besser lassen sich Haftungsansprüche vermeiden bzw. Honoraransprüche begründen; eine genaue Dokumentation wirkt sich hinsichtlich der Beweislast als Vorteil des Behandelnden aus.

Mit dem neuen Patientenrechtegesetz ist nun auch gesetzlich sichergestellt, dass ein Patient unverzüglich Einsicht in die vollständige, ihn betreffende Patientenakte nehmen kann, sofern der Einsichtnahme nicht erhebliche therapeutische Gründe (z. B. Gefahr der Fremd- oder Selbstgefährdung) oder sonstige erhebliche Rechte Dritter (z. B. Informationen über die Persönlichkeit dritter Personen) entgegenstehen. Das Recht der Akteneinsicht ergibt sich aus dem grundrechtlich geschützten informellen Selbstbestimmungsrecht des Patienten und hat in der Klinik oder der Praxis zu erfolgen. Eine Ablehnung der Einsichtnahme in die Patientenakte aus Zeitmangel ist nicht zulässig, grundsätzlich bedarf es bei Ablehnung der Gewährung vollständiger oder partieller Einsichtnahme einer Begründung seitens des Behandelnden (§ 630 g Abs. 1 S. 2 BGB). Nach § 630 g Abs. 2 BGB kann der Patient Abschriften von der Patientenakte verlangen, sei es in Form eines Ausdruckes aus der elektronischen Patientenakte oder einer entsprechenden Kopie der Datei. Die hieraus entstehenden Kosten sind dem Patienten anzulasten. Gesetzlich geregelt ist schließlich auch die Einsichtnahme zugunsten von Erben bzw. Angehörigen zur Wahrnehmung vermögensrechtlicher Interessen nach dem Tod eines Patienten – sofern die Einsichtnahme nicht dem ausdrücklichen oder mutmaßlichen Willen des Verstorbenen widerspricht.

■ **Haftungsfragen und Beweislast**
In § 630h Abs. 1–5 BGB ist die bisherige Rechtsprechung zur Beweislastverteilung im Arztrecht gesetzlich geregelt. Es gilt nach wie vor, dass die Beweislast bei einfachen, nicht grob fahrlässigen Behandlungsfehlern grundsätzlich beim Patienten liegt. Um einen Schadensersatzanspruch erfolgreich geltend zu machen, muss der Patient das Vorliegen eines Behandlungsfehlers, die Verletzung seines Körpers oder seiner Gesundheit und einen Kausalzusammenhang zwischen dem Fehler und der eingetretenen Verletzung beweisen. Kann der Patient aber belegen, dass es sich um einen groben Behandlungsfehler (z. B. Entfernen einer gesunden Niere) handelt, tritt eine Beweislastumkehr zugunsten des Patienten ein. Das bedeutet, dass der Arzt nun den Beweis führen muss, dass kein Behandlungsfehler vorliegt, welcher den Schaden herbeiführte. Grundsätzlich muss der Behandelnde im Falle eines Schadensersatzanspruchs nachweisen, dass er den Patienten ordnungsgemäß aufgeklärt und seine Einwilligung gemäß § 630d eingeholt hat.

Literatur

BGH, Urteil vom 27.05.2008-VI ZR 69/07
BGH, Urteil vom 15.06.2010 (Az. VI ZR 204/09)
Bundesgesetzblatt (2013) Teil 1 Nr. 9. Ausgegeben zu Bonn am 25.02.2013. Bundesanzeiger Verlag, Köln
Bundesministerium der Justiz (2013) Pressemitteilung: Patientenrechtegesetz passiert den Bundesrat; vom 01.02.2013. Bundesministerium der Justiz, Berlin
Bundestag Drucksache 17/10488, S. 24
Bundestag Drucksache 17/10488, S. 9
Bundestag Drucksache 17/11710, S. 38
Grundl RG, Urt. V. 31.05.1894-Rep. 1406/94, RGSt 25, 375
Hirsch M, Niebler E, Steinberger H (1979) BVerfG, Beschl. V. 25.07.1979-2BvR 878774, NJW 1979, 1925

2

Kranz J, Wartensleben H, Steffens J (2014) Das neue Patientenrechtegesetz – was müssen wir beachten? Urologe 53(5):637–644

Landeszahnärztekammer Baden-Württemberg (2013) Das neue Patientenrechtegesetz, 3/2013. Landeszahnärztekammer Baden-Württemberg, Stuttgart

Laufs A, Katzenmeier C, Lipp V (2009) Arztrecht, 6. Aufl. Beck, München, S 103 f. (s. Fn. 17)

Rehborn M (2013) Zum Vertragsschluss mit Krankenhausträgern. MDR 9:49

Ulsenheimer K, Schwerdtfeger A, Wineke A (2011) Patientenaufklärung kompakt, 1. Aufl. Thieme, Stuttgart

Der Qualitätsansatz der Initiative Qualitätsmedizin e. V. (IQM)

Claudia Winklmair

© Springer-Verlag GmbH Deutschland, ein Teil von Springer Nature 2021
J. Kranz et al. (Hrsg.), *Komplikationen in der Urologie*,
https://doi.org/10.1007/978-3-662-60625-4_3

3

- **Hintergrund**

„Mehr Qualität in der Medizin" – dafür steht die Initiative Qualitätsmedizin e. V. (IQM) mit derzeit knapp 500 Mitgliedskrankenhäusern in Deutschland und der Schweiz. Seit seiner Gründung 2008 verzeichnet IQM ein stetiges Mitgliederwachstum und widmet sich gleichzeitig der eigenen Weiterentwicklung und Überprüfung der Methodik. Angetreten mit der Devise „Messen, um zu verbessern", verpflichten sich alle Mitgliedskrankenhäuser noch heute zur Umsetzung der drei Grundsätze der IQM:

1. Qualitätsmessung auf Basis von Routinedaten
2. Transparenz der Ergebnisse durch deren Veröffentlichung
3. Qualitätsverbesserungen durch Peer Reviews

IQM hat sich bei seiner Gründung an Vorbildern orientiert, die erkannt haben, dass das eigene Handeln bei der Versorgung von Patienten reflektiert und jeder Zeit kritisch hinterfragt werden muss. So hatte sich Earnest Amory Codman, amerikanischer Chirurg und Mitgründer des Outcome Measurement, zum Ziel gesetzt, Behandlungsverläufe seiner Patienten nachzuverfolgen, Verbesserungspotenzial zur Fehlervermeidung bei zukünftigen Behandlungen zu identifizieren und aus der Beobachtung wirksamer Behandlungen zu lernen (Codman 1941). IQM leitet seine eigenen Grundsätze auch daraus ab.

Die Versorgungsqualität in Deutschland findet sich weitgehend auf einem hohen Niveau. Dennoch können deutliche Qualitätsunterschiede innerhalb eines Krankenhauses zwischen den Fachabteilungen bestehen. Ziel von IQM ist es, bestehende Verbesserungspotenziale abteilungsübergreifend durch ein aktives Fehlermanagement sichtbar zu machen (◘ Abb. 3.1).

Relevanter als die Zahl der IQM-Mitgliedskrankenhäuser ist die Anzahl der in der IQM-Ganzjahresauswertung der Ergebnismessung berücksichtigten stationären Patienten. Aktuell werden ca. 7,7 Mio. stationär versorgte Patienten pro Jahr in den IQM-Gruppenauswertungen berücksichtigt. Dies entspricht knapp 45 % der in Deutschland und ca. 22 % der in der Schweiz stationär versorgten Patienten.

Qualität und eine funktionierende Sicherheitskultur in Krankenhäusern zu etablieren ist ohne Zweifel auch eine Frage der Haltung und wird nicht zuletzt von

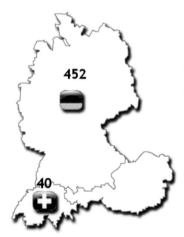

IQM Mitgliederverteilung

Trägergruppe	Kliniken	Stationäre Fälle/Jahr
freigemeinnützig	84	1.004.141
öffentlich-rechtlich	187	3.122.349
privat	162	1.998.826
universitär	19	1.027.698
international (Schweiz)	40	519.724
Summe	492	7.672.774

Stand: September 2019

◘ **Abb. 3.1**   Übersicht Mitgliedskrankenhäuser Länder/Fallzahl/Betten einer vertrauensvollen Atmosphäre im jeweiligen Krankenhaus beeinflusst. Ob Fehler und Verbesserungspotenziale offen angesprochen werden können, hängt stark von dem transparenten und vertrauensvollen Umgang aller Berufsgruppen innerhalb des Krankenhauses ab. Die Gemeinschaft der IQM-Mitglieder unterstützt sich darin, offen mit Ergebnissen umzugehen und sich eigenen Fehlern zu stellen – dies ist ein wesentlicher Bestandteil der IQM-Methodik.

- Methodik

Messung aus Routinedaten
Der Qualitätsansatz der IQM gründet sich auf Freiwilligkeit. Auf Basis von Indikatoren aus Routinedaten (§ 21 KHEntgG und BfS Datensatz der Schweiz) werden träger- und länderübergreifend Ergebnismessungen der German Inpatient Quality Indicators (Mansky et al. 2017) bzw. Swiss Inpatient Quality Indicators (Bundesamt für Gesundheit – BAG 2019) durchgeführt, die die Mitglieder für einen internen Benchmark nutzen. IQM fokussiert sich dabei mit dem Indikatorenset der Inpatient Quality Indicators auf die häufigen und relevanten Krankheitsbilder. Die Mitglieder bringen sich im Sinne eines lernenden Systems aktiv in die stetige Weiterentwicklung der Indikatoren ein und begleiten die im Zweijahresturnus etablierten Versionswechsel der Indikatoren in Form von Neu- und Änderungsvorschlägen.

Das Indikatorenset wurde bereits Ende der 1990er Jahre von Prof. Thomas Mansky für die aufwandsarme Messung von Qualitätskennzahlen auf Basis von Routinedaten entwickelt (Mansky und Nimptsch 2010; Mansky et al. 2013, 2017). Bei der Verwendung von Routinedaten des § 21 KHEntgG-Datensatzes (Deutschland) und des BfS-Datensatzes (Schweiz) ist die vollständige Erfassung der stationären Behandlungsfälle eines Krankenhauses gesichert und maßgebliche Informationen sind ohne weiteren Dokumentationsaufwand bereits enthalten. Diese Abrechnungsdatensätze sind die vermutlich am besten geprüften Daten, die die Gesundheitswesen in Deutschland und in der Schweiz vorhalten. IQM ist sich aber auch darüber bewusst, dass diese Routinedaten nicht alle gewünschten Informationen enthalten. So liegen Informationen zum Risikoprofil von Patienten, wie Familienanamnese, Gewicht oder Lebensgewohnheiten nicht vor und Nebendiagnosen können nicht zwischen bei Aufnahme bereits bestehend en oder im Krankenhaus erworbenen differenziert werden. Hierzu wären zusätzliche Erfassungsdaten erforderlich, die valide und gleichzeitig aufwandsarm noch nicht verfügbar sind. In Anbetracht des im Klinikalltag erheblichen Dokumentationsaufwandes für die an der medizinischen Versorgung beteiligten Personen, erscheint daher für IQM die Nutzung von Routinedaten für die Ableitung von Qualitätsinformationen jedoch ein sinnvoller Kompromiss (Winklmair und Rohn 2017).

> Die G-IQI werden in Deutschland bereits von über 1000 Krankenhäusern freiwillig eingesetzt. Über 450 davon sind Mitglieder bei IQM. Diese Krankenhäuser nutzen die Messung als Grundlage für die Auswahl von Peer Reviews und veröffentlichen ihre Ergebnisse.

IQM konnte sicherlich in den vergangenen zehn Jahren einen wesentlichen Beitrag dazu leisten, dass heute weitgehende Akzeptanz zur Nutzung von Routinedaten besteht. Die Ergebnismessungen werden bei IQM zwei Mal im Jahr auf Basis der Routinedaten durchgeführt. Die Ergebnisse der Indikatoren sind Hinweisgeber und werden als Auslösekriterium der IQM Peer Reviews genutzt.

3

- **Transparenz**

Die IQM-Mitglieder gehen intern und extern offen mit den Ergebnissen und der IQM-Methodik um. Gute Ergebnisse fördern hierbei die Motivation – auffällige Ergebnisse erzeugen einen gesunden internen Druck auf das eigene Handeln. Externe Klinikvergleiche werden von IQM zu keinem Zeitpunkt vorgenommen, da die Indikatoren nicht für einen solchen Vergleich entwickelt wurden. Derzeit erfolgt in einem vom Wissenschaftlichen Beirat IQM begleiteten Pilotprojekt die Analyse, inwieweit die Anwendung tiefergehender geeigneter Risikoadjustierungsmodelle die Ergebnisse auch für vergleichende Betrachtung validieren könnten.

> ❯ Die Veröffentlichung ausgewählter Ergebnisse erfolgt ausschließlich auf der krankenhauseigenen Website, ohne dass eine Bewertung oder ein Ranking der Ergebnisse erfolgt.

In begleitenden Texten nutzen Mitgliedskrankenhäuser die Möglichkeit, die Ergebnisse ihrer Peer Reviews und Ableitungen oder Maßnahmen aus Verbesserungspotenzialen zu erläutern.

- **IQM Peer Review – Voneinander Lernen**

IQM bietet seinen Mitgliedern einen Qualitätsmanagementansatz und Beförderung des kontinuierlichen Verbesserungsprozesses im Sinne des PDCA-Zyklus (Deming 2000). Durch die regelmäßige Ergebnismessung aus Routinedaten und deren transparenter Darstellung und Nutzung als Aufgreifkriterium, um Verbesserungspotenzial durch Peer Reviews sichtbar zu machen, sehen viele Krankenhausträger in der aktiven Mitwirkung bei IQM einen entscheidenden Vorteil für die Positionierung am Gesundheitsmarkt.

Im Zentrum der IQM-Methodik stehen die IQM Peer Reviews, bei denen nach dem Prinzip der Gegenseitigkeit und des Voneinander-Lernens multidisziplinäre Teams Krankenhäuser zu definierten Fragestellungen besuchen und gemeinsam im kollegialen Dialog Patientenfälle analysieren. Das IQM Peer Review ist ein originär ärztliches Verfahren und fokussiert den kollegialen Austausch als Instrument der Qualitätssicherung. Seit 2014 werden Pflegefachpersonen in die Peer Reviews integriert (Fehlberg und Krahwinkel 2017). Heute werden bereits die Hälfte aller IQM Peer Reviews durch Chefärzte und Pflegefachpersonen, unabhängig von Größe oder Träger eines Krankenhauses, interprofessionell durchgeführt.

Derzeit bringen sich ca. 900 aktive leitende Ärzte und Pflegefachpersonen in die IQM Peer Reviews ein. Mit externen Peers vorbehaltlos Stärken und Schwächen zu diskutieren, stellt hohe Anforderungen an die besuchte Abteilung des Mitgliedskrankenhauses. Daher werden alle Peers gemeinsam und unabhängig ihrer Profession nach dem Curriculum Peer Review der Bundesärztekammer (Bundesärztekammer – BÄK 2013) geschult. Akzeptierte Verfahrensregeln, die von allen eingehalten werden, gewährleisten, dass sich alle Peers auf Augenhöhe begegnen. Bei der Zusammenstellung des Peer-Teams werden die Teamleiter aus dem Fachgebiet der Fragestellung des Peer Review ausgewählt. Gleichzeitig werden die Krankenhausgröße und Wettbewerbssituation berücksichtigt. Peers erfüllen zudem gleichermaßen die Vorbildfunktion eines offenen Umgangs mit Fehlern.

Ziel des Peer Reviews ist immer die Analyse des gesamten Behandlungsprozesses, ausgehend von einer statistischen Auffälligkeit. Dies kann die erhöhte Sterblichkeit oder auch die Häufigkeit aufgetretener Komplikationen sein. Anhand von Fallakten werden alle Prozesse und Strukturen im Behandlungsprozess ausgewählter Patienten analysiert, die möglicherweise auch das Outcome oder die spezifische Fragestellung des Peer Reviews beeinflusst haben.

Die am Behandlungsprozess Beteiligten wirken daran ebenso mit wie die Krankenhausleitung – vertreten durch Geschäftsführung, Ärztliche Direktion oder Pflegedirektion. Das Qualitätsmanagement, Funktionsbereiche und das Medizincontrolling unterstützen ein Peer Review in der Vor- und Nachbereitung, begleiten mit flankierenden Handlungen die Umsetzung des Maßnahmenplans, der sich aus dem Protokoll des Peer Reviews ergibt und behalten Verantwortlichkeiten und Zeitplan im Blick.

Wichtiger Erfolgsfaktor bei der Umsetzung der IQM-Methodik ist die Einbindung der Krankenhausleitung. Dies wird insbesondere unverzichtbar, wenn nach Analysen – z. B. Peer Reviews oder M&M-Konferenzen – die Unterstützung bei der Durchsetzung oder der Freigabe von Ressourcen für konkrete Verbesserungsmaßnahmen erforderlich werden. Sind alle Berufs- und Hierarchiegruppen eines Krankenhauses in den kontinuierlichen Verbesserungsprozess integriert, hilft dies zudem nachhaltig und häufig sehr viel rascher, die gewünschten Ergebnisse zu erzielen.

▪ Ergebnisse

Seit 2009 wurden bei IQM mehr als 1000 Peer Reviews in Deutschland und der Schweiz durchgeführt und in diesem Rahmen mehr als 15.000 Patientenakten analysiert (◼ Abb. 3.2).

Klinikübergreifende Peer Reviews werden in allen Mitgliedskrankenhäusern durchgeführt. Diese werden entweder durch statistische Auffälligkeiten aus den Ergebnismessungen ausgelöst oder von Chefärzten der IQM-Mitgliedskrankenhäuser direkt beantragt. Hierin besteht die Chance, eigene Fragestellungen bezogen auf die Behandlungsqualität in der eigenen Fachabteilung mit externen Peers zu analysieren, um Optimierungspotenziale herauszuarbeiten. Diese Fragestellungen sind grundsätzlich unabhängig von den Ergebnismessungen zu sehen und bieten zudem die Möglichkeit, auch zusätzlich erfasste Daten aus den Abteilungen wie Komplikations- oder Registerdaten zu berücksichtigen.

❯ Statistische Auffälligkeiten aus IQM-Ergebnismessungen beziehen sich in der Regel auf die Abweichung der gemessenen Rate eines Indikators zum Referenzwert.

Hierbei wird der Vergleich mit individuell berechneten Erwartungswerten und Ermittlung des sogenannten standardisierten

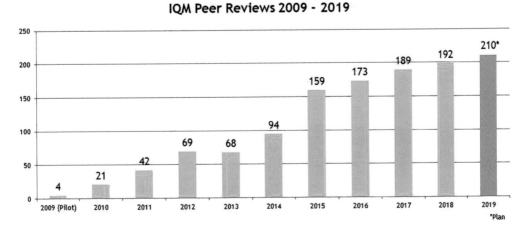

◼ **Abb. 3.2** Entwicklung Peer Review-Zahlen

3

Sterblichkeitsverhältnisses SMR (standardized mortality ratio) (Mansky et al. 2013) herangezogen. Bei Indikatoren, bei denen der Auslöser nicht über eine Hauptdiagnose getriggert wurde, wird der Vergleich mit dem Bundesreferenzwert angewandt. Ziel ist es, eine eigene Rate unterhalb des Bundesreferenzwertes oder unterhalb einer SMR von 1,0 zu erreichen.

Die Indikatoren umfassen neben Mortalitätsindikatoren auch eine Reihe von Prozess- und Komplikationsindikatoren sowie die Messung von Sentinel Events, deren Analyse in hauseigenen multidisziplinären und interprofessionellen Morbiditäts- und Mortalitätskonferenzen analysiert werden sollen. Hierzu hat IQM einen Leitfaden gemeinsam mit den Mitgliedern und der Bundesärztekammer initiiert (Leitfaden M&M Konferenzen IQM, Website 2016).

Die Ergebnisse der IQM Peer Reviews werden den Mitgliedern Tracer-bezogen regelmäßig zurück gespiegelt. Dies bietet die Chance, die Prozesse und Gegebenheiten der eigenen Fachabteilung oder des gesamten Krankenhauses mit seinen Schnittstellen auf eigenes Verbesserungspotenzial zu überprüfen. Die Aufbereitung der Ergebnisse erfolgt mit Fachexperten zentral über die IQM Geschäftsstelle und steht den Mitgliedern über die IQM-Website zur Verfügung (Indikatorenbezogene Wissensdarstellung INWIDA, IQM Website 2019).

▪ **Komplikationen in der Urologie**

IQM initiiert seit 2014 regelmäßig auch Peer Reviews zu Komplikationen im Rahmen der transurethralen Resektion der Prostata (TUR-P). Hierbei steht nicht die Mortalität im Fokus der Analyse, da nur sehr selten Todesfälle bei diesem elektiven Eingriff auftreten.

Die IQM Methodik sieht für elektive Low Risk-Eingriffe wie der TUR-P einen sogenannten Komplikationsindikator vor, der für die jeweilig operierten Patienten einer Eingriffsart überprüft, ob bei der stationären Versorgung wesentliche Nebendiagnosen aufgetreten sind oder Prozeduren durchgeführt wurden, die im Zusammenhang mit einer schweren – häufig nicht chirurgischen – Komplikation stehen könnten. Auch hier erfolgt der Abgleich der gemessenen Rate mit dem Bundesreferenzwert. Bei statistisch auffälliger Abweichung kann ein IQM Peer Review veranlasst werden (◻ Tab. 3.1).

Die multidisziplinäre Analyse ausgewählter Fälle bezieht bei der Betrachtung des gesamten Behandlungsprozesses neben der Indikationsstellung und Berücksichtigung der Leitlinien auch die prä-, peri- und postoperative Versorgung ein.

◻ **Tab. 3.1** Komplikationsindikator

Bei Komplikationsfällen (Low-Risk-OP) handelt es sich um <u>überlebende</u> Patienten, die beim vorliegenden Indikator folgende Bedingung erfüllen:

	Schwere Komplikation als Diagnose:	Z. B. Sepsis verschiedener Genese, Legionellose mit Pneumonie, Enterokolitis durch Clostridium difficile, Entzugssyndrom mit Delir, akuter Myokardinfarkt, Kammerflattern/flimmern, Lungenembolie, diss. intravasale Gerinnung, Herzstillstand, SAB, ICB, Stroke, Pneumonie diverser Genese, akutes Nierenversagen, SIRS etc.
Oder	Prozeduren schwerer Komplikation:	Kardiale oder kardiopulmonale Reanimationen, operative Reanimation oder andere Reanimationsmaßnahmen u.a.
Oder	Beatmung:	> 24 Stunden (außer Neugeborene)
Oder	Transfusionen, <u>wenn nicht</u> eine Haupt- oder Nebendiagnose als Gerinnungsstörung (z.B. Refraktäre Anämien, diverse Faktormangel, hämorrhagische Diathese, Thrombophilien, Koagulopathien etc.) kodiert wurde	Transfusion von Vollblut > 5 TE, Thrombozytenkonzentrat > 1 TE, Erythrozytenkonzentrat > 6 TE, sonstige Transfusionen u.a.

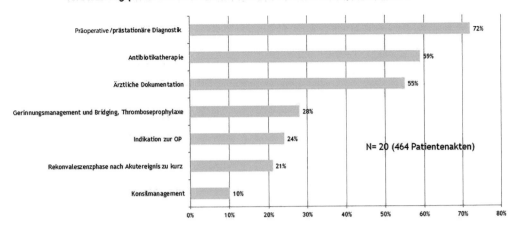

Verbesserungspotentiale Peer Review Prostata TUR Anteil Komplikationsfälle

Präoperative/prästationäre Diagnostik — 72%
Antibiotikatherapie — 59%
Ärztliche Dokumentation — 55%
Gerinnungsmanagement und Bridging, Thromboseprophylaxe — 28%
Indikation zur OP — 24%
Rekonvaleszenzphase nach Akutereignis zu kurz — 21%
Konsilmanagement — 10%

N= 20 (464 Patientenakten)

☐ **Abb. 3.3**   Verbesserungspotenziale Peer Reviews-Komplikationsfälle TUR-P

Hierbei geht es vor allem um die Kenntnis über und Berücksichtigung von bestehenden Vorerkrankungen. Wichtig sind in diesem Zusammenhang Wechselwirkungen oder Kontraindikationen der Medikation, des Antibiotika- und Schmerzmanagements sowie mikrobielle Kontrolluntersuchungen und die Veranlassung notwendiger Konsile.

In den Jahren 2015 bis 2018 wurden 29 IQM Peer Reviews zu Komplikationen bei TUR-P durchgeführt und dabei 464 Patientenakten entsprechend der IQM Analysekriterien bewertet (Handbuch IQM 2. Auflage 2017). Wie bereits ausgeführt, ging es um überlebende Patienten, die von nicht-chirurgischen Komplikationen bei diesem Low Risk-Eingriff betroffen waren. Hierzu gehören z. B. Sepsis, Herzinfarkt, Hirninfarkt, Pneumonie und weitere relevante Komplikationen. Im Folgenden werden die Ergebnisse dargestellt, die auf den Protokollen dieser IQM Peer Reviews beruhen. Hierbei bildet ein Protokoll die aggregierten Ergebnisse aus 16 analysierten Patientenakten des jeweiligen Peer Reviews ab. Die Protokolldaten liegen als qualitative Daten vor, die in Kategorien abgebildet werden. Die Ergebniszusammenfassung orientiert sich an den häufigsten Verbesserungspotenzialen, die bei der Aktenana-

lyse identifiziert wurden und den jeweils relevanten Lösungsvorschlägen bzw. Maßnahmen, die im Rahmen des Peer Reviews erarbeitet wurden (☐ Abb. 3.3).

Bei 72 % der Peer Reviews wurde die prästationäre oder präoperative Diagnostik als unzureichend eingestuft. In über der Hälfte fand sich Verbesserungspotenzial[e] im Antibiotikamanagement und in der ärztlichen Dokumentation. Bei jeweils ca. einem Viertel der Peer Reviews wurden das Gerinnungsmanagement, insbesondere das Bridging antikoagulierter Patienten und die Thromboseprophylaxe sowie die Indikationsstellung zur OP mit Berücksichtigung der Rekonvaleszenz-Phase zum akuten Ereignis, als kritisch eingeschätzt.

Der kollegiale Dialog aller durchgeführten Peer Reviews konnte vielfältige Lösungsvorschläge der Peers und der an der Behandlung beteiligten Vertreter des Krankenhauses herausarbeiten, die im Nachgang in den besuchten Krankenhäusern in Maßnahmenpläne umzusetzen sind (☐ Tab. 3.2).

Im Rahmen der Ergebnisaufbereitung aus den Peer Reviews zum Tracer Komplikationen bei TUR-P kamen Fachexperten und klinisch tätige Chefärzte der Urologie zu der Überzeugung, dass Kompli-

◻ Tab. 3.2   Maßnahmenableitung aus Peer Reviews zu Tracer-Komplikationen bei TUR-P

Präoperative Diagnostik	• Etablierung frühzeitiger Blutgasanalyse und Elektrolytbestimmung sowie Urinanalyse inkl. Urinkultur vor Operation.
	• Prästationäre Aufnahme und Untersuchung in ausreichendem Zeitintervall vor Operation, zur Sicherstellung der Labor- und Kulturergebnisse.
	• Indikationsbesprechungen mit präoperativer Volumetrie und Zuteilung des Operateurs nach eingeschätztem Risiko nach ASA-Klassifikation.
	• Standardisierte OP-Vorbereitung mit Berücksichtigung aller Aufnahmebefunde, Volumetrie der Prostata, Miktionsanamnese, Harnflussmessung, Restharn und Urinbefunde.
Antibiotikatherapie	• Abteilungsübergreifende Standards zur Antibiotikaprophylaxe mit klarer Regelung zur Indikation, Applikation und Dauer.
	• Regelmäßige mikrobiologische Visiten und Implementierung eines Antibiotic Stewardship.
	• Verfahrensregelung zum patientenbezogenen Antibiose-Regime zur Operation und Überprüfung der kalkulierten Antibiose mit den Mikrobiologen in Kenntnis der lokalen Resistenzstatistik.
Ärztliche Dokumentation	• Verbindliche Dokumentation zur Indikationsstellung, Indikationssprechstunden oder OP-Konferenzen.
	• Dokumentationsstandards für die Abteilung und Belegärzte mit Individualisierung des OP-Berichtes, um Fehler bei Standardtexten und Textbausteinen zu minimieren.
	• Konsequenter Einsatz von Checklisten - auch bei Zweiteingriffen - zur Unterstützung der Prozessabläufe und Erhöhung der Sicherheitskultur.
	• Tätigkeitsdokumentation erfolgt mit persönlichem Arztstempel.
	• Einführung der formalen Unterscheidung von „vorläufigem" und „endgültigem" Arztbrief.
	• Etablierung von Schulungen und Verfahrensanweisungen zum Gerinnungsmanagement, inkl. der Bewertung zum notwendigen Bridging antikoagulierter Patienten oder der Thromboseprophylaxe.
	• Nutzung der Checkliste „Präoperative Erfassung des kardiopulmonalen Risikos" und prätherapeutische und interdisziplinäre Bewertung mit behandelnden Kardiologen und/oder Neurologen bei Risikopatienten.
Indikation zur OP	• In der Patientenakte erfolgt die konsequente und nachvollziehbare Dokumentation zur Therapieentscheidung und Verlaufsbeobachtung.
	• Berücksichtigung der möglichen elektiven Wiederaufnahme im Intervall mit nachvollziehbarer Dokumentation zur Planung des operativen Eingriffs in einem eigenen stationären Aufenthalt. Der Erfolg der vorangehenden internistischen Therapie wird vor Operation überprüft.
	• Frühzeitige Einschätzung der präoperativen Situation (ASA Klassifikation) bei insbesondere multimorbiden Patienten und Veranlassung notwendiger Konsile.
	• Veranlassung präoperativer Urodynamik vor Indikationsstellung bei sehr großer Blasenkapazität, Blasendivertikeln und hohem Restharn.

kationsraten sinken können, wenn alle ausgearbeiteten Lösungsvorschläge von den Behandlern beachtet würden. Trotz der hohen Anforderungen an jede Klinik ist die Umsetzung und die kritische sowie strengere Indikationsstellung zur Operation ohne Frage wünschenswert.

▪ **Ausblick**

Die Erkenntnisse aus der qualitativen Analyse von Patientenakten ergeben in der Regel bei jedem Peer Review – ganz gleich welcher Fragestellung – eine Fülle von Informationen und Verbesserungspotenzialen, die häufig abteilungsübergreifend und multidisziplinär sowie interprofessionell umgesetzt werden müssen. Hierbei sind alle Berufsgruppen des Krankenhauses einbezogen und gefordert.

Nicht die reine Ergebnismessung oder Darstellung der ermittelten Indikatoren führt zu einer Optimierung der Behandlungsabläufe, sondern die Ableitung geeigneter, sinnvoller und realistischer Maßnahmen aus identifizierten Verbesserungspotenzialen. Diese können das Ergebnis aus Peer Reviews, M&M-Konferenzen oder Fallanalysen sein. Maßnahmenpläne sind zeitnah und mit eindeutiger Zuordnung der Verantwortlichkeit und Fristen zu erstellen.

Nach Einschätzung der jeweiligen Fachexperten könnten die meisten der aufgetretenen Schnittstellenprobleme und Komplikationen bei allen Tracern mit der vollständigen Umsetzung aller Lösungsvorschläge bzw. Verbesserungsmaßnahmen verhindert werden.

Fazit

Jedes Mitgliedskrankenhaus ist aufgerufen, für sich abzugleichen, in welchen Bereichen der Behandlungen und damit auch den spezifischen Fragestellungen der durchgeführten Peer Reviews, Stärken und Schwächen existieren.

Literatur

Analysekriterien IQM Peer Review (2017) Anhang. In: Eberlein-Gonska M, Martin J, Zacher J (Hrsg) Handbuch IQM, 2. Aufl. Medizinisch Wissenschaftliche Verlagsgesellschaft, Berlin, S 254

Bundesamt für Gesundheit (BAG), Website (2019) ► https://www.bag.admin.ch/bag/de/home/zahlen-und-statistiken/zahlen-fakten-zu-spitaelern/qualitaetsindikatoren-der-schweizer-akutspitaeler/qualitaetsindikatoren-chiqi-spezifikationen.html

Bundesärztekammer (BÄK) (2013) Curriculum Ärztliches Peer Review, 2. Aufl. Berlin. ► https://www.bundesaerztekammer.de/fileadmin/user_upload/downloads/CurrAerztlPeerReview2013.pdf

Codman E (1941) 1869–1940. N Engl J Med 224:296–299

Deming WE (2000) Principles for transformation of western management. In: Deming WE (Hrsg) Out of the crisis (Originally publishes in 1982 by Massachusetts Institute of Technology, Center for Advanced Educational Services, Cambridge, Massachusetts). MIT Press, Cambridge, S 18–96

Fehlberg H, Krahwinkel W (2017) Weiterentwicklung der IQM Peer Reviews durch Einbezug der Pflege. In: Eberlein-Gonska M, Martin J, Zacher J (Hrsg) Handbuch IQM, 2. Aufl. Medizinisch Wissenschaftliche Verlagsgesellschaft, Berlin, S 115–123

Indikatorenbezogene Wissensdarstellung INWIDA, IQM Website (2019) ► https://www.initiative-qualitaetsmedizin.de/mitglieder/fachausschuss-peer-review/inwida/

Leitfaden M&M Konferenzen IQM, Website (2016) ► https://www.initiative-qualitaetsmedizin.de/mitglieder/fachausschuss-transparenz/mm-konferenzen/

Mansky T, Nimptsch U (2010) German Inpatient Quality Indicators (G-IQI) – Qualitätsmessung in der Initiative Qualitätsmedizin. In: Kuhlen R, Rink O, Zacher J (Hrsg) Jahrbuch Initiative Qualitätsmedizin 2010. Medizinisch Wissenschaftliche Verlagsgesellschaft, Berlin, S 17–31

Mansky T, Nimptsch U, Winklmair C, Hellerhoff F (2013) G-IQI – German Inpatient Quality Indicators. Version 4.0. Bd 1: Erläuterungen und Definitionshandbuch für das Datenjahr 2012. Universitätsverlag der TU Berlin, Berlin. ► https://depositonce.tu-berlin.de/handle/11303/5121

Mansky T, Nimptsch U, Cools A, Hellerhoff F (2017) G-IQI – German Inpatient Quality Indicators. Version 5.1. Bd 2: Definitionshandbuch für das Datenjahr 2017. Universitätsverlag der TU Berlin, Berlin. ► https://depositonce.tu-berlin.de/handle/11303/6577

Winklmair C, Rohn C (2017) Die Indikatoren auf einen Blick. In: Eberlein-Gonska M, Martin J, Zacher J (Hrsg) Handbuch IQM, 2. Aufl. Medizinisch Wissenschaftliche Verlagsgesellschaft, Berlin, S 13–27

Sicherheitskultur

Kai-Jörg Sommer

© Springer-Verlag GmbH Deutschland, ein Teil von Springer Nature 2021
J. Kranz et al. (Hrsg.), *Komplikationen in der Urologie*,
https://doi.org/10.1007/978-3-662-60625-4_4

4

» „Es gibt nichts Gutes, außer man tut es!"
Erich Kästner

■ Hintergrund

Die Medizin ist eines der komplexesten Tätigkeitsfelder des Menschen. Ihre Primärqualität ist seit alters her das „primum nil nocere", also die Sicherheit der, dem Heilenden anvertrauten, Menschen. Und dennoch stirbt weltweit ungefähr alle fünf Minuten ein Patient an den Folgen eines unerwünschten Behandlungsausganges (WHO 2019). Für Deutschland bedeutet das geschätzte 20.000 Tote jährlich (Schrappe 2018). Wie diese Zahl einzuordnen ist, zeigt der Vergleich zum Straßenverkehr; hier starben im Jahr 2018 3275 Menschen. Methoden zur Verbesserung der Sicherheit sind aus anderen komplexen Arbeitsfeldern und Hochrisiko-Organisationen hinreichend und seit langem bekannt. Die Frage, die sich nun stellt, ist nicht, ob diese Methoden für das Gesundheitswesen anwendbar sind, sondern, warum sie nicht längst flächendeckend eingesetzt werden. Den Ursachen sowie möglichen Antworten und Lösungsansätzen will dieses Kapitel nachgehen.

❯ Weltweit stirbt alle fünf Minuten ein Patient an einem unerwünschten Ereignis.

■ Begriffsbestimmung

Der Begriff der Sicherheitskultur wurde erstmalig nach der Tschernobyl-Reaktor-Katastrophe im Zuge der Ermittlungen der Unfallursachen und ihrer beitragenden Faktoren verwendet. Unfälle sind häufig nur die sichtbare Spitze des Risiko-Eisberges einer Organisation und ihrer Kultur. Kultur im Allgemeinen setzt den Kontext, in dem Menschen handeln. Sie ist die Matrix, in die Regeln und Verfahren eingebettet sind. Sicherheitskultur im Speziellen ist die Summe aller Überzeugungen, Wahrnehmungen und Werte einer

Organisation (Krankenhaus, Unternehmen) oder deren Mitglieder, unabhängig von Hierarchie-Stufe und Tätigkeitsgebiet (Verwaltung, Pflegedienst, ärztlicher Dienst) im Umgang mit den inhärenten Risiken ihrer Tätigkeit. Initiativen wie Qualitätsmanagement oder Risiko-Management laufen ins Leere, wenn sie nicht von einer positiven Kultur getragen werden. Diese Sicherheitskultur kann nur indirekt, anhand qualitativer Kriterien erfasst, beschrieben und beurteilt werden. Diese sind unter anderem:

- Verpflichtung und Engagement des Top-Managements,
- Regeln, Verfahren, Empfehlungen,
- Sicherheits-Bewusstsein,
- Lernende Organisation,
- Berichtswesen und Feedback,
- Gerechtigkeit.

❯ Initiativen wie Qualitätsmanagement oder Risiko-Management laufen ins Leere, wenn sie nicht von einer positiven Kultur getragen werden.

■ Status Quo in der Medizin

1994 berichtete Leape in dem von Bogner herausgegebenen Buch „Human Error in Medicine" von der Harvard Medical Practice Study (Bogner 1994). Die Untersucher kamen zu der Erkenntnis, dass 3,7 % der untersuchten Behandlungen (n = 30.195) von einem Adverse Event (AE; dtsch: Unerwünschtes Ereignis, UE) betroffen sind. Von diesen 1133 Fällen verliefen 14 % tödlich. Darüber hinaus verursachen UEs einen beträchtlichen wirtschaftlichen Schaden. Diese Ergebnisse wurden in den folgenden Jahren in verschiedenen Studien, die teilweise auch mit einem anderen Ansatz operierten, bestätigt.

Diese Inzidenzrate mag man in Bezug auf ihre Bedeutung und Aussagekraft für und über die Qualität der medizinischen Versorgung unterschiedlich bewerten. Relevanz bekommen sie jedoch durch eine weitere Erkenntnis der Studien: 70 % der UEs wären vermeidbar gewesen. Für Deutschland wiederum umgerechnet bedeutet dies, dass jeder zwanzigste Sterbefall in einem Krankenhaus auf ein vermeidbares unerwünschtes Ereignis (VUE) zurückzuführen ist. Mit anderen Worten: Hier kann man mit relativ geringem Aufwand einen beträchtlichen Schatz heben.

Ein weiterer Meilenstein auf dem Weg ein adäquates Problembewusstsein zu erzeugen, war die Publikation des Reports „To Err is Human" durch das Institute of Medicine, IOM (Kohn et al. 1999). Schon im Folgejahr seines Erscheinens gab die Clinton-Administration 50 Mio. US$ zur Erforschung des Themas frei. 2004 wurde die WHO World Alliance for Patient Safety gegründet, 2005 folgte in Deutschland das Aktionsbündnis für Patientensicherheit (APS e. V.). Einzelne Maßnahmen zeigten durchaus Erfolge. So senkte die Anwendung der von der WHO herausgegebenen OP-Checkliste die Mortalität in den betroffenen Hospitälern nachweislich um 50 % (Haynes et al. 2009). Eine signifikante Besserung der Inzidenzrate von UEs zeichnete sich branchenweit jedoch nicht ab. Was nicht verwundert, denn vieles erscheint dem kritischen Beobachter als ambitioniertes Stückwerk, wenn man sich anschaut, welche konkreten Maßnahmen in den letzten Jahren zur Verbesserung der Sicherheit im Gesundheitswesen flächendeckend getroffen wurden. Es fehlt letztlich eine konsequente und systemweite Umsetzung.

In anderen Branchen hat dies durchaus funktioniert. 1977 ereignete sich der bis dahin schwerste Unfall der Luftfahrt. Zwei vollbesetzte Jumbo-Jets stießen auf dem Flughafen von Teneriffa zusammen. Bei der nachfolgenden Untersuchung stellte sich heraus, dass kein technischer Mangel die Hauptursache war, sondern das sogenannte menschliche Versagen. Doch nicht ein Individuum hatte sträflich oder vorsätzlich versagt; alle beteiligten Piloten waren gesund, gut ausgebildet und motiviert. Das allein konnte nicht für den Tod von über fünfhundert Menschen verantwortlich sein. Gleichsam notgedrungener Weise wurde zum ersten Mal in der Geschichte der Luftfahrt die Art, wie man in Cockpits zusammenarbeitet, genauer unter die Lupe genommen und die bis dahin vorherrschende Kultur infrage gestellt. Nur zwei Jahre später stellte die mit der Entwicklung betreute NASA das Konzept des Crew Resource Management (CRM) vor, welches die Zusammenarbeit im Cockpit umfassend neu ordnete und welches nur weitere zwei Jahre später weltweit eingeführt war. In gemeinsamen Anstrengungen aller Beteiligten war es gelungen, ein inhärent hoch riskantes Transportmittel zu dem zweitsichersten (nach der Rolltreppe) zu machen. Heutzutage sterben im Weltluftverkehr pro Jahr deutlich weniger als tausend Menschen (2018: 523 Tote bei einer Gesamtanzahl von 4,1 Mrd. Passagieren). In den letzten sechzig Jahren hat sich der Luftverkehr alle fünfzehn Jahre verdoppelt. Die nominale Zahl aller Unfälle ist jedoch gleichgeblieben. Ihre Inzidenzrate liegt aktuell bei $0,6 \times 10^{-6}$. Verglichen damit bewegt sich die Medizin auf dem Sicherheitsniveau des Space Shuttle Programmes.

- Ursachenforschung

Warum ist ein ähnlicher Prozess in der Medizin bisher ausgeblieben? Warum sollte eine Ureterorenoskopie risikoreicher sein als ein Flug von Frankfurt nach New York? Häufig wird argumentiert, der Mensch sei keine Maschine und der OP-Saal kein Cockpit. Vordergründig ist das korrekt. Doch wenn man nur einen Moment von der konkreten Aufgabe abstrahiert, wird man die Ähnlichkeit erkennen. Beides sind hochkomplexe Tätigkeitsbereiche mit dynamischen Geschehen, in denen Menschen in Gruppenarbeit ein Arbeitsergebnis anstreben und der Preis für einen Misserfolg ist menschliches Leben. Sicherlich ist ein Mensch komplizierter als ein Flugzeug. Ferner hat es der Arzt naturgemäß mit einem „defekten" Menschen zu tun,

4

wogegen der Pilot zunächst einmal mit einem „gesunden" Flugzeug fliegt. Und zugleich liegt es in der Natur der Dinge, dass häufig der eindeutige Nachweis eines unstreitigen, kausalen Zusammenhanges zwischen der (Fehl-)Behandlung des Arztes und dem Exitus des Patienten nicht immer leicht zu erbringen ist. Doch selbst die „einfacheren" Flugzeuge haben heute einen Komplexitätsgrad erreicht, bei dem sämtliche Rechner der Welt nicht in der Lage sind, alle möglichen Schaltzustände und Systemausfall-Varianten prospektiv antizipierend durchzuspielen. Piloten wie Ärzte gelangen gleichermaßen in Situationen, die durch Unschärfe definiert sind und müssen trotzdem zu einem sicheren Ergebnis kommen.

Eine der Ursachen für die unterschiedliche Akzeptanz ist unzweifelhaft die unterschiedliche Sichtbarkeit von Unfällen. Ein Fehler im Cockpit verursacht ungleich mehr Tote als ein Fehler bei einer OP und wird demzufolge auch eher von der Öffentlichkeit wahrgenommen. Man vergleiche nur die mediale Abdeckung und die in Folge des Ereignisses geforderten und teils getroffenen Maßnahmen. Da ist auf der einen Seite der German Wings-Absturz, bei dem ein Pilot absichtlich 150 Menschen tötete und auf der anderen die vom Pfleger Niels H. begangene Mordserie. Nach dem Absturz wurden weltweit umfangreiche Verfahren wie z. B. Drogenscreening, Zwei-Personen-Regel im Cockpit etc., eingeführt, um eine Wiederholung des Ereignisses mit an Sicherheit grenzender Wahrscheinlichkeit auszuschließen. Im zweiten Fall beschloss einzig das Bundesland Bremen die verpflichtende qualifizierte Leichenschau nach Exitus im Krankenhaus. Systemversagen in der Medizin wird meist nur als „Skandal" bei einer Häufung von „Unfällen" publik. Schon dieses Beispiel beleuchtet anschaulich die strukturellen Unterschiede zwischen beiden Professionen, auf die später noch genauer eingegangen wird.

Ein anderer, leicht nachvollziehbarer Grund ist, dass Piloten unmittelbar vom Ergebnis ihrer Arbeit betroffen sind. Doch, wie die Erfahrung zeigt, verhindert selbst diese Tatsache nicht das regelmäßige Auftreten von Unfällen. Das wiederum liegt an der menschlichen Risiko-Perzeption. Von Natur aus angelegt, in Sekunden eine Flucht-oder-Kampf-Entscheidung zu treffen, können wir nur ein Risiko von $\leq 10^{-4}$ realistisch einschätzen. Das entspricht ungefähr dem Risiko auf einer stark befahrenen, mehrspurigen, innerstädtischen Straße überfahren zu werden. Der Mensch kann also nicht erkennen, ob er durch sein Handeln das Unfallrisiko um eine ganze Zehnerpotenz jenseits dieses Wertes erhöht. Das Resultat sieht man häufig im Straßenverkehr. Die Überschätzung der eigenen Leistungsfähigkeit, gepaart mit dem Gedanken „Wird schon gut gehen", endet auf regennasser Fahrbahn oft am nächsten Baum.

❯ Der Mensch kann realistisch nur ein Risiko $\leq 10^{-4}$ einschätzen.

Wenn jedoch unerwünschtes Verhalten trotz rationaler Einsicht persistiert, müssen tiefergelegene Strukturen dafür verantwortlich sein. Man vergleiche dazu nur die im Jahre 1975 hoch emotional geführte Diskussion in Deutschland, in der es um die Einführung des Sicherheitsgurtes und sein verpflichtendes Anlegen während der Fahrt ging. Der Spiegel fasste den Tenor damals treffend im Titel „Sicherheitsgurte: Furcht vor der Fessel" zusammen. Manche Verhaltensweisen wurzeln tief in der Kultur einer Gesellschaft und lassen sich dementsprechend nur schwer modifizieren. Diese tieferliegenden Elemente kann man sowohl im Individuum wie auch in der Gruppe identifizieren. Auf Ebene des Individuums sind dies die Einstellungen, auf der kollektiven Ebene die tradierten Werte.

▪ **„Was Hänschen nicht lernt" – medizinische Frühsozialisation und ihre Folgen**
Ohne tiefer in verschiedene, wissenschaftliche Persönlichkeitsmodelle und den Einfluss

der Kultur einsteigen zu wollen, mag zur Erklärung eine einfachere Ausgabe reichen. Das Baumschulenmodell (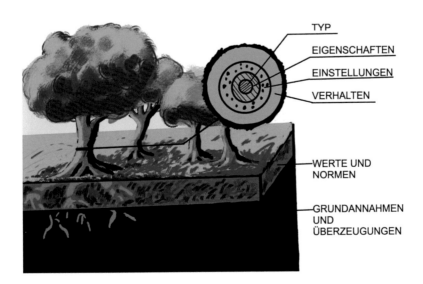 Abb. 4.1) veranschaulicht den Zusammenhang zwischen der Persönlichkeit des Individuums und dem Einfluss der ihn umgebenden Kultur. Die jeweiligen Schichten der Persönlichkeit sind als Querschnitt durch einen Baumstamm dargestellt. Im Inneren befindet sich der Kern; er repräsentiert den Typ, das Wesen des Menschen. Dieser ist vor der Geburt angelegt und kann nur in seinen Ausprägungen modifiziert werden. Ihn umgeben die Eigenschaften, welche teilweise ebenso prädeterminiert sind und ebenfalls nur schwer zu verändern. Einfluss nehmen kann man letztlich nur auf die beiden äußeren Schichten, zum einen die Einstellungen und zum anderen das Verhalten. Letzteres ist, wie die Rinde eines Baumes, die einzig, unmittelbar von anderen, wahrnehmbare Schicht und wird von den darunterliegenden Einstellungen moduliert.

Einstellungen werden im Verlauf der jeweiligen Sozialisationsphasen verinnerlicht und reifen im weiteren Leben. Dieser kulturelle Einfluss wird im Modell durch den Boden repräsentiert, in dem der Baum wurzelt und auf dem er wächst. Jede Kultur zeichnet sich durch Grundannahmen und Überzeugungen aus, die wiederum Werte und Normen generieren (dieser Teil der Darstellung ist eine abgewandelte und komprimierte Version des Kulturebenen-Modells von Schein (1985)). Diese Kulturbestandteile manifestieren sich in den jeweiligen Individuen und beeinflussen somit deren Verhalten. Die berufliche Primärsozialisation des Arztes beginnt gleichsam mit dem Durchschreiten der Türen zum Präparations-Saal der Anatomie; die sekundäre Sozialisation findet während der ersten Assistenzjahre statt. In diesen Phasen kultureller Prägung werden die in der Gruppe allgemeingültigen Werte verinnerlicht. Kultur bezeichnet Helman in diesem Zusammenhang als einen Satz von Richtlinien, die dem Individuum eine Weltanschauung vermitteln und ihm zeigen, wie er sich mittels dieser in Bezug auf andere zu verhalten hat (Helman 1984). Ruebsam-Simon konstatiert als Ergebnis dieser Individuation und Sozialisation ein isoliertes und autistisches Verhaltensmuster (Ruebsam-Simon 2002). Er attestiert dem Arztberuf eine ständisch-autoritative Prägung mit einer leistungsorientierten Grundhaltung.

TYP
EIGENSCHAFTEN
EINSTELLUNGEN
VERHALTEN
WERTE UND NORMEN
GRUNDANNAHMEN UND ÜBERZEUGUNGEN

◘ **Abb. 4.1**   Baumschulenmodell nach Somme

4

Der Wertekanon einer Kultur ist jedoch nicht per se gut oder schlecht. Werte besitzen auch keine universelle Existenzberechtigung. Sie erweisen sich im Alltag entweder als wirksam oder unwirksam. Deswegen ist es von Zeit zu Zeit ratsam, sie auf den Prüfstand zu stellen. Sind sie noch hilfreich oder behindern sie effektives und sicheres Arbeiten? Gleiches gilt für die Medizin. Kerntugenden wie Verantwortung und Leistungsbereitschaft verlieren nicht ihre Bedeutung. Aber es gibt eine ungesunde Übertreibung, die negative Folgen hat. Dies sei am Beispiel der Führung verdeutlicht.

„Die endgültige Entscheidung obliegt dem Kommandanten als verantwortlichem Luftfahrzeugführer", ist ein „eiserner" Grundsatz in der Fliegerei. Aufgrund seiner Ausbildung und Erfahrung trifft er die, zur Aufrechterhaltung von Sicherheit und Ordnung an Bord, notwendigen Entscheidungen. Fliegen ist ein komplexer, dynamischer Prozess, dessen Charakter diese Amts-Autorität juristisch, aber auch sachlich, erfordert. Das ist unumstritten. Es ist aber gleichfalls aus vielen Unfalluntersuchungen erwiesen, dass ein zu steiler Autoritätsgradient dazu führt, dass Besatzungen nicht optimal zusammenarbeiten.

> ❯ Zu steile Autoritätsgradienten gefährden die sichere Zusammenarbeit.

Komplexe, komplizierte Handlungen lassen sich dauerhaft nur sicher ausführen, wenn sie regelmäßig und gewissenhaft in einem „Frage und Antwort"-System überprüft werden. Deswegen unterscheidet man die Rollen „Fliegender Pilot" (Pilot Flying, PF) und „Überwachender Pilot" (Pilot Monitoring, PM). Beide Rollen können jeweils vom Kapitän oder dem Ersten Offizier (im Volksmund: Copilot) eingenommen werden. Das wiederum bedeutet, dass es dem Ersten Offizier als PM möglich sein muss, seinen Kapitän und Vorgesetzten an Bord in seiner PF-Rolle auf Versäumnisse hinzuweisen, ohne dadurch das Arbeitsklima zu vergiften.

Ebenso bedarf es im ärztlichen Alltag (und hier nicht nur im OP-Saal) einer klaren Führung. Diese Rolle kann nur der operierende, bzw. behandelnde Arzt ausfüllen. Er allein besitzt die entsprechende Ausbildung und Erfahrung und sollte das Behandlungsteam uneingeschränkt führen dürfen. Dem steht der augenblickliche Organisationsaufbau im Krankenhaus mit seiner Säulenstruktur des Dreigestirns aus ärztlichem Direktor, Pflegeleitung und Verwaltung entgegen. Allerdings kennt jeder Mediziner aus seiner Karriere Negativ-Beispiele, in denen Autorität in Despotie umgeschlagen ist. Oft geknüpft an „Meister ihres Faches" werden Verhaltensweisen toleriert, die ansonsten gesellschaftlich inakzeptabel gewesen wären. Ferdinand Sauerbruch war nur das bekannteste Beispiel. Im Gegensatz dazu zeichnet sich moderne Führung durch einen kooperativ-partizipativen Führungsstil aus. Spitzenleistungen werden nicht nur in der Champions League im Team erbracht, sondern auch im weniger glamourösen, durch Routine geprägten, Berufsalltag. Dieser Wandel ist auch den Kapitänen alter Prägung nicht leichtgefallen. Von den einst heroischen „tollkühnen Männern in ihren fliegenden Kisten" sahen sich manche von erbsenzählenden Bürokraten zu simplen Schalttafelbedienern degradiert. Mittlerweile ist jedoch unstreitig, dass der moderne Kapitän nicht nur sein Fluggerät technisch und prozedural beherrscht, sondern auch zwischenmenschlich kompetent ist.

Wenn auch die vielzitierten „Halbgötter in Weiß" zunehmend der Vergangenheit angehören – manche Einstellungen und Verhaltensweisen halten sich hartnäckig. Der gegenwärtige Autoritätsgradient auf Station und im OP-Saal ist noch immer zu steil, wie eine Studie im Simulator zeigt. Fast Dreiviertel der „untergebenen" Teammitglieder schwiegen, wenn der operierende Arzt einen, laut Regieanweisung vorgegebenen, Fehler machte – nur 28 % wagten einen Einspruch (St. Pierre et al. 2012). Das

Arbeitsklima hat einen nicht zu unterschätzenden Einfluss auf die Sicherheit. Eine interne Studie der Lufthansa belegt, dass sich, bei der Abarbeitung von technischen Komplikationen, das Unfallrisiko in einem schlechten sozialen Klima deutlich erhöht.

❯ Drei Viertel der Probanden einer Simulator-Studie intervenierten bei Fehlern ihres Vorgesetzten nicht.

Und noch immer fällt es vielen Ärzten schwer, die Grenzen ihrer menschlichen Leistungsfähigkeit anzuerkennen und ihr Verhalten daraufhin auszurichten. In einer übergreifenden Vergleichsstudie zwischen Piloten und Ärzten, negierten 70 % der befragten „consultant surgeons" den Effekt von Ermüdung auf ihre Leistung, im Gegensatz zu 29 % der Piloten (Sexton et al. 2000). Interessanterweise gab es innerhalb der Ärztepopulation einen signifikanten Unterschied. Nur 47 % der befragten Anästhesisten waren der gleichen Meinung wie die beteiligten Chirurgen. Dies erklärt sich vielleicht durch die Tatsache, dass Anästhesisten stärker für das Thema sensibilisiert sind. Allgemein lässt sich durchaus konstatieren, dass die Anästhesie auf dem Gebiet der Einführung und Umsetzung sicherheitsfördernder Maßnahmen deutlich weiter ist. Schon Ende der siebziger Jahre entwickelten Gaba in Stanford und Cooper in Harvard das Konzept des Anesthesia Crisis Resourcemanagement (ACRM). Anfang der neunziger Jahre wurden die ersten Anästhesie-Simulatoren in Europa aufgestellt. Schäfer leistete zusammen mit Helmreich, der für die NASA das CRM-Programm mitentwickelt hatte, Pionierarbeit in dieser Richtung (Schäfer und Helmreich 1994).

Dennoch schwappte diese Welle nicht auf die übrigen Fachgebiete über. Das lag vielleicht auch an der Art, wie das Thema angegangen wurde. „Jeder Fehler zählt", „Aus Fehlern lernen" waren die gängigen Schlagworte. Dabei wurde jedoch, bei allem guten Willen übersehen, dass das Wort „Fehler" zu sehr mit „Versagen" assoziiert wird. „Fehler" konkurriert mit dem Konzept der Omnipotenz und „Komplikationen" liegt gefährlich nah an der Inkompetenz. Diese Assoziations-Kette galt und gilt es noch immer zu durchbrechen. Ein unerwünschtes Ereignis ist nicht gleich ein Fehler, ein Fehler nicht gleich Versagen. Wer Fehler macht, ist nicht automatisch unfähig und ein schlechter Arzt.

❯ Ein unerwünschtes Ereignis ist nicht gleich ein Fehler, ein Fehler nicht gleich Versagen.

Nur wer letztlich die Grenzen seiner persönlichen Leistungsfähigkeit realistisch einschätzt und anerkennt, wird sehen, dass Fehler ubiquitär sind. Reason hat dies sehr prägnant in seinem Schweizer-Käse-Modell veranschaulicht (Reason 2000). Praktisch auf allen Ebenen der Produktionskette existieren kleinere oder größere Löcher. Mehr Sicherheit schafft man nicht allein dadurch, diese Löcher zu stopfen, mit anderen Worten, den Menschen perfektionieren zu wollen, sondern indem man fehlertolerante Strukturen schafft. Das ist der bis dato signifikante Unterschied: In der Luftfahrt geht man grundsätzlich davon aus, dass irgendwann, irgendjemand einen Fehler machen wird und gestaltet Arbeitsmittel wie Arbeitsabläufe dementsprechend. Standardverfahren und Briefings, die dazu dienen, ein gemeinsames mentales Modell von der geplanten Tätigkeit herzustellen, sowie die stringente Anwendung von Checklisten an kritischen Knotenpunkten gehören hier widerspruchslos zum Alltag. Die „künstlerische Freiheit" findet ihre Grenzen an der Notwendigkeit zur geordneten Zusammenarbeit. Auch das IOM (Institute of Medicine) sieht in seinem Bericht „Crossing the Quality Chasm: A New Health System for the 21st Century" die größte Herausforderung für das Gesundheitswesen darin, diesen Kulturwandel zu vollziehen (Institute of Medicine 2001). Einsicht sowie in dieser Hinsicht gewandelte, persönliche Einstellungen nutzen jedoch wenig, wenn die notwendigen Strukturen nicht vorhanden sind, wenn sich die Organisationskultur nicht gleichermaßen mitverändert. Dazu wären umfangreiche und tiefgreifende strukturelle Veränderungen notwendig.

- **Notwendige strukturelle Maßnahmen**

Aufklärung vor Bestrafung

Der Grundsatz „Aufklärung vor Bestrafung" muss juristisch verankert werden. Das ist sicherlich keine leichte Aufgabe. Körperliche Unversehrtheit ist eines der höchsten Güter in unserer Gesellschaft (Art 2 GG). Ihre Beeinträchtigung ist immer ein Tatbestand nach § 223 StGB, auch die ärztliche Behandlung. Es sei denn, sie erfüllt die notwendigen Voraussetzungen. Wenn es also im Verlauf einer Behandlung zu einem körperlichen Schaden kommt, wird schnell ein Sündenbock gesucht. Da wird im Boulevard aus einem „Behandlungsfehler" flugs „Ärztepfusch". Trotzdem geht an der Verankerung der Straffreiheit, unter bestimmten Voraussetzungen, kein Weg vorbei. Sie ist eine „Conditio sine qua non". Niemand wird sich uneingeschränkt an der Aufarbeitung eines Geschehens beteiligen, wenn er im Gegenzug mit Bestrafung rechnen muss. Beiträge zum institutionalisierten, anonymen Berichtswesen wie dem Critical Incident Reporting System (CIRS)-Medical, müssen rechtlich sanktionsfrei sein. In der Luftfahrt hat sich allgemein das System der „Just Culture" etabliert. In ihm bleibt derjenige, der sich an der Aufklärung der Ereignisse beteiligt, straffrei; Vertuschung, grobe Fahrlässigkeit oder gar Absicht, werden jedoch entsprechend sanktioniert.

- **Sicherheit systemisch denken**

Das Bewusstsein um die hohe Verantwortung der Ärzte mag zu monokausalen Schlüssen verleiten, wenn eine Behandlung nicht den gewünschten Verlauf genommen hat. Der Arzt befindet sich unstreitig am Ende der Produktkette, in unmittelbarem Kontakt mit dem Patienten, er ist es letztlich, der das Skalpell führt. Unfälle sind jedoch niemals monokausal. Sie sind immer das Produkt von Versäumnissen, Unzulänglichkeiten, oft weit bevor der Arzt auf den Patienten trifft. Ja und manchmal macht auch der Arzt selbst einen Fehler. Allerdings hilft es herzlich wenig den Schuldigen zu bestrafen und an den Pranger zu stellen. Denn Fehler sind lediglich die Symptome, nicht die Ursache von Unfällen.

> Fehler sind lediglich Symptome, nicht die Ursache von Unfällen.

- **Einheitliche Regeln mit weltweiter Gültigkeit**

Flugsicherheit wird weltumspannend verstanden und reguliert. Nicht so die Patientensicherheit: 2009 empfahl die Food and Drug Administration (FDA) dem Hersteller DuPuy ihre ASR-Hüftprothese wegen profunder Sicherheitsbedenken vom Markt zu nehmen. Dieser Empfehlung kam DuPuy 2010 nach, verkaufte diese Hüfte jedoch in anderen Märkten weiter, darunter Europa. Als im Frühjahr 2019 ein Flugzeug des Typs Boeing 737-Max unter ähnlichen Umständen abstürzte, wie ein weiteres zuvor im Herbst 2018, wurde vorsorglich ein weltweites Flugverbot ausgesprochen. Man stelle sich die Konsequenzen für das Image oder den wirtschaftlichen Erfolg eine Airline vor, wenn sie sich dem Verbot mit dem Argument „bei uns ist aber noch nichts passiert" entgegengestellt hätte.

Kommt es beim kommerziellen Fliegen zu einem sicherheitsrelevanten Vorfall, ist die nachfolgende Untersuchung zum einen obligatorisch und zum anderen weltweit durch die Weltluftfahrtbehörde International Civil Aviation Organization (ICAO) international standardisiert und einheitlich geregelt. Deutschland hat diese internationalen Vorgaben für eine strukturierte Untersuchung des Geschehens und

Identifikation der beitragenden Faktoren in einem eigenen Gesetz (Flugunfall-Untersuchungs-Gesetz) geregelt. Ferner existiert eine weltweit einheitliche Fehlertaxonomie. Dadurch lassen sich vergleichbare Studien zur Unfallprävention durchführen, aus denen wiederum Empfehlungen zur Verbesserung von Technik und Abläufen erarbeitet werden können. Ähnliches fehlt in der Medizin gänzlich. Aus diesem Grund ist es schwer, Informationen, die in den verschiedenen Berichtssystemen, wie z. B. CIRS-Medical, auflaufen, vergleichbar zu analysieren.

- ▪ Feste Verankerung in den Syllabi
Wissen über Humanfaktoren, Risiko- und Sicherheits-Management gehören in die berufliche Grundausbildung. Ein erster, wichtiger Schritt wurde mit der Schaffung des Nationalen Kompetenzbasierendem Lernzielkatalog Medizin (NKLM) vollzogen (MFT Medizinischer Fakultätentag der Bundesrepublik Deutschland e. V. 2015). Die Umsetzung in konkrete Unterrichtseinheiten steht jedoch noch aus. Ein guter Ansatz dazu ist das Mustercurriculum Patientensicherheit der WHO, welches auch in einer deutschsprachigen Version vorliegt (Charité 2018).

- ▪ Umsetzung – Auch ein Weg von tausend Schritten beginnt mit dem Ersten
Eine Sicherheitskultur kann nicht „eingeführt" oder „implementiert" werden. Sie ist in jedem Krankenhaus, in jeder Praxis schon vorhanden. Die Frage ist nur, in welcher Ausprägung, in welchem Reifegrad. „Nach jedem Zwischenfall oder einer Komplikation analysieren wir das Geschehen gewissenhaft und entscheiden über notwendige Maßnahmen" ist eine rein reaktive Haltung, welche in dem Reifemodell des Manchester Patient Safety Framework (MaPSaF) Stufe zwei von fünf möglichen erklimmt und somit absolut ungeeignet ist, Sicherheit entscheidend zu verbessern. Durch den Beschluss des Gemeinsamen

Bundesausschusses (GBA) vom 16.04.2014 sind mittlerweile Kliniken zur Einrichtung eines Risikomanagements verpflichtet. Damit ist zumindest die nächste Stufe erklommen. Viel weiter gekommen sind allerdings nur wenige Einrichtungen.

Es wäre jedoch fatal zu warten, bis die strukturellen Voraussetzungen vollständig geschaffen sind. Da die Medizin noch am Anfang dieser Entwicklung steht, kann man mit nur wenigen Maßnahmen einen großen Gewinn einfahren. Letztlich ist es nämlich gar nicht so schwer. Im Kern genügen drei einfache Schritte, um die Sicherheitskultur zu verbessern:

- Bekenntnis und Verpflichtung von der Unternehmensleitung,
- Messung der gegenwärtigen Leistung,
- Modifikation des Verhaltens.

Bekenntnis und Verpflichtung zeigt nicht nur in der Formulierung einer Erklärung, die vielleicht noch im Wartebereich dekorativ gerahmt aufgehängt wird, sondern inwiefern konkrete Unterstützungsmaßnahmen beschlossen werden. Dazu müssen vor allem auch die notwendigen Mittel in finanzieller und personeller Hinsicht eingeplant und bereitgestellt werden. Sicherheit kostet Geld, ist aber erheblich günstiger als ein Unfall.

❯ Sicherheit kostet Geld. Ein Unfall kostet ein Vermögen.

Allerdings gilt auch die bekannte Weisheit: „Geld allein macht nicht glücklich". Viel wichtiger und effektiver ist die Vorbildwirkung, wenn Chefärzte bzw. Klinikleitung mit gutem Beispiel vorangehen. M&M-Konferenzen sind nicht nur für Anfänger sinnvoll, sondern sollten von allen Ärzten der Klinik besucht werden, um zu demonstrieren, dass dieses Thema alle angeht. Und der einfache Satz vor einer Operation: „Ich hatte heute Nacht mehrere Notfälle und dementsprechend wenig geschlafen. Bitte machen Sie mich auf evtl. Fehler

4

aufmerksam.", kann Wunder wirken. Man bricht sich mit so einem Satz keinen „Zacken aus der Krone" und betont gleichzeitig die gemeinsame Verantwortung für das Gelingen des Eingriffs. Welcher Assistent würde sich nach so einem Satz nicht für seinen Chef ins Zeug legen?

„Ignoranti quem portum petat – nullus suus ventus est" (Seneca): Wer nicht weiß, wohin er steuert, dem wird kein Wind günstig sein. Mit anderen Worten: Sicherheit kann man nur verbessern, wenn man zuvor relevante Indikatoren entwickelt und deren Erfüllungsgrad misst. Das klingt zunächst leichter als es ist. Relevante, valide Patientensicherheitsindikatoren zu entwickeln, die sich zur Verbesserung der Strukturen und Prozesse eignen, ist nicht einfach. Es führt aber letztlich kein Weg an dieser Arbeit vorbei. Parallel dazu lohnt es sich, weil einfach und fast genauso wirksam, die jeweilige Stimmung und die Einstellungen im Betrieb mittels vorhandener, bewährter Fragebögen (wie z. B. dem des MaPSaF) zu erfassen und auszuwerten. Allein die Beschäftigung mit den Fragen des Erfassungsbogens führt schon zu einer erhöhten Sensibilisierung für das Thema und Reflexion auf das eigene, tägliche Handeln. Ein Cave (!) sei jedoch angeführt: Jegliche Untersuchungen bergen die Gefahr der Paralyse durch Analyse. Die Entwicklung und Umsetzung sinnvoller Sicherheitsmaßnahmen benötigt nicht zwingend das Konfidenz-Niveaus eines Student-T-Testes.

Was viel mehr zählt, ist die konsequente und zeitnahe Umsetzung der jeweiligen Erkenntnisse. „Im Grunde haben Sie Recht, aber…", gefolgt von einem „im Moment haben wir dazu nicht die Zeit (alternativ: Das Budget)" ist der größte Motivationskiller. Auch in diesem Fall bewährt sich die Strategie der kleinen Schritte, da sie weniger Geld und Zeit kosten und somit eher im Alltag umgesetzt werden können. Gleiches gilt für Verhaltensmodifikationen der Beteiligten. Große Veränderungen treffen eher auf Widerstände, weil das Erlernen neuer Routinen zunächst einmal anstrengend und unbequem ist. Bei der zunehmenden Arbeitsverdichtung im medizinischen Alltag ist das ein nicht zu vernachlässigender Faktor.

All das sind über kurz oder lang ziemlich dicke Bretter, die gebohrt werden müssen, doch die Erfahrung der letzten Jahre zeigt, dass der Einzelne nicht abwarten darf, bis ihm „die Gesellschaft" die Arbeit abnimmt. Im Arzt tritt die Gesamtheit des Gesundheitssystems dem Patienten gegenüber. Diese Schlüsselposition ist mit einer hohen gesellschaftlichen Verantwortung verbunden. Die Ärzteschaft steht hier, nicht nur wegen des hippokratischen Eides, im Obligo. Wenn sie die Initiative in diesem Prozess behalten will, müssen ihre Mitglieder mit gutem Beispiel vorangehen.

❯ Die Ärzteschaft steht, nicht nur wegen des hippokratischen Eides, im Obligo.

Die Realität sieht zurzeit noch anders aus. Sinnvolle und in anderen Ländern seit Jahren erfolgreiche Maßnahmen wie z. B. die Einführung des Endoprothesen-Registers werden in Deutschland auf die lange Bank geschoben. Schrappe kommt im „APS-Weißbuch Patientensicherheit" zum Schluss, dass auf der Systemebene alles zwischen den Verbänden zerredet wird (Schrappe 2018). Doch jeder einzelne Arzt kann und muss sich überlegen, welchen Beitrag er in seiner jeweiligen Position leisten kann. Wie auch immer die Antwort ausfallen wird, ob groß oder klein: Die Umsetzung wird sich im Sinne der Sicherheit lohnen.

❯❯ „Es ist nicht genug zu wissen, man muss es auch anwenden; es ist nicht genug zu wollen, man muss es auch tun." Goethe

Literatur

Bogner MS (1994) Human error in medicine. Lawrence Earlbaum, Hillsdale

Charité – Universitätsmedizin (Hrsg) (2018) Mustercurriculum der Patientensicherheit. Multiprofessionelle Ausgabe. Charité – Universitätsmedizin, Berlin

Edgar H. Schein: Organizational Culture and Leadership: A Dynamic View 1985, San Francisco: Jossey-Bass. Organization Studies. 1986;7(2):199–201

Haynes AB, Weiser TG, Berry WR, Lipsitz SR, Breizat A-Hadi S, Patchen Dellinger E, Herbosa T et al. (2009) A surgical safety checklist to reduce morbidity and mortality in a global population. N Engl J Med 360(5):491–499

Helman C (1984) Culture, health and illness – an introduction for health professionals. John Wright &Sons, Bristol

Institute of Medicine (US) Committee on Quality of Health Care in America. Crossing the Quality Chasm: A New Health System for the 21st Century. Washington (DC): National Academies Press (US); 2001. PMID: 25057539

Kohn LT, Corrigan JM, Donaldson MS (Hrsg) (1999) To err is human: building a safer health system. Institute of Medicine, National Academy Press, Washington, DC

MFT Medizinischer Fakultätentag der Bundesrepublik Deutschland e. V. (2015) Nationaler Kompetenzbasierter Lernzielkatalog Medizin. MFT, Berlin

Reason J (2000) Human error: models and management. BMJ (Clin Res ed) 320(7237):768–770

Ruebsam-Simon E (2002) Arztberuf in der Krise: Veränderung beginnt im Kopf. Dtsch Arztebl 2002; 99: A 2840–2844 [Heft 43]

Schaefer H-G, Helmreich RL (1994) The importance of human factors in the operating room. Anesthesiology 80(2):479

Schrappe M (2018) Weißbuch Patientensicherheit. MWV Medizinisch Wissenschaftliche Verlagsgesellschaft mbH & Co. KG, Berlin, S 13

Sexton JB, Thomas EJ, Helmreich RL (2000) Error, stress, and teamwork in medicine and aviation: cross sectional surveys. BMJ 320:745–749

St. Pierre M, Scholle A, Strembski D, Breuer G (2012) Äußern Assistenzärzte und Pflegekräfte sicherheitsrelevante Bedenken? Anaesthesist 61:857–866

WHO (2019) ► https://www.who.int/news-room/detail/13-09-2019-who-calls-for-urgent-action-to-reduce-patient-harm-in-healthcare. Zugegriffen: 23. Sept. 2019

Human factor – Der Mensch als Risikofaktor

Viktor Oubaid

© Springer-Verlag GmbH Deutschland, ein Teil von Springer Nature 2021
J. Kranz et al. (Hrsg.), *Komplikationen in der Urologie*,
https://doi.org/10.1007/978-3-662-60625-4_5

5

■ Hintergrund

Wenn Menschen im Team arbeiten (und medizinisch-operative Tätigkeiten in Krankenhäusern sind ausschließlich Teamarbeitssituationen), sind die Resultate durch das Zusammenspiel der situativen Gegebenheiten, der Leistungsfähigkeit und Persönlichkeit der einzelnen Teammitglieder gekennzeichnet. Komplikationen, also unerwünschte Folgen von Krankheiten, Unfällen, Eingriffen oder Medikamentengaben, sind also immer als ein (unerwünschtes) Ergebnis der Interaktion verschiedener Personen- und Situationsfaktoren aufzufassen.

Eine kürzlich von der WHO veröffentlichte Analyse (WHO 2019) zeigt, dass weltweit pro Minute fünf Menschen aufgrund von unsicherer oder fehlerhafter medizinischer Behandlung sterben.

Es existiert also eine natürliche Grenze von Optimierungsstrategien: Diese sind in den Charakteren der beteiligten Personen, fehlenden Trainingsmöglichkeiten und fehlenden verbindlichen Vorgaben zu suchen. Hier einige Beispiele:

— Die Gestaltung von Operationssälen schließt Fehlbedienungen von Geräten nicht aus.
— Beim Informationstransfer zwischen medizinischem Personal kann es zu Unklarheiten kommen, z. B. bzgl. einer Fehlmedikationen.
— Inakzeptables Sozialverhalten von leitenden Ärzten*innen wird toleriert.
— Medizinisches Personal findet Arbeitssituationen vor, in denen der Dokumentationsaufwand keine ausreichende Patientenversorgung zulässt.
— Regelmäßige Sicherheitstrainings nach dem Prinzip des Crew Resource Managements (CRM) aus der Luftfahrt sind nicht Voraussetzung für den Erhalt der Berufslizenz.

■ Person und Situation

Bei Komplikationen wird oft vom „menschlichen Verschulden" oder „menschlichen Versagen" gesprochen. – Was ist damit gemeint?

Die wesentlichen psychologischen Persönlichkeitstheorien sowie auch die empirische Forschung kommen zu dem Ergebnis, dass menschliches Verhalten durch Persönlichkeitseigenschaften und durch sogenannte Kontextvariablen (Zeitdruck, soziale Gruppe, physische Umgebung etc.) beeinflusst wird (Asendorpf und Neyer 2012). Das führt dazu, dass selbst eine professionell ausgebildete, persönlich geeignete Person nicht immer hundertprozentige Ergebnisse erbringen kann. Gleiches gilt für technische Systeme, die ebenfalls keine perfekte Qualität erreichen können. Das „Null-Fehler"-Prinzip ist also eine nicht erreichbare Zielmarke.

In der Analyse von Unfällen in Verkehrssystemen (Straße, Schiene, Luft- und Raumfahrt) hat sich in den 1960er und 1970er Jahren ein Ansatz entwickelt, die zum Unfall- oder Zwischenfallgeschehen beitragenden Faktoren und systemischen Schwächen zu identifizieren. Die Zielvorstellung ist hierbei, durch das Verständnis aller beitragenden Faktoren Empfehlungen zu veröffentlichen, die diese in der Zukunft vermeiden sollen und können, statt nach „dem Schuldigen" zu suchen (BFU 2019).

■ Beispiel 1: Die Challenger Katastrophe

Die U.S.-amerikanische Raumfähre Challenger explodierte 73 Sekunden nach dem Start am 28. Januar 1986, alle sieben Besatzungsmitglieder starben. Als Grund wurde der Ausfall eines oder mehrerer Dichtungsringe (O-Ringe) in den Feststoffraketen ermittelt. Die gegen viele Widerstände durchgeführte Unfallanalyse unter Beteiligung des Nobelpreisträgers und Physikers Richard Feynman (Feynman 1996) zeigte jedoch die wahren Hintergründe für dieses technische Versagen defizitäre Kommunikation, falsche Entscheidungen, Missachtung von Arbeitsvorschriften, mangelhafte Gründlichkeit in der Dokumentation, Ignorieren von

Warnungen. Wie DER SPIEGEL seinerzeit berichtete (Spiegel 1986) musste die National Aeronautics and Space Administration (NASA) umfassende Budgetkürzungen der Reagan-Administration hinnehmen und sparte an der Sicherheit: 70 % der für Qualitätskontrollen zuständigen Angestellten seien innerhalb weniger Jahre eingespart, Testprogramme infolge Personalknappheit an Zulieferfirmen vergeben worden.

❯ Die Hintergründe für technische Komplikationen liegen oft in menschlichem Fehlverhalten oder Versagen.

- **Beispiel 2: Landung eines Airbus 320 auf dem Hudson River**

Die weithin bekannte Landung eines US Airways Fluges am 15. Januar 2009 auf dem Hudson River in New York zeigt andererseits, wie durch gute Teamarbeit von Piloten und Flugbegleitern das fast Unmögliche gelang: Die Rettung aller 155 Menschen an Bord!

Beide Piloten gaben gegenüber der amerikanischen Untersuchungsbehörde NTSB (2010) an, dass das „Crew Resource Management" wesentlich für den glücklichen Ausgang des Fluges verantwortlich war („Both pilots indicated that CRM was integral to the success of the accident flight." NTSB 2010, S. 91). Weiter verwiesen die Piloten auf die große Bedeutung des „Threat and Error Management Training" (TEM), welches ihnen – neben der eigentlichen Flugausbildung – die Fähigkeiten und Fertigkeiten gab, um in der Situation ein Team zu bilden, effektiv zu kommunizieren, zusammenzuarbeiten und damit „richtig" zu handeln. Nicht zu vergessen sei die Kabinen-Crew: Selbst teilweise verletzt, gewährleistete sie eine effektive Evakuierung der Passagiere. Auch diese Leistung ist Teil der unglaublichen Geschichte.

Die beiden Unfallbeispiele verdeutlichen, welche immense Rolle Sicherheitsstrukturen (Wickens et al. 2016) und klare Kommunikationswege in der Institution sowie Trainings- und Schulungsstrukturen zur Einübung von sicherheitskritischen Situationen spielen. Kritisch anzumerken ist allerdings, dass solche Trainings- und Sicherheitsstrukturen erst bei geeignetem Personal effektiv sind. Diese Erkenntnis hat dazu geführt, dass die in der zivilen Luftfahrt bis in die 1960er Jahre vorherrschende allgemeine Überzeugung, dass eine psychologische Tauglichkeits- oder Eignungsuntersuchung von Piloten sich vornehmlich bis ausschließlich an den fachlichen Fähigkeiten (Auge-Hand-Koordination, Fachwissen, kognitive Leistungsfähigkeit etc.) festmachen lasse, revidiert werden musste. Durch die systematische Ermittlung berufs- und tätigkeitsrelevanter Anforderungen und die Erkenntnisse aus Flug- und Raketenunfalluntersuchungen wurde deutlich, dass Persönlichkeit und Teamfähigkeit wesentlich zur Sicherheit in Luft- und Raumfahrt beitragen (Oubaid 2019). Entsprechend wurde die psychologische Eignungsfeststellung auf die Persönlichkeitsmerkmale von Bewerber*innen (Goeters 1998) ausgeweitet.

Zur dauerhaft erfolgreichen Ausübung von Tätigkeiten (und Berufen) ist es notwendig, dessen „Anforderungen" zu erfüllen. Die Erfüllung dieser spezifischen Anforderungen setzt voraus, dass bestimmte Persönlichkeitseigenschaften in einem erforderlichen Maß vorhanden sind (◘ Abb. 5.1).

Des Weiteren müssen erforderliche (Fach-)Kenntnisse und eine große Zahl unterschiedlich ausgeprägter Fertigkeiten und Fähigkeiten vorhanden sein. Uns muss bewusst sein, dass Fähigkeiten einer Person, zu denen Persönlichkeitsmerkmale zählen, in nur geringem Umfang trainierbar sind. Fertigkeiten hingegen sind wesentlich umfänglicher erlernbar.

Aus diesem Grund findet die Ermittlung beruflicher Anforderungen in den letzten Jahrzehnten in der Fachliteratur immer größere Beachtung (Fleishman 1972, 1995) und in der Praxis immer breitere Anwendung, beispielsweise bei der

5

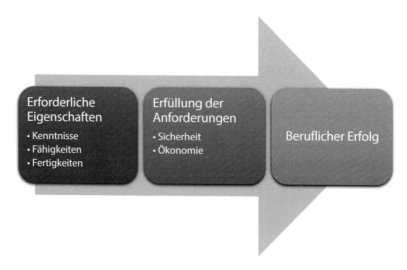

Abb. 5.1   Zusammenhang von beruflichem Erfolg, Anforderungen und Personeneigenschaften

Ermittlung von Anforderungsprofilen für Fluglotsen (Deuchert und Eißfeldt 1998) und Verkehrspiloten (Maschke und Goeters 1999; Oubaid und Graefe zu Baringdorf 2014), Feuerwehrleuten und Rettungssanitätern (Kleinmann et al. 2010). Durch das erstellte Anforderungsprofil bestimmter Tätigkeiten und Berufe kann eine gezielte Personalauswahl erfolgen, die eine Unter- oder Überforderung vermeidet und suboptimale Ergebnisse bis hin zu Fehlentscheidungen zulässt. In der zivilen Luftfahrt ist dies ein gängiges Procedere (Oubaid 2014), gleiches gilt für die Auswahl von Fluglotsen, Wissenschaftsastronauten (Oubaid und Thiele 2019, Maschke et al. 2011) und anderen Berufsgruppen in Hochsicherheitsorganisationen.

Allerdings hat eine solche gezielte Personalauswahl in die Medizin noch keinen (wesentlichen) Eingang gefunden. Medizinisches, insbesondere ärztliches Personal, wird nicht bzw. nicht ausreichend nach speziellen beruflichen Anforderungen und insbesondere nicht nach Persönlichkeitsanforderungen ausgewählt. So werden nicht selten Personalentscheidungen getroffen, die einer verbesserten Patientensicherheit sowie Komplikations- und Fehlervermeidung im Wege stehen.

Erstmals wurde für die Urologie ein empirisch bestimmtes Anforderungsprofil erzeugt (■ Abb. 5.2).

■   **Ein Modell für die Medizin?**

Warum sind Luft- und Raumfahrt in puncto Personalauswahl und Sicherheitstraining weiter als die Medizin? Ein wesentlicher Grund ist darin zu sehen, dass, im Unterschied zur Medizin, bei Zwischenfällen in der Luft- und Raumfahrt das öffentliche und mediale Interesse extrem groß ist und in der Regel viele Menschen betroffen sind. Hohes öffentliches und mediales Interesse erzeugt auch großen politischen Druck, der neue Verordnungen und Regeln nach sich zieht und Investitionen aktiviert.

Doch auch in der Medizin ist die Zunahme des öffentlichen Interesses spürbar (Müller 2003). Diese Tatsache hat schon zu vielen positiven Veränderungen zur Steigerung der Patientensicherheit geführt (Schwerpunkt- und Zentrenbildung, Mindest-Operationszahlen, Time out-Prozeduren im OP-Saal, Prozedur- und Seitenmarkierungen vor Operation, Identifikationsbänder für Patienten u. v. m.).

Bislang ausgeblieben sind notwendige Veränderungen, die die Personalauswahl

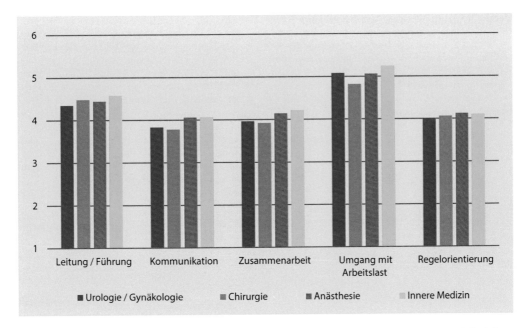

○ Abb. 5.2 Mittelwerte der beruflichen Anforderungen der Urologie im Vergleich zu anderen Fachdisziplinen (n = 87 Teilnehmer)

betreffen. Hier werden weder verschiedene Anforderungen unterschiedlicher medizinische Fachbereiche (konservativ, operativ, interventionell) ausreichend berücksichtigt noch entsprechende Eignungstests bei der Studienzulassung berücksichtigt.

Dies ist ein Punkt, den wir uns nicht länger leisten können und sollten.

Literatur

Asendorpf J, Neyer F (2012) Psychologie der Persönlichkeit, 5., vollständig überarbeitete Aufl. Springer, Berlin (ISBN 978-3-642-30263-3)

Bundesstelle für Flugunfalluntersuchungen (2019) ► https://www.bfu-web.de/DE/BFU/Aufgaben/aufgaben_node.html. Zugegriffen: 26. Dez. 2019

Der Spiegel (1986) Fehler im System v. 09.06.1986. ► https://www.spiegel.de/spiegel/print/d-13517925.html. Zugegriffen: 26. Dez. 2019

Deuchert I, Eißfeldt H (1998) Potentialanalyse in der Flugsicherung. In: Kleinmann M, Strauß B (Hrsg) Potentialfeststellung und Personalentwicklung. Hogrefe, Göttingen, S 113–131

Feynman RP (1996) Kümmert Sie, was andere Leute denken? 7. Aufl. Piper, München (ISBN 3492221661)

Fleishman EA (1972) On the relation between abilities, learning, and human Performance. Am Psychol 27:1017–1103

Fleishman EA (1995) Fleishman job analysis survey. Rating scale booklet. Management Research Institute, Potomac

Goeters KM (Hrsg) (1998) Aviation psychology: a science and a profession. Ashgate, Aldershot

Kleinmann M, Manzey D, Schumacher S, Fleishman EA (2010) FJAS Fleishman Job Analyse System für eigenschaftsbezogene Anforderungsanalysen. Manual. Hogrefe, Göttingen

Maschke P, Goeters KM (1999) Anforderungen an Flugschüler in der Ab-Initio-Ausbildung im Vergleich zu aktiven Linienflugzeugführern (Forschungsbericht 1999-16). Deutsches Zentrum für Luft- und Raumfahrt, Köln

Maschke P, Oubaid V, Pecena Y (2011) How do astronaut candidate profiles differ from airline pilot profiles? Results from the 2008/2009 ESA astronaut selection. Aviat Psychol Appl Human Factors 1(1):38–44

Müller M (2003) Risikomanagement und Sicherheitsstrategien der Luftfahrt – ein Vorbild für die Medizin? Z Allg Med 79:339–344

National Transportation Safety Board NTSB (2010) Accident report NTSB/AAR-10/03 PB2010-910403. ► https://www.ntsb.gov/investigations/AccidentReports/Reports/AAR1003.pdf. Zugegriffen: 26. Dez. 2019

Oubaid V (2014) Psychologische Auswahl von Spitzenpersonal – Eignung für das Cockpit der Deutschen Lufthansa, Übertragbarkeit auf die Medizin. In: Naegler H (Hrsg) Personalmanagement im Krankenhaus. MWV, Berlin, S 195–201

Oubaid V (Hrsg) (2019) Der Faktor Mensch. MWV Verlag, Berlin, S 89–104. ISBN 978-3-95466-419-1

Oubaid V, Graefe zu Baringdorf J (2014) Job requirements of instructor pilots. In: Proceedings of the 31rd conference of the European association for aviation psychology, S 159–164. ISBN 978-90-815253-4-3

Oubaid V, Thiele G (2019) Auswahl von Spitzenpersonal in Luft- und Raumfahrt. In: Oubaid V (Hrsg) Der Faktor Mensch. MWV-Verlag, Berlin, S 89–104. ISBN 978-3-95466-419-1

Wickens CD, Hollands JG, Banbury S, Parasuraman R (2016) Engineering psychology and human performance, 4. Aufl. Routledge Taylor & Francis Group, London

World Health Organisation WHO (2019) WHO calls for urgent action to reduce patient harm in healthcare. ▶ https://www.who.int/news-room/detail/13-09-2019-who-calls-for-urgent-action-to-reduce-patient-harm-in-healthcare. Zugegriffen: 26. Dez. 2019

5

Versorgungsforschung

Benedict Brücher und Gerald Pühse

6

- **Hintergrund**

Randomisierte und kontrollierte klinische Studien sind der Goldstandard zur Untersuchung einer Intervention bezogen auf ein vorher festgelegtes Zielkriterium (z. B. einen Überlebensvorteil). Bei positivem Ergebnis wird ein Vorteil dieser Intervention angenommen und es kommt z. B. zur Einführung eines neuen Medikamentes oder einer operativen Prozedur.

Ob allerdings die idealtypische, klinische Studie die entsprechende Versorgungsrealität in einem Gesundheitssystem abbildet und reale Bedingungen berücksichtigt werden, wird hierbei nicht untersucht. Die Versorgungsforschung schließt an dieser Stelle die entstehende Lücke (◘ Abb. 6.1: Graphische Darstellung unterschiedlicher Studientypen).

Die Definition der Versorgungsforschung (hier: Wissenschaftlicher Arbeitskreis Krankenhausökonomie, Qualität und Versorgungsforschung der Deutschen Gesellschaft für Urologie aus dem Jahre 2004) lautet:

„Versorgungsforschung ist die wissenschaftliche Untersuchung der Versorgung von Einzelnen und der Bevölkerung mit gesundheitsrelevanten Produkten und Dienstleistungen unter Alltagsbedingungen. Zu diesem Zwecke studiert die Versorgungsforschung, wie Finanzierungssysteme, soziale und individuelle Faktoren, Organisationsstrukturen und -prozesse und Gesundheitstechnologien den Zugang zur Kranken- und Gesundheitsversorgung sowie deren Qualität und Kosten und letztendlich unsere Gesundheit und unser Wohlbefinden beeinflussen. Die Beobachtungseinheiten umfassen Individuen, Familien, Populationen, Organisationen, Institutionen, Kommunen etc." (Pfaff et al. 2004).

Die Bundesärztekammer unterstützte mit einer breit aufgestellten Förderinitiative Studien zur Versorgungsforschung in Deutschland. Die Förderung unterteilte sich in zwei Phasen: Von 2006 bis 2009 und von 2009 bis 2011. In dem entsprechenden Verzeichnis der Bundesärztekammer finden sich keine Studien mit einem urologischen Schwerpunkt (Bundesärztekammer).

Die Thematik wurde in urologischen Fachkreisen aufgenommen und unter anderem eine Definition des Berufsverbandes der Deutschen Urologen e.V. (BDU) zur Versorgungsforschung im Jahre 2011 in „Der Urologe" (Organ der Deutschen Gesellschaft für Urologie e.V. und des

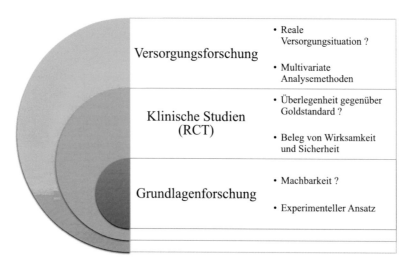

◘ **Abb. 6.1** Graphische Darstellung unterschiedlicher Studientypen

Berufsverbandes der Deutschen Urologen e.V.) veröffentlicht (Schroeder 2011). Die gezielte Dokumentation von urologischen Erkrankungen sollte Aufschluss über den Zeitpunkt des Auftretens, die Lokalisation, z. B. eines Rezidivs in Abhängigkeit von der Ausgangssituation, und über die entsprechende Versorgung von Patienten mit onkologischen Erkrankungen geben können. So sollte auch die entsprechende Nachsorge optimiert und eine „Überfürsorge" bzw. ein „Aktionismus" vermieden werden (Schroeder 2011).

Bleibt man bei der historischen Entwicklung der Versorgungsforschung, ist eine erste Studie zur Versorgungssituation die HAROW-Studie. Diese prospektive Beobachtungsstudie hat die Versorgungssituation von Patienten mit lokal begrenztem Prostatakarzinom mit niedrigem Risiko-Profil untersucht (Weissbach et al. 2016). Es wurden die Auswirkungen der Behandlung bzw. der individuellen Therapiewahl auf die Lebensqualität der Patienten näher beleuchtet. Die Studienergebnisse wurden im Jahre 2016 veröffentlicht. Im Hinblick auf die Lebensqualität wurde eine positive Tendenz zur operativen Therapie (radikale Prostatektomie) aufgezeigt. Die Studienärzte, welche die Patienten betreut und die Fragebögen und Ergebnisse übermittelt haben, stammten aus dem Berufsverband der Deutschen Urologen e.V..

Eine aktuelle Studie zur Entscheidungshilfe im Hinblick auf das individuelle Vorgehen bei nachgewiesenem Prostatakarzinom rekrutiert derzeit weiterhin noch Patienten. Im Rahmen dieser Studie zur Versorgungsforschung wird eine „Online"-Entscheidungshilfe Patienten mit lokal begrenztem Prostatakarzinom zur Verfügung gestellt. Sie dient zur gemeinsamen Therapiefindung von Patienten und behandelndem Urologen/behandelnder Urologin mit Blick auf aktive Überwachung, radikale Prostatektomie oder Bestrahlung. Effektivität und Zufriedenheit der Therapiefindung werden zusätzlich gegen eine „ana-

loge" Patientenbroschüre getestet. Der primäre Endpunkt der Studie ist die Verbesserung der Behandlungsentscheidung in Hinblick auf eine leitliniengerechte Information zur aktiven Überwachung. Die erhobenen Daten werden vermutlich wertvolle Einblicke in die Entscheidungsprozesse der Patienten mit Prostatakarzinom im klinischen Alltag geben (Huber, persönliche Mitteilung).

Ein weiterer Ansatz in der urologischen Versorgungsforschung ist die Nutzung von Datensätzen der gesetzlichen Krankenversicherungen. Eine Auswertung von Datensätzen der Allgemeinen Ortskrankenkassen (AOK) von 2007 bis 2012 zur radikalen Prostatektomie und dem Einsatz von minimal-invasiven Techniken wurde von Stolzenburg et al. 2016 veröffentlicht (Stolzenburg et al. 2016). Es zeigte sich ein Vorteil der minimal-invasiven Techniken in Bezug auf die Transfusionsrate (Reduktion um 20 %) und auf die 1-Jahres-Re-Interventions- und -Komplikationsraten. Alter und Komorbiditäten der Patienten blieben unabhängige Risikofaktoren. Insgesamt konnte ein Anstieg der minimal-invasiven Techniken im Auswertungszeitraum festgestellt werden. Histopathologische Krankheitsdaten lagen methodenbedingt nicht vor.

Gilfrich et al. untersuchten die verschiedenen operativen Therapiemöglichkeiten der gutartigen Prostatavergrößerung in Bezug auf ihre perioperativen Komplikationen. Hierzu konnten sie auf einen Patientendatensatz der AOK von insgesamt 95.577 Patienten zurückgreifen. Der Interventionszeitraum lag in den Jahren 2008 bis 2013. Die 2016 veröffentlichte Studie verglich die offene Adenomenukleation der Prostata, die transurethrale Resektion von Prostatagewebe (TUR-P), die Laservaporisation und die Laserenukleation miteinander. Die offene Adenomenukleation der Prostata zeigte die höchsten perioperativen Komplikationsraten, aber auch die geringste Re-Interventionsrate. Eine

Überlegenheit von einem speziellen endourologischen Verfahren konnte in dieser Untersuchung nicht gezeigt werden (Gilfrich et al. 2016).

Die Datensätze der gesetzlichen Krankenkassen werden über die Abrechnungscodierung und somit über das Diagnosis Related Groups (DRG)-System generiert. Hier liegt ein gewisses Risiko für die durch International Statistical Classification of Diseases and Related Health Problems (ICD)- und Operationen- und Prozedurenschlüssel (OPS)-Codierung bedingte Unschärfe. Follow-up-Daten sind systembedingt auch nur für Re-Interventionen vorhanden, die zu einer erneuten stationären Aufnahme geführt haben. Ein funktionelles Outcome kann somit im Sinne der Versorgungsforschung nicht ermittelt werden.

Zur Bewertung von operativen Verfahren stützt sich das Institut für Qualität und Wirtschaftlichkeit im Gesundheitswesen (IQWiG) daher auch überwiegend auf Daten aus klinischen Studien. Die gewonnen Daten sind robust und in Bezug auf das Outcome (z. B. funktionelle Verbesserung der Miktion) messbar.

So erfolgte z. B. eine Risiko-Nutzen-Bewertung der nicht-medikamentösen, lokal-operativen Verfahren zur Behandlung des benignen Prostatasyndroms vornehmlich auf Daten aus klinischen Studien (Institut für Qualität und Wirtschaftlichkeit im Gesundheitswesen 2016).

Es bleibt jedoch festzuhalten, dass die Bewertung durch das IQWiG nur eingeschränkt die urologische Versorgungsrealität in der Breite abbilden kann. Welcher Patient hat zu welchem Verfahren Zugang? Welche Komplikationen treten bei den Verfahren in der Realität auf? Wie bewerten die Patienten die Komplikationen in Bezug auf ihre Lebensqualitätseinschränkung? Vor allem der letzte Punkt wurde vom gemeinsamen Bundesausschuss (GBA) zum Anlass genommen, die Bewertungsgrundlage des IQWiG für die unerwünschten Ne-

benwirkungen der Verfahren nochmals zu überprüfen. Zur besseren Einschätzung hat der GBA den GKV-Spitzenverband mit der prospektiven Datensammlung beauftragt, sodass interessante Datenauswertungen zu erwarten sind (Gemeinsamer Bundesausschuss 2018).

Register(-studien) bieten eine weitere Möglichkeit, Komplikationen von operativen Verfahren und interventionellen Eingriffen mithilfe von belastbarem Datenmaterial zu untersuchen. Das Bundesministerium für Bildung und Forschung (BMBF) unterstützt selbige Vorhaben mit Fördergeldern. In diesem Rahmen wurde urologischerseits ein nationales Register für die Erfassung von Patienten mit rezidivierenden Steinerkrankungen des oberen Harntraktes (RECUR) gefördert (Förderkennzeichen: 01GY1729, Förderzeitraum: 2017 bis 2018) (Bundesministerium für Bildung und Forschung 2017–2018). Das Register soll dabei helfen, auf Dauer Patienten mit einem hohen Risiko für ein rezidivierendes Steinleiden zu identifizieren. Weiterhin sollen die sozioökonomischen Auswirkungen der rezidivierenden Steinerkrankung untersucht werden und die gewonnenen Daten Auskunft über die verschiedenen Operationsverfahren und deren Effektivität und Komplikationsraten geben. Daten werden erwartet.

Letztendlich ist die höchste Dichte an Versorgungsforschungsstudien in der Uro-Onkologie zu finden, da insbesondere auch hier nationale Qualitätsstandards implementiert wurden. Es gibt zahlreiche Register zu den einzelnen uro-onkologischen Entitäten.

Die Arbeitsgruppe um Huber et al. hat Daten des Statistischen Bundesamtes (vornehmlich aus dem deutschen DRG-Abrechnungssystem) von ca. 35.000 Patienten mit 17.000 Patientendaten aus dem Nationwide Inpatient Sample (NIS), herausgegeben vom Healthcare Cost and Utilization Project in den Vereinigten Staaten, verglichen. Die Datenanalyse erfolgte von 2006–2014. Die untersuchten Patienten erhielten wegen eines muskelinvasiven Urothelkarzinomes der Harnblase eine radikale Zystektomie mit Harnableitung. Die Operationsmethode, die perioperativen Komplikationen und die Art des Zentrums (high-volume versus low-volume) wurden untersucht. Bei den deutschen Patienten war ein deutlich längerer Krankenhausaufenthalt zu verzeichnen, der mit einer erhöhten krankenhausassoziierten Sterblichkeit einherging. Je höher die Fallzahlen in der behandelnden Klinik waren, desto geringer fielen die Komplikationen aus (Groeben et al. 2019).

Ein ähnliches Ergebnis konnte dieselbe Arbeitsgruppe für die radikale Prostatektomie zeigen, ebenfalls aus einer Untersuchung der erfassten Abrechnungsdaten (221.331 Patienten, 2006 bis 2013). Sowohl die Mortalität als auch die Rate der perioperativen Komplikationen waren mit der Anzahl an Operationen pro Jahr assoziiert, die in einer Klinik durchgeführt wurden. Die niedrigsten periinterventionellen Morbiditätsraten erreichten urologische Zentren mit mehr als 200 gleichen Operationen pro Jahr (Groeben et al. 2017).

Eine weitere Bestrebung der Deutschen Gesellschaft für Urologie e.V. (DGU) und des Berufsverbandes der Deutschen Urologen e.V. (BvDU) ist die multidisziplinäre Datensammlung und Dokumentation von uro-onkologischen Krankheitsbildern mithilfe von Cloud-gestützten Datenbanken (siehe: ▶ https://www.urocloud.de/home.html, Stand: 09/2019). Aus diesem Ansatz heraus soll unter Einbeziehung aller Versorgungssektoren eine Datensammlung generiert werden, die die urologische Versorgungsrealität in Deutschland widerspiegelt und mit deren Hilfe zahlreiche offene Fragen beantwortet werden können.

Ebenso wird aktuell ein weiterer Ansatz zur Meldung von Prostatakrebserkrankungen mithilfe des so genannten „Uro-Registers" durch den Berufsverband der Deutschen Urologen e.V. (BvDU) und dem Deutschen Institut für fachärztliche Versorgungsforschung (DIFA) etabliert. Hierbei soll ein Register erstellt werden, das die gesetzlich-verpflichtende Eingabe jeder uro-onkologischen Neuerkrankung in ein Krebsregister vereinfacht und zentralisiert.

Aus diesem Vorhaben ist auch die Plattform „Uroscience" hervorgegangen, die aufbauend auf dem Register eine Datensammlung generiert, die es Urologen ermöglichen soll, Studien zur Versorgungsforschung durchzuführen (siehe: ▶ https://difa-vf.de/projekte/urogister-uroscience/, Stand: 09/2019).

Der Vorteil der urologischen Versorgungsforschung liegt in der gesamtheitlichen Betrachtung der Patienten, sowohl im Hinblick auf den individuellen Krankheitsverlauf, die eintretenden Komplikationen und auch in Bezug auf Patientenkollektive mit gleicher Behandlung.

Die detaillierte Betrachtung von operativen Komplikationen der teils konkurrierenden Behandlungsverfahren in der Urologie unter „realen" Bedingungen, d. h. auch außerhalb klinischer Studien, ist aktuell noch unterrepräsentiert. Die Digitalisierung des Gesundheitssystems und die Bestrebungen der evidenzbasierten Medizin ebenso wie der Kostendruck, lassen hier aber in baldiger Zukunft auf belastbare Daten zur Versorgungsrealität und -qualität urologischer Patienten und Patientinnen in Deutschland hoffen.

Literatur

Bundesärztekammer ▶ https://www.bundesaerztekammer.de/aerzte/medizin-ethik/versorgungsforschung/expertisen/. Zugegriffen: 22. Sept. 2019

Bundesausschuss, Gemeinsamer (2018) Vereinbarung von Qualitätssicherungsmaßnahmen nach § 135 Abs. 2 SGB V zu Nicht-medikamentösen, lokalen Verfahren zur Laserbehandlung des benignen Prostatsyndroms (bPS). ▶ https://www.gkv-spitzenverband.de/media/dokumente/krankenversicherung_1/aerztliche_versorgung/qualitaetssicherung/qualitaetssicherung_1/qs_sonstige_vereinbarungen/20190101_QS_Laserbehandlung_bei_bPS.pdf. Zugegriffen: 22. Sept. 2019

6

Bundesministerium für Bildung und Forschung (2017–2018) Nationales Register für rezidivierende Steinerkrankungen des oberen Harntraktes. ► https://www.gesundheitsforschung-bmbf.de/de/nationales-register-fur-rezidivierende-steinerkrankungen-des-oberen-harntraktes-7175.php

Institut für Qualität und Wirtschaftlichkeit im Gesundheitswesen (2016) Nichtmedikamentöse lokale Verfahren zur Behandlung des benignen Prostatasyndroms – Aktualisierung, ► https://www.iqwig.de/de/projekte-ergebnisse/projekte/nichtmedikamentoese-verfahren/n-projekte/n15-07-nichtmedikamentoese-verfahren-zur-behandlung-des-benignen-prostatasyndroms-bps-rapid-report.6913.html

Gilfrich C, Leicht H, Fahlenbrach C, Jeschke E, Popken G, Stolzenburg JU, Weissbach L, Zastrow C, Gunster C (2016) Morbidity and mortality after surgery for lower urinary tract symptoms: a study of 95 577 cases from a nationwide German health insurance database. Prostate Cancer Prostatic Dis 19:406–411

Groeben C, Koch R, Baunacke M, Wirth MP, Huber J (2017) High volume is the key for improving in-hospital outcomes after radical prostatectomy: a total population analysis in Germany from 2006 to 2013. World J Urol 35:1045–1053

Groeben C, Koch R, Baunacke M, Borkowetz A, Wirth MP, Huber J (2019) In-hospital outcomes after radical cystectomy for bladder cancer: comparing national trends in the United States and Germany from 2006 to 2014. Urol Int 102:284–292

Huber. EvEnt-PCA Studie. ► https://www.uniklinikum-dresden.de/de/das-klinikum/universitaetscentren/pca/event-pca-1

Pfaff, Hofmann, Kurth, Ohmann, Schwartz, von Troschke (2004) Definition und Abgrenzung der Versorgungsforschung. Wissenschaftlicher Beirat der Bundesärztekammer, ► https://www.bundesaerztekammer.de/fileadmin/user_upload/downloads/pdf-Ordner/Versorgungsforschung/Definition.pdf

Schroeder A (2011) „Versorgungsforschung Urologie" – der BDU e. V. und der Bund der Urologen e. G. sind in der Gründung einer Netzagentur. Der Urologe 9:1199–1218

Stolzenburg JU, Kyriazis I, Fahlenbrach C, Gilfrich C, Gunster C, Jeschke E, Popken G, Weissbach L, von Zastrow C, Leicht H (2016) National trends and differences in morbidity among surgical approaches for radical prostatectomy in Germany. World J Urol 34:1515–1520

Weissbach L, Stuerzebecher S, Mumperow E, Klotz T, Schnell D (2016) HAROW: the first comprehensive prospective observational study comparing treatment options in localized prostate cancer. World J Urol 34:641–647

Diagnostische Verfahren

Inhaltsverzeichnis

Komplikationen in der bildgebenden Diagnostik

Thomas Enzmann

© Springer-Verlag GmbH Deutschland, ein Teil von Springer Nature 2021
J. Kranz et al. (Hrsg.), *Komplikationen in der Urologie*,
https://doi.org/10.1007/978-3-662-60625-4_7

7

▪ Hintergrund

Die medizinische Bildgebung leistet einen wesentlichen Beitrag zur urologischen Diagnostik und stellt damit eine maßgebliche Ursache für Diagnose- und Befunderhebungsfehler dar (Bruno et al. 2015). Diagnosefehler begründen sich auch durch Fehlinterpretationen von Befunden (z. B. Ergebnisse einer körperlichen Untersuchung oder der gerätebasierten bildgebenden Diagnostik). Sie sind eine der Hauptursachen für mögliche Schädigungen von Patienten und lassen sich in verschiedene Fallgruppen differenzieren: diagnostischer Irrtum, einfacher Diagnosefehler, grober Diagnosefehler und Befunderhebungsfehler (◘ Tab. 7.1)

Diagnoseirrtümer sind Fehler, die im Rahmen der (bildgebenden) Diagnosestellung, also bei der Zuordnung bestimmter zuvor erhobener Befunde zu dem hierzu passenden Krankheitsbild, unterlaufen. Dies ist immer dann der Fall, wenn ein pathologischer Befund beschrieben wird, der objektiv gar nicht vorliegt, oder nicht als pathologisch bewertet wird. Die Inzidenz nicht

gestellter, fehlerhafter oder verspätet gestellter Diagnosen liegt schätzungsweise bei 10–15 % (Bruno et al. 2015). In Autopsie-Studien wurden wichtige diagnostische Diskrepanzen in bis zu 20 % der untersuchten Fälle festgestellt (Berner und Graber 2008; Wachter 2010).

Eine aus juristischer Sicht wichtige Differenzierung erfolgt zwischen einem einfachen und groben Diagnosefehler: Bei einer Einstufung als „grober" Diagnosefehler, die dann erfolgt, wenn der Fehler nicht mehr nur unvertretbar (einfacher Diagnosefehler), sondern unverständlich ist, kehrt sich die Beweislast zuungunsten des Diagnosestellers um.

Im Gegensatz dazu spricht man bei einer versäumten, also nicht durchgeführten Untersuchung, von einer unterlassenen Befunderhebung. Diese Unterscheidung ist insofern wichtig und zu differenzieren, wird doch ein Diagnosefehler von der Rechtsprechung nur zurückhaltend als Behandlungsfehler bewertet. Im Gegensatz dazu wird eine unterlassene Befunderhebung als Behandlungsfehler betrachtet, im Fall einer unverständlichen Unterlassung sogar als grober Behandlungsfehler, der zu einer Beweislastumkehr führt.

Die meisten Diagnosefehler der bildgebenden Diagnostik sind auf Interpretationsfehler zurückzuführen. So zeigte sich in einer Zweitbefundungsstudie zur Reevaluierung von Befunden abdominopelviner Computertomographien (CT) durch erfahrene Radiologen eine Diskrepanz zu erstellten Befunden durch Kollegen in mehr als 30 % der Fälle, in mehr als 25 % der Fälle widersprachen die Radiologen ihrer eigenen ursprünglichen Diagnose (Abujudeh et al. 2010; Donald und Barnard 2012).

Eine weitere Ursache bildgebender Diagnosefehler liegt in technischen oder physikalischen Einschränkungen eines bildgebenden Verfahrens begründet. Hier sind die Bildauflösung, intrinsischer oder extrinsischer Kontrast und Signal-Rausch-Verhältnis anzuführen. Grundsätzlich gilt, dass radiologische

◘ Tab. 7.1 Fallgruppen bei der Begutachtung von (vermeintlichen) Behandlungsfehlern. Auch in der bildgebenden Diagnostik können Fehler den vier Kategorien eines Diagnosefehlers zugeordnet werden. (Schmuck 2016)

Fallgruppen	
Behandlungsfehler, einfacher	
Behandlungsfehler, grober	
Unterlassene Befunderhebung	
Diagnosefehler	Diagnostischer Irrtum Diagnosefehler, einfacher Diagnosefehler, grober Befunderhebungsfehler
Verstoß gegen vollbeherrschbares Risiko	

Auswertungen auf komplexen psychophysiologischen und kognitiven Prozessen basieren und damit einer Vielzahl von Fehlertypen, einschließlich Wahrnehmungsfehlern und kognitiven Fehlern unterliegen.

Hauptursachen, die zu Fehlinterpretationen und Fehldiagnosen führen sind:

- perzeptive Fehler: Fehler bei denen ein bildgebender Befund nicht erkannt wird.

- kognitive Fehler: Fehler, bei denen ein Befund visuell erfasst wird, aber dessen Bedeutung oder Wichtigkeit nicht erkannt oder falsch gedeutet wird.

Bemerkenswert ist, dass die Prävalenz von Diagnose- und Befunderhebungsfehlern in der bildgebenden Befundung verfahrensabhängig eine relative Konstanz zeigt (Berlin 2014) (◘ Tab. 7.2)

◘ **Tab. 7.2** Fehler-Klassifikation in der diagnostischen Radiologie. (Kim und Mansfield 2014; Bruno et al. 2015)

Fehlerursache	Erläuterung	Auftreten (%)
Selbstzufriedenheit	Ein Befund wird erkannt, aber der falschen Ursache zugeschrieben (falsch positiver Befund)	0,9
Fehlerhafte Argumentation	Ein Befund wird erkannt und als abnormal interpretiert, wird aber auf die falsche Ursache zurückgeführt (richtig-positiver Befund falsch klassifiziert)	9,0
Mangel an Wissen	Ein Befund wird erkannt, aber auf die falsche Ursache wegen mangelnden Wissens seitens des Interpretierenden zurückgeführt	3,0
Fehlender Befund	Ein Befund ist in der Bildgebung vorhanden, wird jedoch übersehen	42,0
Schlechte Kommunikation	Eine krankhafte Veränderung wird erkannt und richtig interpretiert, die Nachricht erreicht den Kliniker jedoch nicht	0,0
Technik	Ein Befund wird aufgrund von Einschränkungen der Technik oder Untersuchung nicht entdeckt	2,0
Vorherige Untersuchung	Ein Befund wird übersehen, weil frühere radiologische Studien oder Berichte nicht konsultiert wurden	5,0
Anamnese	Ein Befund wird aufgrund einer ungenauen oder unvollständigen Anamnese übersehen	2,0
Ort	Ein Befund wird aufgrund der Position einer Läsion außerhalb des interessierenden Bereichs auf einem Bild übersehen	7,0
Zufriedenheit mit der Suche	Ein Befund wird übersehen, weil nicht weiter nach zusätzlichen Auffälligkeiten gesucht wurde, nachdem die erste Pathologie gefunden wurde	22,0
Komplikation	Eine Komplikation eines Verfahrens	0,5
Zufriedenheit mit dem Befund	Ein Befund wurde übersehen, weil der radiologische Befund einer früheren Untersuchung zu stark berücksichtigt wurde	6,0

- Komplikationen der Befunderhebung

Komplikation: Diagnostischer Irrtum, Diagnosefehler (einfacher, grober)

Häufigkeit: Keine konkreten Angaben in der Literatur verfügbar, 25–30 % abweichende Befunde in einer Vergleichsstudie (Abujudeh et al. 2010).

Ursache: Perzeptive und kognitive Fehler, fehlendes Wissen oder Erfahrung, auch mangelnde Sorgfalt mit dem Ergebnis einer Fehlinterpretation von bildgebenden Befunden und Ableitung einer objektiv falschen Diagnose (□ Abb. 7.1).

Vorbeugung: Optimierung der diagnostischen Leistung durch Erfahrung und Spezialisierung, 4-Augen-Prinzip (bei unklaren Befunden).

Komplikation: Befunderhebungsfehler (unterlassene oder verspätete Befunderhebung)

Häufigkeit: Keine konkreten Angaben in der Literatur verfügbar (□ Abb. 7.2).

Ursache: Unkenntnis oder mangelnde Sorgfalt, unzureichende Kommunikation bei den Anforderungen einer bildgebenden Diagnostik.

Vorbeugung: Kenntnis über Aussagekraft bildgebender Verfahren und deren Einsatz bei bestimmten Fragestellungen, ggf. Kooperation und Rücksprache mit Radiologie. Formulierung einer präzisen Fragestellung und Angabe von Informationen über derzeitige Beschwerden des Patienten, die eine bildgebende Diagnostik indizieren.

- Verfahrensspezifische Komplikationen

Jodhaltige Kontrastmittel

Komplikation: Allergische Reaktion

Häufigkeit: Seit der Einführung nicht-ionischer Kontrastmittel ist das Risiko für allergische Reaktionen deutlich geringer (Katayama et al. 1990). Mit schweren allergischen Reaktionen ist in 0,04 % der Fälle zu rechnen, lebensbedrohliche allergische Komplikationen treten mit einer Rate von 1/170.000 deutlich seltener auf (Schönberger et al. 2010).

Ursache: Akute Reaktionen sind entweder allergische Reaktionen, Überempfindlichkeitsreaktionen oder chemotoxische Reaktionen. Allergieähnliche

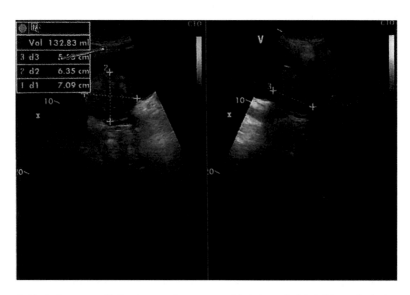

□ **Abb. 7.1** Fehlerhafte transvesikale Messung der Prostata, hierbei wurde fälschlicherweise lediglich der endovesikale Mittellappen ausgemessen

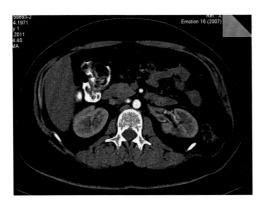

◘ Abb. 7.2 CT-graphische Bildgebung im Rahmen einer onkologischen Nachsorge bei Z. n. Nierenteilresektion links. In der Untersuchungsanforderung fehlt die Angabe der postoperativ aufgetretenen, persistierenden Flankenbeschwerden links, die eine 18-monatige Arbeitsunfähigkeit zur Folge hatten. Ursächlich zeigte sich eine nicht beschriebene Narbenhernie links

Reaktionen können eine echte IgE-vermittelte Allergie sein (ESUR Leitlinie 2019).

Behandlung: Die Therapie einer allergischen Reaktion orientiert sich weitestgehend an den Empfehlungen einer allergischen Reaktion jeglicher Ursache (ESUR Leitlinie 2019). ◘ Tab. 7.3 gibt eine stichpunktartige Übersicht.

Vorbeugung: Bei Patienten, die bereits in der Vergangenheit mit einer allergischen Reaktion auf jodhaltiges Kontrastmittel reagiert haben, ist zu prüfen, ob auf ein alternatives bildgebendes Verfahren ausgewichen werden kann. Zudem sollte der Wechsel auf ein anderes jodhaltiges Kontrastmittel erwogen werden. Die European Society of Urogenital Radiology (ESUR) empfiehlt keine prophylaktische Medikation, da es keine guten Beweise für ihre Wirksamkeit gibt (ESUR Leitlinie 2019).

Komplikation: Kontrastmittelinduzierte Nephropathie (CIN)

Die Definition der kontrastmittelinduzierten Nephropathie ist strittig, traditionell wird hierunter ein Kreatininanstieg um >25 % oder 0,5 mg/dl absolut innerhalb von zwei bis drei Tagen nach Kontrastmittel (KM)-Applikation verstanden. Aufgrund der heterogenen Datenlage wird bisweilen die Existenz dieses Krankheitsbildes angezweifelt (Wilhelm-Leen et al. 2017; Azzouz et al. 2014; Hinson et al. 2017).

Häufigkeit: Die Häufigkeit ist von der durchgeführten Maßnahme bzw. Intervention sowie der Menge des verabreichten Kontrastmittels abhängig (Katzberg und Newhouse 2010). Ca. 10 % der Fälle von im Krankenhaus erworbenen akuten Nierenversagen werden durch eine kontrastmittelinduzierte Nephropathie (CIN) bedingt (Nash et al. 2002). Die Wahrscheinlichkeit einer CIN nach intravenöser Kontrastmittelgabe liegt bei ca. 5–10 % bei bereits bestehender Niereninsuffizienz (Katzberg und Newhouse 2010). Für Nierentransplantierte mit einer stabilen Nierenfunktion scheint das Risiko für eine CIN oder auch eine Rejektion unter der Applikation von Kontrastmittel nicht signifikant erhöht (Becker et al. 2006; Schönberger et al. 2010).

Ursache: Die Pathogenese der CIN ist nicht abschließend geklärt. Drei Faktoren scheinen eine Rolle zu spielen (Manker 2006):

1. Veränderungen der renalen Hämodynamik, beginnend mit einer kurzen initialen Vasodilatation und einer anschließenden längerdauernden Vasokonstriktion des Vas afferens mit Veränderung der Mikrozirkulation. Hierdurch bedingt kommt es zu einer verringerten glomerulären Filtrationsrate.

2. Direkte Tubulotoxizität mit mitochondrialer Schädigung, Apoptose-Induktion und Freisetzung von O_2-Radikalen.

3. Viskositätszunahme mit Beeinträchtigung der Rheologie.

Behandlung: Eine spezifische Therapie der CIN ist nicht existent. Auf ein ausgewo-

◘ **Tab. 7.3**   Sofortmaßnahmen für die Erstbehandlung akuter Reaktionen auf Kontrastmittel (Nach ESUR 2019)

Übelkeit/Erbrechen	Vorübergehend: unterstützende Behandlung Schwer, langwierig: Geeignete Antiemetika sollten in Betracht gezogen werden
Urtikaria	Vereinzelt, vorübergehend: unterstützende Behandlung, einschließlich Beobachtung Verstreut, langwierig, generalisiert oder Angioödem: Ein geeignetes H1-Antihistaminikum sollte intramuskulär oder intravenös verabreicht werden. Schläfrigkeit und/oder Hypotonie können auftreten
Bronchospasmus	1. Sauerstoff durch Maske (6–10 l/min) 2. Dosierinhalator mit β-2-Agonisten (2–3 tiefe Inhalationen) 3. Adrenalin Normaler Blutdruck Intramuskulär: 1: 1000, 0,1–0,3 ml (0,1–0,3 mg) (bei Patienten mit koronarer Herzkrankheit oder älteren Patienten eine geringere Dosis anwenden) Bei pädiatrischen Patienten: 50 % der Erwachsenendosis für pädiatrische Patienten zwischen sechs und zwölf Jahren und 25 % der Erwachsenendosis für pädiatrische Patienten unter sechs Jahren – bei Bedarf wiederholen Verringerter Blutdruck Intramuskulär: 1: 1000, 0,5 ml (0,5 mg) Bei pädiatrischen Patienten: 6–12 Jahre: 0,3 ml (0,3 mg) intramuskulär, <6 Jahre: 0,15 ml (0,15 mg) intramuskulär
Kehlkopfödem	1. Sauerstoff durch Maske (6–10 l/min) 2. Intramuskuläres Adrenalin (1: 1000), 0,5 ml (0,5 mg) für Erwachsene, nach Bedarf wiederholen Bei pädiatrischen Patienten: 6–12 Jahre: 0,3 ml (0,3 mg) intramuskulär, <6 Jahre: 0,15 ml (0,15 mg) intramuskulär
Hypotonie	Isolierte Hypotonie 1. Beinhochlagerung 2. Sauerstoff durch Maske (6–10 l/min) 3. Intravenöse Flüssigkeit: schnelle Infusion normaler Kochsalzlösung oder Ringer-Laktat-Lösung bis zu 2 l 4. Wenn frustran: Adrenalin: 1:1000, 0,5 ml (0,5 mg) intramuskulär – nach Bedarf wiederholen Bei pädiatrischen Patienten: 6–12 Jahre: 0,3 ml (0,3 mg) intramuskulär, <6 Jahre: 0,15 ml (0,15 mg) intramuskulär Vagale Reaktion (Hypotonie und Bradykardie) 1. Beinhochlagerung 2. Sauerstoff durch Maske (6–10 l/min) 3. Atropin 0,6–1,0 mg intravenös – bei Bedarf nach 3–5 min auf insgesamt 3 mg (0,04 mg/kg) bei Erwachsenen wiederholen Bei pädiatrischen Patienten 0,02 mg/kg intravenös verabreichen (max. 0,6 mg pro Dosis) – ggf. auf insgesamt 2 mg wiederholen 4. Intravenöse Flüssigkeit: schnell Infusion normaler Kochsalzlösung oder Ringer-Laktat-Lösung bis zu 2 l 5. Wenn der Patient auf diese Maßnahmen nicht reagiert, Behandlung wie Anaphylaxie

(Fortsetzung)

7

◼ **Tab. 7.3** (Fortsetzung)

Generalisierte anaphylaktische Reaktion	1. Reanimationsteam verständigen 2. Absaugen der Atemwege nach Bedarf 3. Bei Hypotension: Beinhochlagerung 4. Sauerstoff durch Maske (6–10 l/min) 5. Intramuskuläres Adrenalin (1:1000), 0,5 ml (0,5 mg) bei Erwachsenen – nach Bedarf wiederholen Bei pädiatrischen Patienten: 6–12 Jahre: 0,3 ml (0,3 mg) intramuskulär, <6 Jahre: 0,15 ml (0,15 mg) intramuskulär 6. Intravenöse Flüssigkeit: schnelle Infusion von normaler Kochsalzlösung oder Ringer-Laktat-Lösung bis zu 2 l 7. H1-Blocker, z. B. Diphenhydramin 25–50 mg intravenös

genes Volumenmanagement sowie das Vermeiden zusätzlicher nephrotoxischer Substanzen (z. B. nichtsteroidale Antirheumatika) sollte geachtet werden.

Vorbeugung: Bis zum Erscheinen der größten, ersten prospektiv randomisierten klinischen Studie zur periprozeduralen Hydratation als Prophylaxe vor CIN (Nijssen et al. 2017) ging man davon aus, dass jene die beste Prävention einer CIN sei (Pannu et al. 2006). Doch die Studie von Nijssen et al. konnte keine Überlegenheit der prophylaktischen Hydratation bei Risikopatienten nachweisen (Nijssen et al. 2017). In einem systematischen Review konnte ebenso kein eindeutiger Vorteil von Natriumbikarbonat gegenüber einer isotonen Natriumchloridlösung nachgewiesen werden (Hoste et al. 2010). Zudem ist die Verringerung des Kontrastmittelvolumens, sowohl der Einzel- aber auch der kumulativen Dosis, entscheidend in der Prophylaxe einer CIN (ESUR Leitlinie 2019). Dies gelingt mit den heutigen Mehrzeilen-CT bei fast allen Fragestellungen, lediglich Staginguntersuchungen stellen hier eine Ausnahme dar. Bei elektiven Untersuchungen mit einer GFR< 60 ml/min sollten mindestens einen Tag zuvor potenziell nephrotoxische Substanzen (wie beispielsweise nichtsteroidale Antirheumatika, ACE-Hemmer und Schleifendiuretika) pausiert

werden. Die Prävention einer CIN bietet bei Diabetikern folgende Besonderheit (ESUR 2019):

- Patienten mit eGFR > 30 ml/min/1,73 m^2 und ohne Anzeichen einer akuten Niereninsuffizienz nehmen Metformin normal weiter ein.
- Patienten mit eGFR < 30 ml/min/1,73 m^2 und akuter Niereninsuffizienz beenden die Einnahme von Metformin ab dem Zeitpunkt der Kontrastmittelverabreichung. Metformin sollte dann erst wieder bei einem stabilen Kreatininwert zwei Tage nach der Kontrastmittelgabe verabreicht werden.

Komplikation: Thyreotoxische Krise

Häufigkeit: Selten, ca. 40 thyreotoxische Krisen bei ca. 5 Mio. Kontrastmittelanwendung in Deutschland pro Jahr (Lederbogen und Reinwein 1992). Das Risiko ist erhöht, wenn Schilddrüsenerkrankungen wie Morbus Basedow oder eine Struma multinodosa mit Autonomien vorliegen. Das Alter sowie das Auftreten bzw. der Schweregrad eines Jodmangels zählen ebenso zu den Risikofaktoren.

Ursache: Eine gesunde Schilddrüse ist im Stande, sich an eine Jodbelastung zu adaptieren, bei o. g. Vorerkrankungen oder auch Jodmangel kommt es durch Fehlen der normalen Autoregulation zu einer ungehemmten Aufnahme und Organifizierung von Jod. Hierdurch folgt eine vermehrte Synthese von Schilddrüsenhormonen.

Behandlung: Die Therapie dieses potenziell lebensbedrohlichen Krankheitsbildes besteht neben intensivmedizinischen supportiven Maßnahmen in der Hemmung der Schilddrüsenhormonsynthese und -sekretion sowie in der Hemmung der peripheren Schilddrüsenhormonwirkung.

Vorbeugung: Bei Patienten mit Schilddrüsenvorerkrankungen gilt eine strenge Indikationsstellung, um Komplikationen zu vermeiden. Eine Prophylaxe mit 600 mg Natriumperchlorat 2 h vor und direkt nach der Kontrastmittelgabe sowie eine Fortführung für 7–14 Tage mit dreimal täglich 400–600 mg ist notwendig, wenn trotz supprimiertem TSH eine jodhaltige Kontrastmittelgabe erforderlich ist. Perchlorat hemmt dabei kompetitiv die Aufnahme von Jodid in die Schilddrüse und vermindert ebenfalls die Aktivität des Na^+/I^- Symporters (Dai et al. 1996). Auch die Gabe von Thiamazol wird im Klinikalltag durchgeführt.

> ❯ **Wichtig**
>
> Die Verabreichung von iodhaltigem Kontrastmittel ist bei Patienten mit manifester Hyperthyreose kontraindiziert.
> Bei einem unklar supprimierten thyreotropem Hormon (TSH) sollte keine CT-Bildgebung mit Kontrastmittel erfolgen. Hier ist zunächst eine differenzierte Abklärung zu empfehlen.

Komplikation: Kontrastmittel-Paravasat

Häufigkeit: Keine konkreten Angaben in der Literatur verfügbar. Aufgrund der geringeren intravenös injizierten Menge an Kontrastmitteln in der MRT (ca. 10–40 ml) im Vergleich zur CT ist das Risiko relevanter Paravasate deutlich reduziert.

Ursache: V. a. bei Patienten mit einem schlechten peripheren Venenstatus, z. B. im Rahmen einer Chemotherapie, kann es zu Kontrastmittelparavasaten kommen. Auch können Hochdruckinjektoren, größere Kontrastmittelvolumina, hochvisköse Kontrastmittel sowie ödematös geschwollene oder adipöse Extremitäten ursächlich sein (ESUR Leitlinie 2019).

Behandlung: Keine spezifischen Maßnahmen erforderlich, da Kontrastmittel nicht gewebetoxisch sind. Eine lokale Kühlung sowie das Hochlagern der Extremität kann schmerzlindernd sein.

Vorbeugung: Bei nicht adäquatem peripheren Venenstatus kann die Anlage eines zentralen Zugangs oder die Nutzung eines für Kontrastmittel zugelassenen Ports hilfreich sein, um Paravasate zu verhindern.

- **Gadoliniumhaltige Kontrastmittel**

Gadolinium ist ein Schwermetall, das in freier Form hochgiftig ist. Die notwendige chemische Modifikation bzw. Komplexbildung (Chelate) erfolgt „linear" oder „makrozyklisch". Aus linearen Komplexen löst sich das Gadolinium leichter und kann sich so in Haut, Muskulatur und Leber, Nieren und Knochen, aber auch im Zentralnervensystem (vor allem Nucleus dentatus und Globus pallidus) ablagern und hier zu seltenen, schweren Entzündungsreaktionen führen (Schönberger et al. 2010).

Komplikation: Allergische Reaktionen

Häufigkeit: Selten, allgemeine Komplikationsrate von ca. 0,5 % und schwere Reaktionen bei nur jedem 10.000. Patienten (0,01 %) (Schönberger et al. 2010). Gadoliniumhaltige Kontrastmittel führen damit im Vergleich zu CT-Kontrastmitteln deutlich seltener (um den Faktor 5–10 reduziert) zu schweren allergischen Reaktionen.

Ursache: Allergische Reaktionen, Überempfindlichkeitsreaktionen oder chemotoxische Reaktionen. Allergieähnliche Reaktionen können eine echte IgE-vermittelte Allergie sein (ESUR Leitlinie 2019).

Behandlung: ◘ Tab. 7.3

Vorbeugung: Ausweichen auf ein anderes MR-Kontrastmittel. Es gibt keine Evidenz für eine prophylaktische Medikation. Vielerorts wird dennoch 30 mg Prednisolon oral 12 und 2 h vor der Kontrastmittelgabe verabreicht.

Komplikation: Toxizität

Häufigkeit: Keine konkreten Angaben in der Literatur verfügbar, ca. 1 % der applizierten Menge wird intrakorporal gespeichert (Nagel et al. 2016; Ärzteblatt 2017)

Ursache: Auslösen von Gadolinium aus der Komplexverbindung des dann toxischen Schwermetalls und intrakorporale Ablagerung.

Behandlung: Keine spezifische Therapie möglich.

Vorbeugung: Anwendungsbeschränkung für intravenös verabreichte lineare gadoliniumhaltige Kontrastmittel durch die Europäische Arzneimittelagentur (EMA) seit Sommer 2017 (BfARM). Makrozyklische Verbindungen hingegen gelten als wesentlich stabiler, sie dürfen verwendet werden. Strenge Indikationsstellung unter Beachtung der Nierenfunktion für die Anwendung. Gadolinumhaltige Kontrastmittel sind primär nicht nierenschädigend. Allerdings führt die verminderte Ausscheidung zu einem längeren Verbleiben intrakorporal und damit zu einem erhöhten Risiko des Auslösens von Gadolinium. Bei einer Kreatinin-Clearance < 30 ml/min nur eingeschränkte Anwendung empfohlen, Kreatinin-Clearance < 15 ml/min: Keine Anwendung, hier besteht eine Kontraindikation (Bruder et al. 2015).

Verzicht auf wiederholte Bildgebungen mit Verwendung von gadoliniumhaltiger Kontrastmittel.

Komplikation: Kontrastmittel-Paravasat
siehe Jodhaltige Kontrastmittel

- **Ultraschall-Kontrastmittel**

Das bei der Sonographie zum Einsatz kommende Kontrastmittel aus Schwefelhexafluorid ist in Form von stabilen Mikrobläschen (durchschnittlich 2,5 μm) ein effektiverer Reflektor der Ultraschallwellen gegenüber dem Körpergewebe. Hierdurch wird eine Verbesserung des Ultraschallbildes erreicht.

Komplikation: Allergische Reaktion

Diese können in Form von Hitzegefühl, Juckreiz, Hautrötung an der Injektionsstelle oder generalisierter Art, Übelkeit, Schwindel und Geschmacksstörungen sowie Unwohlsein auftreten (Ärzteblatt 2014).

Häufigkeit: Bis 1 % (Herstellerinformation, Rote Hand Brief 2014).

Ursache: Allergische Reaktionen, Überempfindlichkeitsreaktionen oder chemotoxische Reaktionen. Allergieähnliche Reaktionen können eine echte IgE-vermittelte Allergie sein (ESUR Leitlinie 2019).

Behandlung: ◘ Tab. 7.3

Vorbeugung: Anamnese hinsichtlich bestehender Allergien und Unverträglichkeiten. Restriktive Verwendung des Kontrastmittels, insbesondere bei Patienten mit multiplen Allergien. Beschränkung der verwendeten Menge.

Komplikation: Kardiovaskuläre Instabilität, schwere Herzrhythmusstörungen

Häufigkeit: Einzelfallberichte in der Literatur.

Ursache: Die Verwendung mit Dobutamin führte bei Patienten mit akuter koronarer Ischämie oder klinisch instabiler ischämischer Herzerkrankung in einigen Fällen zu akuten Ereignissen wie einer ventrikulären Arrhythmie, einer schweren Bradykardie und Herzstillstand, mit teilweise tödlichem Ausgang. Auch ohne simultane Verwendung von Dobutamin können Allergie-ähnliche und/oder gefäßerweiternde Reaktionen zu lebensbedrohlichen Zuständen führen.

Behandlung: In Abhängigkeit von den auftretenden Symptomen und deren Ausprägung.

Vorbeugung: Anamnese/Abklärung einer vorbestehenden kardialen Erkrankung und bekannter Allergien, restriktive Anwendung in diesen Fällen. Ultraschall-Kontrastmittel sollte auch ohne Kombination mit Dobutamin bei Patienten mit kardiovaskulärer Instabilität nur mit äußerster Vorsicht und nur nach sorgfältiger Nutzen/Risiko-Abwägung verabreicht werden. Während und nach der Verabreichung sollten die Vitalparameter überwacht werden (mind. 30 min) (Herstellerhinweis).

Literatur

Abujudeh HH, Boland GW, Kaewlai R, Rabiner P, Halpern EF, Gazelle GS et al. (2010) Abdominal and pelvic computed tomography (CT) interpretation: discrepancy rates among experienced radiologists. Eur Radiol 20(8):1952–1957

Azzouz M, Romsing J, Thomsen HS (2014) Fluctuations in eGFR in relation to unenhanced and enhanced MRI and CT out-patients. Eur J Radiol 83:886–892

Becker CR, Davidson C, Lameire N et al. (2006) High-risk situations and procedures. Am J Cardiol 98:37K–41K

Berlin L (2014) Radiologic errors, past, present and future. Diagnosis 1(1):79–84

Berner ES, Graber ML (2008) Overconfidence as a cause of diagnostic error in medicine. Am J Med 121(5 Suppl):S2–23

Bfarm: Gadoliniumhaltige Kontrastmittel: Gadoliniumablagerungen im Gehirn und anderen Geweben: ▶ https://www.bfarm.de/SharedDocs/Risikoinformationen/Pharmakovigilanz/DE/RV_STP/g-l/gadolinium-kernspin-neu.html

Bruder O, Schneider S, Pilz G, Rossum AC, Schwitter J, Nothnagel D et al. (2015) Update on acute adverse reactions to gadolinium based contrast agents in cardiovascular MR. Large multi-national and multi-ethnical population experience with 37 788 patients from the EuroCMR Registry. J Cardiovasc Magn Reson 17:58.

Bruno MA, Walker EA, Abujudeh HH (2015) Understanding and confronting our mistakes: the epidemiology of error in radiology and strategies for error reduction. RadioGraphics 35(6):1668–1676

Dai G, Levy O, Carrasco N (1996) Cloning and characterization of the thyroid iodide transporter. Nature 379:458–460

Donald JJ, Barnard SA (2012) Common patterns in 558 diagnostic radiology errors. J Med Imaging Radiat Oncol 56(2):173–178

European Society of Urogenital Radiology (2019) ESUR guidelines on contrast media. ▶ http://www.esur.org/fileadmin/content/2019/ESUR_Guidelines_10.0_Final_Version.pdf

Herstellerinformation (Rote Hand Brief) BRACCO: Überarbeitete Kontraindikationen, Warnhinweise und Vorsichtsmaßnahmen für die Anwendung von SonoVue® (Schwefelhexafluorid) vom 08.12.2014

Hinson JS, Ehmann MR, Fine DM et al. (2017) Risk of acute kidney injury after intravenous contrast media adminis-tration. Ann Emerg Med 69:577–586

Hoste EA, De Waele JJ, Gevaert SA et al. (2010) Sodium bicarbonate for prevention of contrast-induced acute kidney injury: a systematic review and meta-analysis. Nephrol Dial Transplant 25:747–758

▶ https://www.aerzteblatt.de/nachrichten/61267/Toedliche-Herzrhythmusstoerungen-unter-Ultraschall-kontrastmittel-SonoVue. 18.12.2014. Zugegriffen: 17. Apr. 2020

▶ https://www.aerzteblatt.de/treffer?mode=s&wo=17&typ=1&nid=73573&s=Gadolinium. 14.03.2017. Zugegriffen: 17. Apr. 2020

Katayama H, Yamaguchi K, Kozuka T et al. (1990) Adverse reactions to ionic and nonionic contrast media. A report from the Japanese Committee on the Safety of Contrast Media. Radiology 175:621–628

Katzberg RW, Newhouse JH (2010) Intravenous contrast medium-induced nephrotoxicity: is the medical risk really as great as we have come to believe? Radiology 256:21–28

Kim YW, Mansfield LT (2014) Fool me twice: delayed diagnoses in radiology with emphasis on perpetuated errors. Am J Roentgenol 202(3):465–470

Lederbogen S, Reinwein D (1992) Epidemiologische Daten zur thyreotoxischen Krise, eine retrospektive Untersuchung. Akt Endokr Stoffw 13:82–84

Manker W (2006) Kontrastmittelinduzierte Nephropathie – Genese und optimierte Prophylaxe. J Kardiol – Austrian J Cardiol 13(11–12):344–350

Nagel, E., Lotz, J., Schulz-Menger, J. et al. (2016) Zerebrale Gadoliniumablagerungen bei der Magnetresonanztomographie des Herzens. Kardiologe 10, 371–373

Nash K, Hafeez A, Hou S (2002) Hospital-acquired renal insufficiency. Am J Kidney Dis 39:930–936

Nijssen, E.C., et al. (2017) Prophylactic Hydration to Protect Renal Function from Intravascular Iodinated Contrast Material in Patients at High Risk of Contrast-Induced Nephropathy (AMACING): A Prospective, Randomised, Phase 3, Controlled, Open-Label, Non-Inferiority Trial. The Lancet, 389, 1312–1322

Pannu N, Wiebe N, Tonelli M (2006) Prophylaxis strategies for contrast-induced nephropathy. JAMA 295:2765–2779

Schmuck M (2016) Fibel des Medizinrechts. Eine orientierende Einführung für MDK-Gutachter in die Behandlungsfehlerbegutachtung. MDK Berlin-Brandenburg e. V. Büro Sarah Bartl, Berlin, S 6–42

Schönberger E, Mühler M, Dewey M (2010) Komplikationen durch die Kontrastmittelgabe Was ist gesichert in der Prävention? Internist 51:1516–1524

Wachter RM (2010) Why diagnostic errors don't get any respect–and what can be done about them. Health Aff (Millwood) 29(9):1605–1610

Wilhelm-Leen E, Montez-Rath ME, Chertow G (2017) Estimating the risk of radiocontrast-associated nephropathy. J Am Soc Nephrol 28:653–659

Komplikationen der invasiven Diagnostik

*Christoph Kuppe, Stefan Schumacher, Florian Schwarz,
Bernhard Schwindl und Dorothea Weckermann*

© Springer-Verlag GmbH Deutschland, ein Teil von Springer Nature 2021
J. Kranz et al. (Hrsg.), *Komplikationen in der Urologie*,
https://doi.org/10.1007/978-3-662-60625-4_8

8.1 Nierenbiopsie

Christoph Kuppe

■ **Hintergrund**

Die ultraschall-gesteuerte perkutane Nierenbiopsie stellt den Goldstandard für die Diagnostik der meisten primären und sekundären renalen Erkrankungen dar (Appel 1993, Madaio 1990). Die Nierenbiopsie ist unerlässlich zur Diagnosefindung, Risikostratifizierung und Therapieentscheidung der meisten Erkrankungen in der Nephrologie. Dies gilt z. B. für Systemerkrankungen wie Vaskulitiden, systemischen Lupus erythematodes, Amyloidosen sowie die renale Sarkoidose. Eine mögliche Ausnahme stellt der Patient mit Mikrohämaturie und normaler Nierenfunktion dar (z. B. bei IgA-Nephropathie), hier ist eine Nierenbiopsie nicht zwingend notwendig. Die Therapie nephrologischer Erkrankungen besteht häufig in einer systemischen Immunsuppression, welche nicht unerhebliche Nebenwirkungen für den Patienten bedeuten kann. Nicht selten zeigt sich eine Koexistenz von mehreren renalen Erkrankungen bzw. Risikofaktoren wie Hypertonus oder Diabetes mellitus. Ohne eine bioptische Sicherung lässt sich oft nicht entscheiden, ob und welche medikamentöse Therapie eingeleitet werden soll. Weiterhin ermöglicht die Nierenbiopsie eine morphologische Klassifizierung, welche eine Aussage zur Aktivität und Chronizität der vorliegenden Erkrankung erbringen kann (z. B. Oxford MEST bei der IgA-Nephropathie). Die sog. BANFF-Klassifizierung ist eine unverzichtbare Voraussetzung für die differenzierte Immunsuppression nach Nierentransplantation.

Die Indikation zur Nierenbiopsie ist abhängig von verschiedenen Faktoren. Es wird zwischen absoluten Indikationen, wie bei unklarem raschem Nierenfunktionsverlust (bei V. a. Rapid-progrediente-Glomerulonephritis, RPGN) oder einem nephrotischem Syndrom mit einer deutlich erhöhten Eiweißausscheidung (>3 g/die) und relativen Indikationen, wie dem Verdacht einer renalen Beteiligung bei einer Systemerkrankung, unterschieden. Als Kontraindikationen für eine perkutane Nierenbiopsie werden beschrieben: erhöhte Blutungsneigung, die nicht korrigierbar ist, kleine und gestaute Nierenbeckenkelchsysteme, Einzelnieren, nicht testgerecht behandelte Harnwegsinfektionen, unkontrollierbare Hypertonie und kooperationsunfähige Patienten (Health and Public Policy Committee 1988).

■ **Häufigkeit der Komplikationen**

In der Literatur werden für die perkutane Nierenbiopsie Komplikationen in bis zu 25 % der Fälle beschrieben (Corapi et al. 2012). Hierbei handelt es sich häufig um Komplikationen wie kleine Kapselhämatome oder temporäre Makrohämaturien. Komplikationen, die eine Transfusion oder sogar eine radiologische Intervention (z. B. Coiling einer arteriovenösen Fistel [AV-Fistel]) erfordern, liegen bei <1 % (Corapi et al. 2012). Durch die Einführung der 16- und 18-G-Punktionsnadeln sind Komplikationsraten in Bezug auf die Ausbildung einer AV-Fistel in den letzten Jahrzehnten zurückgegangen. Die Inzidenz der AV-Fisteln wird mit ca. 14 % (Corapi et al. 2012) angegeben, wobei diese häufiger bei transplantierten Nieren vorkommen. AV-Fisteln verschließen sich meist in den ersten Wochen bis Monaten nach ihrer Entstehung spontan. Nur selten sind diese hämodynamisch relevant, wobei radiologisch dann mithilfe von Coils oder anderweitigen Gefäßinterventionen die AV-Fistel verschlossen wird. Dies führt je nach Größe des versorgenden Gebietes hinter der AV-Fistel zu mehr oder minder großen Perfusionsausfällen des Cortex. Die häufigste nach Nierenbiopsie vorkommende Komplikation ist in 0,8–18 % (Corapi et al. 2012) der Fälle die Ausbildung einer Makrohämaturie. Meist ist hierbei allerdings keine weitere Therapie notwendig. Die Thrombozytenzahl sollte bei >100.000/µl liegen, denn das Risiko für symptomatische Hämatome liegt darunter bei ca. 15 % (Simard-Meilleur et al. 2014). Das Risiko von Blutungen ins Nierenbecken mit Makrohämaturie ist nach der systemischen Gabe von Desmopressin (dDAVP) reduziert, welches in einer Single-Center-Studie gezeigt werden konnte (Manno et al. 2011). Erhöht ist das Blutungsrisiko bei Patienten mit folgenden Charakteristika: erhöhter systolischer Blutdruck > 140 mmHg, Serumkreatinin > 2 mg/dl, Hämoglobin-Konzentration < 12 g/dl, Alter > 40 Jahre. Ein systematisches Review von 34 retrospektiven und prospektiven Studien zur Frage der Komplikationen nach Nierenbiopsien erbrachte folgende Komplikationsraten (Corapi et al. 2012):

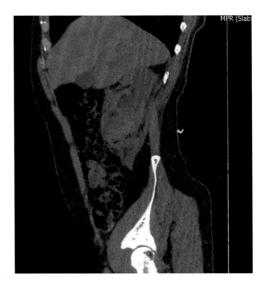

◻ **Abb. 8.1**   2 cm großes perirenales Hämatom nach Nierenbiospie. Ursächlich war a. e. eine durch die Grundkrankheit des Patienten, Myelom mit schwerer Dysproteinämie, verursachte Koagulopathie. (Mit freundlicher Genehmigung von Frau Priv.-Doz. Dr. med. J. Kranz)

▪ Komplikationen

Komplikation: Ausbildung einer Makrohämaturie
Häufigkeit: 3,5 % (Corapi et al. 2012).
Ursache: Gefäßverletzung durch Biopsienadel.
Behandlung: In der Regel kein direkter Interventionsbedarf, regelmäßige Kontrolle der Vitalparameter, ggf. engmaschige Laborkontrollen (Hämoglobinsowie Gerinnungskontrolle), Steigerung von Flüssigkeitszufuhr und Diurese mit der Zielsetzung einer Dilution des Urins, notwendige Transfusion von Erythrozytenkonzentraten in 0,9 % der Fälle (Corapi et al. 2012).

Komplikation: Kapselhämatom
Häufigkeit: Bis 8,1 % (Korbet et al. 2014) (◻ Abb. 8.1)
Ursache: Entwicklung einer „gedeckten" Blutung durch Verletzung von Gefäßen im Nierenparenchym bzw. kapselnahen Gefäßen.
Behandlung: Sonographische bzw. bildgebende Kontrolle. In der Regel ist keine aktive Behandlung notwendig, ggf. Bettruhe bzw. körperliche Schonung.

Komplikation: Arteriovenöse-Fistel
Häufigkeit: 14 %, 0,6 % hiervon benötigen eine Intervention (Corapi et al. 2012).
Ursache: Gemeinsame Punktion von unmittelbar benachbarten arteriellen und venösen Gefäßen, die an den Defekträndern aneinander liegen.
Behandlung: In Abhängigkeit von der hämodynamischen Relevanz kann ein interventioneller Verschluss mittels Coils notwendig sein.

Komplikation: Schmerzen (>12 h Dauer)
Häufigkeit: Bis 4 % (Corapi et al. 2012).
Ursache: Meist ausgelöst durch eine erhöhte Kapselspannung, z. B. infolge eines Kapselhämatoms.
Behandlung: Analgetische Therapie, meist selbstlimitierend.

Nach einer Nierenbiopsie schließt sich regelhaft ein stationärer Überwachungszeitraum von 24 h an. In mehreren Studien konnte gezeigt werden, dass bis zu 90 %

aller Komplikationen in den ersten 24 h auftreten (Renal Physicians Association 2001; Whittier und Korbet 2004). Der Patient sollte sich nach der Punktion 7–14 Tage körperlich schonen, auch bei unkompliziertem Verlauf.

❯ Die Ultraschall-gestützte perkutane Nierenbiopsie ist eine vergleichsweise risikoarme Methode, die bei korrekter Indikationsstellung einen hohen diagnostischen Gewinn bedeutet.

8.2 Prostatastanzbiopsie

Bernhard Schwindl

■ Hintergrund

Die Diagnostik des Prostatakarzinoms stützt sich neben digito-rektaler Palpation, PSA-Wert-Bestimmung, transrektalem Ultraschall und vermehrt auch der MRT-Bildgebung in erster Linie auf eine für die Therapie wegweisende Histologie-Gewinnung. Tumor-Stadium und pathologischer Grad entscheiden über die Prognose des Patienten und seine Behandlungsstrategie. Je mehr Gewebe der Pathologe beurteilen kann, desto genauer ist seine Einschätzung der Drüsenarchitektur (Gleason-Score). Dies führte letztlich zu einer Ausdehnung von der (historischen) Sextanten-Biopsie hin zur leitliniengerechten Prostatastanzbiopsie mit Gewinnung von 10–12 Zylindern. Der Wert weiterer Biopsien (20–30 Sättigungsbiopsien), wie sie oftmals bei der Re-Biopsie erfolgen, ist bzgl. der Detektion signifikanter Tumore umstritten. Am gängigsten ist die transrektale Biopsie: Die Karzinomentwicklung, bevorzugt in der apikalen und dorsalen Außenzone der Drüse, begünstigt den nahen transrektalen Zugang, sodass die Ultraschall-gesteuerte transrektale Biopsie (mit Lokal- oder Sedoanalgesie) auch heute noch den Standard darstellt. Sie birgt jedoch das Risiko der Infektion durch Keimeintrag aus dem Darm (Evans et al.

2017). Die infektiologische Komplikationsrate, insbesondere bei der transrektalen Biopsie, hat in den letzten Jahren aufgrund der unkritischen und breiten Anwendung von Fluorchinolonen als Antibiotikaprophylaxe zugenommen. Die Antibiotikaprophylaxe hat bei der transrektalen Biopsie eine moderate bis hohe Evidenz (Jikke et al. 2008). Diesbezügliche Diskussionen zur Risikoreduktion beziehen sich insbesondere auf die eingesetzte Antibiotikaprophylaxe (Fosfomycin trometamol, Cephalosporine und Aminogyloside), deren Intensivierung durch augmentierte oder zielgerichtete Prophylaxe, die Dauer der Einnahme (Wirkdauer) sowie lokale Desinfektionsmaßnahmen (Povidon-Jod) (Schneidewind 2017; Boehm et al. 2018; Pilatz et al. 2019). Fluorchinolone als bisheriger Prophylaxe-Standard (NCI's cancer information service 2019, Abeloff's Clinical Oncology) wurden wegen zunehmender Resistenzentwicklungen (10–30 %) und Nebenwirkungen, z. B. auf Sehnen und Muskeln sowie das Nervensystem, kritisch bewertet.

Für die perioperative Antibiotikaprophylaxe hat die Europäische Kommission im Zuge einer Nutzen-Risiko-Abwertung im März 2019 die Indikation für die Fluorchinolone in der Antibiotikaprophylaxe der Prostatastanzbiopsie aufgrund langanhaltender Nebenwirkungen dieser Antibiotikaklasse zurückgezogen (EMA/175398/2019). Dies bedeutet, dass Fluorchinolone nicht mehr als Prophylaxe für die Ureterorenoskopie, perkutane Nephrolithotomie, transurethrale Resektion der Prostata, transurethrale Resektion der Blase oder transrektale Prostatabiopsie verwendet werden können (Bonkat et al. 2019). Eine individualisierte antibiotische Prophylaxe ist bei zunehmender Resistenzlage verschiedener Erreger (üblicherweise E. coli, Enterokokken, aber auch Streptokokken der Gruppe B) zu wünschen (Hajdinjak et al. 2019; Mouraviev et al. 2019). Eine Erregertestung mittels transrektalem Abstrich ist vor allem bei Risikokonstellationen (wie Wiederholungsbiopsien,

Diabetes mellitus, Adipositas, Dauerkatheterversorgung, Kortison-Therapie oder Antibiotika-Einnahme in der Vorgeschichte sowie Auslandsaufenthalten in Risikogebieten) angezeigt.

Alternativ kann eine transperineale Biopsie durchgeführt werden (Shahin und Koch 2018). Biopsien über die Dammregion vermindern den Erregereintrag, sodass das Risiko einer Infektion vermindert wird. Zunehmend kommt dabei die MRT-bildunterstützte Fusionsbiopsie zum Einsatz. Die multiparametrische MRT (mp-MRT) – bzw. vereinfacht biparametrische MRT (bpMRT) – erlaubt Areale mit suspekter PIRADS-Klassifikation (III, IV bzw. V; Version 2.1, 2019) neben systematischen (=„Random"-) Biopsien gezielt zu stanzen. Die Biopsie kann entweder mit hohem logistischem Aufwand im MRT, kognitiv oder Rechner-gestützt unter Koppelung der beiden Bildsysteme (in Zusammenarbeit mit dem Radiologen) erfolgen (Wegelin et al. 2019). Die Stanzbiopsie mittels Template über das Perineum bei transrektal eingeführtem Ultraschall wird meist in Narkose durchgeführt. Durch die 2019 von der EAU in die Leitlinie (Mottet et al. 2019) aufgenommene, vorherige MRT-Diagnostik lassen sich, insbesondere auch atypisch gelegene, Tumorherde mit höherer Sensitivität detektieren (Kasivisvanathan et al. 2018). Die Kombination aus gezielter Biopsie und systematischer Biopsie ist dem Standard verfahren überlegen (Tang et al. 2018).

Nach der aktuellen deutschen S3-Leitlinie AWMF S3 Leitlinie Prostatakarzinom 2021 sollte die mp-MRT in der Primärdiagnostik eingesetzt werden.

Im Rahmen der aktiven Überwachung (Active Surveillance) sollten Patienten mit initialem MRT und systematischer plus ggf. gezielter Biopsie vor Einschluss in die Aktive Überwachung eine Re-Biopsie mit erneutem MRT plus systematischer Biopsie nach 12 Monaten erhalten. Patienten ohne initiales MRT vor Einschluss in die Aktive Überwachung sollten eine MRT mit systematischer plus ggf. gezielter Biopsie innerhalb von 6 Monaten erhalten. Biopsien sollten danach in den ersten drei Jahren alle 12 bis 18 Monate vorgenommen werden, später bei stabilem Befund alle drei Jahre (AMWF S3 Leitlinie Prostatakarzinom 2021).

- Komplikationen
- ■ Präoperative Komplikationen

Falsche Indikationsstellung: PSA-Erhöhung durch Prostatitis, keine- Berücksichtigung der Prostata-Dichte, Patientenalter, PSA-Velocity sowie Tastbefund und Bildgebung, fehlender oder zu geringer PSA-Anstieg im Rahmen der aktiven Überwachung.

Komplikationen: Unzulängliche Aufklärung (mündlich, schriftliche Dokumentation, siehe ▶ Kap. 1 und ▶ Kap. 2)

Lokalanästhesie bzw. Sedo-Analgesie oder Narkose (Fusionsbiopsie): Überprüfen von Allergien und anästhesiologischen Risiken.

- ■ Intraoperative Komplikationen

Komplikation: Hämaturie

Häufigkeit: 65,8 % (Rosario et al. 2012); 14,5 % >1 Tag (Enzmann et al. 2015).

Ursache: Stichkanalblutung.

Behandlung: Zumeist konservativ, (<1 %) therapiebedürftig, in Abhängigkeit der Schwere: Bettruhe, forcierte Diurese, ggf. Spülkatheter-Einlage; Kreislauf-Monitoring, Blutbild-Kontrolle; sonographische Kontrolle, CT bei Hämatom des kleinen Beckens (◘ Abb. 8.2), Bluttransfusion, Antidots, Tranexamsäure, transurethrale Koagulation selten erforderlich.

Vorbeugung: Gerinnungs- (PTT, INR/Quick) und Thrombozytenkontrolle, zeitgerechtes Absetzen von Antikoagulanzien. Bei notwendiger dualer Antikoagulation sollte der Eingriff aufgeschoben werden. Neue orale Anti-

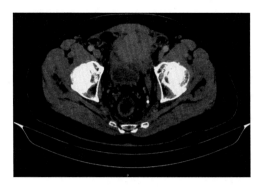

Abb. 8.2 Großes Hämatom im kleinen Becken nach Prostatastanzbiopsie. (Mit freundlicher Genehmigung von Frau Priv.-Doz. Dr. med. J. Kranz)

koagulanzien (NOAK) können i. d. R. kurzzeitig (24 h) pausiert werden; bei Phenprocoumon-Einnahme gilt es, das internistische Risiko unter der Pause (7–10 Tage) abzuwägen, zumal auch unter Umstellung auf (niedermolekulares) Heparin das Risiko der Blutung erhöht ist. Bei Hochrisikopatienten sollte eine Nutzen-Risiko-Abwägung erfolgen, ggf. gezielte Biopsien durch erfahrenen Untersucher, ASS kann in der Sekundärprophylaxe belassen werden (Risiko 1,5-fach höher, Enzmann et al. 2015).

Komplikation: Rektale Blutung
Häufigkeit: 36,8 %, anhaltend <1 % (Rosario et al. 2012; Katselinos et al. 2009).
Ursache: Stichkanalblutung, Schleimhautverletzung, Hämorrhoiden.
Behandlung: Einlage einer Tamponade, ggf. Blutstillung durch Proktologen (Koagulation, Umstechung, Clipping).

Komplikation: Schmerzen
Häufigkeit: 18 % (Loeb et al. 2013), selten intolerabel.
Ursache: Hoher Analsphinktertonus.
Behandlung: Antiphlogistika, Spasmoanalgesie.
Vorbeugung: Antiphlogistikum als Suppositorium 1 h vor dem Eingriff, Lidocain-Gleitgel, laterale Infiltrations-

anästhesie mit 10–20 ml 1 %-Xylocain, Sedoanalgesie mit Midozolam (Aufklärung, Monitoring!), Spinalanästhesie/Narkose bei Saturationsbiopsie.

Komplikation: Kreislaufbeschwerden
Häufigkeit: 1–7,7 % (Efesoy et al. 2013).
Ursache: Vasovagale Reaktion auf Schmerzreiz; selten allergische Reaktion.
Behandlung: Trendelenburg-Lagerung, Infusion. Nach Biopsie: Einhaltung einer Ruhephase.
Vorbeugung: Analgesie, Infusionstherapie.

Komplikation: Schleimhautverletzung
Häufigkeit: Keine konkreten Angaben in der Literatur verfügbar.
Ursache: Analsphinkterenge, Hämorrhoiden.
Behandlung: Kühlung, Externa, adstringierende Sitzbäder.
Vorbeugung: Verwendung von ausreichend Gleitgel, Schmerzmittel.

■■ **Postoperative Komplikationen**
Komplikation: Infektionen
Häufigkeit: 3,1–4,2 % (Loeb et al. 2013).
Ursache: Akute Prostatitis, selten Abszess-Bildung der Prostata (■ Abb. 8.3) bzw. der Umgebung; Adnexitis masculina, Epididymitis, selten chronische Prostatitis/CPPS (<1 %). Sepsis <1 %, Fournier'sche Gangrän (Einzelfälle).
Behandlung: Antibiotische Therapie. Bei Fieber (>38 °C) rasche stationäre Aufnahme, Sampling mittels Urin- und Blutkulturen, bei V. a. Sepsis Breitsprektrum-Antibiotika (z. B. Piperacillin/Tazobactam), ggf. Intensivstation. Bei Vorliegen eines Abszesses: Transurethrale Inzision, Abszess-Drainage.
Vorbeugung: Präoperativer Ausschluss einer Harnwegsinfektion. Perioperative Antibiotikaprophylaxe mit einer Wirkdauer von 24 h nötig, Alternativen zum Fluorchinolon sind möglich (z. B. Fosfomycin trometamol, Ceftriaxon, Aminogly-

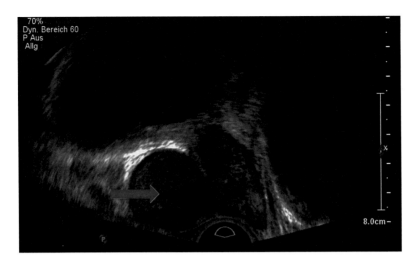

Abb. 8.3 Prostata-Abszess (pfeilmarkiert) nach transrektaler Fusionsbiopsie bei einem 64-jährigem Patienten. (Mit freundlicher Genehmigung von Frau Priv.-Doz. Dr. med. J. Kranz)

koside), eine zielgerichtete Prophylaxe nach Rektalabstrich ist eine gute Option, eine kombinierte (augmentierte) Antibiotika-Prophylaxe ist ebenfalls denkbar, jedoch gemäß der Antibiotic Stewardship Strategie nicht sinnvoll. Povidon-Iod-Desinfektion, morgendliche Defäkation (Abführen am Vorabend mittels Klysmas umstritten).
Hygiene-konforme Geräte und Aufbereitung (KRINKO, BfArM 2019), sterile Einmalnadel und Führung; bakterizide, fungizide und viruzide Sonden-Desinfektion (z. B. Einmalwischtücher) (Huggett 2019).

Komplikation: Miktionsbeschwerden
Häufigkeit: 25 %, Dysurie gering häufiger bei transperinealer Biopsie (Borghesi et al. 2016).
Ursache: Schwellung, Blutung, Infektion.
Behandlung: Bei Bedarf Antiphlogistikum, Alphablocker, bei Harnverhalt (<2 %) Einlage eines Katheters für 1–2 Tage.

Komplikation: Hämatospermie
Häufigkeit: 31,8–38,4 % (Berger et al. 2004), Abklingen in 1–6 Monaten.
Ursache: Samenblasenblutung.

Behandlung: Konservativ, lediglich bei zunehmenden Beschwerden kann eine Urin- oder Sperma-Kultur sinnvoll sein.

Komplikation: Erektile Dysfunktion
Häufigkeit: 30 % (Loeb et al. 2013), selbstlimitierend.
Ursache: Schwellung, Irritation des Gefäß-Nerven-Bündels, Psyche (Angst).
Behandlung: Psychisch stützendes Gespräch.

8.3 Punktion von Raumforderungen

Dorothea Weckermann und Florian Schwarz

■ Hintergrund
Trotz großer Fortschritte in der Bildgebung können manche Raumforderungen nicht eindeutig zugeordnet werden. In diesen Fällen ist eine Punktion indiziert. Im Folgenden soll zwischen Flüssigkeitsansammlungen (perirenal, retroperitoneal, im Becken und skrotal), zystischen Raumforderungen in der Prostata (Zysten, Abszesse) und soliden Raumforderungen (Differenzialdiagnose Metastasen) in Lymphknoten, Leber,

Nebenniere, Pankreas, Lunge und Knochen differenziert werden.

Komplikation: Flüssigkeitsansammlungen retro-/infraperitoneal

Bei den Flüssigkeitsansammlungen im Retroperitoneum handelt es sich meistens um Hämatome, Urinome oder Lymphozelen. Hämatome können spontan, nach Traumen und operativen Interventionen entstehen. Urinome sind meistens die Folge einer Fornixruptur bei Abflussbehinderung oder sie treten postoperativ/posttraumatisch auf. Auf Lymphozelen wird in einem anderen Kapitel eingegangen siehe ▶ Abschn. 16.3 und ▶ Kap. 32.

Die Punktion der Flüssigkeitsansammlung ist bei zunehmender Raumforderung mit dem Risiko der Kompression anderer Organe (z. B. der Beckengefäße) oder bei Verdacht auf Superinfektion mit Abszessbildung indiziert.

■■ Präoperative Komplikationen

Komplikation: Falsche Indikationsstellung, pathologischer Gerinnungsstatus

Häufigkeit: Keine konkreten Angaben in der Literatur verfügbar.

Ursache: Bei sonographisch schwer zugänglichen Raumforderungen (z. B. sehr adipösen Patienten oder Darmgasüberlagerung) ist die Punktion frustran oder führt zur Verletzung umliegender Strukturen.

Behandlung: In der Regel konservativ. Die Punktion sollte CT- oder MRT-gesteuert wiederholt werden. Der Gerinnungsstatus sollte ohne pathologische Besonderheiten sein.

■■ Intraoperative Komplikationen

Komplikation: Verletzungen umliegender Organe z. B. Darm oder Pleura

Gefäßverletzungen haben Blutungen, Hämatome und möglicherweise einen Abfall des Hämoglobin-Wertes zur Folge. Außerdem kann es zu Fieber und zum Anstieg der Entzündungswerte kommen.

Häufigkeit: Keine konkreten Angaben in der Literatur verfügbar.

Ursache: Falscher Punktionsweg, Mehrfachpunktion, falsche Bildgebung, Nicht-Beachten oder Fehlen wichtiger Laborparameter (z. B. Gerinnungsstatus).

Behandlung: Ist es bei der Punktion zu einer Darmverletzung gekommen, sollte die Punktionsnadel oder der Fistelkatheter sofort entfernt und eine Breitbandantibiose unter Einschluss des anaeroben Spektrums (z. B. mit Ampicillin und Metronidazol, Piperacillin/Tazobactam oder Imipenem/Meropenem) eingeleitet werden. Regelmäßige klinische Kontrollen des Abdomens und der Entzündungsparameter sollten sich anschließen. In der Regel heilen kleine Darmverletzungen spontan aus und benötigen keine operative Revision. Auch kleine Hämatome erfordern bei stabilen Kreislaufparametern und Hämoglobinwerten keinen weiteren Eingriff. Bei Pleuraverletzungen sollte sich eine zeitnahe Röntgenthorax-Kontrolle anschließen. Bei ausgeprägtem oder zunehmendem Pneumothorax ist eine Thoraxdrainage indiziert. Bei Verdacht auf Superinfektion oder positivem Keimnachweis in der Urin- und/oder Blutkultur sollte eine (testgerechte) Antibiose erfolgen.

■■ Postoperative Komplikationen

Komplikation: Persistenz oder Rezidiv einer Flüssigkeitsansammlung

Häufigkeit: Differiert in Abhängigkeit von der Lage/Ausdehnung und bildgebenden Kontrolle.

Ursache: Inadäquate Drainage.

Behandlung: Flüssigkeitsansammlungen sollten nicht nur punktiert, sondern auch drainiert werden. In der Regel gelingt dies durch eine Pigtail-Drainage mit ausreichendem Lumen. Um eine Dislokation zu vermeiden, sollte die Pigtail-Drainage gut fixiert und bei zähflüssigem Sekret regelmäßig mit Natrium-Chlorid angespült werden. Wenn die Förderung sistiert, wird nach bildgebender Kontrolle die Drainage entfernt.

Auf die Punktion von Flüssigkeitsansammlungen im Skrotum (z. B. Hydro- oder Spermatozelen) wird nicht näher eingegangen. Sie birgt das Risiko der Superinfektion und Blutung und hat eine sehr hohe Rezidivrate. Sie ist daher nur in Ausnahmefällen indiziert.

Komplikation: Zystische Raumforderungen der Prostata
Benigne Raumforderungen, die punktiert werden sollten, sind superinfizierte Zysten und Prostata-Abszesse. Letztere entstehen nach Prostatabiopsie, bei Harnblasenentleerungsstörung mit rezidivierenden Harnwegsinfekten und bei immunkompromittierten Patienten, z. B. Diabetikern. 0,2–0,5 % aller Männer sind betroffen (Ackerman et al. 2018). Bei 8–11 % geht eine Prostatabiopsie voraus (Ackerman et al. 2018). Die Diagnose wird bei entsprechender Klinik durch den transrektalen Ultraschall gestellt und kann in zweifelhaften Fällen durch die MRT bestätigt werden. Vor allem bei immunkompromittierten Patienten sollte auch an atypische Erreger wie Mykobakterien und Pilze gedacht werden (Ackerman et al. 2018).

Die Therapie der Wahl ist neben einer Breitspektrum-Antibiose die transurethrale Entdeckelung („unroofing") durch Resektion oder Laserung. Bei peripher gelegenen Abszessen oder jungen Patienten kann auch eine transrektale oder transperineale Abszesspunktion und -drainage erfolgen.

■■ Präoperative Komplikationen
Komplikation: Persistenz unter konservativer Therapie
Präoperative Komplikationen sind die Persistenz oder Verschlimmerung der klinischen Symptomatik durch nicht adäquate Antibiose mit zu schmalem Keimspektrum und/oder eine (zu) späte Abszessdrainage.

Häufigkeit: Schwer zu beziffern. In Abhängigkeit von der Ausdehnung des Abszesses benötigen ca. 80 % der Patienten eine Drainage (Ackerman et al. 2018).
Ursache: Inadäquate antibiotische Therapie, zunehmende Resistenzen, abwehrgeschwächte Patienten, Diabetiker (>50 %).
Behandlung: Therapie mit Breitspektrumantibiotika. Bei inadäquatem Ansprechen sollte die Therapie frühzeitig erweitert oder umgestellt werden. Prostata-Abszesse über 1 cm sollten drainiert werden (Ackerman et al. 2018). Bei jungen Männern, peripher gelegenen Abszessen oder nicht ausreichender transurethraler Drainage ist die perkutane Punktion indiziert. Sie kann sonographisch gesteuert transrektal oder -perineal erfolgen.

■■ Intraoperative Komplikationen
Komplikation: Blutungen, Verletzungen und Drainagen-Dislokation
Häufigkeit: Keine konkreten Angaben in der Literatur verfügbar. Einzelfälle von rekto-urethralen Fistelbildungen sind beschrieben.
Ursache: Hämorrhoidalblutungen, inadäquate Drainagenfixation.
Behandlung: In der Regel konservativ. Die Drainage sollte ausreichend fixiert sein und regelmäßig angespült werden.

■■ Postoperative Komplikationen
Komplikation: Persistenz, Rezidiv
Häufigkeit: Zwischen 15 und 33 % (Ackerman et al. 2018).
Ursache: Inadäquate Drainage durch Dislokation oder zu frühe Entfernung, fehlende Behandlung zugrunde liegender Erkrankungen.
Behandlung: Entfernen der Abszessdrainage bei sistierter Förderung erst nach sonographischer Kontrolle. Eine testgerechte orale Antibiose sollte ambulant über 2 bis 4 Wochen unter regelmäßigen Laborkontrollen fortgesetzt werden. Im Intervall

a

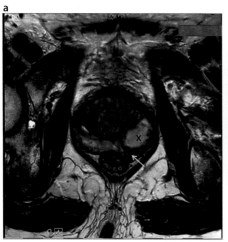

b

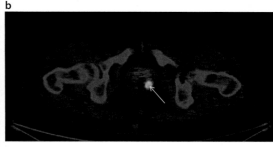

◻ Abb. 8.4 a,b Koinzidenz eines Prostata-Abszesses mit dahinterliegendem Prostatakarzinom im mpMRT. **a** Ausgeprägte Prostatitis mit Einschmelzung (X) in der Transitionalzone links. Dahinter (Pfeil) zeigt sich eine PI-RADS (v2) 4 Läsion im mpMRT. **b** Im PSMA-PET/CT korreliert diese Läsion mit einem histologisch gesicherten Prostatakarzinom mit einem Gleason-Score 7b

sollten die Abflussverhältnisse durch eine transurethrale Prostataresektion oder -laserung verbessert werden. Zugrunde liegende Stoffwechselstörungen sollten diagnostiziert und therapiert werden.

Da sich hinter einem Prostata-Abszess auch ein Prostatakarzinom verbergen kann, sollte gerade bei auffälligem rektalen Tastbefund an die Möglichkeit der weiteren Diagnostik durch ein multiparametrisches (mp)MRT gedacht werden (◻ Abb. 8.4).

■ **Wichtige Überlegungen vor einer Biopsie**

Die bildgesteuerte Biopsie einer unklaren Läsion sollte nur dann erfolgen, wenn sich daraus therapeutische Konsequenzen ergeben (Bancos et al. 2016; Spartalis et al. 2019). Zudem sollte ein komplettes Staging vorliegen, um die für eine Biopsie am besten geeignete Läsion zu identifizieren. Die Entscheidung für eine Biopsie sollte interdisziplinär abgestimmt sein (idealerweise im Tumorboard). Bildgebung, Zugangsweg und Gerinnungsstatus bzw. antikoagulative Medikation sollten vorher überprüft

bzw. festgelegt werden. Je nach betroffenem Organ und Lage der Raumforderung bieten sich prinzipiell eine Sonographie, CT oder MRT zur Bildsteuerung an. Nach der Biopsie-Technik werden die Feinnadelaspirationsbiopsie (FNAB) und die Stanzbiopsie (Core Biopsy – CB) unterschieden. Letztere hat den Vorteil, die Gewebearchitektur im Probenmaterial zu erhalten und damit eine genauere histopathologische Diagnostik zu ermöglichen.

■ **Biopsie von Lymphknoten**

Lymphknotenmetastasen können sonographisch oder CT-gesteuert mittels Feinnadelaspiration oder Stanzbiopsie untersucht werden. Eine aktuelle Studie von Shao et al. belegt dabei die hohe technische Erfolgsrate (99,7 %). Bei maligner Grunderkrankung wurde ein nodaler Befall bei 84,6 % der Patienten bestätigt, bei immerhin 3,7 % wurde eine andere Tumorentität nachgewiesen (Shao et al. 2018). Intra- und postoperative Komplikationen wurden in Major-, d. h. Hospitalisations- und interventionspflichtige Komplikationen, und Minor-Komplikationen unterteilt.

Häufigkeit: Bei der CT-gesteuerten Biopsie retroperitonealer und pelviner Lymphknoten bei über 300 Patienten gab es keine Major-Komplikationen. Bei 11,3 % ließen sich Hämatome im Punktionsgebiet beobachten, die jedoch nur bei 0,58 % aller Patienten symptomatisch wurden und auch dann keiner Therapieeskalation bedurften.
Ursache: Verletzung kleinerer Gefäße.
Behandlung: In der Regel konservativ.

- Biopsie suspekter Läsionen von Leber, Nebenniere, Pankreas, Lunge und Knochen

■■ Leber

Bleibt die Dignität von Leberläsionen auch nach dezidierter Bildgebung (Kontrastmittel-Sonographie, MRT) unklar, kann eine Ultraschall-, CT- oder MRT-gesteuerte perkutane Biopsie in Betracht gezogen werden. Für zentral gelegene Läsionen besteht die Möglichkeit einer transjugulären Biopsie über die V. cava.

Komplikation: Blutung, Kapselblutung oder intraperitoneale Blutung
Häufigkeit: <2 %; nur in einzelnen Hochrisiko-Kohorten wurden Inzidenzen bis ca. 11 % beschrieben, sie ist die Hauptkomplikation der perkutanen Leberbiopsie.
Ursache: Risikofaktoren für eine Blutung sind ein schlechter Gerinnungsstatus oder Einschränkungen der Leberfunktion, Thrombozytopenie, Alter (>50 Jahre) oder das Vorhandensein mehrerer Begleiterkrankungen (Midia et al. 2019).
Behandlung: Gleiches Vorgehen wie bei Pankreasläsion (s. o.).

■■ Nebennieren

Raumforderungen der Nebennieren sind häufig. Trotz dezidierter schnittbildgebender Abklärung verbleibt die Dignität in einem signifikanten Anteil der Patienten unklar, sodass eine bildgesteuerte Biopsie zur Abklärung in Betracht kommt. Ein Katecholamin-produzierender Tumor muss vorher ausgeschlossen sein.

Komplikation: Blutung, Hämatome in Nebenniere oder angrenzenden retroperitonealen Strukturen, Pneumo- und Hämatothorax, induzierte Pankreatitiden oder Kreislaufreaktionen, insbesondere hypertensive Krisen.
Häufigkeit: Die Komplikationsrate betrug insgesamt 2,5 %, die Rate von Major-Komplikationen 1,1 % (Bancos et al. 2016).
Ursache: Verletzung umliegender Strukturen, fehlender Ausschluss eines hormonaktiven Tumors, frustrane Punktion.
Behandlung: Gleiches Vorgehen wie bei Pankreasläsion (s. u.).

■■ Pankreas

Unklare Pankreasläsionen können endosonographisch transduodenal oder CT-gesteuert stanzbiopsiert werden. In einer retrospektiven Auswertung von Strobl et al. 2017 von knapp über 100 Patienten betrug bei der CT-gesteuerten Stanzbiopsie die technische Erfolgsrate 94 %.

Komplikation: Blutung
Häufigkeit: Sie trat als Minor-Komplikation bei 18 % und als Major-Komplikation bei 2,9 % der Fälle auf, insgesamt die häufigste Komplikation bei Biopsien des Pankreas.
Ursache: Gefäßverletzungen.
Behandlung: Blutungen, die während bzw. unmittelbar nach der Biopsie auftreten, können durch Einbringen von hämostatischen Materialien über die für die Stanze verwendete Koaxialnadel gestoppt werden. Im Übrigen genügt in den meisten Fällen die konservative Therapie auftretender Blutungen. Nur

selten ist eine weitere Therapieeskalation erforderlich (Angiographie zur Blutungssuche und Coil-Embolisation oder bei hämodynamischer Instabilität ggf. chirurgische Blutstillung).

▪▪ Lunge

Pulmonale Rundherde können bronchoskopisch, CT-gesteuert transthorakal oder thorakoskopisch biopsiert werden. Die technische Erfolgsrate korreliert mit der Größe und liegt ab 10 mm bei über 90 % (Huang et al. 2019).

Komplikation: Pneumothorax, Blutungen, Luftembolien

Häufigkeit: Pneumothorax in ca. 35 %, Thoraxdrainage in 1–5 % der Fälle, Einblutungen in bis zu 27 %, Hämoptysen in ca. 4 %, zerebrale Luftembolien in nur 0,06 % (Huang et al. 2019; Wu et al. 2011).

Ursache: Risikofaktoren für den Pneumothorax sind ein langer Punktionsweg, eine COPD, mehrfache Pleuraverletzungen (bei transfissuralen Zugangswegen) oder sehr angulierte Pleurapenetrationen.

Behandlung: Das Auftreten eines Pneumothorax ist unmittelbar während der Intervention ersichtlich. Absaugen der Luft im Pleuraraum über die Koaxialnadel, genügt dies nicht, Einlage einer Drainage in Seldinger-Technik über den Punktionsweg in den Pleuraraum. Blutungen werden in der Regel konservativ therapiert.

In wenigen Fällen wird die Anlage einer Thoraxdrainage notwendig. Kleinere parenchymale Einblutungen in die Umgebung der biopsierten Läsion führen nur bei einem kleinen Teil der Fälle zu einer klinischen Symptomatik (Wu et al. 2011) (◻ Abb. 8.5). Extrem selten sind Luftembolien in den linken Vorhof, aus denen sich zerebrale Luftembolien entwickeln können.

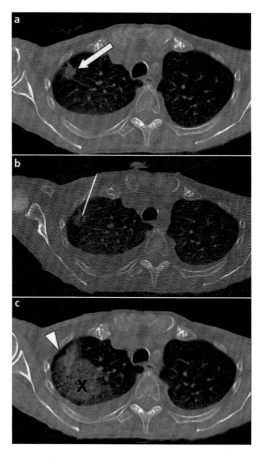

◻ **Abb. 8.5** **a–c** CT-gesteuerte Stanzbiopsie eines neu aufgetretenen subsoliden Lungenrundherds im rechten Oberlappen (a, weißer Pfeil). CT-gesteuerter Zugang durch den 1. ICR von ventromedial (b). Nach der Stanzbiopsie (c) angrenzend an den Herd relativ ausgedehnte pulmonale Hämorrhagie (X) sowie sehr schmaler Pneumothorax (weiße Pfeilspitze)

Vorbeugung: Blutung: Antikoagulation pausieren, Gerinnung kontrollieren.

▪▪ Knochenläsionen

Ist die eindeutige Identifikation von Knochenläsionen zu einer bekannten malignen Grunderkrankung klinisch relevant, kann normalerweise unkompliziert eine CT-gesteuerte perkutane Stanzbiopsie durchgeführt werden. Die technische Erfolgsrate der Knochenbiopsie ist vor allem bei großen und lytischen Läsionen, und, wenn mehrere Stanzzylinder gewonnen werden, hoch (ca. 80–99 %) (Filippiadis et al. 2018; Wallace et al. 2016).

Komplikation: Blutung, Hämatom, Infektionen, Verletzung umliegender Organe oder nervaler Strukturen, Biopsie-induzierte Frakturen, Materialbrüche der Bohrnadel

Häufigkeit: Blutungen, Infektionen, Verletzungen, Biopsie-induzierte Frakturen selten (<1 %), Materialbrüche sehr selten (Maciel et al. 2014).

Ursache: Blutungen: z. B. bei hypervaskularisierten Knochenmetastasen des Nierenzellkarzinoms.

Behandlung: Blutungen können in der Regel konservativ durch Bettruhe und Kompression (Sandsack) behandelt werden. Infektionen bedürfen einer antibiotischen Therapie, in Einzelfällen sollte eine periinterventionelle Antibiotikaprophylaxe in Betracht gezogen werden.

■ **Postinterventionelles Management**

Fast alle Komplikationen nach Stanzbiopsien treten in den ersten 4–6 h nach dem Eingriff auf. In dieser Zeit sollte der Patient engmaschig klinisch überwacht werden. Insbesondere zunehmende Schmerzen oder eine Verschlechterung der Kreislaufsituation (Tachykardie) können Hinweise auf eine relevante Nachblutung oder auch einen Pneumothorax sein. Entsprechend großzügig sollte die Indikation für Hb-Kontrollen oder eine Verlaufsbildgebung (z. B. Röntgen-Thorax, Abdomen-Sonographie) gestellt werden. Entzündliche Komplikationen wie eine Begleitpankreatitis oder Peritonitis sind in der Regel konservativ antibiotisch zu beherrschen.

8.4 Urodynamik

Stefan Schumacher

■ **Hintergrund**

In der klinischen Praxis hängt die Indikation zur urodynamischen Untersuchung von der Art der Funktionsstörung, vom Geschlecht und vom Lebensalter ab. Sie eignet sich besonders zur Evaluation von Funktionsstörungen des unteren Harntraktes bei Patienten mit Blasenauslassobstruktion, Harninkontinenz und neurogenen Störungen.

Ziel der urodynamischen Untersuchung ist es, Symptome eines Patienten unter Messbedingungen zu reproduzieren, diese zu objektivieren, deren Ursache zu identifizieren und die zugrunde liegenden Funktionsstörungen zu definieren. Wenn möglich, sollte das Ausmaß dieser Störungen quantifiziert werden.

Urodynamische Untersuchungen sind heute ein fester Bestandteil der urologischen Diagnostik besonders bei Funktionsstörungen des unteren Harntraktes. Die Befunde sollten allerdings immer in einer Zusammenschau von allen diagnostischen Verfahren gesehen werden.

■ **Häufigkeit der Komplikationen**

Die urodynamische Untersuchung ist ein invasives Verfahren, bei dem es, allerdings sehr selten, zu Komplikationen kommen kann. Diese ergeben sich dann meist aus dem transurethralen Katheterismus, sie können jedoch auch Konsequenz einer Kontamination z. B. bei der Blasenfüllung sein. Die Literaturhinweise zu diesem Thema sind allerdings spärlich und diskrepant.

Das Spektrum der Komplikationen umfasst Komplikationen während und nach der Untersuchung (Klingler et al. 1998; Porru et al. 1999). Generell scheint die Komplikationsrate allerdings bei Männern höher als bei Frauen zu sein: 19,0 % versus 1,8 % (Klingler et al. 1998). Männer mit Blasenauslassobstruktion sind eher gefährdet. Diabetes mellitus, Fieber, ein stattgehabter Harnverhalt und Makrohämaturie erhöhen das Risiko um ca. 10 % (Yenilmez et al. 2009).

■ **Komplikationen während der Untersuchung**

Komplikation: Schwierigkeiten beim Katheterismus

Häufigkeit: Selten, keine konkreten Angaben in der Literatur verfügbar.

Ursache: Meatusstenose, Harnröhrenstriktur, Sphinkterspasmus, großes Prostata-Adenom, Blasenhalssklerose.

Behandlung: Vorsichtiges Katheterisieren durch einen erfahrenen Untersucher unter Verwendung von ausreichend Gleitgel mit desinfizierenden Eigenschaften, ggf. Einlage des Messkatheters unter Sicht notwendig.

Komplikation: Verletzungen von Harnröhre oder Harnblase

Häufigkeit: Gelegentlich (Komplikationen wie Dysurie, Schmerzen und Makrohämaturie)

Ursache: Transurethraler Katheterismus mit meist harmloser Schleimhautläsion.

Behandlung: Bei spontaner Ausheilung ist meist keine Behandlung erforderlich. Es kann allerdings eine Behandlung bei weiteren Komplikationen erforderlich. (siehe Komplikationen: Dysurie, Schmerzen und Makrohämaturie)

Komplikation: Dislokation der Messkatheter

Häufigkeit: Selten, keine konkreten Angaben in der Literatur verfügbar

Ursache: Ungenügende Fixierung der Messkatheter (z. B. bei starker Detrusorkontraktion oder rektalen Kontraktionen). Extrem selten kann der Katheter auch bereits zu Beginn der Untersuchung disloziert sein und zum Beispiel mit der Spitze im Harnleiter liegen (besonders nach Harnleiterneuimplantation), was bei einer Video-Urodynamik einfacher zu erkennen ist als bei einer Untersuchung ohne simultanes Röntgen (◘ Abb. 8.6).

Behandlung: Neueinlage oder Lagekorrektur des Messkatheters.

Komplikation: Allergische Reaktion z. B. mit Kreislaufreaktion

Häufigkeit: Extrem selten (Einzelfälle).

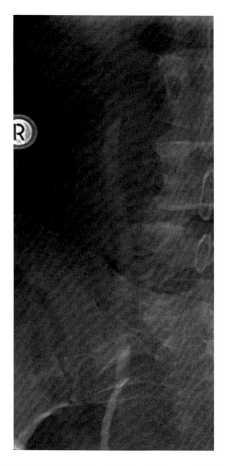

◘ **Abb. 8.6** Dislokation des Messkatheters mit Kontrastmittelfüllung des Harnleiters bei video-urodynamischer Untersuchung nach Psoas-Hitch-Harnleiterimplantation. (Mit freundlicher Genehmigung von Prof. Dr. med. Stephan Bross, Bruchsal)

Ursache: Latexmaterialien, diese sollten beispielsweise bei einer kongenitalen neurogenen Blasenfunktionsstörung vermieden werden, oder Medikamenten-induziert.

Behandlung: Therapiemaßnahmen bei anaphylaktischer Reaktion und im Extremfall (bei schweren Kreislaufreaktionen) intensivmedizinische Betreuung.

■ **Komplikationen nach der Untersuchung**

Komplikation: Dysurie und Schmerzen

Häufigkeit: 33–76 % (letzteres bei Männern mit Blasenauslassobstruktion), kommen bei Männern in ca. 23 % häufiger als bei Frauen vor (Klingler et al. 1998; Porru et al. 1999).

Ursache: Transurethraler Katheterismus mit Messkatheter.

Behandlung: Ausreichende orale Flüssigkeitszufuhr, in der Regel ist keine weitere Therapie erforderlich. Analgetika können im Bedarfsfall gegeben werden.

Komplikation: Makrohämaturie

Häufigkeit: 6 % (Porru et al. 1999).

Ursache: Transurethraler Katheterismus (manchmal ist nach Entfernen des Katheters auch nur etwas Blut an dessen Spitze), Überdehnung der Harnblase besonders bei bestehenden Vorerkrankungen wie z. B. interstitieller Zystitis.

Behandlung: Ausreichende orale Flüssigkeitszufuhr. In Ausnahmefällen ist die Einlage eines transurethralen Spülkatheters mit kontinuierlicher Blasenspülung erforderlich.

Komplikation: Harnwegsinfektionen mit oder ohne Fieber

Häufigkeit: 1–6 %, eine Leukozyturie kann etwas häufiger bei Frauen als bei Männern beobachtet werden (7,5 % versus 4,6 %; Yokoyama et al. 2005).

Ursache: Transurethraler Katheterismus, Kontamination z. B. bei der Blasenfüllung.

Behandlung: Antibiotische Therapie. Obwohl eine antibiotische Prophylaxe kein Standard ist, können Patienten mit Komorbiditäten wie Diabetes mellitus, hohem Restharn, großem Prostatavolumen und geringem Harnstrahl hiervon profitieren (Huang et al. 2017). Neue Praxisleitlinien empfehlen bei negativer Urinkultur vor der Untersuchung nur bei vorhandenem Risikoprofil (Alter >70 Jahre, rezidivierende Harnwegsinfekte, Restharn >100 ml) eine antibiotische Prophylaxe zu verabreichen (Egrot et al. 2018). In einer aktuellen Studie hat sich gezeigt, dass auch eine Phytotherapie mit BNO 1045 eine gute Alternative zur antibiotischen Prophylaxe bei Frauen mit hohem Risikoprofil (Alter >70 Jahre, rezidivierende Harnwegsinfekte, Restharn >100 ml, Prolaps ≥2, neurogene Blase) sein kann (Miotla et al. 2018).

Komplikation: Akuter Harnverhalt

Häufigkeit: 0–4,8 %, letzteres bei Männern mit signifikanter Blasenauslassobstruktion, nur selten sind Frauen betroffen. (Klingler et al. 1998; Porru et al. 1999).

Ursache: Transurethraler Katheterismus.

Behandlung: Blasenentleerung mittels Einmalkatheter. Extrem selten ist die Einlage eines Dauerkatheters für einige Tage erforderlich.

Komplikation: Harnröhrenstriktur

Häufigkeit: Sehr selten, keine konkreten Angaben in der Literatur verfügbar.

Ursache: Transurethraler Katheterismus mit Läsion der Harnröhre.

Behandlung: Urethrotomia interna nach Sachse, End-zu-End-Anastomosierung, ggf. Mundschleimhaut-Urethroplastik.

Literatur

AMWF S3 Leitlinie Prostatakarzinom (2021) ► https://www.awmf.org/leitlinien/detail/ll/043-022OL.html. letzter Zugriff am 22. Mai 2021

Ackerman AL, Parameshwar PS, Anger JT (2018) Diagnosis and treatment of patients with prostatic abscess in the post-antibiotic era. Int J Urol 25:103–110

Appel G (1993) Renal biopsy. How effective, what technique and how safe? J Nephrology 6:4

Bancos I, Tamhane S, Shah M, Delivanis DA, Alahdab F, Arlt W, Fassnacht M, Murad MH (2016) The diagnostic performance of adrenal biopsy: a systematic review and meta-analysis. Eur J Endocrinol 175:65–80

Berger AP, Gozzi C, Steiner H et al. (2004) Complication rate of transrectal ultrasound guided prostate biopsy: a comparison among 3 protocols with 6, 10 and 15 cores. J Urol 171:1478–1480 (Discussion 1480–1)

BfArM (2019) Rote-Hand-Brief zu Fluorchinolon-Antibiotika: Schwerwiegende und anhaltende, die Lebensqualität beeinträchtigende und möglicherweise irreversible Nebenwirkungen. 08.04.2019. ▶ https://www.bfarm.de/SharedDocs/Risikoinformationen/Pharmakovigilanz/DE/RHB/2019/rhb-fluorchinolone.html

Boehm K, Siegel FP, Schneidewind L et al. (2018) Antibiotic prophylaxis in prostate biopsies: contemporary practice patterns in Germany. Front Surg 24(5):2

Bonkat G, Pilatz A, Wagenlehner F (2019) Time to adapt our practice? The European Commission has restricted the use of fluoroquinolones since March 2019. Eur Urol 76(3):273–275

Borghesi M, Ahmed H, Nam R et al. (2016) Complications after systematic, random, and image-guided prostate biopsy. Eur Urol S0302-2838(16):30471–30477

Clinical competence in percutaneous renal biopsy. Health and Public Policy Committee (1988). American College of Physicians. Ann Intern Med. 108(2):301–303

Corapi Kristin M, Chen Joline L T, Balk Ethan M, Gordon Craig E (2012) Bleeding complications of native kidney biopsy: a systematic review and meta-analysis. Am J Kidney Dis 60(1):62–73

Efesoy O, Bozlu M, Çayan S et al. (2013) Complications of transrectal ultrasound-guided 12-core prostate biopsy: a single center experience with 2049 patients. Turk J Urol 39(1):6–11

Egrot C, Dinh A, Amarenco G, Bernard L, Birgand G, Bruyère F, Chartier-Kastler E, Cosson M, Deffieux X, Denys P, Etienne M, Fatton B, Fritel X, Gamé X, Lawrence C, Lenormand L, Lepelletier D, Lucet JC, Marit Ducamp E, Pulcini C, Robain G, Senneville E, de Sèze M, Sotto A, Zahar JR, Caron F, Hermieu JF (2018) Antibiotic prophylaxis in urodynamics: clinical practice guidelines using a formal consensus method. Prog Urol 28:943–952

EMA Aussetzung bzw. Einschränkungen in der Anwendung von Chinolon-und Fluorchinolon-Antibiotika aufgrund von die Lebensqualität beeinträchtigenden und möglicherweise dauerhaften Nebenwirkungen (EMA/175398/2019) ▶ http://ec.europa.eu/health/documents/community-register/2019/20190311143277/anx_143277_de.pdf

Enzmann T, Tokas T, Korte K et al. (2015) Prostatabiopsie – Durchführung im klinischen Alltag. Urologe 54:1811–1822

Evans R, Loeb A, Kaye KS, Cher ML, Martin ET (2017) Infection-related hospital admissions after prostate biopsy in United States men. Open Forum Infect Dis 4(1):ofw265

Filippiadis DK, Charalampopoulos G, Mazioti A, Keramida K, Kelekis A (2018) Bone and Soft-Tissue Biopsies: What You Need to Know. Semin Intervent Radiol. 35(4):215-220

Hajdinjak T, Wergner AN, Prammer W, Rigler-Hohenwarter K, Pelzer AE (2019) Rectal swab cultures prior to transrectal prostate biopsy: among Gram-negative isolates, in 42% of samples non-E. coli species are present. Eur Urol Suppl 18(1):e55

Huang Z, Xiao H, Li H, Yan W, Ji Z (2017) Analysis of the incidence and risk factors of male urinary tract infection following urodynamic study. Eur J Clin Microbiol Infect Dis 36:1873–1878

Huang M-D, Weng H-H, Hsu S-L, Hsu L-S, Lin W-M, Chen C-W, Tsai Y-H (2019) Accuracy and complications of CT-guided pulmonary core biopsy in small nodules: a single-center experience. Cancer Imaging 19:51–61

Huggett S (2019) Infektionsprophylaxe bei der transrektalen Prostatastanzbiopsie. Uro-News 23:38–44

Jikke B, Laguna P, Geerlings S, Goossens A (2008) Antibiotic prophylaxis in urologic procedures: a systematic review. Eur Urol 54:1270–1286

Kasivisvanathan V, Rannikko A, Borghi M et al. (for the PRECISION Study group) (2018) MRI-targeted or standard biopsy for prostate-cancer diagnosis. N Engl J Med 378:1767–1777

Katsinelos P, Kountouras J, Dimitriadis G et al. (2009) Endoclipping treatment of life-threatening rectal bleeding after prostate biopsy. World J Gastroenterol 15:1130–1133

Klingler HC, Madersbacher S, Djavan B, Schatzl G, Marberger M, Schmidbauer CP (1998) Morbidity of the evaluation oft he lower urinary tract with transurethral multichannel pressure-flow studies. J Urol 159:191–194

Korbet Stephen M, Volpini Kaelin C, Whittier William L (2014) Percutaneous renal biopsy of native kidneys: a single-center experience of 1,055 biopsies. Am J Nephrol 39(2):153–162

Loeb S, Vellekoop A, Ahmed H et al. (2013) Systematic review of complications of prostate biopsy. Eur Urol 64(6):876–892

Maciel MJS, Tyng CJ, Barbosa PNVP, Bitencourt AGV, Matushita Junior JPK, Zurstrassen CE, Chung WT, Chojniak R (2014) Computed tomography-guided percutaneous biopsy of bone lesions: rate of diagnostic success and complications. Radiol Bras 47:269–274

Madaio MP (1990) Renal biopsy. Kidney Int 38(3):529–543

Manno C, Bonifati C, Torres DD, Campobasso N, Schena FP (2011) Desmopressin acetate in percutaneous ultrasound-guided kidney biopsy: a randomized controlled trial. Am J Kidney Dis 57(6):850–855

Midia M, Odedra D, Shuster A, Midia R, Muir J (2019) Predictors of bleeding complications following percutaneous image-guided liver biopsy: a scoping review. Diagn Interv Radiol 25:71–80

Miotla P, Wawrysiuk S, Naber K, Markut-Miotla E, Skorupski P, Skorupska K, Rechberger T (2018) Should we always use antibiotics after urodynamic studies in high-risk patients? Biomed Res Int 2018:1–5

Mottet N, van den Bergh R, Briers E et al. (2019) EAU guidelines. Ed. Presented at the EAU Annual Congress Barcelona 2019. European Association of Urology. ► https://uroweb.org/guideline/prostate-cancer/. Zugegriffen: 23. Sept. 2019

Mouraviev V, Dixon M, Stefil M, Skinner C, Mcdonald M, Vourganti S, Albala D, Wagenlehner F, Naber K, Bjerklund Johansen T, Crawford E (2019) Individual, DNA-guided, antibacterial prophylaxis prior to transrectal prostate biopsy based on results of next generation sequencing (NGS) of rectal swabs can be considered as a promising targeted approach to prevent severe urinary tract infection. Eur Urol Suppl 18(1):e54

Niederhuber J, Armitage J, Doroshow J, Kastan MB, Tepper J (2019) ISBN: 9780323476744, eBook ISBN: 9780323568166, eBook ISBN: 9780323568159, Elsevier Published Date: 26th March :2072

Olivier J, Kasivisvanathan V, Drumez E et al. (2019) Low-risk prostate cancer selected for active surveillance with negative MRI at entry: can repeat biopsies at 1 year be avoided? A pilot study. World J Urol 37:253–259

Pilatz A, Veeratterapillay R, Köves B et al. (2019) Update on strategies to reduce infectious complications after prostate biopsy. Eur Urol Focus 5(1):20–28

PI-RADS version 2.0 and Prostate Imaging Reporting and Data System Version 2.1: 2019 Update of Prostate Imaging Reporting and Data System Version 2. European Urology 2019

Porru D, Madeddu G, Campus G, Montisci I, Scarpa RM, Usai E (1999) Evaluation of morbidity of multi-channel pressure-flow studies. Neurourol Urodyn 18:647–652

Renal Physicians Association (2001) RPA position on optimal length of observation after percutaneous renal biopsy. Clin Nephrol 56(2):179–180

Rosario DJ, Lane JA, Metcalfe C et al. (2012) Short term outcomes of prostate biopsy in men tested for cancer by prostate specific antigen: prospective evaluation within ProtecT study. BMJ 344:d7894

Schneidewind L (2017) Antibiotische Prophylaxe für transrektale Prostatastanzbiopsien. Urologe 56:60–64

Shahin O, Koch M (2018) Die transperineale Prostatabiopsie in Lokalanästhesie. J Urol Urogynäkol 25:90

Shao H, McCarthy C, Wehrenberg-Klee E, Thabet A, Uppot R, Dawson S, Areliano RS (2018) CT-guided percutaneous needle biopsy of retroperitoneal and pelvic lymphadenopathy: assessment of technique, diagnostic yield and clinical value. J Vasc Interv Radiol 29:1429–1436

Simard-Meilleur M-C, Troyanov S, Roy L, Dalaire E, Brachemi S (2014) Risk factors and timing of native kidney biopsy complications. Nephron Extra 4(1):42–49

Spartalis E, Drikos I, Ioannidis A, Chrysikos D, Athanasiadis DI, Spartalis M, Avgerinos D (2019) Metastatic carcinomas of the adrenal glands: from diagnosis to treatment. Anticancer Res 39:2699–2710

Strobl FF, Schwarz JB, Haeussler SM, Paprottka PM, Rist C, Thierfelder KM, Boeck S, Heinemann V, Reiser MF, Trumm CG (2017) Percutaneous CT fluoroscopy-guided core biopsy of pancreatic lesions: technical and clinical outcome of 104 procedures during a 10-year period. Acta Radiol 58:906–913

Tang Y, Liu Z, Tang L, Zhang R, Lu Y, Liang J, Zou Z, Zhou C, Wang Y (2018) Significance of MRI/transrectal ultrasound fusion three-dimensional model-guided, targeted biopsy based on transrectal ultrasound-guided systematic biopsy in prostate cancer detection: a systematic review and meta-analysis. Urol Int 100:57–65

Wagenlehner FM, van Oostrum E, Tenke P, Tandogdu Z, Çek M, Grabe M, Wullt B, Pickard R, Naber KG, Pilatz A, Weidner W, Bjerklund-Johansen TE (2013) Infective complications after prostate biopsy: outcome of the Global Prevalence Study of Infections in Urology (GPIU) 2010 and 2011, a prospective multinational multicentre prostate biopsy study. Eur Urol 63(3):521–527

Wallace AN, McWilliams SR, Wallace A, Chang RO, Vaswani D, Stone RE, Berlin AN, Liu KX, Gilcrease-Garcia B, Madaelil TP, Shoela RA, Hillen TJ, Long J, Jennings JW (2016) Drill-assisted biopsy of the axial and appendicular skeleton: safety, technical success, and diagnostic efficacy. J Vasc Interv Radiol 27:1618–1622

Wegelin O, Exterkate L, van der Leest M et al. (2019) The FUTURE trial: a multicenter randomised controlled trial on target biopsy techniques based on magnetic resonance imaging in the diagnosis of prostate cancer in patients with prior negative biopsies. Eur Urol 75:582–590

Whittier WL, Korbet Stephen M (2004) Timing of complications in percutaneous renal biopsy. J Am Soc Nephrol JASN 15(1):142–147

Wu CC, Maher MM, Shepard J-AO (2011) Complications of CT-guided percutaneous needle biopsy of the chest: prevention and management. Am J Roentgenol 196:678–682

Yenilmez A, Kebapci N, Isikli B, Hamarat M, Donmez T (2009) Morbidity after urodynamic study in diabetic patients. Acta Diabetol 46:197–202

Yokoyama T, Nozaki K, Nose H, Inoue M, Nishiyama Y, Kumon H (2005) Tolerability and morbidity of urodynamic testing: a questionnaire-based study. Urology 66:74–76

8

Konservative Therapie

Inhaltsverzeichnis

Nicht-onkologische Arzneimitteltherapie

Rolf Dario Frank, Martin C. Michel, Sajjad Rahnama'i, Florian Wagenlehner und Tobias Weber

© Springer-Verlag GmbH Deutschland, ein Teil von Springer Nature 2021
J. Kranz et al. (Hrsg.), *Komplikationen in der Urologie*,
https://doi.org/10.1007/978-3-662-60625-4_9

9.1 Analgetische und anti-entzündliche Arzneimittel

Martin C. Michel

■ **Hintergrund**

Analgetische und anti-entzündliche Arzneimittel überlappen sich in ihrem Wirkspektrum und ihren Indikationen. Nichtsteroidale anti-inflammatorische Substanzen (NSAID) vereinigen beide Wirktypen. Aus dem weiten Spektrum dieser Wirkstoffgruppe werden hier nur die in der Urologie besonders häufig eingesetzten besprochen. Allgemeine Angaben zu Klassifikation und Mechanismen von unerwünschten Arzneimittelwirkungen (UAW) und Arzneimittelinteraktionen (AI) finden sich im Kapitel Medikamentöse Therapie in der funktionellen Urologie (siehe ► Abschn. 9.2).

9

■ **Opioid-Analgetika**

Substanzen
- Oxycodon
- Piritramid
- Tramadol

Opioid-Analgetika sind indiziert zur Behandlung starker und stärkster Schmerzen. Sie können oral (Tabletten, Brausetabletten, Kapseln oder Tropfen) oder parenteral (transkutan, subkutan, intramuskulär oder intravenös) verabreicht werden. Nicht jeder Wirkstoff ist in allen Darreichungsformen verfügbar. Die oralen Darreichungsformen stehen teilweise in unmittelbar und in verzögert freisetzenden Formulierungen zur Verfügung. Die Opioid-Analgetika haben klassentypische UAW, deren quantitative Ausprägung sich aber zwischen den Substanzen und ihren Darreichungsformen und Formulierungen unterscheiden kann (Dinges et al. 2019).

Von Oxycodon (Coluzzi und Mattia 2005; Smith 2008; Merker et al. 2012) und Tramadol (Miotto et al. 2017) stehen multiple Formulierungen zur Verfügung, die sich in ihren Anwendungsgebieten unterscheiden. Oxycodon ist auch als Fixkombination

mit dem Antagonisten Naloxon erhältlich (Morlion et al. 2015). Piritramid wird außerhalb Deutschlands nur in wenigen Ländern eingesetzt, weshalb weniger Studiendaten als zu vielen anderen Opioid-Analgetika verfügbar sind (Hinrichs et al. 2017). Es steht ausschließlich in einer parenteralen Darreichungsform zur Verfügung.

Die folgenden UAW sind klassentypisch für Opioid-Analgetika, können sich aber quantitativ zwischen den Substanzen und zwischen den Darreichungsformen unterscheiden.
- Opioid-Analgetika haben eine atemdepressorische Wirkung. Dies ist die gefürchtetste UAW der Opioide und tritt proportional zum analgetischen Effekt auf. Verminderte Atemfrequenz, Atemstillstand, respiratorische Insuffizienz, Bronchospasmus (bis hin zum Status asthmaticus) und Dyspnoe können mit unbekannter Häufigkeit auftreten.
- Erhöhte Herzfrequenz und erniedrigter Blutdruck sind sehr häufig.
- Stupor, Schwindel und Somnolenz sind häufige zentralnervöse UAW.
- Abhängigkeit wird bei bestimmungsgemäßem Gebrauch gelegentlich beobachtet und kann bei Beendigung der Behandlung zu einem Entzugssyndrom führen. Die Dosierung und Behandlungsdauer sind deshalb auf das unbedingt Notwendige zu beschränken.
- Übelkeit, Erbrechen, Würgereiz und Mundtrockenheit sind häufig.
- UAW unbekannter Häufigkeit beinhalten Miosis (kann als diagnostisches Zeichen bei Überdosierung verwendet werden), Bradykardie, Bradyarrhythmie, Hypotonie, Zyanose und Pruritus.
- Opioid-Analgetika können den Tonus der glatten Muskulatur in verschiedenen Hohlorganen erhöhen, u. a. in den Harnleitern, den Sphinkteren der Gallen- und Pankreasgänge sowie der Harnblase. Bei Patienten mit Kolikschmerzen kann dies die Symptomatik negativ beeinflussen. Bei langfristiger

Einnahme, v. a. im Rahmen von Suchterkrankungen, kann es zu spastischer Obstipation kommen.

– Auch bei bestimmungsgemäßem Einsatz kann es gelegentlich erforderlich sein, die Wirkung akut durch einen Opioidantagonisten abzumildern. Dies kann wiederholt erforderlich sein, wenn die Wirkdauer des Antagonisten kürzer als die des Opioids ist.

Bei langfristiger Anwendung kann es zur Toleranzentwicklung (Erfordernis von Dosissteigerung zur Erzielung der benötigten Wirkung) und Abhängigkeit kommen (Bedarf an Gabe, die sich durch die Art und Schwere der Schmerzen nicht begründen lässt). Wegen des Abhängigkeitsrisikos ist der Einsatz von Opioid-Analgetika grundsätzlich nach Dosis und Behandlungsdauer auf das Notwendige zu begrenzen. Ist eine Langzeitbehandlung erforderlich, sollte sorgfältig und regelmäßig überprüft werden, ob und in welchem Umfang die Therapie fortgesetzt werden muss. Bei Therapiende ist zur Vermeidung eines Entzugssyndroms ein Ausschleichen erforderlich. Um die benötigte Menge von Opioid-Analgetika so gering wie möglich zu halten, soll laut Stufenschema zur Behandlung von Schmerzen bei Krebserkrankungen die Gabe von nicht-opioiden Analgetika nicht abgesetzt, sondern fortgeführt werden (World Health Organization 2018).

Viele Opioid-Analgetika wie Oxycodon und Piritramid werden vorwiegend über CYP3A verstoffwechselt. Gleichzeitige Einnahme von CYP3A4 Hemmern (z. B. Itraconazol, Ketoconazol, Ritonavir oder Grapefruitsaft) kann die Wirkspiegel deutlich erhöhen; wegen des Risikos einer Atemdepression kann dies eine Dosisreduktion des Analgetikums erfordern. CYP3A4 Induktoren (z. B. Rifampicin, Carbamazepin oder Johanniskraut) können die Clearance von Oxycodon und Piritramid erhöhen, was eine Dosisanpassung erforderlich machen kann.

Andere Opioid-Analgetika werden vorwiegend (z. B. Tramadol) oder teilweise (z. B. Oxycodon) über CYP2D6 metabolisiert. Ca. 7 % der kaukasischen Bevölkerung weisen einen Mangel an diesem Enzym auf, und Arzneimittel wie Paroxetin oder Chinidin können CYP2D6 hemmen. Andererseits gibt es erblich bedingt auch ultra-schnelle Metabolisierer. Die Auswirkung einer verstärkten oder verminderten CYP2D6-Aktivität hängen vom Medikament ab. Bei Oxycodon kann eine verminderte Aktivität zu einer Steigerung der Plasmakonzentrationen führen. Bei Tramadol kann das Gegenteil eintreten: Bei verminderter CYP2D6-Aktivität kann die schmerzstillende Wirkung von Standarddosierungen unzureichend sein, bei vermehrter Aktivität können auch Standarddosen das Risiko einer Opioid-Toxizität aufweisen.

Andere zentral dämpfend wirksame Arzneimittel (z. B. Barbiturate, Benzodiazepine, Phenothiazine, Hypnotika, Inhalationsanästhetika und Alkohol) können die zentralnervösen UAW und insbesondere die Atemdepression verstärken, was bis zum Atemstillstand führen kann.

Die gleichzeitige Einnahme mit MAO-Hemmern kann zentrale Dämpfung oder Erregung verursachen und hypertensive oder hypotensive Krisen auslösen.

Anticholinergika können anticholinerge UAW von Opioid-Analgetika, wie z. B. Mundtrockenheit, verstärken.

Pentazocin (ein partieller Agonist an Opioidrezeptoren) kann die Wirkung voller Agonisten abschwächen.

■ **Nicht-Opioid Analgetika**
Nicht-Opioid Analgetika lassen sich unterteilen in Wirkstoffe mit und ohne zusätzliche entzündungshemmende Eigenschaften; zur ersten Gruppe gehören Diclofenac und Ibuprofen, zur zweiten Gruppe Metamizol und Paracetamol. Trotz der weiten Verwendung dieser Substanzgruppe gibt es kaum aktuelle, systematische Aufarbeitungen zu deren UAW, die über die Fachinformatio-

nen der jeweiligen Substanzen hinausgehen. Dies hängt auch damit zusammen, dass Häufigkeit und Schwere der UAW häufig mit Indikation, Dosierung und Anwendungsdauer einhergehen, was die quantitative Analyse erschwert.

Substanzen
- Diclofenac
- Ibuprofen
- Metamizol
- Paracetamol

Diclofenac steht in unmittelbar und retardiert freisetzenden oralen Formulierungen als Tabletten, als magensaft-resistente Kapsel, als Retardkapsel, als Gel und als Pflaster zur Verfügung. Ibuprofen ist als Filmtablette, Sirup und als Infusionslösung erhältlich. Metamizol ist als Tablette und Tropfen sowie als Injektionslösung verfügbar (Gaertner et al. 2017). Es wirkt stärker analgetisch als andere nicht-opioide Analgetika und ist besser verträglich als Opioid-Analgetika (Kötter et al. 2015). Paracetamol ist als Tablette, Brausetablette, Zäpfchen und Infusionslösung verfügbar, im nicht rezeptpflichtigen Bereich auch als Kombinationspräparat z. B. mit Koffein.

Mit Ausnahme von Metamizol sind die genannten Substanzen auch rezeptfrei erhältlich. Wenn Patienten diese zusätzlich zu den ärztlich verordneten einnehmen, kann es durch erhöhte Gesamtdosen zu vermehrten UAW kommen. Deshalb sollte die Arzneimittelanamnese grundsätzlich auch gezielt Fragen nach eingenommenen, nicht rezeptpflichtigen Präparaten enthalten.

Während Diclofenac und Ibuprofen qualitativ ähnliche UAW haben, unterscheiden die von Metamizol und Paracetamol sich teilweise.

Die UAW von Diclofenac und Ibuprofen sind an ihren Wirkmechanismus assoziiert, der Hemmung der Cyclooxygenase.
- Gastrointestinale Beschwerden sind dosisabhängig und insgesamt sehr häufig. Dazu gehören Sodbrennen, Bauchschmerzen, Übelkeit, Erbrechen, Blähungen, Diarrhoe, Verstopfung und geringfügige Blutverluste aus dem Magen-Darm-Trakt, die in Ausnahmefällen eine Anämie verursachen können. Gastrointestinale Ulzera sind häufig und können zu Blutungen und Perforation der Magenwand führen. s. vorheriger Kommentar und Verstärkung von Kolitis und Morbus Crohn sind möglich. Patienten sind darauf hinzuweisen, bei Auftreten von stärkeren Schmerzen im Oberbauch oder bei Melaena oder Hämatemesis das Arzneimittel abzusetzen und einen Arzt aufzusuchen. Das Risiko von gastrointestinalen Ulzera kann durch gleichzeitige Gabe von Protonenpumpenhemmern reduziert werden.
- Zentralnervöse Störungen wie Kopfschmerzen, Schwindel, Erregung, Reizbarkeit und Müdigkeit sind häufig. Nach längerfristiger Einnahme kann es zu Analgetika-induzierten Kopfschmerzen kommen.
- Gelegentlich können Ödeme auftreten, insbesondere bei Patienten mit arterieller Hypertonie oder Niereninsuffizienz.
- Gelegentlich kann es zu Überempfindlichkeitsreaktionen mit Hautausschlägen und Hautjucken sowie Asthmaanfällen kommen.
- Unter Behandlung mit Diclofenac kommt es häufig zu einem Anstieg der Lebertransaminasen, gelegentlich zu Leberschäden.

UAW von Paracetamol sind selten (Anstieg der Lebertransaminasen) oder sehr selten (Veränderungen des Blutbildes, Asthmaanfälle, Hautreaktionen). Bei sehr hohen Dosen (Intoxikation, z. B. in suizidaler Absicht) kann es zu schweren Leberschäden kommen.

Unter Behandlung mit Metamizol kann selten eine Leukopenie, sehr selten eine Agranulozytose auftreten. Das Risiko der Agranulozytose scheint bei parenteraler Anwendung am höchsten zu sein. Da sie potenziell lebensbedrohlich ist, wurden trotz höchster analgetischer Wirksamkeit von allen Nicht-Opioiden Anwendungsbeschränkungen ausgesprochen. Bei Auftreten einer Agranulozytose muss die Behandlung sofort abgebrochen werden. Patienten sind auf Symptome einer Agranulozytose wie unerwartete Verschlechterung des Allgemeinbefindens, nicht abklingendes oder neu auftretendes Fieber sowie schmerzhafte Schleimhautveränderungen hinzuweisen.

- Anaphylaktoide Reaktion oder Analgetika-Asthma sind selten bis sehr selten.
- Eine Rotfärbung des Urins kann durch den Metamizol-Metaboliten Rubazonsäure auftreten, hat aber keinen Krankheitswert.
- Das Risiko gastrointestinaler UAW durch Diclofenac oder Ibuprofen steigt bei gleichzeitiger Einnahme von anderen NSAID, Serotonin-Wiederaufnahme-Hemmern oder Glukokortikoiden.
- Diclofenac und Ibuprofen können die Konzentration von Digoxin, Phenytoin oder Lithium im Blut erhöhen. Kontrolle der entsprechenden Spiegel wird empfohlen.
- Diclofenac und Ibuprofen können die Wirkung von Anti-Hypertensiva abschwächen, insbesondere von Diuretika, ACE-Hemmern und Angiotensin-Rezeptor-Antagonisten.
- Die gleichzeitige Einnahme von Diclofenac mit kaliumsparenden Diuretika, Ciclosporin, Tacrolimus oder Trimethoprim kann zu einer Hyperkaliämie führen.
- Die gleichzeitige Einnahme von Diclofenac, Ibuprofen oder Metamizol und Methotrexat kann zu einer erhöhten Konzentration von Methotrexat im Blut und einer Zunahme von dessen toxischen Wirkungen führen.
- Diclofenac und Ibuprofen können die nephrotoxische Wirkung von Ciclosporin und Tacrolimus verstärken. Metamizol kann die Ciclosporin-Spiegel senken.
- Diclofenac und Ibuprofen können bei gleichzeitiger Einnahme von Antikoagu-

lanzien oder Thrombozytenaggregationshemmern das Blutungsrisiko erhöhen.
- Probenicid-haltige Arzneimittel können die Ausscheidung von Diclofenac, Ibuprofen und Paracetamol verzögern.
- CYP2C9-Inhibitoren (z. B. Voriconazol) können den Abbau von Diclofenac hemmen und dessen Plasmakonzentrationen erhöhen.
- Arzneimittel, die die Magenentleerung verlangsamen, können die Aufnahme und den Wirkungseintritt von Paracetamol verzögern. Mittel, die die Magenentleerung beschleunigen, haben den gegenteiligen Effekt.
- Cholestyramin verringert die Aufnahme von Paracetamol.
- Metamizol kann die Hemmung der Thrombozytenaggregation durch Acetylsalicylsäure vermindern.

- **Glukokortikoide**

Glukokortikoide werden akut und chronisch in vielen Indikationen innerhalb und außerhalb der Urologie eingesetzt. Innerhalb der Urologie werden sie v. a. als Teil der medikamentösen Tumortherapie verwendet (siehe ▶ Kap. 10). Darreichungsform (oral oder intravenös) und Dosierung richten sich nach der Injektion; außerhalb der Urologie werden auch lokale und inhalative Darreichungsformen eingesetzt. Im Folgenden werden v. a. die in der Urologie besonders häufig eingesetzten Substanzen besprochen.

Substanzen
- Dexamethason
- Prednison/Prednisolon

Dexamethason hat die stärkste Glukokortikoid-Wirkung und deshalb auch die niedrigste Cushing-Schwelle (1,5 mg/Tag) (Polderman et al. 2018). Prednison wird nach oraler Aufnahme hepatisch zum aktiven Metaboliten Prednisolon umgewandelt. Prednisolon kann auch direkt gegeben werden. Die Cushing-Schwelle beträgt für beide 7,5 mg/Tag.

- Die UAW der Glukokortikoide korrelieren mit Dosis und Therapiedauer und sind dem Wirkungsmechanismus geschuldet. Deshalb sind allgemeine Aussagen zur Häufigkeit von UAW nicht möglich.
- Die Einmalgabe von Glukokortikoiden, auch in hohen Dosen, ist in der Regel frei von UAW.
- Längerfristige Behandlung mit Glukokortikoiden in Dosen oberhalb der Cushing-Schwelle supprimiert die endogene Hypophysen-Hypothalamus-Nebennierenrinden-Achse und führt zur Atrophie der Nebennierenrinde. Das Absetzen von Glukokortikoiden muss nach Langzeitbehandlung äußerst vorsichtig und ausschleichend erfolgen, um eine Nebenniereninsuffizienz zu vermeiden. Die Cushing-Schwelle ist individuell sehr unterschiedlich und nur als grober Richtwert zu verstehen. Um die Suppression der endogenen Kortikoidproduktion so gering wie möglich zu halten, sollten Glukokortikoide grundsätzlich synchron zum endogenen zirkadianen Rhythmus verabreicht werden, d. h. vorzugsweise gegen 8–10 h vormittags.
- Induktion des Cushing-Syndroms mit den Symptomen Vollmondgesicht, Stammfettsucht und Plethora sowie Störungen der Sexualhormonsekretion (Amenorrhö, Impotenz); bei Kindern Wachstumshemmung.
- Natriumretention mit Ödembildung; verminderte Kaliumausscheidung (Cave: Rhythmusstörungen).
- Gewichtszunahme, verminderte Glukosetoleranz, Diabetes mellitus, Hypercholesterinämie, Hypertriglyceridämie.
- Hypertonie, Erhöhung des Artherosklerose- und Thromboserisikos; Vaskulitis.
- Depression, Gereiztheit, Euphorie, Antriebs- und Appetitsteigerung, Psychosen und Schlafstörungen.
- Manifestation latenter Epilepsie, Erhöhung der Krampfbereitschaft bei manifester Epilepsie.

- Schwächung der Immunabwehr, Maskierung von Infektionen, Exazerbation von latenten Infektionen.
- Magen-Darm-Ulzera, gastrointestinale Blutungen, Pankreatitis.
- Mäßige Leukozytose, Lymphopenie, Eosinopenie und Polyglobulie.
- Katarakt, verschwommenes Sehen, Begünstigung viraler, fungaler und bakterieller Augeninfektionen, seröse Chorioretinopathie.
- Striae rubrae, Hautatrophie, gestörte Wundheilung.
- Atrophie und Schwäche der Skelettmuskulatur, Osteoporose, aseptische Knochennekrosen (Kopf des Humerus und Femur).

Im Gegensatz zu vielen anderen Medikamentengruppen, gelten für die Glukokortikoide sehr ähnliche AI.
- Durch die Hypokaliämie können Wirkungen von Herzglykosiden verstärkt werden.
- Die Kaliumausscheidung durch Saluretika und Laxanzien kann verstärkt werden.
- Die Blutzucker senkende Wirkung von Antidiabetika kann vermindert werden.
- Die antikoagulierende Wirkung von Cumarin-Derivaten kann abgeschwächt werden.
- Die Gefahr von Magen-Darm-Blutungen durch NSAID wird erhöht.
- Die Wirkung von nicht depolarisierenden Muskelrelaxantien kann länger anhalten.
- Ein Anstieg des Augeninnendrucks durch Muskarinrezeptorantagonisten kann verstärkt werden.
- Östrogene (Kontrazeptiva) können die Glukokortikoidwirkungen verstärken.
- Antazida vom Aluminium- oder Magnesiumhydroxid-Typ können die Bioverfügbarkeit der Glukokortikoide verringern.
- Unter gleichzeitiger Gabe von ACE-Hemmern steigt das Risiko für Blutbildveränderungen.
- Bei gleichzeitiger Gabe von CYP3A4-Hemmern ist mit einem erhöhten Risiko

für systemische UAW der Glukokorti-koide zu rechnen. Bei gleichzeitiger Gabe von CYP3A4-Induktoren (Rifampicin, Phenytoin, Barbiturate) wird die Gluko-kortikoidwirkung vermindert.

- Glukokortikoide können die Blutspiegel von Ciclosporin erhöhen; es besteht eine erhöhte Gefahr zerebraler Krampfan-fälle.
- Glukokortikoide können zu einem Ab-fall der Blutkonzentrationen von Pra-ziquantel führen und die Wirkung von Somatotropin vermindern. Der TSH-Anstieg nach Gabe von Protirelin kann ebenfalls vermindert sein.
- Bei gleichzeitiger Gabe von Chloroquin, Hydroxychloroquin oder Mefloquin be-steht ein erhöhtes Risiko für das Auftre-ten von Myoapthien und Kardiomyopa-thien.

9.2 Medikamentöse Therapie in der funktionellen Urologie

Sajjad Rahnama'i und Martin C. Michel

▪ Hintergrund

Komplikationen der Arzneimitteltherapie äußern sich typischerweise als uner-wünschte Arzneimittelwirkungen (UAW) oder als Arzneimittelinteraktionen (AI). Zu Art und Häufigkeit von UAW und AI eines Präparats sollten die jeweils aktuellen Fa-chinformationen konsultiert werden. Die hier gemachten Angaben zu Art und Häu-figkeit von UAW und AI beruhen wesent-lich auf den Fachinformationen.

UAW stehen meist mit dem Wirkme-chanismus in Zusammenhang und gelten dann für eine ganze Klasse von Wirkstof-fen, wenn auch quantitativ in unterschied-lichem Ausmaß. Nicht an den Wirkmecha-nismus der Klasse gebundene direkte UAW sind seltener und oft spezifisch für einen Wirkstoff. Die Häufigkeit von UAW für ei-nen Wirkstoff hängt teilweise von der ver-wendeten Darreichungsform und Dosis ab. Das Bundesamt für Arzneimittel und Me-dizinprodukte definiert die Häufigkeit von UAW folgendermaßen:

- Sehr häufig >10 %
- Häufig 1–10 %
- Gelegentlich 0,1–1 %
- Selten 0,01–0,1 %
- Sehr selten <0,01 %

Um seltene oder sehr seltene UAW quanti-tativ einschätzen zu können, müssen meist Erfahrungen mit Millionen behandelter Pa-tienten vorliegen. Oft ist die Häufigkeit von UAW basierend auf den vorhandenen Da-ten nicht abschätzbar, z. B. wenn sie wesent-lich auf Spontanmeldungen nach der Zu-lassung beruhen. Die Häufigkeit von Spon-tanmeldungen relativ zu beobachteter UAW ist in Deutschland leider nur gering, was zu Unterschätzungen der Häufigkeit führt. Die in der Fachinformation berichtete Häu-figkeit von UAW bei Arzneimitteln beruht meist auf den Zulassungsstudien; diese Da-ten lassen nur grobe Vergleiche zwischen Arzneimitteln einer Klasse zu. Darüber hi-naus enthalten die Fachinformationen von vor längerer Zeit zugelassener Arzneimittel oft keine quantitativen Angaben zur Häu-figkeit von UAW. Schließlich gibt es zwi-schen Darreichungsformen eines Wirkstoffs oft Unterschiede in der Häufigkeit von UAW, wobei die retardierten Formulierun-gen meist seltener UAW aufweisen.

Eine andere Gruppe von Komplikati-onen sind Arzneimittelinteraktionen (AI) (Michel et al. 2009). AI können darauf be-ruhen, dass die Wirkmechanismen von Arz-neimitteln einander beeinflussen (pharma-kodynamische AI) oder dass ein Arznei-mittel die Resorption, den Metabolismus oder die Ausscheidung eines anderen be-einflusst (pharmakokinetische AI). Phar-makodynamische AI betreffen in der Regel die gesamte Wirkstoffklasse, pharmakoki-netische AI oft nur einzelne Arzneimittel. Dabei kann das Urologikum „Opfer" sein

(d. h. Hemmung oder Stimulation des Metabolismus durch ein anderes Arzneimittel verändert Wirkspiegel) oder „Täter" (Urologikum verändert Wirkspiegel anderer Arzneimittel; letzteres ist für die in der funktionellen Urologie eingesetzten Wirkstoffe seltener). Arzneimittelinteraktionen wurden im Wesentlichen für die Interaktion von zwei Arzneimitteln untersucht; ältere Patienten nehmen aber oft mehr als zwei Arzneimittel ein, was im Einzelnen zu komplexen Interaktionen führen kann, die sich aus den vorhandenen Daten nur begrenzt vorhersagen lassen.

- 5α-Reduktasehemmer (ARI)

Substanzen
- Dutasterid
- Finasterid

Dutasterid und Finasterid unterscheiden sich in ihrer Selektivität für Isoformen der 5α-Reduktase (Dutasterid ja, Finasterid nein), aber die klinische Relevanz dieses Unterschieds ist unklar. Während beide ARIs für die Behandlung des benignen Prostatasyndroms bei Patienten mit großer Prostata zugelassen sind, gibt es für Finasterid in der Dosis 1 mg auch eine Indikation für die Behandlung der androgenetischen Alopezie.
- Impotenz, verringerte Libido, Ejakulationsstörungen, Beschwerden in der Brust sind häufig und dem Wirkmechanismus geschuldet (Corona et al. 2017).
- Depression und suizidale Gedanken. Über das natürliche Auftreten hinaus wird die Inzidenz auf 2,4 Fälle pro 1000 Behandlungsjahre geschätzt (Müderrisoglu et al. 2019). Dies tritt ähnlich häufig, vielleicht sogar häufiger in der niedrigen Finasterid-Dosis in der Alopezie-Behandlung auf und kann auch nach Absetzen des ARI auftreten. Ursache scheint die Hemmung der Allopregnanolon-Synthese durch ARI zu sein; Genotypen, die hierfür besonders

empfindlich sind, wurden identifiziert. Patienten sind vor Verschreibung über dieses Risiko aufzuklären; bei Auftreten, ist dem Patienten das Einholen medizinischen Rats zu empfehlen.
- Keine UAW im engeren Sinne, aber zu beachten ist, dass unter ARI-Behandlung gemessene PSA-Werte um ca. 50 % abnehmen.

Potente CYP3A4-Hemmer (z. B. Itraconazol, Ketoconazol oder Ritonavir) können als pharmakokinetische AI die Wirkspiegel von Dutasterid und Finasterid erhöhen, was aber wahrscheinlich keine klinische Konsequenz hat.

- α₁-Adrenozeptorantagonisten (α-Blocker)

Substanzen
- Alfuzosin
- Doxazosin
- Silodosin
- Tamsulosin
- Terazosin

Die verschiedenen α-Blocker unterscheiden sich pharmakologisch in ihrer Selektivität für α_{1A}-Adrenozeptoren (Silodosin, Tamsulosin), in ihrer Anreicherung im Zielgewebe (Alfuzosin, Tamsulosin) und in ihrer Pharmakokinetik (Geschwindigkeit des Anflutens, Verbleibdauer im Organismus). Welcher dieser Faktoren wie viel zu quantitativen Unterschieden der Häufigkeit von UAW beiträgt, ist nicht klar.
- Kopfschmerzen, Schwindel, Benommenheit und Schwächegefühl sind häufig bis sehr häufig, lassen sich aber über den Wirkmechanismus nur bedingt erklären, vor allem für die α-Blocker mit geringer Penetration der Blut-Hirn-Schranke.
- Rhinitis und grippale Infekte sind häufig, lassen sich wahrscheinlich durch eine Vasodilatation in der Nasenschleimhaut erklären.
- Blutdrucksenkung und orthostatische Hypotonie scheinen bei Alfuzosin, Tam-

sulosin und Silodosin seltener als bei Doxazosin und Terazosin zu sein und leiten sich aus der Vasodilatation ab. Sie treten v. a. zu Behandlungsbeginn und nach längerer Therapieunterbrechung auf („first-dose hypotension") (Oelke et al. 2014).

- Ejakulationsstörungen wurden ursprünglich als retrograde Ejakulation bewertet, reflektieren aber eine (relative) Anejakulation. Kommt bei Silodosin sehr häufig, Tamsulosin häufig und bei anderen α-Blockern seltener vor; insgesamt bei jüngeren Patienten häufiger als bei älteren (van Dijk et al. 2006)
- Ein intraoperatives Floppy-Iris-Syndrom kann während einer Kataraktoperation auftreten; es scheint bei Tamsulosin häufiger als bei anderen α-Blockern zu sein, valide Zahlen zur Häufigkeit gibt es aber nicht (Oelke et al. 2014).
- Berichte über eine erhöhte Inzidenz von Demenzerkrankungen unter Tamsulosin haben sich nicht bestätigt (Müderrisoglu et al. 2019).

α-Blocker können pharmakodynamische bedingte (Vasodilatation) Arzneimittelinteraktionen mit anderen Vasodilatatoren aufweisen; hierzu gehören Antihypertensiva einschließlich der Diuretika, Nitrate und Phosphodiesterase Typ-5-Hemmer (PDE-5-Hemmer).

Potente CYP3A4-Hemmer (z. B. Itraconazol, Ketoconazol oder Ritonavir) können durch pharmakokinetische AI die Wirkspiegel von Alfuzosin, Tamsulosin und Silodosin erhöhen.

- ▪ $β_3$-Adrenozeptoragonist

Substanzen
- Mirabegron

Häufige UAW sind
- Harnwegsinfektionen
- Kopfschmerzen, Schwindel
- Tachykardie
- Übelkeit, Obstipation, Durchfall

Da diese UAW in kontrollierten Studien nur unwesentlich häufiger als unter Placebo auftraten, lassen sich Ursachen nicht identifizieren.

Obwohl in kontrollierten Studien nicht häufiger als unter Placebo, gab es nach Markteinführung Berichte über ernste Blutdruckanstiege, die in einigen Fällen zu Herzinfarkten oder Schlaganfällen führten (Michel und Gravas 2016). Mirabegron soll deshalb bei nicht ausreichend eingestellter Hypertonie (systolischer Blutdruck $\geq$180 und/oder diastolischer Blutdruck $\geq$110 mm Hg) nicht eingesetzt werden. Die Ursache ist nicht völlig klar, könnte aber mit einer substanzspezifischer Verstärkung der endogenen Noradrenalinfreisetzung zusammenhängen.

Potente CYP3A4-Hemmer (z. B. Itraconazol, Ketoconazol oder Ritonavir) können als pharmakokinetische AI die Wirkspiegel von Mirabegron erhöhen. Klinisch relevant scheint dies aber nur bei gleichzeitig moderater Einschränkung der Nierenfunktion zu sein (GFR 30–89 ml/min); in diesem Fall ist die Tagesdosis auf 25 mg zu begrenzen.

Da Mirabegron CYP2D6 hemmen kann, ist Vorsicht geboten, wenn Mirabegron mit Arzneimitteln kombiniert wird, die durch CYP2D6 verstoffwechselt werden und eine geringe therapeutische Breite haben (z. B. Typ 1c Antiarrhythmika wie Flecainid oder Propafenon oder trizyklischen Antidepressiva wie Desipramin oder Imipramin).

- ▪ Muskarinrezeptorantagonisten (Anticholinergika)

Substanzen
- Darifenacin
- Desfesoterodin
- Fesoterodin
- Oxybutynin
- Propiverin
- Solifenacin
- Tolterodin
- Trospium

Das UAW-Profil ist bei allen Anticholinergika qualitativ ähnlich (teilweise Ausnahme Trospium), unterscheidet sich aber quantitativ (Witte et al. 2009; Yamada et al. 2018). Bei manchen Wirkstoffen gibt es auch quantitative Unterschiede zwischen Dosierungen und Darreichungsformen. Die komplexe Interaktion von Wirkstoff, Dosis und Darreichungsform für die Inzidenz von UAW insgesamt und im Vergleich zu Placebo wurde in einer Netzwerk-Metaanalyse quantitativ dargestellt (Buser et al. 2012).

- Mundtrockenheit (sehr häufig; Ausnahme: Häufig für Oxybutynin-Pflaster)
- Trockene Nase, Kehle und Augen (häufig bis sehr häufig)
- Obstipation (häufig bis sehr häufig)
- Bauchschmerzen, Diarrhoe, Übelkeit, Dyspepsie (häufig)
- Harnwegsinfektion oder Harnverhalt (gelegentlich)
- Schwindel, Kopfschmerzen (gelegentlich bis häufig)
- Schlaflosigkeit und Somnolenz (gelegentlich bis häufig). Patienten sind auf die Verstärkung der Somnolenz bei gleichzeitiger Einnahme von Alkohol hinzuweisen.
- Tachykardie (gelegentlich); alle Anticholinergika können die tachykarde Wirkung von β-Adrenozeptoragonisten verstärken.
- Eingeschränkte kognitive Fähigkeit und vermehrte Diagnosen von Demenz können (wahrscheinlich mit Ausnahme von Trospium) bei allen Anticholinergika auftreten. Die Inzidenz ist schwer zu bestimmen; da in der urologischen Versorgung hierfür meist keine Expertise besteht, dürfte sich aber im Bereich von „gelegentlich" bewegen. Bei Auftreten, Weiterführung der Therapie kritisch hinterfragen; bei Absetzen scheinen durch Anticholinergika bedingte kognitive Einschränkungen reversibel zu sein (Müderrisoglu et al. 2019).

Diese UAW beruhen auf Hemmung von Muskarinrezeptoren außerhalb der Harnblase, sind also nur bedingt vom Wirkmechanismus trennbar. Auch nach intravesikaler Gabe können systemische anticholinerge UAW auftreten. Zu beachten ist, dass zahlreiche nicht urologische Präparate (z. B. Anti-Allergika, Anti-Emetika, Mittel zur Behandlung obstruktiver Atemwegserkrankungen, Magen-Darm-Mittel, Anti-Parkinson-Mittel und Psychopharmaka) ebenfalls anticholinerge Eigenschaften haben; die Summe dieser Medikationen bildet die anticholinerge Last (Fox et al. 2014). Bei der gleichzeitigen Einnahme von urologischen Anticholinergika und anderen Wirkstoffen mit anticholinergen Eigenschaften ist deshalb Vorsicht geboten.

Bei Überdosierung können akut behandlungsbedürftige UAW auftreten:

- Halluzinationen und Erregungszustände: Physostigmin
- Krampfanfälle: Benzodiazepin
- Respiratorische Insuffizienz: Beatmung
- Harnretention (nicht nur bei Überdosierung): Katheterisierung
- Mydriasis: Pilocarpin Augentropfen und/oder Unterbringung in abgedunkeltem Raum
- Als allgemeine Maßnahmen werden EKG-Überwachung, Magenspülung und Gabe von Aktivkohle empfohlen.

Fast alle Anticholinergika werden über CYP3A und/oder CYP2D6 metabolisiert, was zu pharmakokinetischen Arzneimittelinteraktionen führen kann. Wegen der quantitativ unterschiedlichen Rolle dieser beiden Enzyme ergeben sich aber unterschiedliche Empfehlungen:

- Darifenacin: Die gleichzeitige Einnahme von potenten CYP3A4-Hemmern (z. B. Itraconazol, Ketoconazol oder Ritonavir) ist kontraindiziert; bei gleichzeitiger Einnahme von mäßig potenten CYP3A4-Hemmern soll die Dosis auf 7,5 mg beschränkt werden. Gleichzeitige Einnahme von starken P-Glyco-protein-Hemmstoffen (z. B. Ciclosporin oder Verapamil) soll vermieden werden. Hemmstoffe von CYP2D6 (z. B. Paroxetin) können die Wirkspiegel erhöhen, was aber meist klinisch wenig relevant ist. Darifenacin kann CYP2D6 hemmen; deshalb ist bei gleichzeitiger Einnahme von vorwiegend über CYP2D6 metabolisierten Wirkstoffen mit enger therapeutischer Breite (z. B. Flecainid oder Imipramin) Vorsicht geboten. Darifenacin kann durch Hemmung von CYP3A4 und P-Glycoprotein die Wirkspiegel von Digoxin um ca. 20 % erhöhen.

- Desfesoterodin und Fesoterodin: Bei gleichzeitiger Einnahme von potenten CYP3A4 Hemmern soll die Dosis auf 3,5 bzw. 4 mg beschränkt werden.
- Oxybutynin: Bei gleichzeitiger Einnahme von potenten CYP3A4 Hemmern steigen Plasmaspiegel der Muttersubstanz, die des aktiven Metaboliten aber nur mäßig; eine klinische Relevanz besteht meist nicht.
- Propiverin ist selber ein schwacher CYP3A4 Hemmer, eine klinische Relevanz besteht meist nicht.
- Solifenacin: Bei gleichzeitiger Einnahme von potenten CYP3A4 Hemmern soll die Dosis auf 5 mg begrenzt werden. Die gleichzeitige Einnahme von potenten CYP3A4 Hemmern ist bei stark eingeschränkter Nierenfunktion oder mäßig eingeschränkter Leberfunktion kontraindiziert.
- Tolterodin: Bei gleichzeitiger Einnahme von potenten CYP3A4 Hemmern kann es zu einer Verlängerung des QT-Intervalls kommen, was zu Rhythmusstörungen führen kann; die gleichzeitige Einnahme sollte vermieden werden.
- Trospium wird kaum verstoffwechselt; darum sind pharmakokinetische AI nach der Resorption selten.

Alle Anticholinergika (außer Trospium) werden über CYP3A4 metabolisiert; bei gleichzeitiger Einnahme von CYP3A4 Induktoren (z. B. Rifampicin, Carbamazepin, Barbiturate oder Johanniskraut) kann es zu einer Absenkung der Wirkspiegel kommen; dies ist nicht gefährlich, kann aber zu deutlich verminderter Wirksamkeit führen. Bei Trospium kann die gleichzeitige Einnahme von Guar, Colestyramin oder Colestipol die Resorption hemmen, was ebenfalls die Wirkung abschwächt.

- **Phosphodiesterase-Typ-5-Hemmer (PDE5-Hemmer)**

Substanzen
- Sildenafil
- Tadalafil
- Vardenafil

Die PDE5-Hemmer wurden primär zur Behandlung der erektilen Dysfunktion zugelassen (Yafi et al. 2018). Tadalafil ist in niedriger Dosis (5 mg) ebenfalls zur Behandlung des benignen Prostatasyndroms zugelassen, auch als Fixkombination mit Tamsulosin (Pattanaik et al. 2018). Sildenafil ist in niedriger Dosis (20 mg) auch zur Therapie der pulmonalen Hypertonie zugelassen. Es gibt für alle drei PDE5-Hemmer Studiendaten, die auf eine Wirksamkeit bei der überaktiven Blase hinweisen; in dieser Indikation sind sie aber nicht zugelassen und das Nutzen-Risiko-Verhältnis kann nicht sicher beurteilt werden (Chughtai et al. 2015). Obwohl verschreibungspflichtig, werden sie oft über das Internet bezogen, wobei die Reinheit und die Menge des enthaltenen Wirkstoffs oft unklar bleibt; bei solchen Präparaten können UAW auch von Verunreinigungen ausgehen.

- Kopfschmerzen (sehr häufig)
- Hautrötung (häufig bis sehr häufig)
- Verstopfte Nase (häufig bis sehr häufig)
- Dyspepsie (häufig bis sehr häufig)
- Hypotonie (gelegentlich bis häufig; v. a. bei gleichzeitiger Einnahme von Anti-Hypertensiva), Hypertonie
- Tachykardie (gelegentlich bis häufig; möglich sekundär zum Blutdruckabfall)

- Rücken-, Muskel- und Extremitätenschmerzen (sehr häufig bei Tadalafil, gelegentlich bei Sildenafil und Vardenafil).
- Veränderung des Farbsehens, Sehstörungen, verschwommenes Sehen (gelegentlich bis häufig)
- Plötzliche Verschlechterung des Hörvermögens, Hörsturz (selten)
- Priapismus, verlängerte Erektion (selten bis gelegentlich)
- Hämatospermie (sehr selten bis selten)
- Schlaganfall (selten)
- Erhöhung von Leberenzymen (selten bis gelegentlich; v. a. bei Vardenafil)

Schwerwiegende kardiovaskuläre Ereignisse, wie z. B. Myokardinfarkt, plötzlicher Herztod, instabile Angina pectoris, ventrikuläre Arrhythmien, Schlaganfall oder transitorisch ischämische Attacken wurden wiederholt beschrieben; unklar bleibt aber deren Häufigkeit und ob sie durch das Arzneimittel selber oder die nach Einnahme erfolgte sexuelle Aktivität begründet sind.

Die meisten UAW sind an den Wirkmechanismus gebunden, d. h. Erschlaffung des glatten Muskels (z. B. Vasodilatation in verschiedenen Gefäßbetten) durch Erhöhung der intrazellulären cGMP-Spiegel. Für andere UAW ist der Mechanismus nicht hinreichend geklärt.

Die wichtigste AI der PDE5-Hemmer ist die pharmakodynamisch bedingte, verstärkte Blutdrucksenkung bei gleichzeitiger Einnahme von Nitraten (z. B. Nitroglycerin). Die Wirkung anderer Blutdruck-senkender Arzneimittel kann verstärkt werden; dies schließt auch die in der Urologie verwendeten α-Blocker ein, wenn auch bei den uroselektiven in quantitativ geringerem Ausmaß (Barendrecht et al. 2005). Auch für Guanylylzyklaseaktivatoren (z. B. Riociguat) ist aufgrund der intrazellulären Wirkung auf denselben Signaltransduktionsweg (vermehrte cGMP Bildung, verminderter Abbau) mit additiven oder über-additiven kardiovaskulären Wirkungen zu rechnen; diese Kombination ist kontraindiziert.

Die drei PDE5-Hemmer werden u. a. durch CYP3A4 abgebaut. Wegen der quantitativ unterschiedlichen Rolle für die Wirkstoffe ergeben sich aber unterschiedliche Empfehlungen:

- Sildenafil: Von gleichzeitiger Einnahme von potenten CYP3A4 Hemmern (z. B. Itraconazol, Ketoconazol oder Ritonavir) ist abzuraten, da sie die Wirkspiegel um bis zu 300 % steigern können. Obwohl auch eine Metabolisierung über CYP2C9 erfolgt, scheint dies keine klinisch relevante Interaktion zu verursachen.
- Tadalafil: Bei gleichzeitiger Einnahme von potenten CYP3A4 Hemmern ist Vorsicht geboten.
- Vardenafil: Bei gleichzeitiger Einnahme von potenten CYP3A4 Hemmern können die Wirkspiegel auf das bis zu 16-fache steigen. Die gleichzeitige Einnahme sollte vermieden werden; bei Männern über 75 Jahren ist sie kontraindiziert.

Die gleichzeitige Einnahme von CYP3A4 Induktoren (z. B. Rifampicin, Carbamazepin, Barbiturate oder Johanniskraut) kann die Wirksamkeit aller drei PDE5-Hemmer deutlich vermindern.

- **Vasopressin-Analoga**

Vasopressin-Analoga werden auch außerhalb der Urologie eingesetzt, z. B. um Blutungen zu stillen.

Substanzen
- Desmopressin

Das Auftreten von UAW unterscheidet sich quantitativ zwischen den Indikationen Diabetes insipidus und Enuresis nocturna auf der einen und Nykturie auf der anderen Seite; die folgenden Häufigkeiten beziehen sich auf das jeweils größere Risiko. UAW wurden in der Dosis-Titrations-Phase häufiger berichtet als in der Behandlungsphase, was zum Teil daran liegen könnte, dass Patienten mit UAW während der Dosis-Titration weniger häufig dauerhaft behandelt werden.

- Kopfschmerzen, Schwindel (sehr häufig)
- Abdominale Schmerzen (häufig)
- Übelkeit (häufig)
- Hyponatriämie (häufig)
- Periphere Ödeme (häufig)
- Häufiges Wasserlassen (häufig)
- Mundtrockenheit (häufig)
- Gewichtszunahme (häufig)

Die meisten dieser UAW lassen sich aus dem Wirkmechanismus erklären (Hashim und Abrams 2008).

Pharmakodynamische AI
- Indomethacin und wahrscheinlich auch andere NSAID können die Wirkung von Desmopressin verstärken (aber nicht verlängern).
- Arzneimittel, die die Freisetzung von ADH beeinträchtigen (z. B. trizyklische Antidepressiva, SSRI, Chlorpromazin, Carbamazepin), können eine zusätzliche antidiuretische Wirkung auslösen und damit das Risiko einer Wasserretention/Hyponatriämie erhöhen.

Pharmakokinetische AI
- Loperamid kann die Desmopressin-Spiegel 3–4-fach erhöhen, was zu einem erhöhten Risiko der Wasserretention/Hyponatriämie führen kann. Dies trifft wahrscheinlich auch auf andere Arzneimittel zu, die die Darmperistaltik verzögern.
- Einnahme zusammen mit (fettreichen) Mahlzeiten kann zu geringerer Resorption führen und damit die Dauer der antidiuretischen Wirkung verkürzen.

- Clostridium botulinum Toxin Typ A

Substanzen
- Onabotulinumtoxin A

Onabotulinumtoxin A ist eines von mehreren in Deutschland verfügbaren Clostridium-botulinum-Toxin-Typ-A-Serotypen/Präparaten. Die anderen Serotypen/Prä-

parate verfügen aber nicht über eine Zulassung in einer urologischen Indikation, weshalb für die Verwendung in der Urologie keine robusten Verträglichkeitsdaten vorliegen.

Wegen unterschiedlicher Applikationswege unterscheidet sich das UAW-Spektrum von Onabotulinumtoxin A bei Behandlung von Blasenfunktionsstörungen nicht nur quantitativ, sondern auch qualitativ von dem bei anderen Indikationen. Die u. a. UAW beziehen sich nur auf die urologischen Indikationen (Hsieh et al. 2016).
- Harnwegsinfektionen (sehr häufig)
- Dysurie (sehr häufig)
- Bakteriurie (häufig)
- Harnretention, Pollakisurie, Leukozyturie (häufig)
- Erhöhter Restharn, nicht katheterisierungsbedürftig (häufig)

Alle UAW lassen sich aus dem Wirkmechanismus (Hemmung der peripheren Acetylcholin-Freisetzung) erklären.

Wegen der lokalen Gabe von Onabotulinumtoxin A ist mit pharmakokinetischen AI nicht zu rechnen. Pharmakodynamisch könnte die Wirkung von Onabotulinumtoxin A durch Aminoglykosid-Antibiotika wie Spectinomycin oder andere Arzneimittel verstärkt werden, die auf die neuromuskuläre Reizleitung wirken (z. B. neuromuskuläre Blocker).

9.3 Orale Antikoagulanzien

Rolf Dario Frank

- Hintergrund

Unter oralen Antikoagulanzien versteht man Substanzen, die oral applizierbar die plasmatische Gerinnung hemmen. Sie werden erfolgreich in der Langzeittherapie zur Prävention von Schlaganfällen bei Vorhofflimmern, zur Behandlung und Sekundärprophylaxe tiefer Venenthrombosen und Lungenembolien sowie bei Herzklappenersatz eingesetzt.

Seit Jahren haben wir es im Krankenhaus mit einer steigenden Zahl an Patienten zu tun, die unter einer solchen oralen Antikoagulanzien stehen und notfallmäßig oder für elektive Eingriffe stationär behandelt werden. Dieser Trend wird sich hauptsächlich aufgrund der zunehmenden Zahl kardiovaskulärer Erkrankungen bei steigender Lebenserwartung der Bevölkerung fortsetzen. Die Antikoagulanzientherapie hat in den letzten Jahren tiefgreifende Veränderungen erfahren. Bis 2011 standen für die orale Antikoagulanzien lediglich die Vitamin-K-Antagonisten (VKA), in Deutschland vorrangig das langwirksame Phenprocoumon, zur Verfügung. Seitdem ist die Lage viel komplexer geworden, da nach und nach vier sogenannte direkte orale Antikoagulanzien (DOAKs) die Marktzulassung erhielten (Dabigatran 9/2011, Rivaroxaban 11/2011, Apixaban 11/2012, Edoxaban 5/2015).

Für den klinischen Alltag wird es immer wichtiger, über fundierte Kenntnisse im Bereich der Antikoagulanzientherapie zu verfügen, um Komplikationen jeglicher Art zu vermeiden. Zur Qualitätssicherung sollte ein klinikinterner Standard für verschiedene Settings implementiert und ein interdisziplinäres Management angestrebt werden.

■ **Direkte orale Antikoagulanzien (DOAKs)**

Bei den DOAKs unterscheiden wir den direkten Thrombin-Inhibitor Dabigatran von den Faktor-Xa-Inhibitoren Rivaroxaban, Apixaban und Edoxaban. Sie zeichnen sich durch einen raschen Wirkeintritt innerhalb weniger Stunden nach Einnahme aus. Die Pharmakokinetik und -dynamik sind sehr gut vorhersagbar, sodass bei korrekter Einnahme von einer effektiven Antikoagulation ausgegangen werden kann. Daher entfällt bis auf wenige Ausnahmefälle die Notwendigkeit eines Monitorings, wie wir es von den VKA mit regelmäßigen INR (International Normalized Ratio)-Kontrollen gewohnt waren.

Die wesentlichen Eigenschaften der DOAKs sind in ■ Tab. 9.1 zusammengefasst. Hervorzuheben ist, dass Rivaroxaban immer zusammen mit einer Mahlzeit eingenommen werden sollte, um sicher resorbiert zu werden.

Bei den Indikationen Vorhofflimmern und Thrombose/Lungenembolie sind die DOAKs inzwischen Mittel der ersten Wahl und zählen weltweit zu den umsatzstärksten Medikamenten (Kearon et al. 2016; Kirchhof et al. 2016). Die VKA haben zeitgleich an Bedeutung verloren.

■ **Tab. 9.1** Wichtige Eigenschaften der vier in Deutschland zugelassenen DOAKs. (Nach Heidbuchel 2015)

	Dabigatran	Rivaroxaban	Apixaban	Edoxaban
Wirkung gegen	Faktor IIa	Faktor Xa	Faktor Xa	Faktor Xa
Bioverfügbarkeit	3–7 %	66 % nüchtern 100 % mit Essen	50 %	62 %
Halbwertszeit	12–17 h	5–9 h (jüngere) 11–13 h (ältere)	12 h	10–14 h
Halbwertszeit bei Kreatinin-Clearance <30 ml/min	Ca. 28 h	Ca. 10 h	Ca. 18 h	Ca. 17 h
Spitzenspiegel	2 h	2–4 h	1–4 h	1–2 h
Proteinbindung	35 %	95 %	87 %	55 %
Renale Clearance	80 %	35 %	27 %	50 %
Dialysierbarkeit	Ja	Nein	Nein	Nein

Alle DOAKs sind nicht für die Antikoagulation bei mechanischem Herzklappenersatz zugelassen. Auch bei Patienten mit schwerer Niereninsuffizienz bzw. Dialysepflicht dürfen DOAKs nicht verordnet werden. Hier sind weiterhin die VKA die einzige Option.

Der Siegeszug der DOAKs ist vor allem durch die entfallenden Laborkontrollen, aber auch durch das insgesamt bessere Sicherheitsprofil mit signifikant weniger intrakraniellen Blutungen, auch unter „real world"-Bedingungen, zu erklären. Im direkten Vergleich der vier DOAKs scheint nach aktueller Datenlage das Apixaban mit der geringsten Rate an schweren Blutungskomplikationen und Blutungen insgesamt assoziiert zu sein (Hohnloser et al. 2018).

Bei der Therapie mit DOAKs muss die Nierenfunktion regelmäßig überwacht werden. Anders als im klinischen Alltag meist praktiziert, sollte vorzugsweise die Cockcroft-Gault-Formel anstelle der MDRD- oder CKD-EPI-Formel zur Bestimmung der Nierenleistung herangezogen werden, da alle Zulassungsstudien der DOAKs diese Formel verwendet haben. Je nach eingesetzter Formel kann es zu unterschiedlicher Einstufung der Patienten mit konsekutiver Über- oder Untertherapie kommen (Andrade et al. 2018). Zu beachten ist, dass die Formeln nur bei stabiler Nierenfunktion validiert sind, die Aussagekraft bei sich kurzfristig ändernden Kreatinin-Werten demnach eingeschränkt ist. Bei akuter Niereninsuffizienz mit Anstieg des Serumkreatinins über 2 mg/dl sollten die DOAKs auf jeden Fall pausiert werden, bis die klinische Situation geklärt ist.

Im Unterschied zu den drei anderen Substanzen ist die Elimination von Dabigatran sehr stark von der Nierenfunktion abhängig, sodass das Präparat unterhalb einer geschätzten Kreatinin-Clearance von 30 ml/min kontraindiziert ist und bei akuter Niereninsuffizienz rasch kumulieren kann. Die Faktor-Xa-Inhibitoren können dagegen bis zu einer verminderten Clearance von 15 ml/min in reduzierter Dosis angewendet werden. Apixaban hat die geringste renale Clearance und wurde in den USA sogar bei dialysepflichtiger Niereninsuffizienz zugelassen.

- **Bridging**

Unter Bridging versteht man klassischerweise die passagere, meist periprozedurale Umstellung einer oralen Antikoagulation mit VKA auf kurzwirksame, subkutan oder intravenös applizierbare Antikoagulanzien. Hierzu existiert kein einheitliches oder standardisiertes Protokoll. Ziel des Bridgings ist es, primär, thromboembolische Ereignisse unter einem für den operativen Eingriff reduzierten Antikoagulationsniveau zu verhindern. Gleichzeitig soll eine sichere Hämostase gewährleistet werden und die Antikoagulation um den Eingriff herum besser steuerbar sein.

Geeignet für ein Bridging sind niedermolekulare Heparine (NMH), unfraktionierte Heparine (UFH) und – bei der Heparin-induzierten Thrombozytopenie Typ II (HIT II) – Argatroban. Eine offizielle Zulassung für diese Indikation liegt für keines der Medikamente vor. Die NMH bieten den großen Vorteil der subkutanen Gabe, in aller Regel ohne Notwendigkeit eines Monitorings, und sollten daher bevorzugt Verwendung finden. Die größten klinischen Erfahrungen gibt es hierbei mit Enoxaparin und Dalteparin. Zu beachten ist, dass die NMH nicht untereinander austauschbar sind, und sich vor allem hinsichtlich Kumulationsneigung bei Niereninsuffizienz deutlich unterscheiden. Ein Bridging mit NMH ist auch bei mechanischen Herzklappen effektiv (Daniels et al. 2009; Hart et al. 2017) und kann als etabliert betrachtet werden. Generell sollte man allerdings unterhalb einer GFR von 30 ml/min NMHs nicht mehr zum Bridging einsetzen.

Beim UFH, das in erster Linie bei fortgeschrittener Niereninsuffizienz zum Einsatz kommen sollte, ist eine kontinuierliche intravenöse Infusion notwendig. Die individuelle Dosis-Anpassung erfolgt über die tägliche Bestimmung der partiellen Thromboplastinzeit (aPTT), die üblicherweise auf das 1,5- bis 2-fache des oberen Kontrollwerts verlängert sein soll. Die Dosierung nach einem gewichtsbasierten Nomogramm verkürzt die Zeit bis zum Erreichen einer effektiven aPTT (Raschke et al. 1993).

Argatroban ist zur Antikoagulation bei HIT II das Mittel der Wahl. Es wird wie UFH als intravenöse Dauerinfusion appliziert und über die aPTT-Verlängerung gesteuert. Die Halbwertzeit liegt bei 50 min, sodass etwa 3 h nach Applikationsende die Gerinnung normalisiert ist. Von großem Vorteil ist, dass eine Niereninsuffizienz bis hin zur Dialysepflichtigkeit keinen Effekt auf die Wirkdauer hat.

> ❯ Für das Bridging, auch bei Herzklappenersatz, sollten vorzugsweise die NMH Enoxaparin oder Dalteparin eingesetzt werden. Bei einer GFR <30 ml/min ist UFH Mittel der Wahl.

In den letzten Jahren wird zunehmend über die Sinnhaftigkeit des Bridgings diskutiert. Kleinere zahnärztliche Eingriffe, einfache Endoskopien und z. B. Schrittmacherimplantationen können sicher und teilweise sogar komplikationsärmer ganz ohne Unterbrechung der oralen Antikoagulation durchgeführt werden (Birnie et al. 2013). Obwohl Bridging breit eingesetzt wird, ist die Datenlage dazu für heutige Maßstäbe eher dürftig und der klinische Nutzen für verschiedene Patientengruppen keineswegs erwiesen. Der Evidenzgrad der verfügbaren Daten ist niedrig. In einer Meta-Analyse aus vorwiegend retrospektiven Kohortenstudien, die insgesamt über 12.000 Patienten umfasste, konnte gezeigt werden, dass unter einem Bridging 3- bis 5-mal häufiger Blutungskomplikationen auftreten als bei Verzicht auf die überbrückende Medikation, die Rate an thromboembolischen Ereignissen aber mit und ohne Brid-

ging gleich niedrig liegt (Siegal et al. 2012). Vor wenigen Jahren konnte erstmals durch eine prospektive, randomisierte, plazebokontrollierte Studie mehr Klarheit geschaffen werden (Douketis et al. 2015). In einem Kollektiv von insgesamt fast 2000 Patienten mit Vorhofflimmern war eine Unterbrechung der VKA-Therapie ohne Bridging dem Dalteparin-Bridging hinsichtlich embolischer Komplikationen nicht unterlegen (0,4 % versus 0,3 % Ereignisrate nach 30 Tagen), bei der Rate an schweren Blutungen aber signifikant besser (1,3 % versus 3,2 %). Träger mechanischer Herzklappen oder andere Hochrisikopatienten waren von der Studienteilnahme ausgeschlossen.

Seit gut zehn Jahren propagieren verschiedene Fachgesellschaften ein risikoadaptiertes Bridging (Douketis et al. 2012; Hoffmeister et al. 2010). Daten, die wie diese Empfehlungen Eingang in den klinischen Alltag gefunden haben, existieren leider nicht. Maßgeblich für das perioperative Vorgehen bei Patienten unter oraler Antikoagulation soll demnach die Einschätzung zum einen des Blutungsrisikos, das mit dem geplanten Eingriff verbunden ist, und zum anderen des thromboembolischen Risikos bei Pausieren der Gerinnungshemmung sein. In Abhängigkeit davon wird dann darüber entschieden, ob und wann die orale Antikoagulation pausiert wird, ob und wie ein Bridging durchgeführt werden soll und schließlich, in welchem Abstand zum Eingriff die Antikoagulation wieder aufgenommen werden soll.

> ❯ Das Blutungsrisiko des Eingriffs und das Thromboembolie-Risiko bei Antikoagulationspause bestimmen das perioperative Management.

Das thromboembolische Risiko des operativen Eingriffs an sich spielt für diese Entscheidungsprozesse auch eine gewisse Rolle, da davon die Indikation zu einer medikamentösen Thromboseprophylaxe abhängt. Als klinische Risikofaktoren wurden in einem uro-onkologischen Kollektiv eine OP-Dauer >4 h, Lymphknotendissektion und Bluttransfusion identifiziert. Die Thromboserate lag dank medikamentöser Prophylaxe insgesamt bei <2 % (Chen et al. 2016).

▪ **Risikoeinschätzung**

Das Blutungsrisiko eines operativen Eingriffs wird meist nach der Wahrscheinlichkeit schwerer Blutungen in drei Kategorien eingeteilt: minimales Risiko, niedriges Risiko (<2 %) und hohes Risiko (≥2 % schwere Blutungen innerhalb von 48 h). Unter schweren Blutungen versteht man nach einer Definition des Scientific Standardization Committee der International Society on Thrombosis and Haemostasis (ISTH) (Schulman et al. 2010):

- Blutungen, die zu einem Abfall des Hämoglobinwerts um mindestens 20 g/l oder zu einer Transfusion von zwei oder mehr Erythrozytenkonzentraten führen,
- Blutungen in ein kritisches Areal bzw. Organ (intrakraniell, intraspinal, retroperitoneal, perikardial, intramuskulär/muskuläres Kompartment),
- Blutungen, die eine chirurgische Intervention im OP-Gebiet oder auch außerhalb erforderlich machen,
- Blutungen, die eine hämodynamische Instabilität hervorrufen oder im schlimmsten Fall zum Tod führen.

Zu beachten ist in dem Zusammenhang, dass bei zu aggressiver Antikoagulationsstrategie auch Prozeduren, die an sich mit einem geringen periprozeduralen Blutungsrisiko assoziiert sind, wie z. B. endoskopische Polyp- oder Tumorabtragungen, zu schwerwiegenden Blutungskomplikationen Anlass geben können.

Für urologische Eingriffe ergibt sich folgende gängige Einteilung des Blutungsrisikos (in Anlehnung an Steffel et al. 2018):

- Minimales Blutungsrisiko: einfache Urethrozystoskopie (ohne Biopsie), endoskopische Steinextraktion, Doppel-J-Schienenanlage.

- Niedriges Blutungsrisiko: Zystoskopie mit Biopsie, Prostatabiopsie.
- Hohes Blutungsrisiko: transurethrale Prostata- und Blasenresektionen, extrakorporale Stoßwellenbehandlung, alle abdominellen Eingriffe (Nephrektomie, Zystektomie etc.), Nierenbiopsie.

Der Großteil der urologischen Operationen geht demnach mit einem hohen Blutungsrisiko einher.

Das thromboembolische Risiko wird nach einem Vorschlag des American College of Chest Physicians (ACCP) ebenfalls in drei Kategorien eingeteilt, die auf dem geschätzten jährlichen Risiko für arterielle oder venöse Thromboembolien beruhen (niedrig <5 %, moderat 5–10 %, hoch >10 %) und nach den Hauptindikationen Herzklappenersatz, Vorhofflimmern und Thrombose/Lungenembolie weiter unterschieden werden (◘ Tab. 9.2) (Douketis et al. 2012). Diese Einteilung gilt als allgemein akzeptiert und praktikabel, auch wenn sie insbesondere für das perioperative Setting streng genommen nicht prospektiv validiert wurde.

Die Einteilung des Thromboembolie-Risikos bei Vorhofflimmern nutzt noch den $CHADS_2$-Score anstatt des in den neuen Vorhofflimmer-Leitlinien präferierten CHA_2DS_2VASc-Scores. Beim Herzklappenersatz muss bei der Risikoeinschätzung zwischen mechanischen und biologischen Prothesen sowie der Klappenposition unterschieden werden. Mechanische Mitralklappenprothesen und ein Doppelklappenersatz gehören zur Kategorie „hohes Thromboembolie-Risiko", während bei modernen mechanischen Aortenklappenprothesen, den sog. „Bileaflet-Prothesen", von einem geringeren Risiko ausgegangen wird. Biologischer Klappenersatz fällt in keine der drei Kategorien, wenn mehr als drei Monate nach Implantation vergangen sind.

Die Europäische Gesellschaft für Kardiologie (ESC) und die Europäische Vereini-

◻ Tab. 9.2 Risikostratifikation des perioperativen Thromboembolie-Risikos (TIA transitorisch-ischämische Attacke, MKE Mitralklappenersatz, AKE Aortenklappenersatz, RF Risikofaktor). Monate nach ACCP

Risiko	Vorhofflimmern	Thrombose/Lungenembolie	Herzklappenersatz
Hoch	Schlafanfall/TIA <3 Mo. CHADS$_2$ Score 5–6 Punkte	TVT/LE <3 Mo. SchwereThrombophilie – Protein C-/S-und AT-Mangel – Antiphospholipid-Syndrom	Alle mechanischen MKE ältere AKE-Modelle Schlaganfall/TIA <6 Mo.
Moderat	CHADS$_2$ Score 3–4 Punkte	TVT/LE vor 3–12-Mo. Leichte Thrombophilie – Heterozygote Faktor-V-Leiden-Mutation – Prothrombin-Mutation	Moderne AKE+ ≥1 RF – Vorhofflimmern – Diabetes – TIA/Schlaganfall – Hypertonie – Herzinsuffizienz – Alter >75 Jahre
Niedrig	CHADS$_2$ Score 0–2 Punkte	TVT/LE vor >12 Mo.	Moderne AKE ohne Vorhofflimmern und ohne andere RF

gung für Herz-Thorax-Chirurgie (EACTS) empfehlen noch uneingeschränkt bei allen mechanischen Herzklappen ein perioperatives Bridging (Baumgartner et al. 2017), während die amerikanischen Leitlinien differenzierter vorgehen (Douketis et al. 2012). Übereinstimmend wird bei mechanischen Mitralklappen die Bridging-Indikation gestellt. Bei den modernen Aortenklappenprothesen verzichtet die ACCP-Leitlinie komplett auf ein Bridging, sofern keine weiteren Risikofaktoren wie Vorhofflimmern vorliegen. Daten einer retrospektiven Kohortenstudie unterstützen diese Expertenempfehlungen (Delate et al. 2017). Die prospektive, randomisierte und Placebo-kontrollierte PERI-OP-Studie könnte demnächst diese Evidenzlücke schließen (NCT00432796). Festzuhalten ist, dass thromboembolische Ereignisse bis mindestens 30 Tage nach OP in allen publizierten Kohorten, auch ohne Bridging, entgegen früherer Annahmen insgesamt erfreulich selten sind (<1 %).

Aus der ◻ Tab. 9.2 ergibt sich indirekt, dass planbare operative Eingriffe im Hinblick auf das perioperative Thromboembolie-Risiko bei Patienten mit weniger als drei Monate zurückliegendem Schlaganfall, tiefer Beinvenenthrombose oder Lungenembolie nach Möglichkeit um mehrere Wochen verschoben werden sollten, um in eine niedrigere Risikokategorie zu kommen.

- **Perioperatives Vorgehen bei DOAK-Einnahme**

Bei einem Eingriff mit minimalem Blutungsrisiko wird die orale Antikoagulation nicht unterbrochen. Bei den DOAKs ist es sinnvoll, die Morgendosis des Präparats am OP-Tag ausfallen zu lassen, um nicht bei Spitzenspiegel-Bedingungen zu operieren. Ansonsten sollte das Einnahmeschema beibehalten werden.

Bei niedrigem und hohem Blutungsrisiko muss die DOAK-Therapie präoperativ je nach Nierenfunktion ein bis vier Tage pausiert werden (◻ Tab. 9.3) (Heidbuchel et al. 2015). Dabigatran muss schon bei mäßiger Niereninsuffizienz deutlich früher abgesetzt werden als die Faktor Xa-Inhibitoren. Bei hohem Blutungsrisiko des Eingriffs sollte sichergestellt sein, dass keine antikoagulative Restwirkung mehr vorhanden ist. Nach einer Daumenregel der Pharmakoki-

◘ **Tab. 9.3** Empfehlungen zur letzten Einnahme der DOAKs vor einem elektiven Eingriff. (Nach Steffel et al. 2018)

Substanz	Kreatinin-Clearance (ml/min)	Niedriges Blutungsrisiko	Hohes Blutungsrisiko
Dabigatran	>80	≥24 h	≥48 h
	50–79	≥36 h	≥72 h
	30–49	≥48 h	≥96 h
	<30	Kontraindiziert	Kontraindiziert
Rivaroxaban, Apixaban, Edoxoxaban	>50	≥24 h	≥48 h
	30–49	≥24 h	≥48 h
	15–29	≥36 h	≥48 h
	<15	Kontraindiziert	Kontraindiziert

netik ist dies nach mindestens fünf Halbwertszeiten der Fall. In den wenigsten Fällen wird dies mittels Labortest überprüft werden müssen.

Die amerikanische Arbeitsgruppe um Alex Stryropoulos empfiehlt für die Faktor-Xa-Inhibitoren eine längere präoperative Pausierung (zwei Tage bei niedrigem und drei Tage bei hohem Blutungsrisiko) (Spyropoulos et al. 2016).

Unter der Voraussetzung, dass eine sichere Hämostase erreicht wurde, kann die DOAK-Therapie bei niedrigem Blutungsrisiko bereits etwa 24 h postoperativ wieder aufgenommen werden. Bei hohem Blutungsrisiko wartet man 48 h, in einzelnen Fällen auch 72 h, bis zur DOAK-Gabe. Während der DOAK-Pause kann auf Bridging generell verzichtet werden. Das soll auch für Patienten mit hohem thromboembolischen Risiko nach ACCP gelten, auch wenn hochwertige Studien dazu fehlen. Eine Thromboseprophylaxe kann je nach klinischer Einschätzung des operativen Thromboserisikos in Einzelfällen ab dem ersten postoperativen Tag erwogen werden (Steffel et al. 2018).

❯ Während DOAK-Pause ist kein Bridging erforderlich, allenfalls individuell eine Thromboseprophylaxe.

▪ **Vorgehen bei Vitamin-K-Antagonisten**

Bei minimalem Blutungsrisiko sollte die stabile Antikoagulation mit VKA nicht unterbrochen werden. Es ist ratsam, durch Laborkontrollen zu dokumentieren, dass der INR-Wert präoperativ im unteren Zielbereich (2–2,5) liegt. Bei Überdosierung mit supratherapeutischem INR sollte der Eingriff verschoben werden, bis der INR spontan in den Zielbereich abgesunken ist. Für operative Eingriffe mit moderatem und hohem Blutungsrisiko muss die orale Antikoagulation mit VKA pausiert werden. Bei dem in Deutschland vorwiegend eingesetzten langwirksamen Phenprocoumon sollte die Einnahme sieben bis zehn Tage vor dem Aufnahmetermin beendet werden, damit der INR in einen sicheren Bereich <1,5 absinken kann. Der INR sollte am besten am Vortag des Aufnahmetermins kontrolliert werden, um die Operation konkret planen zu können.

Liegt bei dem Patienten ein niedriges bzw. moderates Thromboembolie-Risiko vor, so sollte auf ein Bridging verzichtet werden. Das empfohlene Vorgehen sieht vor, bereits am Abend des OP-Tages mit dem VKA in Erhaltungsdosis fortzufahren. Der INR-Zielbereich wird dann in den nächsten 8–14 Tagen langsam wieder erreicht. In Einzelfällen kann eine Thromboseprophylaxe, frühestens ab dem ersten postoperativen Tag, überlegt werden.

> Bei niedrigem oder moderatem Thromboembolie-Risiko sollte auf ein Bridging verzichtet werden. Die VKA-Therapie wird am Abend des OP-Tages mit der Erhaltungsdosis wieder aufgenommen.

Bei VKA-behandelten Hochrisiko-Patienten, die weniger als drei Monate zurückliegend eine TVT/LE oder eine TIA bzw. Schlaganfall durchgemacht haben, fällt die Nutzen-Risiko-Bewertung anders aus. Hier wird aufgrund des hohen Rezidivrisikos, auch wenn der VKA nur wenige Tage ersatzlos pausiert wird, ein Bridging eindeutig empfohlen. Das Procedere entspricht prinzipiell dem bei mechanischem Herzklappenersatz.

9

■ **Vorgehen bei mechanischem Herzklappenersatz**

Am problematischsten ist die perioperative Unterbrechung der VKA-Therapie bei Patienten mit mechanischen Herzklappen, da bei ineffektiver Antikoagulation akute Klappenthrombosen und arterielle Embolien mit verheerenden Folgen gefürchtet werden. Im Unterschied zur ACCP empfehlen die europäischen Fachgesellschaften ESC und EACTS prinzipiell bei allen Klappentypen ein Bridging, sobald der INR-Wert unter zwei abgesunken ist (Baumgartner et al. 2017). Leider finden sich in den Leitlinien keine konkreten Dosierungsangaben oder Protokolle.

Ein praktikables Regime mit Enoxaparin bzw. Dalteparin sieht folgendermaßen aus (Spyropoulos et al. 2016; Omran et al. 2007; Douketis et al. 2004):
Präoperativ:
- Bei INR <2 Beginn mit NMH (Enoxaparin 1 mg/kg, Dalteparin 100 U/kg)
- 2 × täglich s.c., bei Niereninsuffizienz GFR <50 Enoxaparin nur 1× täglich, Dalteparin keine Dosisreduktion

- Letzte Gabe 24 h vor dem Eingriff
- Wenn INR <1,5, OP durchführen
- Am OP-Tag keine NMH-Gabe

Postoperativ:
- Am OP-Tag oder am Folgetag Wiederbeginn VKA in Erhaltungsdosis
- Tag 1: ggf. NMH prophylaktisch (Enoxaparin 1 × 40 mg, Dalteparin 1 × 5000 E)
- Niedriges Blutungsrisiko: NMH therapeutisch ab Tag 1 (24 h)
- Hohes Blutungsrisiko: NMH therapeutisch ab Tag 2 (48 h), spätestens ab Tag 3 (72 h)
- NMH beenden, wenn INR >2.0

Für das Bridging mit UFH sieht das Vorgehen wie folgt aus:
Präoperativ:
- bei INR <2.0 Beginn i.v. UFH-Infusion ohne Initialbolus, z. B. 18 U/kg/h
- aPTT-Kontrollen mind. 1× täglich
- Infusion 6 h vor dem Eingriff stoppen
- wenn INR <1,5, OP durchführen
- am OP Tag keine PTT-wirksame UFH-Gabe

Postoperativ:
- Am OP-Tag oder Folgetag Wiederbeginn VKA in Erhaltungsdosis
- Tag 1: ggf. UFH prophylaktisch (2–3 × 5000 E s.c.)
- Niedriges Blutungsrisiko: UFH-Infusion ohne Bolus ab Tag 1
- Hohes Blutungsrisiko: UFH-Infusion ohne Bolus ab Tag 2, spätestens ab Tag 3
- UFH-Stop wenn INR >2.0

Bei beiden Antikoagulanzien muss das Blutbild, falls nicht aus anderen klinischen Gründen ohnehin erforderlich, wegen der Gefahr einer HIT II alle zwei Tage kontrolliert werden.

- **Spontane Blutung unter oraler Antikoagulation**

Eine orale Antikoagulation geht naturgemäß auch unabhängig von einem operativen oder traumatischen Ereignis mit einem erhöhten Blutungsrisiko einher. In den großen klinischen Studien bei Vorhofflimmern (RE-LY, ROCKET-AF, ARISTOTLE und ENGAGE-AF) traten unter VKA in 3–5 % pro Jahr schwere Blutungen auf. Klinisch relevante Blutungen, also Blutungen, die zu einer medizinischen Intervention, einem Arztbesuch oder einer Hospitalisation führen, betragen 6 bis 12 % pro Jahr. Die untersuchten Kollektive können hinsichtlich Alter und Komorbiditäten als repräsentativ für urologisches Krankengut gelten. Die Häufigkeit speziell urogenitaler Blutungen wird in den Studien nicht ausgewiesen.

Das Blutungsrisiko unter VKA lässt sich für Patienten mit Vorhofflimmern recht einfach mithilfe des HAS-BLED-Scores abschätzen. Ein Score-Wert ≤2 gilt als niedriges Risiko mit einer jährlichen Rate an schweren Blutungen von ca. 1–4 %, während Werte ≥3 (max. sechs Punkte) ein Risiko von 6–10 % pro Jahr vorhersagen (Lip et al. 2011). Ein wesentlicher Einflussfaktor auf das Blutungsrisiko der VKA ist die Güte der INR-Einstellung, meist ausgedrückt als die mittlere Zeit im therapeutischen Bereich (TTR) in Prozent. Unter Studienbedingungen werden TTR-Werte von 55–65 % erreicht. Je höher dieser Wert ist, desto geringer ist die Rate an schweren Blutungen (Vestergaard et al. 2017). In einem großen Register waren 60 % der gemessenen INR-Werte im Zielbereich, aber die TTR gerade bei den am meisten blutungsgefährdeten Patienten am schlechtesten (Pokorney et al. 2015).

Unter DOAKs ist das Blutungsrisiko generell geringer als mit VKA, wobei vor allem intrakranielle Blutungen signifikant seltener auftreten. Bei den schweren Blutungen sind die Unterschiede substanzspezifisch. Während Rivaraxoban mit einem etwa gleich großen Risiko für schwere und klinisch relevante Blutungen (3,6 bzw. 12 % pro Jahr) wie VKA assoziiert ist, traten unter Dabigatran 110 mg, Edoxaban und Apixaban diese Blutungen signifikant seltener auf. Apixaban schneidet mit ca. 30 % weniger schweren Blutungen als VKA am besten ab. Gastrointestinale Blutungen werden unter DOAKs mit Ausnahme des Apixaban etwas häufiger beobachtet (Hohnloser et al. 2018).

- **Management akuter Blutungen unter oraler Antikoagulation**

Die ESC und die European Heart Rhythm Association (EHRA) haben konkrete Empfehlungen zum Vorgehen bei akuten Blutungen unter oraler Antikoagulation herausgegeben (Steffel et al. 2018; Kirchhof et al. 2016). Basismaßnahmen sind:

- Sicherung der Vitalfunktionen, hämodynamische Stabilisierung mit Volumensubstitution,
- Notfall-Labor: aktuelle Gerinnungssituation, Blutbild und Nierenfunktion,
- Blutungsquellensuche,
- Blutstillung: Lokalmaßnahmen, Operation oder endoskopische Intervention,
- Transfusion von Erythrozytenkonzentraten, ggf. Thrombozytenkonzentrat, Fibrinogenkonzentrat bei Fibrinogen <1 g/l.

Bei VKA-Einnahme kann die Wirkung durch Vitamin-K-Gabe antagonisiert werden, wobei nach intravenöser Gabe schon nach ca. 6 h der Quick-Wert signifikant ansteigt. Bei lebensbedrohlichen Blutungen wird Prothrombinkomplex-Konzentrat (z. B. PPSB) eingesetzt, um die Gerinnungssituation innerhalb von Minuten normalisieren zu können. Zu beachten ist dabei die VKA-Indikation. Bei mechanischen Herzklappen, insbesondere in Mitralposition, muss parallel zur VKA-Antagonisierung ggf. frühzeitig mit einer überlappenden Heparinisierung begonnen werden, um der Thrombogenität entgegenzusteuern und damit z. B. eine akute, mitunter letale Klappenthrombose zu verhindern.

Bei den DOAKs muss der Zeitpunkt der letzten Einnahme und das Dosierungsregime genau erfragt werden, um zusammen mit der aktuellen Nierenfunktion die Wirkdauer der Präparate abschätzen zu können. So kann man bei den Faktor-Xa-Inhibitoren davon ausgehen, dass auch bei höhergradig eingeschränkter Nierenfunktion die Wirkspiegel spontan so abklingen, sodass bereits nach 24 h keine ausgeprägte antikoagulative Wirkung mehr vorhanden ist, nach 48 h die Restwirkung vernachlässigbar ist. Bei Dabigatran wird die Halbwertszeit durch Niereninsuffizienz stark verlängert, die Wirkung hält mitunter mehr als 48 h an.

Die im Krankenhaus routinemäßig verfügbaren Gerinnungsparameter Quick und aPTT sind nicht zum Monitoring geeignet. Dennoch können sie im Notfall hilfreich sein. Die Substanzen beeinflussen Quick und aPTT in unterschiedlichem Ausmaß (Steffel et al. 2018). Unter regelmäßiger Rivaroxaban-Einnahme besteht in aller Regel eine Laborkonstellation wie bei VKA-Therapie mit stark erniedrigtem Quickwert und INR-Werten um 2, die nicht fehlinterpretiert werden darf. Ein fast normaler Quickwert schließt die Gegenwart relevanter Rivaroxaban-Spiegel weitgehend aus. Apixaban und Edoxaban haben einen weniger starken Effekt auf den Quickwert. Dabigatran verlängert vornehmlich die aPTT, sodass bei normaler aPTT eher keine relevanten Wirkspiegel vorhanden sind. Labormethoden zur genauen Quantifizierung der Plasmaspiegel sind zwar etabliert, aber in den allermeisten Krankenhäusern nicht verfügbar, sodass Ergebnisse oft erst am nächsten Tag vorliegen.

Mittlerweile stehen auch für die DOAKs spezifische Antidots zur Verfügung. Im November 2015 erhielt Idarizizumab die Zulassung. Dieses Präparat enthält ein monoklonales Antikörperfragment, das Dabigatran hochaffin bindet und dessen Wirkung innerhalb von Minuten komplett aufhebt. Im September 2019 folgte die Zulassung von Andexanet alfa. Hierbei handelt es sich um einen modifizierten rekombinanten humanen Faktor Xa ohne Gerinnungswirkung, der die Faktor-Xa-Inhibitoren Rivaroxaban, Apixaban, Edoxaban und auch Enoxaparin binden und deren Wirkung rasch aufheben kann. Beide Antidots sind sicherlich verzweifelten Situationen mit intrakraniellen oder anderen lebensbedrohlichen bzw. sonst nicht beherrschbaren Blutungen vorbehalten. Bei fehlender Verfügbarkeit der Antidots kann auch PPSB (50 U/kg) gegeben werden. Dabigatran kann zudem prinzipiell effektiv mittels Hämodialyse eliminiert werden.

- **Thrombozytenaggregationshemmer**
Eine noch komplexere Situation liegt vor, wenn Patienten, die unter oraler Antikoagulation (OAK) stehen, wegen einer Koronarintervention mit Stentimplantation zusätzlich mit Thrombozytenaggregationshemmern behandelt werden müssen. Die sog. Triple-Therapie besteht aus ASS und vorzugsweise Clopidogrel zusätzlich zum OAK. Die modernen Plättchenhemmer Prasugrel und Ticagrelor sollten nicht mit ASS und OAK kombiniert werden. Die Triple-Therapie verhindert hochwirksam Stentthrombosen und sollte normalerweise sechs Monate durchgeführt werden (Lip et al. 2019). Das Blutungsrisiko wird durch einen derartig intensiven Eingriff in die Hämostase naturgemäß stark gesteigert. In den aktuellen Studien wird von katastrophale Blutungsraten von bis zu 27 % (schwere und klinisch relevante Blutungen) pro Jahr berichtet (Cannon et al. 2017; Gibson et al. 2016; Lopes et al. 2019). Ähnlich wie bei den Therapieentscheidungen zum perioperativen Bridging sollte das allgemeine Blutungsrisiko des Patienten, abschätzbar mit dem HAS-BLED-Score, dem myokardialen Ischämierisiko gegenüberge-

stellt werden. Besteht ein hohes Blutungs-risiko (z. B. HAS-BLED ≥3 Punkte) kann mit der neuen Generation von Medikamenten-beschichteten Stents (DES) nach den aktuellen Empfehlungen die Triple-Therapie auf einen Monat verkürzt oder nach dem initialen stationären Aufenthalt direkt auf eine duale Therapie (OAK und Clopidogrel) umgestellt werden. Bei Vorhofflimmern- und Thrombose-Patienten können sowohl VKA als auch DOAK als Kombinationspartner gewählt werden. Mehrere große klinische Studien der letzten Jahre (AUGUSTUS, PIONEER-AF, RE-DUAL PCI und WOEST) konnten eindrucksvoll zeigen, dass eine primäre duale Therapie mit VKA bzw. DOAK und Clopidogrel das Risiko relevanter Blutungen gegenüber einer Triple-Therapie annähernd halbiert, ohne Anhalt für eine erhöhte Rate kardiovaskulärer Ereignisse wie Infarkt oder Stentthrombose. Eine Tripletherapie mit Apixaban in Normaldosis war zudem sicherer als mit VKA (Cannon et al. 2017; Gibson et al. 2016; Lopes et al. 2019).

In den ersten drei, besser sechs Monaten nach Koronarintervention sollten elektive Operationen vermieden werden. Perioperativ darf bei Patienten mit Koronarstents mindestens in den ersten zwölf Monaten auf keinen Fall auf eine antithrombozytäre Medikation mit ASS 100 mg/Tag verzichtet werden. Heparin kann eine antithrombozytäre Therapie nicht ersetzen. Bei dualer Plättchenhemmung wird Clopidogrel mindestens sieben Tage vor der OP pausiert und ASS fortgeführt. Clopidogrel alleine sollte überlappend auf ASS 100 mg umgestellt werden. Die duale Hemmung mit ASS und Clopidogrel kann je nach Risiko 24–72 h postoperativ wieder aufgenommen werden.

> ❯ UFH oder NMH können eine antithrombozytäre Medikation nicht ersetzen. Bei KHK mit Stent sollte daher ASS (100 mg) regelhaft perioperativ fortgeführt werden.

Detaillierte Empfehlungen zum Umgang mit der antithrombozytären Medikation bei oral antikoagulierten Patienten finden sich in einem sehr ausführlichen aktuellen Konsensuspapier der ESC (Lip et al. 2019).

Ungeklärt ist die Situation bei Patienten, die leitliniengerecht zwölf Monate nach Koronarstent auf eine alleinige OAK eingestellt sind. Hier ist bei Pausierung der OAK eine temporäre Therapie mit ASS 100 mg/Tag zu überlegen. Diese Therapieentscheidungen sollten in enger Absprache mit den Kardiologen vor Ort erfolgen, um das Risiko einer perioperativen Stentthrombose bzw. eines Myokardinfarkts zu minimieren bzw. gemeinsam zu tragen.

9.4 Antimikrobielle Substanzen

Tobias Weber und Florian Wagenlehner

- ▪ Hintergrund

Im Vergleich zu anderen Fachdisziplinen verordnen Urologen bis zu 25 % häufiger Antibiotika (Lebentrau et al. 2017). Daher spielen das rasche Erkennen und Behandeln von auftretenden Nebenwirkungen eine wichtige Rolle in der klinischen Praxis.

Die Häufigkeiten von auftretenden Nebenwirkungen und das Spektrum unterscheiden sich zwischen den verschiedenen Antibiotikaklassen zum Teil erheblich (◘ Tab. 9.4).

Die Häufigkeitsangaben sind folgendermaßen zu interpretieren und entsprechen der Fachinformation:

- ▬ Sehr häufig (>1/10)
- ▬ Häufig (>1/100 <1/10)
- ▬ Gelegentlich (>1/1.000, <1/100)
- ▬ Selten (>1/10.000, <1/1.000)
- ▬ Sehr selten (<1/10.000)
- ▬ Unbekannt (keine Aussage aufgrund der Datenlage zu treffen)

- ▪ Komplikationen

Komplikationen: Allergische Reaktionen

Tab. 9.4 Exemplarische Darstellung allgemeiner Nebenwirkungsraten von verschiedenen Antibiotikaklassen. (Fish 2001)

Antibiotikaklasse	Nebenwirkungsrate allgemein (%)
Fluorchinolone	3–40
Trimethoprim-Sulfamethoxazol	2–49
Penicilline	6–35
Cephalosporine	12–39
Doxycycline	19–23
Erythromycin	30–39

Antibiotika werden für 32–47 % aller Arzneimittelallergien verantwortlich gemacht. Von den Antibiotikaklassen wiederum ist Penicillin der häufigste Auslöser für allergische Reaktionen (Klimek et al. 2013). Kreuzreaktionen zwischen Penicillinen und Cephalosporinen werden in der Literatur mit einer Häufigkeit von bis zu 10 % angegeben. Die Kreuzreaktion wird meistens über die Seitenketten des Betalaktam-Ringes vermittelt, welche sich je nach Substanz stark ähneln. Da Cephalosporine der 3. Generation sowie Cefuroxim andere Seitenketten als die Aminopenicilline aufweisen, sind diese dennoch meist gut verträglich (Jörg und Helbling 2019).

Komplikation: Arzneimittelexanthem
Kutane Arzneimittelreaktionen können in einer Vielzahl von Formen auftreten. Am häufigsten ist das makulopapulöse Arzneimittelexanthem, welches besonders durch Beta-Laktam-Antibiotika und Sulfonamide ausgelöst wird.
Häufigkeit: Tab. 9.5.
Ursache: (T) Zellvermittelte allergische Reaktion Typ IV b (nach Coombs und Gell).
Behandlung: 0,5–0,75 mg/kg Prednisolon, engmaschige klinische Verlaufskontrol-

len, sofortiges Absetzen oder Umstellen der antibiotischen Therapie.

Komplikation: Exsudativum multiforme majus (EEM), Stevens-Johnson-Syndrom (SJS) und die toxisch epidermale Nekrolyse (TEN)
Hierbei handelt es sich um schwere kutane Reaktionen der Haut sowie der Schleimhäute, wobei sich die einzelnen Formen im Grad der Epidermolyse unterscheiden. Die EEM stellt hier die mildere Verlaufsform da, während die TEN die Maximalvariante darstellt. Häufige antibiotische Auslöser sind Trimethoprim-Sulfamethoxazol, weitere Sulfonamide, Aminopenicilline, Cephalosporine sowie Chinolone.
Häufigkeit: Tab. 9.5.
Ursache: Flächenhafte Apoptose epidermaler Keratinozyten vermutlich durch CD8-positive zytotoxische T-Lymphozyten vermittelt. Der genaue Pathomechanismus ist noch nicht abschließend geklärt.
Behandlung: Sofortiges Absetzen oder Umstellen der antibiotischen Therapie, Elektrolyt- sowie Flüssigkeitssubstitution, ggf. intensivmedizinische Betreuung und Verlegung in eine spezialisierte Verbrennungseinheit.

Komplikation: Anaphylaktische Reaktion
Häufigkeit: Anaphylaktische Reaktionen durch Medikamente werden am häufigsten durch Antibiotika oder nichtsteroidale Antirheumatika (NSAR) ausgelöst. Unter den Antibiotika ist Penicillin der häufigste Auslöser für eine anaphylaktische Reaktion. Genaue epidemiologische Daten liegen nicht vor (Tab. 9.5).
Ursache: Ig-E vermittelte allergische Reaktion vom Sofort-Typ.
Behandlung: Je nach Ausprägung symptomatische und ggf. auch intensivmedizinische Therapie.

◘ Tab. 9.5 Häufigkeiten der Arzneimittelexantheme unter antimikrobieller Therapie

Häufigkeit Nebenwirkungen	Sehr häufig	Häufig	Gelegentlich	Selten	Sehr selten
Arzneimittel-exanthem	Nitrofuran-toin	Amoxicillin Ampicillin Penicillin, Piperacillin/Tazobactam Imipenem Cefpodoxim Ceftazidim Ceftriaxon, Cotrimoxazol Vancomycin	Cefuroxim Azithromycin Ciprofloxacin Levofloxacin		
Exsudativum multiforme majus (EEM), Stevens-Johnson-Syndrom (SJS) und die toxisch epidermale Nekrolyse (TEN)			Ampicillin	Imipenem	Amoxicillin Penicillin Piperacillin/Tazobactam Cefpodoxim Cotrimoxazol Nitrofurantoin Vancomycin Ciprofloxacin
Anaphylaktische Reaktion				Imipenem Cotrimoxazol Vancomycin	Amoxicillin Ampicillin Penicillin Cefpodoxim Ciprofloxacin
Urtikaria/ Angioödem	Ampicillin Nitrofuran-toin	Penicillin Cefpodoxim Cotrimoxazol Vancomycin	Amoxicillin Piperacillin/ Tazobactam Imipenem Ceftazidim Cefuroxim Azithromycin Ciprofloxacin Levofloxacin	Ceftriaxon	
Antibiotika-assoziierte Diarrhoe	Ampicillin Piperacillin/ Tazobactam	Amoxicillin Penicillin Imipenem Cefpodoxim Ceftazidim Ceftriaxon Cotrimoxazol Azithromycin Ciprofloxacin Levofloxacin	Cefuroxim	Nitrofuran-toin	

(Fortsetzung)

◨ **Tab. 9.5**   (Fortsetzung)

Häufigkeit Nebenwirkungen	Sehr häufig	Häufig	Gelegentlich	Selten	Sehr selten
Pseudomembranöse Kolitis			Ceftazidim Ciprofloxacin	Piperacillin/ Tazobactam Imipenem Ceftriaxon Cotrimoxazol	Amoxicillin Ampicillin Penicillin Cefpodoxim: sehr selten Vancomycin
Akute Penicillin assoziierte segmentale hämorrhagische Kolitis					Amoxicillin Ampicillin Penicillin
Kopfschmerzen, Verwirrtheit, Unruhe, Schläfrigkeit oder Schlaflosigkeit		Piperacillin/ Tazobactam Levofloxacin	Imipenem Cefpodoxim Ceftazidim Ceftriaxon Azithromycin Ciprofloxacin Levofloxacin	Ampicillin	Amoxicillin Cotrimoxazol Nitrofurantoin
Akute Psychose			Imipenem	Nitrofurantoin Levofloxacin	Cotrimoxazol Ciprofloxacin
Delir			Imipenem	Ciprofloxacin Levofloxacin	Cotrimoxazol
Krampfanfälle			Imipenem	Ampicillin Ciprofloxacin Levofloxacin	Amoxicillin Cotrimoxazol
Medikamentöstoxische Enzephalopathie				Imipenem	Amoxicillin Ampicillin Penicillin Cotrimoxazol
Nephrotoxizität		Vancomycin	Ceftazidim Azithromycin Ciprofloxacin Levofloxacin	Imipenem	Amoxicillin Ampicillin Penicillin Cefpodoxim Ceftriaxon Cotrimoxazol
Hepatotoxizität		Ceftazidim Cefuroxim Ceftriaxon	Ampicillin Piperacillin/ Tazobactam Cefpodoxim Nitrofurantoin Ciprofloxacin Levofloxacin	Imipenem Azithromycin	Amoxicillin Cotrimoxazol

(Fortsetzung)

9

◻ **Tab. 9.5** (Fortsetzung)

Häufigkeit Nebenwirkungen	Sehr häufig	Häufig	Gelegentlich	Selten	Sehr selten
Blutbildveränderungen		Piperacillin/ Tazobactam Ceftazidim Cefuroxim Ceftriaxon	Imipenem Azithromycin Levofloxacin	Vancomycin Ciprofloxacin	Amoxicillin Ampicillin Penicillin Cefpodoxim Cotrimoxazol Nitrofurantoin
Hämolyse/Agranulozytose			Cefpodoxim	Imipenem Vancomycin	Amoxicillin Ampicillin Penicillin Piperacillin/ Tazobactam Cotrimoxazol Nitrofurantoin Ciprofloxacin

In der Akutbehandlung Adrenalin 0,3–0,5 mg i. m. Bei Bronchialobstruktion Salbutamol 2–4 Hübe. Antihistaminika Dimetinden 0,1 mg/kg KG oder Clemastin 0,05 mg/kg KG i.v., Prednisolon 250–1000 mg i.v. Sofortiges Absetzen oder Umstellen der antibiotischen Therapie.

Komplikation: Urtikaria/Angioödem
Häufigkeit: ◻ Tab. 9.5.
Ursache: Ig-E vermittelte allergische Reaktion vom Sofort-Typ.
Behandlung: Symptomatisch mit Antihistaminika der 2. Generation, z. B. Desloratadin 5 mg 1×/Tag, sofortiges Absetzen oder Umstellen der antibiotischen Therapie.

Komplikationen: Gastrointestinale Beschwerden
Viele Antibiotika können gastrointestinale Beschwerden verursachen. Entweder durch direkte Wirkung auf das Organsystem oder durch ihre Wirkung auf die Darmflora.

Komplikation: Ösophagus-Ulzera
Häufigkeit: Unterschiedlich je nach Antibiotikum (◻ Tab. 9.5). Am häufigsten sind Doxycyclin, Tetracyclin und Clindamycin als Auslöser beschrieben. Sie werden für bis zu 50 % der Medikamenten-assoziierten Ösophagus-Ulzera verantwortlich gemacht (Jaspersen 2000).
Ursache: Chemische Irritation des Epithels.
Behandlung: Medikamente in aufrechter Position mit ausreichend Flüssigkeit einnehmen. Ggf. Protonenpumpeninhibitoren z. B. Pantoprazol 20–40 mg 1-0-0.

Komplikation: Antibiotika-assoziierte Diarrhoe/Pseudomembranöse Kolitis
Diarrhoen treten bei bis zu 25 % der Patienten nach Antibiotikagabe (insbesondere von Ampicillin/Amoxicillin, Cephalosporinen und Clindamycin) auf (Fuhr und Stahlmann 2006).
Häufigkeit: ◻ Tab. 9.5.
Ursache: Störung der physiologischen Darmflora durch antibiotische Therapie. Nur in ca. 20 % lässt sich ein spezifischer Erreger als Ursache nachweisen. Clostridium difficile ist dabei mit ca. 30 % der häufigste Verursacher von Antibiotika-assoziierten Diarrhoen.

Behandlung: Sofortiges Absetzen oder Umstellen der antibiotischen Therapie, Flüssigkeits- und Elektrolytsubstitution. Stuhluntersuchung auf Clostridium-difficile-Toxin. Bei positivem Nachweis Therapie mit Metronidazol (3–4 × 400–500 mg/Tag p.o. für 10–14 Tage). Bei schweren Verläufen Vancomycin (4 × 125 mg–250 mg/Tag p.o. für 10–14 Tage). Bei Vorliegen von Risikofaktoren (Komorbidität, Immunsuppression) kann eine Therapie mit Fidaxomicin (2 × 200 mg/Tag p.o. für 10–14 Tage) erwogen werden.

Komplikation: Akute Penicillin-assoziierte segmentale hämorrhagische Kolitis
Häufige (10–15/Tag) und blutige Stühle begleitet von abdominellen Krämpfen, die wenige Tage nach oraler Therapie mit Ampicillin oder Amoxicillin auftreten. Endoskopisch zeigt sich ein scharf begrenzter Befall mit ödematöser Schleimhautrötung, submukösen Hämorrhagien und ggf. auch Ulzerationen.
Häufigkeit: Sehr selten, es liegen keine genauen epidemiologischen Daten vor (◘ Tab. 9.5).
Ursache: Befall mit Toxin bildenden Klebsiella oxytoca.
Behandlung: Sofortiges Absetzen oder Umstellen der antibiotischen Therapie, Flüssigkeits- und Elektrolytsubstitution, spontanes Abklingen wenige Tage nach Absetzen der antibiotischen Therapie.

Komplikationen: Neurologische/psychiatrische Nebenwirkungen
Fast alle gängigen Antibiotika können im unterschiedlichen Ausmaß zentrale sowie periphere neurologische Nebenwirkungen entfalten. Besonders gilt dies für Fluorchinolone (1–2 %), Makrolide, Sulfonamide und β-Laktam-Antibiotika. Für ältere, neurologisch vorerkrankte sowie niereninsuffiziente Patienten besteht ein erhöhtes Risiko (Tomé und Filipe 2011).
Die Häufigkeit und Ursachen von möglichen neurotoxisch induzierten Nebenwir-

kungen unterscheiden sich in Abhängigkeit der verwendeten Substanzklasse erheblich. Im Allgemeinen gilt: Bei akut bis subakut auftretenden neurologischen Symptomen unter antibiotischer Therapie ist immer an eine mögliche Nebenwirkung der Therapie zu denken.

Komplikation: Kopfschmerzen, Verwirrtheit, Unruhe, Schläfrigkeit oder Schlaflosigkeit
Häufigkeit: ◘ Tab. 9.5.
Dies sind bei weitem die am häufigsten auftretenden neurologischen Nebenwirkungen unter antibiotischer Therapie. Für Fluorchinolone und Cephalosporine wird die Häufigkeit des Auftretens der o. g. Symptome mit bis zu 4 % angegeben und stellen damit nach gastrointestinalen Beschwerden die zweithäufigste Nebenwirkung dar (Fish 2001; Thomas 1994).
Ursache: Je nach Antibiotikaklasse unterschiedlich. Fluorchinolone und β-Laktam-Antibiotika z. B. wirken antagonistisch am GABA-Rezeptor.
Behandlung: Ggf. Absetzen oder Umstellen der antibiotischen Therapie. Symptomatische Therapie.

Komplikation: Akute Psychose
Häufigkeit: ◘ Tab. 9.5.
Ursache: Je nach Antibiotikaklasse unterschiedlich. Fluorchinolone und β-Laktam-Antibiotika z. B. wirken antagonistisch am GABA-Rezeptor.
Behandlung: Sofortiges Absetzen oder Umstellen der antibiotischen Therapie. Supportive Maßnahmen. Im akuten Stadium können Antipsychotika (Haloperidol 3–5 mg i.v.) allein oder in Kombination mit Lorazepam (1–2,5 mg i.v.) oder Diazepam (5–10 mg i.v.) verabreicht werden.

Komplikation: Delir
Häufigkeit: ◘ Tab. 9.5.
Ursache: Je nach Antibiotikaklasse unterschiedlich. Fluorchinolone und

β-Laktam-Antibiotika z. B. wirken antagonistisch am GABA -Rezeptor.

Behandlung: Sofortiges Absetzen oder Umstellen der antibiotischen Therapie. Supportive Maßnahmen. Bei sympathischer Hyperaktivität: Clonidin 1–2 μg/kg KG. Bei produktiv-psychotischen Symptomen: Haloperidol 0,5–5 mg p.o., Risperidon 1–2 mg p.o. oder Olanzapin 5–10 mg p.o., bei Agitation: Benzodiazepine z. B. Diazepam 5 mg/Tag.

Komplikation: Krampfanfälle
Häufigkeit: ◻ Tab. 9.5.
Ursache: Je nach Antibiotikaklasse unterschiedlich. Fluorchinolone und β-Laktam-Antibiotika z. B. wirken antagonistisch am GABA-Rezeptor.
Behandlung: In der Akutphase Lorazepam 2–4 mg i.v. oder bei fehlendem Zugang Midazolam 5–10 mg intranasal oder bukkal oder Diazepam 10–20 mg rektal. Sofortiges Absetzen oder Umstellen der antibiotischen Therapie.
Neurologische Vorstellung zur weiteren Abklärung, ggf. Neuroleptika z. B. Lamotrigin 100 mg/d.

Komplikation: Medikamentös-toxische Enzephalopathie
Die medikamentös-toxische Enzephalopathie weist eine Bandbreite neurologischer Symptome auf. Unter anderem Bewusstseinseintrübung, kognitive Störungen, Myoklonien und epileptische Anfälle.
Häufigkeit: ◻ Tab. 9.5.
Ursache: Je nach Antibiotikaklasse unterschiedlich. Fluorchinolone und β-Laktam-Antibiotika z. B. wirken antagonistisch am GABA-Rezeptor.
Behandlung: Sofortiges Absetzen der antibiotischen Therapie, supportive Maßnahmen. Bei ausbleibender Besserung sollte eine weitere neurologische Abklärung erfolgen.

Komplikation: Nephrotoxizität
Häufigkeit: ◻ Tab. 9.5.

Ursache: Überdosierung, renal vorerkrankte Patienten.
Behandlung: Sofortiges Absetzen oder Umstellen der antibiotischen Therapie. Symptomatische Behandlung. Ggf. nephrologische Anbindung.

Komplikation: Hepatotoxizität
Häufigkeit: ◻ Tab. 9.5.
Ursache: Überdosierung, hepatisch vorerkrankte Patienten.
Behandlung: Sofortiges Absetzen oder Umstellen der antibiotischen Therapie. Symptomatische Therapie. Bei ausbleibender Besserung ggf. gastroenterologische Vorstellung und weitere Abklärung.

Komplikationen: Erkrankungen des Blut- und Lymphsystems

Komplikation: Blutbildveränderungen
Häufigkeit: ◻ Tab. 9.5.
Ursache: Toxisch oder immunologisch vermittelte Störung der Myelopoese.
Behandlung: Sofortiges Absetzen oder Umstellen der antibiotischen Therapie. Je nach Schwere der Veränderung ggf. Transfusion von Fremdblutbestandteilen.

Komplikation: Hämolyse/Agranulozytose
Häufigkeit: ◻ Tab. 9.5.
Ursache: Toxisch oder immunologisch vermittelte Störung der Myelopoese.
Behandlung: Sofortiges Absetzen oder Umstellen der antibiotischen Therapie. Umkehrisolierung.

Literatur

Andrade JG, Hawkins NM, Fordyce CB, Deyell MW, Er L, Djurdjev O, Macle L, Virani SA, Levin A (2018) Variability in non-vitamin k antagonist oral anticoagulants dose adjustment in atrial fibrillation patients with renal dysfunction: the influence of renal function estimation formulae. Can J Cardiol 34:1010–1018

Barendrecht MM, Koopmans RP, de la Rosette JJMCH, Michel MC (2005) Treatment for lower urinary tract symptoms suggestive of benign prostatic hyperplasia: the cardiovascular system. BJU Int 95(Suppl. 4):19–28

Baumgartner H, Falk V, Bax JJ, De Bonis M, Hamm C, Holm PJ, Iung B, Lancellotti P, Lansac E, Rodriguez Muñoz D, Rosenhek R, Sjögren J, Tornos Mas P, Vahanian A, Walther T, Wendler O, Windecker S, Zamorano JL, ESC Scientific Document Group (2017) 2017 ESC/EACTS Guidelines for the management of valvular heart disease. Eur Heart J 38:2739–2791

Birnie DH, Healey JS, Wells GA, Verma A, Tang AS, Krahn AD, Simpson CS, Ayala-Paredes F, Coutu B, Leiria TLL, Essebag V (2013) Pacemaker or defibrillator surgery without interruption of anticoagulation. N Engl J Med 368:2084–2093

Brockow K, Przybilla B, Aberer W, Bircher AJ, Brehler R, Dickel H, Fuchs T, Jakob T, Lange L, Pfützner W, Mockenhaupt M, Ott H, Pfaar O, Ring J, Sachs B, Sitter H, Trautmann A, Treudler R, Wedi B, Worm M, Wurpts G, Zuberbier T, Merk HF (2015) Guideline for the diagnosis of drug hypersensi-tivity reactions. S2K-Guideline of the German Society for Allergology and Clinical Immunology (DGAKI) and the German Dermatological Society (DDG) in collaboration with the Association of Ger-man Aller gologists (AeDA), the German Society for Pediatric Allergology and Environmental Medicine (GPA), the German Contact Dermatitis Research Group, the Swiss Society for Allergy and Immunol-ogy (SGAI), the Austrian Society for Allergology and Immunology (ÖGAI), the German Academy of Allergology and Environmental Medicine (DAAU), the German Center for Documentation of Severe Skin Reactions and the German Federal Institute for Drugs and Medical Products (BfArM). Allergo J Int 24:94–105

Buser N, Ivic S, Kessler TM, Kessels AGH, Bachmann LM (2012) Efficacy and adverse events of antimuscarinics for treating overactive bladder: a network meta-analyses. Eur Urol 62:1040–1060

Cannon CP, Bhatt DL, Oldgren J, Lip GYH, Ellis SG, Kimura T, Maeng M, Merkely B, Zeymer U, Gropper S, Nordaby M, Kleine E, Harper R, Manassie J, Januzzi JL, ten Berg JM, Steg G, Hohnloser S, for the RE DUAL PCI Investigators (2017) Dual antithrombotic therapy with dabigatran after PCI in atrial fibrillation. N Engl J Med 377:1513–1524

Chen EC, Papa N, Lawrentschuk N, Bolton D, Sengupta S (2016) Incidence and risk factors of venous thromboembolism after pelvic uro-oncologic surgery – a single center experience. BJU Int 117(Suppl. 4):50–53

Chughtai B, Ali A, Dunphy C, Kaplan SA (2015) Effect of phosphodiesterase inhibitors in the bladder. Asian J Urol 2:33–37

Coluzzi F, Mattia C (2005) Oxycodone. Pharmacological profile and clinical data in chronic pain management. Minerva Anestesiol 71:451–460

Corona G, Tirabassi G, Santi D, Maseroli E, Gacci M, Dicuio M, Sforza A, Mannucci E, Maggi M (2017) Sexual dysfunction in subjects treated with inhibitors of 5α-reductase for benign prostatic hyperplasia: a comprehensive review and meta-analysis. Andrology 5:671–678

Daniels PR, McBane RD, Litin SC, Ward SA, Hodge DO, Dowling NF, Heit JA (2009) Peri-procedural anticoagulation management of mechanical prosthetic heart valve patients. Thromb Res 124:300–305

Delate T, Meisinger SM, Witt DM, Jenkins D, Douketis JD, Clark NP (2017) Bridge therapy outcomes in patients with mechanical heart valves. Clin Appl Thromb Haemost 23:1036–1041

Dewilde WJ, Oirbans T, Verheugt FW, Kelder JC, De Smet BJ, Herrman JP, Adriaenssens T, Vrolix M, Heestermans AA, Vis MM, Tijsen JG, van 't Hof AW, ten Berg JM (2013) Use of clopidogrel with or without aspirin in patients taking oral anticoagulant therapy and undergoing percutaneous coronary intervention: an open-label, randomized, controlled trial. Lancet 381:1107–1115

Dinges H-C, Otto S, Stay DK, Bäumlein S, Waldmann S, Kranke P, Wulf HF, Eberhart LH (2019) Side effect rates of opioids in equianalgesic doses via intravenous patient-controlled analgesia: a systematic review and network meta-analysis. Anesth Analg 129:1153–1162

Douketis JD, Johnson JA, Turpie AG (2004) Low-molecular-weight heparin as bridging anticoagulation during interruption of warfarin. Arch Intern Med 164:1319–1326

Douketis JD, Spyropoulos AC, Spencer FA, Mayr M, Jaffer AK, Eckman MH, Dunn AS, Kunz R (2012) Perioperative management of antithrombotic therapy: antithrombotic therapy and prevention of thrombosis, 9th ed: American College of Chest Physicians evidence-based clinical practice guidelines. Chest 141(2 Suppl):e326–e350

Douketis JD, Spyropoulos AC, Kaatz S et al. (2015) Perioperative Bridging Anticoagulation in patients with atrial fibrillation. N Engl J Med 373:823–833

Drahn S (2016) Medikamentös-toxische Enzephalopathie. CV 16:45–51

Fachinformation Amoxicillin-ratiopharm® 500 mg / 750 mg / 1000 mgFilmtabletten

Fachinformation Ampicillin-ratiopharm® 0,5 g/1,0 g/2,0 g/5,0 g

9

Fachinformation Azithromycin-ratiopharm® 200 mg/5 ml

Fachinformation Cefpodoxim-ratiopharm Filmtabletten

Fachinformation Ceftazidim-Actavis 2 g

Fachinformation Ceftriaxon-ratiopharm 1,0 g, 2,0g

Fachinformation Cefuroxim-ratiopharm® p.i.

Fachinformation Ciprofloxacin-ratiopharm Filmtabletten®

Fachinformation Clindamycin-ratiopharm® 600 mg Filmtabletten

Fachinformation Cotrim-ratiopharm® 480 mg Tabletten Cotrim forte-ratiopharm® 960 mg Tabletten

Fachinformation Doxycyclin STADA®100/200 mg Filmtabletten

Fachinformation Levofloxacin-ratiopharm®

Fachinformation Nitrofurantoin-ratiopharm 100 mg Retardkapseln

Fachinformation Piperacillin/Tazobactam HEXAL®

Fachinformation Tetracyclin Wolff®500 mg

Fachinformation Vanco-ratiopharm®

Fachinformation V-ratiopharm® 1 Mega Filmtabletten Penicillin V-ratiopharm® 1,5 Mega

Fachinformation ZIENAM® 500 mg/500 mg

Fish DN (2001) Fluoroquinolone adverse effects and drug interactions. Pharmacotherapy 21(10 Pt 2):253–272

Fox C, Smith T, Maidment I, Chan WY, Bua N, Myint PK, Boustani M, Kwok CS, Glover M, Koopmans I, Campbell N (2014) Effect of medications with anti-cholinergic properties on cognitive function, delirium, physical function and mortality: a systematic review. Age Ageing 43:604–615

Fuhr R, Stahlmann R (2006) Gastrointestinale Nebenwirkungen von Antibiotika. Der Gastroenterologe 1(3):173–179

Gaertner J, Stamer UM, Remi C, Voltz R, Bausewein C, Sabatowski R, Wirz S, Müller-Mundt G, Simon ST, Pralong A, Nauck F, Follmann M, Radbruch L, Meißner W (2017) Metamizole/dipyrone for the relief of cancer pain: a systematic review and evidence-based recommendations for clinical practice. Palliat Med 31:26–34

Gibson CM, Mehran R, Bode C, Halperin J, Verheugt FW, Wildgoose P, Birmingham M, Ianus J, Burton P, van Eickels M, Korjian S, Daaboul Y, Lip GYH, Cohen M, Husted S, Peterson ED, Fox KA, for the PIONEER AF PCI investigators (2016) Prevention of bleeding in patients with atrial fibrillaation undergoing PCI. N Engl J Med 375:2423–2434

Hart EA, Jansen R, Meijs TA, Bouma BJ, Riezebos RK, Tanis W, van Boven WJ, Hindori V, Wiersma N, Dessing T, Westerink J, Chamuleau SA (2017) Anticoagulant bridging in left-sided mechanical heart valve patients. Int J Cardiol 232:121–126

Hashim H, Abrams P (2008) Desmopressin for the treatment of adult nocturia. Therapy 5:667–683

Heidbuchel H, Verhamme P, Alings M, Antz M, Diener HC, Hacke W, Oldgren J, Sinnaeve P, Camm AJ, Kirchhof P (2015) Updated European Heart Rhythm Association practical guide on the use of non-vitamin K antagonist anticoagulants in patients with non-valvular atrial fibrillation. Europace 17:1467–1507

Hertl M (2017) Schwere kutane Arzneimittelreaktionen. In: Plewig G et al. (Hrsg) Braun-Falco's Dermatologie, Venerologie und Allergologie. Springer, Berlin

Hinrichs M, Weyland A, Bantel C (2017) Piritramid. Schmerz 31:345–352

Hoffmeister HM, Bode C, Huber K, Rybak K, Silber S (2010) Unterbrechung antithrombotischer Behandlung (Bridging) bei kardialen Erkrankungen: Positionspapier. Kardiologe 4:365–374

Hohnloser S, Basic E, Hohmann C, Nabauer M (2018) Effectiveness and safety of non-vitamin k oral anticoagulants in comparison to phenprocoumon: data from 61.000 patients with atrial fibrillation. Thromb Haemost 118:526–538

Hsieh P-F, Chiu H-C, Chen K-C, Chang C-H, Chou EC-L (2016) Botulinum toxin A for the treatment of overactive bladder. Toxins (Basel) 8:59

Jaspersen D (2000) Drug-induced oesophageal disorders: pathogenesis, incidence, prevention and management. Drug Saf. 22(3):237–49

Jörg L, Helbling A (2019) Das Kreuz mit der Kreuzallergie: Betalaktamantibiotika-Allergie. Ther Umsch. 75(1):7–11

Kearon C, Akl EA, Ornelas J, Blaivas A, Jimenez D, Bounameaux H, Huisman M, King CS, Morris TA, Sood N, Stevens SM, Vintch JRE, Wells P, Woller SC, Moores L (2016) Antithrombotic therapy for VTE disease: CHEST guideline and expert panel report. Chest 149:315–352

Kirchhof P, Benussi S, Kotecha D, Ahlsson A, Atar D, Casadei B, Castella M, Diener HC, Heidbuchel H, Hendriks J, Hindricks G, Manolis AS, Oldgren J, Popescu BA, Schotten U, Van Putte B, Vardas P, ESC Scientific Document Group (2016) 2016 ESC Guidelines for the management of atrial fibrillation developed in collaboration with EACTS. Eur Heart J 37:2893–2962

Klimek L, Aderhold C, Sperl A (2012) Allergien auf Antibiotika. HNO 61(5):409–415

Kötter T, da Costa BR, Fässler M, Blozik E, Linde K, Jüni P, Reichenbach S, Scherer M (2015) Metamizole-associated adverse events: a systematic review and meta-analysis. PLoS One 10:e0122918

Lebentrau S, Gilfrich C, Vetterlein MW, Schumacher H, Spachmann PJ, Brookman-May SD, Fritsche HM, Schostak M, Wagenlehner FM, Burger M, May M (2007) MR2 study group. Impact of the medical specialty on knowledge regarding multidrug-resistant organisms and strategies toward antimicrobial stewardship. Int Urol Nephrol. 49(8):1311–1318

Leitlinie Alkoholdelir und Verwirrtheitszustände der Deutschen Gesellschaft für Neurologie (DGN), S1, AWMF-Registernummer: 030-006, 2015

Leitlinie Erster epileptischer Anfall und Epilepsien im Erwachsenenalter der Deutschen Gesellschaft für Neurologie (DGN), S1, AWMF-Registernummer: 030-041, 2017

Leitlinie Gastrointestinale Infektionen und Morbus Whipple der Deutschen Gesellschaft für Gastroenterologie, Verdauungs-und Stoffwechselerkrankungen (DGVS), S2k, AWMF-Registernummer: 021-024, 2015

Leitlinie Notfallpsychiatrie der Deutsche Gesellschaft für Psychiatrie und Psychotherapie, Psychosomatik und Nervenheilkunde (DGPPN), S2k, AWMF-Registernummer: 038-023, 2019

Leitlinie Status epilepticus im Erwachsenenalter der Deutschen Gesellschaft für Neurologie (DGN), S1, AWMF-Registernummer 030-079, 2012

Leitlinie zu Akuttherapie und Management der Anaphylaxie. S2k-Leitlinie der Deutschen Gesellschaft für Allergologie und klinische Immunologie (DGAKI), AWMF-Registernummer: 061-025, 2013

Lieberman P (2008) Epidemiology of anaphylaxis. Curr Opin Allergy Clin Immunol. 8(4):316–20

Haude M, Byrne R, Chung EH, Fauchier L, Halvorsen S, Lau D, Lopez-Cabanillas N, Lettino M, Marin F, Obel I, Rubboli A, Storey RF, Valgimigli M, Huber K, ESC Scientific Document Group (2019) 2018 Joint European consensus document on the management of antithrombotic therapy in atrial fibrillation patients presenting with acute coronary syndrome and/or undergoing percutaneous cardiovascular interventions: a joint consensus document of the European Heart Rhythm Association (EHRA), European Society of Cardiology Working Group on Thrombosis, European Association of Percutaneous Cardiovascular Interventions (EAPCI), and European Association of Acute Cardiac Care (ACCA) endorsed by the Heart Rhythm Society (HRS), Asia-Pacific Heart Rhythm Society (APHRS), Latin America Heart Rhythm Society (LAHRS), and Cardiac Arrhythmia Society of Southern Africa (CASSA). Europace 21:192–193y

Lip GYH, Frison L, Halperin JL, Lane DA (2011) Comparative validation of a novel risk score for predicting bleeding risk in anticoagulated patients with atrial fibrillation: the HAS-BLED (Hypertension, Abnormal Renal/Liver Function, Stroke, Bleeding History or Predisposition, Labile INR, Elderly, Drugs/Alcohol Concomitantly) score. J Am Coll Cardiol 57:173–180

Lopes RD, Heizer G, Aronson R, Vora AN, Massaro T, Mehran R, Goodman SG, Windecker S, Darius H, Li J, Averkov O, Bahit C, Berwanger O, Budaj A, Hijazi Z, Parkhomenko A, Sinnaeve P, Storey RF, Thiele H, Vineranu D, Granger CB, Alexander JH, for the AUGUSTUS investigators (2019) Antithrombotic therapy after acute coronary syndrome or PCI in atrial fibrillation. N Engl J Med 380:1509–1524

Makins R, Ballinger A (2003) Gastrointestinal side effects of drugs. Expert Opin Drug Saf 2(4):421–429

Mattappalil A, Mergenhagen KA. (2014) Neurotoxicity with antimicrobials in the elderly: a review. Clin Ther. 36(11):1489–1511.e4

Merker M, Dinges G, Koch T, Kranke P, Morin AM (2012) Unerwünschte Nebenwirkungen von Tapentadol im Vergleich zu Oxycodon. Schmerz 26:16–26

Michel MC, Gravas S (2016) Safety and tolerability of ß₃-adrenoceptor agonists in the treatment of overactive bladder syndrome – insight from transcriptosome and experimental studies. Expert Opin Drug Saf 15:647–657

Michel MC, Schäfers RF, de la Rosette JJMCH (2009) Arzneimittelinteraktionen in der Urologie. Urologe 48:264–269

Miotto K, Cho AK, Khalil MA, Blanco K, Sasaki JD, Rawson R (2017) Trends in tramadol: pharmacology, metabolism, and misuse. Anesth Analg 124:44–51

Morlion B, Clemens KE, Dunlop W (2015) Quality of life and healthcare resource in patients receiving opioids for chronic pain: a review of the place of oxycodone/naloxone. Clin Drug Investig 35:1–11

Müderrisoglu AE, Becher KF, Madersbacher S, Michel MC (2019) Cognitive and mood side effects of lower urinary tract medication. Expert Opin Drug Saf 18:915–923

Oelke M, Gericke A, Michel MC (2014) Cardiovascular and ocular safety of α₁-adrenoceptor antagonists in the treatment of male lower urinary tract symptoms. Expert Opin Drug Saf 29:1–11

Olbert PJ, Netsch C, Schoeb DS, Leyh H, Gross AJ, Miernik A, Rassweiler JJ, Westphal J, Häcker A, Homberg R, Klein J, Sievert KD, Herrmann TRW (2019) Urologische Infektionen und Antibiotikamanagement bei geriatrischen Patienten [Urological infections and antibiotic management in geriatric patients]. Urologe A. 58(7):809-820. German

Omran H, Hammerstingl C, Paar WD (2007) Perioperative überbrückende Antikoagulation mit Enoxaparin – Ergebnisse des prospektiven BRAVE-Registers mit 779 Patienten. Med Klin 102:809–815

Pattanaik S, Mavuduru RS, Panda A, Mathew JL, Agarwal MM, Hwang EC, Lyon JA, Singh SK, Mandal AK (2018) Phosphodiesterase inhibitors for lower urinary tract symptoms consistent with benign prostatic hyperplasia. Cochrane Database Syst Rev. 11(11):CD010060

Pfützner W (2018) Kutane Arzneimittelreaktionen. In: Plewig G et al. (Hrsg) Braun-Falco's Dermatologie, Venerologie und Allergologie. Springer, Berlin

Pokorney SD, Simon DN, Laine Thomas L, Fonarow GC, Kowey PR, Chang P, Singer DE, Ansell J, Blanco RG, Gersh B, Mahaffey KW, Hylek EM, Go AS, Piccini JP, Peterson ED (2015) Patients' time in therapeutic range on warfarin among US patients with atrial fibrillation: results from OR-BIT-AF registry. Am Heart J 170:141–148

Polderman JAW, Farhang-Razi V, van Dieren S, Kranke P, DeVries JH, Hollmann MW, Preckel B, Hermanides J (2019) Adverse side-effects of dexamethasone in surgical patients – an abridged Cochrane systematic review. Anaesthesia. 74(7):929–939

Pollack CV, Reilly PA, Eikelboom J, Glund S, Verhamme P, Bernstein RA, Dubiel R, Huisman MV, Hylek EM, Kamphuisen PW, Kreuzer J, Levy JH, Sellke FW, Stangier J, Steiner T, Wang B, Kam CW, Weitz JI (2015) Idarucizumab for Dabigatran Reversal. N Engl J Med 373:511–520

Raschke RA, Reilly BM, Guidry JR, Fontana JR, Srinivas S (1993) The weight-based heparin dosing nomogram compared with a "standard care" nomogram. Arch Intern Med 119:874–881

Schulman S, Angeras U, Bergqvist D, Eriksson B, Lassen MR, Fisher W (2010) Definition of major bleeding in clinical investigations of antihemostatic medicinal products in surgical patients. J Thromb Haemost 8:202–204

Siegal D, Yudin J, Kaatz S, Douketis JD, Lim W, Spyropoulos AC (2012) Periprocedural Heparin bridging in patients receiving vitamin K antagonists – systematic review and meta-analysis of bleeding and thromboembolic rates. Circulation 126:1630–1639

Smith MT (2008) Differences between and combinations of opioids re-visited. Curr Opin Anesthesiol 21:596–601

Spyropoulos AC, Al-Badri A, Sherwood MW, Douketis JD (2016) Periprocedural management of patients receiving a vitamin k antagonist or a direct oral anticoagulant requiring an elective procedure or surgery. J Thromb Haemost 14:875–885

Steffel J, Verhamme P, Potpara TS, Albaladejo P, Antz M, Desteghe L, Haeusler KG, Oldgren J, Reinecke H, Roldan-Schilling V, Rowell N, Sinnaeve P, Collins R, Camm AJ, Heidbüchel H (2018) The 2018 European Heart Rhythm Association practical guide on the use of non-vitamin K antagonist oral anticoagulants in patients with atrial fibrillation. Eur Heart J 39:1330–1393

Stein J (2005) Antibiotikaassoziierte Diarrhö und pseudomembranöse Kolitis. In: Caspary WF et al. (Hrsg) Therapie gastroenterologischer Krankheiten. Springer, Berlin

Thomas RJ (1994) Neurotoxicity of antibacterial therapy. South Med J. 87(9):869–74

Tomé AM, Filipe A (2011) Quinolones: review of psychiatric and neurological adverse reactions. Drug Saf. 34(6):465–88

van Dijk MM, de la Rosette JJMCH, Michel MC (2006) Effects of α_1-adrenoceptor antagonists on male sexual function. Drugs 66:287–301

Vestergaard AS, Skjøth F, Larsen TB, Ehlers LH (2017) The importance of mean time in therapeutic range for complication rates in warfarin therapy of patients with atrial fibrillation: a systematic review and meta-regression analysis. PLoS one 12:e0188482

Witte LPW, Mulder WMC, de la Rosette JJMCH, Michel MC (2009) Muscarinic receptor antagonists for overactive bladder treatment: does one fit all? Curr Opin Urol 19:13–19

World Health Organization (2018) WHO guidelines for the pharmacological and radiotherapeutic management of cancer pain in adults and adolescents. World Health Organziation, Geneva

Yafi FA, Sharlip ID, Becher EF (2018) Update on the safety of phosphodiesterase type 5 inhibitors for the treatment of erectile dysfunction. Sex Med Rev 6:242–252

Yamada S, Ito Y, Nishijima S, Kadekawa K, Sugaya K (2018) Basic and clinical aspects of antimuscarinic agents used to treat overactive bladder. Pharmacol Ther 189:130–148

Ziemer M (2014) Kutane Arzneimittelreaktionen vom Spättyp. Hautarzt 65:397–408

Zuberbier T, Aberer W, Asero R, Abdul Latiff AH, Baker D, Ballmer-Weber B, Bernstein JA, Bindslev-Jensen C, Brzoza Z, Buense Bedrikow R, Canonica GW, Church MK, Craig T, Danilycheva IV, Dressler C, Ensina LF, Giménez-Arnau A, Godse K, Gonçalo M, Grattan C, Hebert J, Hide M, Kaplan A, Kapp A, Katelaris CH, Kocatürk E, Kulthanan K, Larenas-Linnemann D, Leslie TA, Magerl M, Mathelier-Fusade P, Meshkova RY, Metz M, Nast A, Nettis E, Oude-Elberink H, Rosumeck S, Saini SS, Sánchez-Borges M, Schmid-Grendelmeier P, Staubach P, Sussman G, Toubi E, Vena GA, Vestergaard C, Wedi B, Werner RN, Zhao Z, Maurer M (2018) Endorsed by the following societies: AAAAI, AAD, AAIITO, ACAAI, AEDV, APAAACI, ASBAI, ASCIA, BAD,

BSACI, CDA, CMICA, CSACI, DDG, DDS, DGAKI, DSA, DST, EAACI, EIAS, EDF, EMBRN, ESCD, GA²LEN, IAACI, IADVL, JDA, NVvA, MSAI, ÖGDV, PSA, RAACI, SBD, SFD, SGAI, SGDV, SIAAIC, SIDeMaST, SPDV, TSD, UNBB, UNEV and WAO. The EAACI/GA²LEN/EDF/WAO guideline for the definition, classification, diagnosis and management of urticaria. Allergy. 73(7):1393–1414

9

Medikamentöse Tumortherapie

Martin Bögemann

© Springer-Verlag GmbH Deutschland, ein Teil von Springer Nature 2021
J. Kranz et al. (Hrsg.), *Komplikationen in der Urologie*,
https://doi.org/10.1007/978-3-662-60625-4_10

10

- **Hintergrund**

Die Optionen der medikamentösen Tumortherapie im Bereich der Uro-Onkologie wurden in den letzten Jahren in fast allen Indikationen erheblich ausgeweitet. So kommen neben der klassischen zytostatischen Chemotherapie und der Androgen-Deprivationstherapie auch zielgerichtete molekulare Therapien (Tyrosinkinase-Inhibitoren) und die Therapien mit Checkpoint-Inhibitoren breitflächig zum Einsatz. Die Wahrscheinlichkeit, mit unerwünschten Nebenwirkungen oder Komplikationen einer medikamentösen Tumortherapie konfrontiert zu werden, ist hoch – als verabreichender Kollege oder Mitbehandelnder. Diese Entwicklung wird sich zukünftig weiter fortsetzen: Völlig neue Wirkstoffklassen werden verfügbar sein, darüber hinaus kommen Kombinationen verschiedener Wirkstoffe und Wirkstoffklassen zum Einsatz. Es ist daher von großer Wichtigkeit, die Grundzüge der Prophylaxe, Kontrolle und Behandlung von unerwünschten Nebenwirkungen durch systemische Therapeutika in der Uro-Onkologie zu beherrschen.

- **Häufigkeit der Komplikationen**

Nebenwirkungen der medikamentösen Tumortherapie werden nach den Common Terminology Criteria of Adverse Events CTCAE von Grad 0 bis 5 eingeteilt (CTCAE v5.0 2017). Ab CTCAE Grad 3 spricht man von schwerwiegenden und ab Grad 4 von lebensbedrohlichen unerwünschten Ereignissen. Diese Grad-3- und -4-Toxizitäten stellen somit für Patient und Behandler die größte Herausforderung dar. Bei den uro-onkologischen Erkrankungen ist die Rate der medikamentös therapiebedingten unerwünschten Ereignisse insgesamt hoch, weist aber abhängig von der Therapieform eine große Spannweite auf. Sie schwankt beispielsweise von <10 % für das beim nicht metastasierten kastrationsresistenten Prostatakarzinom eingesetzte Darolutamid (Fizazi et al. 2019) bis zu >50 % für das beim

Urothelkarzinom eingesetzte Vinflunine (Bellmunt et al. 2010). Nicht nur die Häufigkeit, sondern auch die Qualität unerwünschter Nebenwirkungen ist abhängig vom eingesetzten Wirkstoff und führt zu teils völlig verschiedenen Beeinträchtigungen des Patienten. So wird eine länger andauernde Grad-1-Diarrhoe (bis zu drei flüssige Stühle pro Tag) einen Patienten in der Regel stärker beeinträchtigen, als eine nicht lang anhaltende Grad-3-Erhöhung der Transaminasen (bis zu 3-fache Erhöhung über oberen Normalbereich).

Allgemeine Prophylaxe

Der allgemeinen Prophylaxe kommt die größte Bedeutung zu. Hier ist vor allem eine adäquate Aufklärung der Patienten zu nennen. In einem Setting, welches notwendige Ruhe und Zeit für ein ausführliches Gespräch bietet, sollten häufige unerwünschte Nebenwirkungen genannt und deren Prodromi erläutert werden. Der Patient sollte hierbei nach Möglichkeit Handlungsanweisungen erhalten, wie er leichtgradige Nebenwirkungen selbst behandeln kann.

Aber auch etwaige potenziell gefährliche Nebenwirkungen sollten aufgezeigt und der Patient aufgefordert werden, sich großzügig in der Praxis oder der Klinik vorzustellen, wenn er deren Prodromi bemerkt. Dies kann dazu beitragen, eine höhergradige Toxizität mit etwaig ungünstigem Verlauf zu vermeiden.

- **Komplikationen**

Zur Unterstützung gibt es zu nahezu jeder Medikation Informationsmaterial, welches an die Patienten ausgehändigt werden kann.

Komplikation: Paravasate Austreten eines Zytostatikums oder Immuntherapeutikums bei intravenöser Behandlung in das das punktierte Gefäß umgebende Gewebe.

Häufigkeit: 0,1–6 % (Cassagnol und McBride 2009).

Ursache: Unsachgemäße Punktion, versehentliche direkt paravenöse Injektion.

Behandlung: Hierbei handelt es sich zunächst immer um einen Notfall (Schmoll et al. 2006).

Vorbeugung:

- Patientenaufklärung
- Auswahl einer geeigneten Vene am Unterarm, Vermeidung einer Vene im Gelenksbereich oder am Handrücken, falls dies nicht möglich ist, spätestens dann Evaluation einer Port-Anlage
- Sicherung des venösen Zugangs mit dafür vorgesehenem Pflastersystem
- Lagekontrolle durch Aspiration und immer auch Injektion/Vorlauf von 100 ml NaCl 0,9 %
- Keine Injektion gegen Widerstand
- Nachlauf mit mindestens 100 ml NaCl 0,9 %

- Ein Paravasat-Notfallset (Koffer) sollte vorgehalten werden (◘ Abb. 10.1).
- Handlung nach Standard Operation Procedure (SOP)
- Stoppen der Infusion
- Zugang belassen (Absaugen des Paravasates über den Zugang soweit möglich)
- Entfernung des Zugangs unter Aspiration
- Großvolumige Paravasate müssen von allen Seiten mit immer neuer Nadel punktiert und abgesaugt werden
- Ruhigstellung und Hochlagerung der Extremität
- Trockene Wärme bei Vincaalkaloiden
- Trockene Kälte bei Cisplatin, Epirubicin, Doxirubicin, Mitoxanthron
- Je nach Paravasat, ggf. Gabe eines Antidots:

Paravasate-Set

Empfohlene Maßnahmen nach Zytostatikaparavasation

Bitte immer die ZZZ informieren. ZZZ gibt Auskunft über weiteres Vorgehen (evtl. neue Daten)!

Zentrale-Zytostatika-Zubereitung
Tel.: 45441 oder 45443
Fax: 45439

UKM
Universitätsklinikum Münster

Gewebenekrotisierend (Vesicans)

Amsacrin	DMSO+TK	Doxorubicin *	*	Trabectedin	allg. Maßnahmen	
Brentuximab	Hylase+TW	Epirubicin*	*	Vinblastin	Hylase+TW	
Cabazitaxel	allg. Maßnahmen	Idarubicin*	*	Vincristin	Hylase+TW	
Carmustin	allg. Maßnahmen	Mitomycin C	DMSO+TK	Vindesin	Hylase+TW	
Cisplatin >0,4mg/ml	DMSO+TK	Mitoxantron	DMSO+TK	Vinflunin	Hylase+TW	
Dactinomycin	DMSO	Nab-Paclitaxel	TK/ evtl. Hylase	Vinorelbin	Hylase+TW	
Daunorubicin*	*	Oxaliplatin	allg. Maßnahmen			
Docetaxel	Hylase	Paclitaxel	Hylase			

*Achtung! Nach Rücksprache mit Arzt und Apotheke Savene® anwenden!

Gewebereizend (Irritans)

Bendamustin	allg. Maßnahmen	Dacarbazin	Stelle vor Licht schützen	Irinotecan	TK	
Busulfan	allg. Maßnahmen	Doxorubicin lip.	mit Eis kühlen	Melphalan	TK	
Carboplatin	allg. Maßnahmen	Etoposid	allg. Maßnahmen	Streptozocin	TK	
Cisplatin <0,4mg/ml	DMSO+TK	Gemcitabin	allg. Maßnahmen	Temozolomid Treosulfan	allg. Maßnahmen	
Cyclophosphamid	allg. Maßnahmen	Ifosfamid	allg. Maßnahmen	Trastuzumab-Emtansin	allg. Maßnahmen	
				Treosulfan	allg. Maßnahmen	

Nicht gewebeschädigend (Non Vesicans)

Aflibercept	allg. Maßnahmen	Clofarabin	allg. Maßnahmen	Nelarabine	allg. Maßnahmen
Alemtuzumab	allg. Maßnahmen	Cytarabin	allg. Maßnahmen	Panitumumab	allg. Maßnahmen
Arsentrioxid	allg. Maßnahmen	Decitabin	allg. Maßnahmen	Pemetrexed	allg. Maßnahmen
(Peg)-Asparaginase	allg. Maßnahmen	Eribulin	allg. Maßnahmen	Pentostatin	allg. Maßnahmen
Azacitidin	allg. Maßnahmen	Etopophos	allg. Maßnahmen	Pertuzumab	allg. Maßnahmen
Bevacizumab	allg. Maßnahmen	Fludarabin	allg. Maßnahmen	Rituximab	TK
Bleomycin	allg. Maßnahmen	5-Fluorouracil	allg. Maßnahmen	Thiotepa	allg. Maßnahmen
Bortezomib	allg. Maßnahmen	Ipilimumab	allg. Maßnahmen	Topotecan	allg. Maßnahmen
Cetuximab	TK	Methotrexat	allg. Maßnahmen	Trastuzumab	allg. Maßnahmen
Cladribin	allg. Maßnahmen				

TK = Trockene Kälte   TW = Trockene Wärme

Allgemeine Maßnahmen

1. Injektion/Infusion sofort stoppen

2. Sterile Handschuhe anziehen, Paravasate-Set holen

3. i.v. Zugang belassen, nicht nachspülen

4. Infusionsleitung bzw. Spritze durch eine 10ml-Spritze ersetzen und soviel wie möglich vom Paravasat

5. i.v. Zugang entfernen

6. Evtl. bei Blasen: mit 1ml Spritze und s.c. Kanüle aspirieren,für jede Aspiration neue Kanüle verwenden

7. Betroffene Extremität hoch lagern und ruhig stellen

8. Substanzspezifische Maßnahmen einleiten

9. Falls erforderlich Chirurgen konsultieren

10. Paravasate Dokumentationsbogen ausfüllen

11. Aufklärung des Patienten sowie der Angehörigen
→ Auf adäquate Schmerztherapie achten
→ Regelmäßige Kontrolle + Nachsorge

CAVE! Nach Paravasation:
1. Keine Spülung des i.v. Zugangs
2. Keine feuchten Umschläge
3. Keine Alkoholumschläge
4. Keine Okklusionsverbände
5. Kein Druck auf Paravasatstelle ausüben

Nach Benutzung oder Ablauf der Verwendbarkeit Paravasate - Sets zurück an die ZZZ Schicken!

◘ **Abb. 10.1**   Übersicht Paravasate-Set

- Dexrazoxane bei Epirubicin oder Doxorubicin – i.v. Anwendung am kontralateralen Arm über drei Tage
- Dimethylsulfoxid (DMSO) bei Cisplatin, Epirubicin, Doxirubicin, Mitoxanthron – Aufbringen auf Haut am und um das Paravasat
- Hyaluronidase bei Paclitaxel (ohne trockene Wärme) oder Vincaalkaloiden (mit trockener Wärme) – sternförmig um und nicht in das Paravasat injizieren (Verwendung eines Lokalänästhetikums, da Injektion schmerzhaft)
- Dokumentation (Ausmaß anzeichnen und fotographieren) (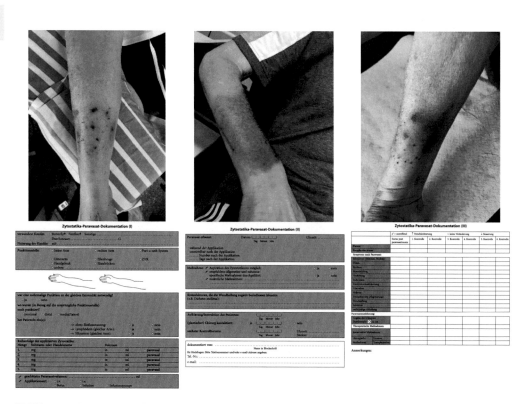 Abb. 10.2)
- Chirurgische Begutachtung und Mitbetreuung bei nekrotisierenden Substanzen (Cisplatin, Vincaalkaloide, Epirubicin, Doxorubicin, Paclitaxel (nicht Docetaxel und Cabazitaxel), Mitomycin C, Mitoxanthron) innerhalb von 72 h
- Kontrolle und Dokumentation im Verlauf, bis das Paravasat abgeheilt ist (Abb. 10.2)
- Paravasate von Immunonkologika erfordern keine spezifische Therapie

Komplikation: Neutropenie

Erniedrigung der neutrophilen Granulozyten <500/µl oder wenn <1000/µl und Abfall <500/µl in den nächsten 2 Tagen zu erwarten ist.

Die Neutropenie kann afebril oder febril (Temperatur > 38,3 °C oder länger als 1 h >38,0 °C oral oder im Ohr gemessen) verlaufen.

Häufigkeit: Nur bei zytostatischer Chemotherapie:

- Afebrile Neutropenie: Bis zu >50 % (Bellmunt et al. 2010)

Abb. 10.2 Management eines Paravasates am Beispiel von Docetaxel und beispielhafte Darstellung der Dokumentation

- Febrile Neutropenie: 19,4/1000 onkologische Einweisungen (Schelenz et al. 2012) Mortalitätsrate: Bis zu 12,5 %
  Ursache: Direkter Effekt des Chemotherapeutikums auf die Granulopoese. Auf uro-onkologischem Gebiet sind platinhaltige Chemotherapie und Vincaalkaloide die häufigsten Auslöser.
  Behandlung:
- **Afebrile Neutropenie** (Taplitz et al. 2018):
  - Keine Therapeutische G-CSF-Gabe (außer bei hohem Risiko für infektiöse Komplikationen wie z. B. COPD, Kachexie, etc.)
  - a) **Ambulante Therapie** möglich, wenn
    - Weg zum Krankenhaus <1 h
    - Hausarzt stimmt Behandlungskonzept zu und kann unterstützen
    - Patient ist willens und in der Lage für engmaschige Kontrollen
    - Fieber täglich mehfach messen
    - Tägliche Laborkontrollen über mindestens drei Tage
    - Angehöriger oder Pflegepersonal ist 24 h/Tag beim Patienten
    - Transport des Patienten 24 h/Tag möglich
  - b) **Ansonsten stationäre Therapie:**
    - Besonderes Beachten allgemeiner Hygienemaßnahmen durch das Personal
    - Hauptpflege zur Prophylaxe gegen Staph. aureus
    - Keine frischen Blumen im Zimmer
    - Tägliche Zahnpflege mit sehr weicher Zahnbürste
    - Vermeiden von Kontakt mit Pilzsporen (z. B. Baustellen, Abrissarbeiten)
    - Aplasiekost (Meiden von Essen mit vermeintlich hohem Bakteriengehalt) wird nicht mehr empfohlen (Taplitz et al. 2018)
  - c) **Medikamentöse Therapie:**
    - **Antibiotische Therapie:**
    - Gyrase-Hemmer + Amoxicillin/Clavulansäure, wenn Neutrophile <0.1 Tsd/μl und Dauer der Neutropenie für ≥7 Tage erwartet werden muss

- Aber: Trotz Prophylaxe kann eine Bakteriämie (Gram-positive Erreger/Pilze) auftreten, Resistenzbildung gegen Gyrasehemmer, MRSA, Clostridium difficile
- **Prophylaktische antimykotische Therapie:**
  Im uro-onkologischen Patientengut nicht mehr indiziert (nur bei Hochdosis-Chemotherapien (Taplitz et al. 2018))
- **Prophylaktische antivirale Therapie:** Z. B. wenn der Verdacht auf eine Reaktivierung einer Varizella zoster-Infektion besteht
- **Prophylaktische Impfung:** Alle Tumorpatienten sollten eine jährliche Influenza-Impfung erhalten (Impfung 14 Tage vor Beginn der systemischen Therapie oder 7 Tage nach letzter i.v.-Chemotherapie)

- **Febrile Neutropenie** (Taplitz et al. 2018):
  - a) **Allgemeine Maßnahmen:**
  - Keine Therapeutische G-CSF-Gabe (außer bei hohem Risiko für infektiöse Komplikationen wie z. B. COPD, Kachexie, etc.)
  - **Möglichst stationäre Therapie!**
  - Klinische Untersuchung zum Ausschluss von Atemwegs- und Harnwegsinfektionen sowie von Portsystemen
  - Überwachung der Vitalparameter
  - Anlegen von Blutkulturen aerob/anaerob (mehrfach)
  - Besonderes Beachten allgemeiner Hygienemaßnahmen durch das Personal
  - Hauptpflege zur Prophylaxe gegen Staph. aureus
  - Keine frischen Blumen im Zimmer
  - Tägliche Zahnpflege mit sehr weicher Zahnbürste
  - Vermeiden von Kontakt mit Pilzsporen (z. B. Baustellen, Abrissarbeiten)
  - Aplasiekost (Meiden von Essen mit vermeintlich hohem Bakteriengehalt) wird nicht mehr empfohlen (Taplitz et al. 2018)

b) Medikamentöse Therapie:
- **Antibiotische Therapie:**
- Gyrase-Hemmer + Amoxicillin/ Clavulansäure wenn Neutrophile <0.1 Tsd/µl und Dauer der Neutropenie für ≥7 Tage erwartet werden muss
- **Aber:** Trotz Prophylaxe kann Bakteriämie (Gram-positive Erreger/ Pilze) auftreten, Resistenzbildung gegen Gyrasehemmer, MRSA, Clostridium difficile
- Bei Penicillin-Allergie: Gyrase-Hemmer + Clindamycin
- Bei hohem Risiko (Hypotonie, COPD, schlechter Allgemeinzustand etc.): Piperacillin + Tazobactam oder Cabapeneme
- **Prophylaktische antimykotische Therapie:**
- Amphotericin B oder Fluconazol
- **Prophylaktische antivirale Therapie:**
- Z. B. wenn der Verdacht auf eine Reaktivierung einer Varizella zoster-Infektion besteht
- **Prophylaktische Impfung:**
  Alle Tumorpatienten sollten eine jährliche Influenza-Impfung erhalten (Impfung 14 Tage vor Beginn einer systemischer Therapie oder 7 Tage nach letzter i.v.-Chemotherapie)

c) persistierendes Fieber:
- Intensivtherapie
- CT-Thorax/-Abdomen (Pilzinfiltrate in Lunge, Leber, Milz?)
- CT-Schädel (Sinusitis?)
- Spiegelung Augenhintergrund (Pilzinfiltrate?)

d) G-CSF-Therapie:
Primärprophylaxe
- Einsatz zum Beginn der Chemotherapie, wenn das Risiko für febrile Neutropenie >20 % beträgt oder wenn das Risiko 10–20 % beträgt und Risikofaktoren (Alter >65, fortgeschrittene Tumorerkrankung, offene Wunde/aktive Infektion, reduzierter Allgemeinzustand, Kachexie, Anämie) vorliegen.

In der Uro-Onkologie trifft dies meist für Chemotherapien mit PEB, MVAC, Cabazitaxel, PEI/ VIP/TIP zu.
Sekundärprophylaxe
G-CSF Einsatz nach im vorherigen Chemotherapiezyklus aufgetretener relevanter Neutropenie (<500 Neutrophile/µl für >5 Tage und/oder Verzögerung der termingerechten Fortführung der Chemotherapie).
a. Anwendung
b. Beginn 24–72 h nach Ende des Chemotherapiezyklus
c. tägliche Anwendung für bis zu 5 Tage Filgastrim oder Lenogastrim
d. Einmalgabe bei pegyliertem G-CSF

Komplikation: Anämie
Häufigkeit: Die Prävalenz von Anämien bei Tumorpatienten liegt bei >50 %, aber nur 39 % der Patienten erhalten eine entsprechende Therapie (Ludwig et al. 2004).
Behandlung: nach Leitlinie der EORTC (Bokemeyer et al. 2007):
- **Asymptomatische Anämie und Hämoglobin (Hb) 9–11 g/dl:**
  - Gabe von Erythropoesestimulierenden Agentien individuell erwägen
  - Therapie bis Hb 12 g/dl
  - Danach Erhaltungstherapie individuell
- **Symptomatische Anämie und Hb 9–11 g/dl:**
  - Gabe von Erythropoesestimulierenden Agentien
  - Therapie bis Hb 12 g/dl
  - Danach Erhaltungstherapie individuell
- **Hb <9 g/dl:**
  - Zunächst Bluttransfusion
  - Danach Erythropoesestimulierenden Agentien erwägen

Komplikation: Emesis
Übelkeit und Erbrechen sind typische Nebenwirkungen, vor allem von platinhaltiger Chemotherapie.

Häufigkeit (in Uro-Onkologie angewendete Chemotherapeutika):

- Hoch emetogenes Potenzial (>90 %): Cisplatin
- Moderat emetogenes Potenzial (30–90 %): Carboplatin, Doxirubicin, Epirubicin, Ifosfamid
- Niedrig emetogenes Potenzial (10–30 %): Gemcitabin, Mitoxantron, Methotrexat, Pemetrexed, Taxane, Vinflunin
- Minimal emetogenes Potenzial (<10 %): Bleomycin, Vinblastin

Ursache:

a) Akute Form des Zytostatika-induzierten Erbrechens (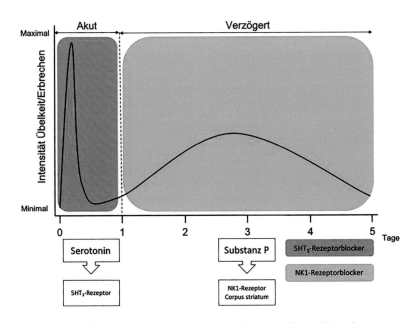 **Abb. 10.3):**
  - Auftreten innerhalb von 24 h nach Chemotherapie-Applikation
  - Serotoninfreisetzung aus enterochromaffinen Zellen im Bereich des Dünndarms
  - Serotonin aktiviert $5HT_3$-Rezeptoren im Brechzentrum im Gehirn (Formatio reticularis)

b) verzögerte Form des Zystostatika-induzierten Erbrechens (Abb. 10.3)

  - Auftreten 24 h bis 5 Tage nach Chemotherapie-Applikation
  - Freisetzung von Substanz P
  - Substanz P aktiviert NK1-Rezeptoren im Brechzentrum im Gehirn (Formatio reticularis + Corpus striatum)

Behandlung:

- Aufklärung des Patienten, etwaigen Beginn einer antiemetischen Therapie nicht verzögern (Gefahr des Entwickelns antizipatorischen Erbrechens)
- Feste Verankerung der Antiemese in Chemotherapie-Plänen
- Antiemetikum 30 min vor Beginn der Chemotherapie verabreichen
- Bei Cisplatin: $5HT_3$-Antagonist an jedem Tag der Platinapplikation und von NK1-Rezeptorantagonist bis drei Tage nach letzter Applikation von Cisplatin sowie zusätzlich Dexamethason
- $5HT_3$-Antagonisten sind als orale oder i.v.-Applikation äquieffektiv
- Bei Chemotherapie mit niedrigem emetogenem Potenzial: Nur Dexamethason

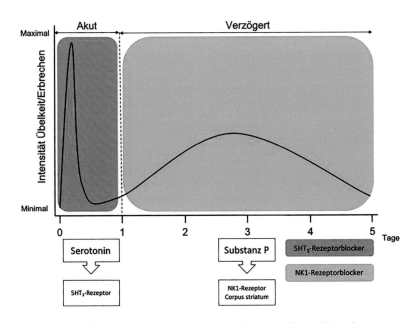

◧ **Abb. 10.3** Schema zum Cisplatin-induzierten Erbrechen und der spezifischen Therapie

- Bei Chemotherapie mit minimalem emetogenem Potenzial: Keine antiemetische Therapie erforderlich

Komplikation: Diarrhoe

Häufigkeit: Insbesondere durch Tyrosinkinase-Inhibitoren kommt es fast regelhaft zu Diarrhoen (z. B. bis zu 72 % Grad 1–4 Diarrhoen unter Lenvatinib/Everolimus, Motzer et al. 2015). Eine besondere Herausforderung stellt die Kombination eines TKI mit einem PD1- oder PD-L1-Blocker dar, da beide Substanzklassen Diarrhoen auslösen können, welche aber je nach Auslöser vollkommen unterschiedlich behandelt werden müssen.

Ursache: Diarrhoen können unter Chemotherapie oder auch unter Strahlentherapie auftreten. Im Bereich der Uro-Onkologie ist der Hauptauslöser der Diarrhoe jedoch die Behandlung mit Tyrosinkinase-Inhibitoren (TKI) sowie die immunonkologische Therapie mit PD-1/PD-L1- und CTLA-4-Inhibitoren.

Diagnostik:

- Anamnese:
  - TKI versus Immuntherapie versus kombinierte Therapie
  - Begleitmedikation (Andere Auslöser? Besteht bereits eine Medikation gegen die Diarrhoe?)
  - Stuhlkonsistenz (Breiiger Stuhl ist keine Diarrhoe!)
  - Stuhlfrequenz
  - Schmerzhafte, blutige oder schleimige Diarrhoen? Cave: Dies können Anzeichen einer Colitis unter immunonkologischer Therapie sein.
- Klinik:
  - Fieber, Sepsis?
  - Ileus?
  - Ausreichende Hydratation?
- Labor:
  - Blutbild
  - Elektrolyte
  - Kreatinin
  - CRP
  - Stuhlbakteriologie (auch wenn V. a. Kolitis)
  - Calprotectin (wenn V. a. Kolitis)
- Invasive Diagnostik:
  - Proktokoloskopie bei V. a. Kolitis

Behandlung (Allgemeine Maßnahmen):

- Vermeidung von laktosehaltiger, fettiger oder stark gewürzter Nahrung oder Backpflaumen (insbesondere bei TKI`s)
- Ausreichende Hydrierung (ggf. isotone Lösungen)
- Mehrere kleine Mahlzeiten (Bananen, geriebener Apfel)
- Wenn diätetische Maßnahmen keine Besserung bringen:
  1. Loperamid, falls unwirksam →
  2. Tinctura opii, falls unwirksam →
  3. Racecadotril (CAVE: Keine Dauertherapie! Beschränkt auf 3 Tage wegen Gefahr der pseudomembranösen Colitis bei längerer Anwendung), falls unzureichend →
  4. Reduktion der Dosis oder Pausierung des Auslösers (meist TKI)
- Bei Kombination TKI/Immunonkologikum (◻ Abb. 10.4):
  a) **klinisch eindeutiger V.a. Kolitis (blutig/schleimige Stühle):**
     - Unverzügliche Ausschlussdiagnostik unter Einschluss der Gastroenterologie
     - Bei Kolitis: Pausierung Immuntherapie und TKI und in der Regel gewichtsadaptierter Therapiebeginn mit Methylprednisolon
  b) **Auslöser klinisch eindeutig TKI:**
     siehe allgemeine Maßnahmen
  c) **Auslöser unklar:**
     Pausierung der TKI. Aufgrund einer kurzen Halbwertzeit des TKIs wird sich die Diarrhoe schnell bessern, wenn sie hierdurch ausgelöst ist. Falls nicht, ist eine Kolitis auszuschließen und ggf. eine Kortikosteroidtherapie indiziert

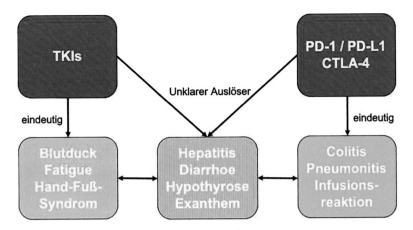

Abb. 10.4 Eindeutige und überlappende Toxizitäten unter TKIs und Immunonkologika

Komplikation: Stomatitis/Mukositis
Ursache: Zytostatika können die Schleimhaut direkt schädigen (Beginn der Symptomatik 5–10 Tage nach Therapiebeginn). Aber auch eine sekundäre Schädigung durch opportunistische Infektion in der Phase der Neutropenie unter Chemotherapie ist möglich. Gerade TKI-vermittelt kommt es häufig zu einer funktionellen Stomatitis, bei der keine sichtbare Veränderung der Mukosa vorliegt.

Risikofaktoren:
— Ungenügende Mundhygiene
— Alkohol- und Nikotinkonsum
— Übermäßig gewürzte, zu kalte oder zu heiße Speisen
— Diabetes mellitus
— Mangel an Folsäure/Vitamin B12

Behandlung:
— Lokalanästhetikum (z. B. Benzocain-Lösung)
— Salbeitee
— Dexpanthenol-Lösung
— Bei Pilzbefall: Amphotericin B

Vorbeugung:
— Wenn möglich, Zahnsanierung vor Therapiebeginn
— Meiden von Nikotin, Alkohol sowie sauren, zu heißen oder zu kalten Speisen

— Regelmäßige, sehr gute Mundhygiene
— Sehr weiche Zahnbürste
— Salbeitee
— Unter Docetaxel: Lutschen von gefrorenen Ananasstückchen während Infusion der Chemotherapie

Komplikation: Hautveränderungen
Häufigkeit: Hautveränderungen kommen häufig unter nahezu jeder denkbaren Therapie vor. Sehr häufig sind die Haut und Haare unter der Therapie mit TKIs beeinträchtigt, aber auch unter immunonkologischer Therapie sowie „next generation" Antiandrogenen (Apalutamid) (Smith et al. 2018). Diese Veränderungen treten in der Regel 3–12 Wochen nach Therapiebeginn auf und kommen unter adäquater Supportiv-Therapie meist nach 6–8 Wochen zur Abheilung und treten häufig nicht erneut auf, auch wenn dies nie ausgeschlossen ist.

— **Exanthem (Rash):**
  Behandlung:
  – Rückfettende Creme
  – Wenn nicht ausreichend, Verwendung harnstoffhaltiger Creme (Urea 5 %)
  – Bei ausgeprägtem Befund mit Juckreiz: systemische Corticosteroidtherapie

Vorbeugung:
- Vermeiden von zu viel und direkter Sonneneinstrahlung
- pH-neutrale Hautpflege

- **Nagelveränderung:**
Behandlung:
- Pflege mit Nagelbalsam
Vorbeugung:
- Nägel kurz halten
- Pflege mit Nagelbalsam

- **Hand-Fuß-Syndrom (HFS):**
Nebenwirkung tritt spezifisch unter TKI-Therapie auf. Dosisreduktion TKI bei Grad 2 HFS Pausierung TKI bei Grad 3 HFS
Behandlung:
- Harnstoffhaltige Creme (Urea 10 %)
- Mandelöl
- Nachts Okklusions-Behandlung mit Melkfett und Handschuhen
- Topische Kortikoidtherapie
- Wenn hierunter keine Linderung systemische Therapie mit einem Kortikoid und Antithistaminikum
Vorbeugung:
- Druck auf Hände und Füße minimieren (keine engen Schuhe, weiche Schuheinlagen, keine Ringe)
- Haut tupfend trocknen, nicht reiben
- Längere Wasserexposition (insbesondere warmes Wasser, z. B. Geschirr spülen) meiden
- Kurze kühlende Hand- und Fußbäder
- Rückfettende Creme

Komplikation: Immunvermittelte Nebenwirkungen

Immunvermittelte Nebenwirkungen (IRAEs) treten in der uro-Onkologischen Therapie unter PD-1/PD-L1-Inhibition und insbesondere auch unter Anwendung von CTLA-4-Inhibitoren auf.

Ursache: Die Checkpoint-Inhibitoren heben die bremsende Wirkung von PD-1 und CTLA-4 auf, die die Immunantwort begrenzen. Hierdurch kommt es zu einer Aktivierung des Immunsystems, welches dann teils nicht nur antitumoral wirkt, sondern im Falle von IRAEs im Sinne von Autoimmunität gesundes Gewebe attackiert.

- **Allgemeine Prinzipien:**
- IRAEs können zu jedem Zeitpunkt während der Behandlung auftreten, auch erst mit Verzögerung von einem Jahr nach Therapiebeginn.
- Die meisten IRAEs treten währen der ersten Infusionen auf.
- Aufgrund der langen Halbwertzeit der Immunonkologika können IRAEs unbehandelt deutlich länger anhalten als Nebenwirkungen unter z. B. Chemotherapie.
- Die meisten IRAEs sind reversibel. Allerdings sind IRAEs, welche endokrine Organe betreffen (Schilddrüse, Hypophyse, Nebenniere, endokrines Pankreas etc.), meist irreversibel.
- Praktisch jedes Gewebe des Körpers kann betroffen werden. Das Spektrum reicht vom häufig auftretendem leichten Juckreiz bis hin zu seltenen, aber teils schwer verlaufenden Pneumonitiden, Hepatitiden oder sogar einem Guillain-Barré-Syndrom.

- **Häufigste IRAEs:**
- Muskuloskelettale Beschwerden, Gelenksteifigkeit
- Exanthem, teilweise juckend (hier topische Anwendung von Korticosteroiden/Antihistaminika ausreichend) (◘ Abb. 10.5)
- Hypo-/Hyperthyrose (teilweise zuerst Ausbildung einer Hyperthyreose), vergleichbar einer Hashimoto-Thyreoiditis (teils Thyreostatika erforderlich), die dann in eine Hypothyreose übergeht (L-Thyroxin erforderlich).

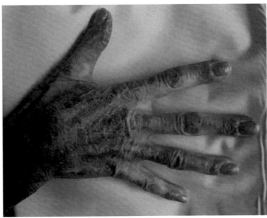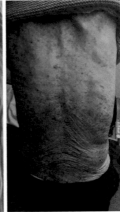

◘ **Abb. 10.5** Juckendes Exanthem unter Ipilimumab/Nivolumab. (Mit freundlicher Genehmigung von Priv.-Doz. Dr. med. J. Kranz)

Behandlung:
- Ampelschema:
- Grün: Leichtgradige IRAEs, Therapie geht weiter: Symptomatische Behandlung
- Gelb: Persistierende/mittelgradige IRAEs, Therapiepause: Orale Kortikosteroide (1 mg/kg KG), Ausnahme: Bei Pneumonitis und Hepatitis mittleren Grades bereits Therapieabbruch
- Rot: Schwergradige/lebensbedrohliche IRAEs, Therapie absetzen: i.v. 1–2 mg/kg KG Meythlprednisolon
- Kortikosteroide langsam über mindestens vier Wochen ausschleichen
- Wenn keine Besserung der IRAEs nach 5–7 Tagen Kortikosteroid-Therapie, dann weitere Eskalation der Immunsuppression:
  - Infliximab (meist Einmalgabe ausreichend), Cave: Nicht bei Autoimmunhepatitis oder Leberinsuffizienz verabreichen
  - Mycophenolat-Mofetil, wenn Infliximab auch nicht zur Besserung führt oder bei Autoimmunhepatitis oder Leberinsuffizienz

Vorbeugung:
- Sehr gute Aufklärung der Patienten, insbesondere über die zu erwartende Klinik potenziell gefährlicher IRAEs (z. B. Kolitis, Pneumonitis)
- Proaktives Monitoring
- Netzwerkbildung mit Gastroenterologen, Pneumonologen, Rheumatologen, etc.
- Notfallausweis für Patienten

Literatur

Bellmunt J, Théodore C, Demkov T, Komyakov B, Sengelov L, Daugaard G, Caty A, Carles J, Jagiello-Gruszfeld A, Karyakin O, Delgado FM, Hurteloup P, Winquist E, Morsli N, Salhi Y, Culine S, von der Maase H (2010) Phase III trial of vinflunine plus best supportive care compared with best supportive care alone after a platinum-containing regimen in patients with advanced transitional cell carcinoma of the urothelial tract. J Clin Oncol 27(27):4454–4461

Bokemeyer C, Aapro MS, Courdi A, Foubert J, Link H, Osterborg A, Repetto L, Soubeyran P (2007) EORTC guidelines for the use of erythropoietic proteins in anaemic patients with cancer: 2006 update. European Organisation for Research and Treatment of Cancer (EORTC) taskforce for the elderly. Eur J Cancer 43(2):258–270

Cassagnol M, McBride A (2009) Management of chemotherapy extravasations. US Pharm 3(9 Oncol Suppl):311

CTCAE v5.0 (2017) ► https://ctep.cancer.gov/protocolDevelopment/electronic_applications/ctc.htm

Fizazi K, Shore N, Tammela TL, Ulys A, Vjaters E, Polyakov S, Jievaltas M, Luz M, Alekseev B, Kuss I, Kappeler C, Snapir A, Sarapohja T, Smith MR, ARAMIS Investigators (2019) Darolutamide in nonmetastatic, castration-resistant prostate cancer. N Engl J Med 380(13):1235–1246

Ludwig H, van Belle S, Barrett-Lee P, Birgegard G, Bokemeyer C, Gascon P, Kosmidis P, Krzakowski M, Nortier J, Olmi P, Schneider M, Schrijvers D (2004) The European Cancer Anaemia Survey (ECAS): a large, multinational, prospective survey defining the prevalence, incidence and treatment of anemia in cancer patients. Eur J Cancer 40(15):2293–2306

Motzer RJ, Hutson TE, Glen H, Michaelson MD, Molina A, Eisen T, Jassem J, Zolnierek J, Maroto JP, Mellado B, Melichar B, Tomasek J, Kremer A, Kim HJ, Wood K, Dutcus C, Larkin J (2015) Lenvatinib, everolimus, and the combination in patients with metastatic renal cell carcinoma: a randomised, phase 2, open-label, multicentre trial. Lancet Oncol 16(15):1473–1482

Schelenz S, Giles D, Abdallah S (2012) Epidemiology, management and economic impact of febrile neutropenia in oncology patients receiving routine care at a regional UK cancer centre. Ann Oncol 23(7):1889–1893

Schmoll HJ, Höffken K, Possinger K (2006) Kompendium internistische Onkologie, Standards in Diagnostik und Therapie. Springer Verlag, Berlin, Heidelberg

Smith MR, Saad F, Chowdhury S, Oudard S, Hadaschik BA, Graff JN, Olmos D, Mainwaring PN, Lee JY, Uemura H, Lopez-Gitlitz A, Trudel GC, Espina BM, Shu Y, Park YC, Rackoff WR, Yu MK, Small EJ (2018) SPARTAN investigators. Apalutamide treatment and metastasis-free survival in prostate cancer. N Engl J Med 378(15):1408–1418

Taplitz RA, Kennedy EB, Bow EJ, Crews J, Gleason C, Hawley DK, Langston AA, Nastoupil LJ, Rajotte M, Rolston K, Strasfeld L, Flowers CR (2018) Outpatient management of fever and neutropenia in adults treated for malignancy: American Society of Clinical Oncology and Infectious Diseases Society of America Clinical Practice guideline update. JCO 36(14):1443–1453

10

Konservative urogynäkologische Therapie

Tanja Hüsch

© Springer-Verlag GmbH Deutschland, ein Teil von Springer Nature 2021
J. Kranz et al. (Hrsg.), *Komplikationen in der Urologie*,
https://doi.org/10.1007/978-3-662-60625-4_11

- Hintergrund

Der Genitaldeszensus hat eine Prävalenz von 30–40 % (Costantini und Lazzeri
2015). Der Anteil symptomatischer Frauen,
welche konsekutiv einer Therapie bedürfen,
beträgt jedoch nur 6–8 % (Costantini und
Lazzeri 2015; Rortveit et al. 2007). Ausge-
nommen des hochgradigen Beckenboden-
prolapses sollte von einer weiterführenden
Therapie bei asymptomatischen Frauen abgesehen werden (Baeßler et al. 2016). In
der konservativen Therapie des Genitaldeszensus kommen die Pessar-Therapie, Be-
ckenbodenrehabilitation, klinische Beobachtung und der Abbau von Risikofaktoren
(Adipositas, Nikotinkonsum, chronische
Obstipation) in Betracht.

Die Pessar-Therapie wird zur mechanischen Reposition des Prolapses eingesetzt
und führt meist zur einer Verbesserung der
Prolaps-assoziierten Symptome (Baeßler
et al. 2016; Oliver et al. 2011), wobei die
Pessar-Therapie insbesondere von sexuell
inaktiven Frauen in höherem Lebensalter
einer operativen Therapie vorgezogen wird
(Baeßler et al. 2016). Zudem ist bei noch
nicht abgeschlossener Familienplanung eine
vorübergehende Pessar-Therapie mit einer
Patientin zu besprechen. Weiterhin kann
ein Pessar zur Beurteilung einer begleitenden okkulten Belastungsinkontinenz aufgrund eines Quetschhahnphänomens hinzugezogen werden.

Voraussetzung für einen erfolgreichen
Einsatz eines Pessars ist eine ausreichende
Länge der Scheide sowie ein suffizienter Be-
ckenbodentonus. Defekte im Sinne eines
klaffenden Introitus können die Erfolgsraten der Pessar-Therapie mindern (Baeßler
et al. 2016).

- Häufigkeit der Komplikationen

Die allgemeine Komplikationsrate bei
der Pessar-Therapie liegt bei bis zu 56 %
(Baeßler et al. 2016), wobei schwerwiegende Komplikationen oftmals durch einen
Anwenderfehler aufgrund fehlender Kontrollen und unregelmäßiger Pessar-Wechsel
bedingt sind. Die häufigsten Komplikationen lassen sich durch regelmäßige Kontrolluntersuchungen vorzeitig erkennen und zuverlässig behandeln.

- Komplikationen

Komplikation: Vaginitis/Kolpitis
Häufigkeit: Bis zu 32 % (Alnaif und Drutz
   2000; Collins et al. 2015).
Ursache: Seltener Pessar-Wechsel, < 1/Wo-
   che ist mit erhöhtem Risiko für bakterielle Vaginose assoziiert (Fregosi et al.
   2018).
Behandlung: Frequenzerhöhung der Pessar-Wechsel, lokale antibiotische Therapie bei bakterieller Vaginose mit Metronidazol oder Clindamycin, alternativ
   Lactobacillus- oder Povidon-Jod-Suppositorien (Bradshaw und Sobel 2016;
   Wewalka et al. 2002; Yoshimura et al.
   2016). Bevorzugt lokale oder alternativ systemische Azol-Antimykotika bei
   Candidose (Van Schalkwyk et al. 2015).

**Komplikation: Okkulte Belastungsinkonti-
nenz**
Häufigkeit: 36–72 % (Oliver et al. 2011).
Ursache: Quetschhahnphänomen bei ausgeprägter Zystozele. Durch Reposit-
   ionierung des Prolapses mittels Pessar
   kommt die vorbestehende Belastungsinkontinenz zum Vorschein.
Behandlung: Verwendung von Vorlagen, Patientenaufklärung, ggf. weitere therapeutische Optionen zur Behandlung der
   Belastungsinkontinenz.

Komplikation: Blutung
Häufigkeit: 1,2–46,8 % (Lone et al. 2011;
   Sarma et al. 2009).
Ursache: Lokale Irritation des vaginalen
   Epithels durch das Pessar, oftmals be-
   gleitet von Erosionen und Ausfluss.
Behandlung: Regelmäßige Pessar-Wechsel,
   ggf. Povidon-Jod-Suppositorien.

11

Komplikation: Erosion/Ulzeration
(□ Abb. 11.1)
Häufigkeit: 8,2–46,8 % (Hanson et al. 2006; Sarma et al. 2009).
Ursache: Lokale Druckläsion durch das Pessar oftmals bei lokalem Östrogenmangel, häufig begleitet von Ausfluss.
Behandlung: Temporäre Entfernung des Pessars je nach Befund, lokale Östrogenisierung (Letham et al. 2015; Oliver et al. 2011).

Komplikation: Obstipation
Häufigkeit: 1,2–25,5 % (Lone et al. 2011; Sarma et al. 2009).
Ursache: Mechanische Obstruktion.
Behandlung: Anwendung von Laxanzien, erhöhte Flüssigkeitszufuhr, ballaststoffreiche Kost.

Komplikation: Schmerzen
Häufigkeit: Bis 25,5 % (Sarma et al. 2009).

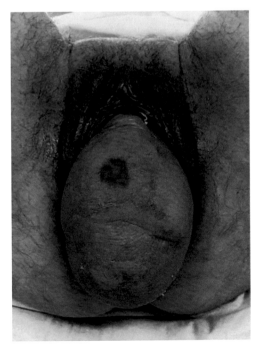

□ **Abb. 11.1** Totalprolaps mit multiplen Erosionen und beginnender Ulzeration. (Mit freundlicher Genehmigung von Priv.-Doz. Dr. med. J. Kranz)

Ursache: Lokale Schmerzsymptomatik durch Kompression/Dehnung der Scheidenwand.
Behandlung: Entfernung des Pessars, ggf. Modelwechsel des Pessars oder Größenreduzierung.

Komplikation: Fistel
Häufigkeit: Sporadisch (Vierhout 2004).
Ursache: Vergessenes Pessar.
Behandlung: Individuelle spezifische urogynäkologische Therapie abhängig vom Ausmaß und Lokalisation der Fistel, Alter und Komorbiditäten.

Komplikation: Perforation (Harnblase, Darm)
Häufigkeit: Sporadisch (Vierhout 2004).
Ursache: Vergessenes Pessar, zu großes oder disloziertes Pessar.
Behandlung: Individuelle, spezifische urogynäkologische Therapie abhängig von Ausmaß und Lokalisation, Alter und Komorbiditäten.

Komplikation: Hydronephrose
Häufigkeit: Sporadisch (Balzarro et al. 2017; Meinhardt et al. 1993; Roberge und Dorfsmann 1999).
Ursache: Vergessenes, zu großes oder disloziertes Pessar.
Behandlung: Entfernung des Pessars und Harnableitung mittels transurethralem oder suprapubischem Katheter. Bei Anzeichen einer Urosepsis sollte eine vorübergehende Harnableitung des oberen Harntraktes bis zur Rekonvaleszenz in Betracht gezogen werden.

Komplikation: Inkarzeriertes Pessar
Häufigkeit: Keine konkreten Angaben in der Literatur verfügbar.
Ursache: Vergessenes Pessar.
Behandlung: Entfernung des Pessars, ggf. unter Anästhesie.

Komplikation: Migration
Häufigkeit: Keine konkreten Angaben in der Literatur verfügbar.
Ursache: Vergessenes Pessar.

Behandlung: Individualisierte spezielle urogynäkologische Therapie abhängig vom Migrationsort und Ausmaß des Defekts.

Komplikation: Neoplasie (Vaginal- oder Zervixkarzinom)
Häufigkeit: Keine konkreten Angaben in der Literatur verfügbar.
Ursache: Wahrscheinlich chronische Inflammation assoziiert mit viraler Infektion nach medianer Therapiedauer von 18 Jahren (Schraub et al. 1992).
Behandlung: Karzinom-spezifische onkologische Therapie, regelmäßige Pessar-Wechsel inkl. Reinigung, regelmäßige Verlaufskontrollen mit Inspektion der Scheide.

Literatur

Alnaif B, Drutz HP (2000) Bacterial vaginosis increases in pessary users. Int Urogynecol J Pelvic Floor Dysfunct 11:219–222 (Discussion 222–213)

Baeßler K, Aigmüller T, Albrich S, Anthuber C, Finas D, Fink T, Fünfgeld C, Gabriel B, Henscher U, Hetzer FH, Hübner M, Junginger B, Kropshofer S, Kuhn A, Logé L, Naumann G, Peschers U, Pfiffer T, Schwandner O, Strauss A, Tunn R, Viereck V (2016) S2e Leitlinie: Diagnostik und Therapie des weiblichen Descensus genitalis

Balzarro M, Rubilotta E, Porcaro AB, Trabacchin N, D'amico A, Cerruto MA, Artibani W (2017) Original flow chart for the management of hydroureteronephrosis caused by pessary placement. Urologia 84:240–243

Bradshaw CS, Sobel JD (2016) Current treatment of bacterial vaginosis-limitations and need for innovation. J Infect Dis 214(Suppl 1):14–20

Collins S, Beigi R, Mellen C, O'sullivan D, Tulikangas P (2015) The effect of pessaries on the vaginal microenvironment. Am J Obstet Gynecol 212(60):e61–e66

Costantini E, Lazzeri M (2015) What part does mesh play in urogenital prolapse management today? Curr Opin Urol 25:300–304

Fregosi NJ, Hobson DTG, Kinman CL, Gaskins JT, Stewart JR, Meriwether KV (2018) Changes in the vaginal microenvironment as related to frequency of pessary removal. Female Pelvic Med Reconstr Surg 24:166–171

Hanson LA, Schulz JA, Flood CG, Cooley B, Tam F (2006) Vaginal pessaries in managing women with pelvic organ prolapse and urinary incontinence: patient characteristics and factors contributing to success. Int Urogynecol J Pelvic Floor Dysfunct 17:155–159

Letham NA, Brazell HD, O'sullivan DM, Mellen C, Steinberg A (2015) Risk factors for vaginal erosion with pessary use. J Minim Invasive Gynecol 22:35

Lone F, Thakar R, Sultan AH, Karamalis G (2011) A 5-year prospective study of vaginal pessary use for pelvic organ prolapse. Int J Gynaecol Obstet 114:56–59

Meinhardt W, Schuitemaker NW, Smeets MJ, Venema PL (1993) Bilateral hydronephrosis with urosepsis due to neglected pessary. Case report. Scand J Urol Nephrol 27:419–420

Oliver R, Thakar R, Sultan AH (2011) The history and usage of the vaginal pessary: a review. Eur J Obstet Gynecol Reprod Biol 156:125–130

Roberge RJ, McCandlish MM, ML Dorfsmann (1999) Urosepsis associated with vaginal pessary use. Ann Emerg Med 33:581–583, ▶ https://www.awmf.org/uploads/tx_szleitlinien/015-006m_S2e_Descensus_genitalis-Diagnostik-Therapie_2016-05-verlaengert.pdf

Rortveit G, Brown JS, Thom DH, Van Den Eeden SK, Creasman JM, Subak LL (2007) Symptomatic pelvic organ prolapse: prevalence and risk factors in a population-based, racially diverse cohort. Obstet Gynecol 109:1396–1403

Sarma S, Ying T, Moore KH (2009) Long-term vaginal ring pessary use: discontinuation rates and adverse events. BJOG 116:1715–1721

Schraub S, Sun XS, Maingon P, Horiot JC, Daly N, Keiling R, Pigneux J, Pourquier H, Rozan R, Vrousos C (1992) Cervical and vaginal cancer associated with pessary use. Cancer 69:2505–2509

Van Schalkwyk J, Yudin MH, Yudin MH, Allen V, Bouchard C, Boucher M, Boucoiran I, Caddy S, Castillo E, Kennedy VL, Money DM, Murphy K, Ogilvie G, Paquet C, Van Schalkwyk J (2015) Vulvovaginitis: screening for and management of trichomoniasis, vulvovaginal candidiasis, and bacterial vaginosis. J Obstet Gynaecol Can 37:266–274

Vierhout ME (2004) The use of pessaries in vaginal prolapse. Eur J Obstet Gynecol Reprod Biol 117:4–9

Wewalka G, Stary A, Bosse B, Duerr HE, Reimer K (2002) Efficacy of povidone-iodine vaginal suppositories in the treatment of bacterial vaginosis. Dermatology 204(Suppl 1):79–85

Yoshimura K, Morotomi N, Fukuda K, Hachisuga T, Taniguchi H (2016) Effects of pelvic organ prolapse ring pessary therapy on intravaginal microbial flora. Int Urogynecol J 27:219–227

Konservative Steintherapie

Arkadiuz Miernik

- **Hintergrund**

Die konservative Harnsteintherapie ist eine der wichtigsten Behandlungsmethoden im klinischen Management der Urolithiasis. Unter der konservativen Behandlung einschließlich medikamentöser Therapie werden Maßnahmen verstanden, bei denen kein chirurgisches Vorgehen zum Tragen kommt.

Die Verbreitung der Computertomographie (CT) als Diagnostikum in der Medizin führt häufig zur Detektion von asymptomatischen Harnsteinen (Ferrero et al. 2019; Masch et al. 2017). Asymptomatische Uretersteine kommen sehr selten vor, hingegen sind Nierensteine ohne klinische Beschwerden häufig.

> Die Leitlinie empfiehlt eine aktive Überwachung bei Patienten mit asymptomatischen Nierensteinen, bei denen keine Indikation zur interventionellen Therapie besteht oder diese vom Patienten nicht gewünscht wird.

Die Leitlinie empfiehlt eine aktive Überwachung bei Patienten mit asymptomatischen Nierensteinen, bei denen keine Indikation zur interventionellen Therapie besteht oder diese vom Patienten nicht gewünscht wird. Hierbei wird zu jährlichen Kontrollen einschließlich einer Bildgebung mittels Sonographie und/oder Nierenleeraufnahme oder Computertomographie geraten (Knoll et al. 2016; Türk et al. 2016).

Bei neu diagnostizierten in aller Regel symptomatischen Uretersteinen bis 7 mm kann beim Fehlen von imperativen klinischen Indikationen zur aktiven Behandlung ein spontaner Abgang abgewartet werden (Hesse et al. 2009) (◻ Abb. 12.1a). Dabei empfehlen die Leitlinien der Deutschen

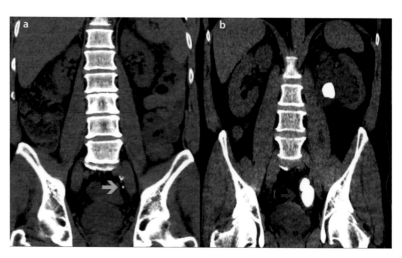

◻ **Abb. 12.1a, b** **a** Ein 59-jähriger Patient mit einem distalen 2,5 mm großen Ureterstein (grüner Pfeil) ohne wesentliche Schmerzbeschwerden unter Ibuprofen-Therapie. Die Nierenfunktion ist normwertig. Die CT-Bildgebung zeigt keine relevante Harntransportstörung. Der Urinbefund ergibt mikrobiologisch kein Keimwachstum. Eine konservative Therapie wurde eingeleitet. Der Stein konnte nach drei Tagen via naturalis ausgeschieden werden. **b** Ein 54-jähriger Patient bei Z. n. offener Steinbehandlung und Stoßwellentherapie (anamnestisch „vor vielen Jahren"). Die danach verbliebenen Restfragmente wurden zunächst konservativ behandelt. Im weiteren Verlauf entzog sich der Patient der urologischen Nachsorge. Vor kurzem notfallmäßige Vorstellung mit Flankenschmerzen, Fieber und einem Harnwegsinfekt. Im CT Nachweis große Ureter- und Nierenkonkremente (rote Pfeile). Hydronephrose III°-IV°. Renographisch seitenreduzierte Nierenfunktion links (links 36 %, rechts 64 %) bei einer noch normalen Gesamtnierenfunktion. Es erfolgte eine notfallmäßige Behebung des Harnaufstaus mittels Nephrostomie, testgerechte antibiotische Behandlung sowie in der Folge eine aufwendige laparoskopische und endourologische Steinsanierung

(Knoll et al. 2016) und Europäischen (Türk et al. 2016) Gesellschaft für Urologie regelmäßige Verlaufskontrollen, um den Analgetikabedarf, Infektzeichen, relevante Obstruktionen der Harnwege und die Nierenfunktion engmaschig zu prüfen.

> Im Rahmen der konservativen Therapie von Uretersteinen müssen regelmäßige Verlaufskontrollen erfolgen, um den Analgetikabedarf, Infektzeichen, relevante Obstruktionen der Harnwege und die Nierenfunktion engmaschig zu prüfen.

Die Entscheidung zwischen einem konservativen Vorgehen und einer aktiven Behandlung ist multifaktoriell und beinhaltet sowohl die sich häufig verändernden klinischen Parameter, die aus der veröffentlichten Literatur errechenbare Abgangswahrscheinlichkeit des Fragmentes (insbesondere unter Berücksichtigung von dessen Größe und Lokalisation) sowie individuelle Patientenpräferenzen hinsichtlich des Behandlungsprozesses und der Erfolgsziele (Knoll et al. 2016).

Einer der elementaren Aspekte der konservativen Steintherapie ist eine suffiziente Analgesie im Falle steinbedingter Beschwerden. Bei einer akuten Harnleiterkolik werden derzeit Metamizol, Paracetamol und Diclofenac als Mittel der ersten Wahl empfohlen und Opioiden vorgezogen. Diese sollen nicht mehr als primäre Schmerzmittel in der konservativen Behandlung einer Kolik eingesetzt werden. Sowohl Paracetamol als auch Diclofenac konnten in einer randomisierten Studie eine bessere Schmerzkontrolle erreichen (Pathan et al. 2016). In der konservativen Behandlung sollen Schmerzen im Ruhezustand ≤ 3 und bei Kolik ≤ 5 auf der visuellen Schmerzskala nicht überschreiten. Bei der Wahl des geeigneten Schmerzmittels soll darüber hinaus auch die Nierenfunktion berücksichtigt

werden. NSAR (nichtsteroidales Antirheumatikum) wie Diclofenac und Ibuprofen können bei bestehender Niereninsuffizienz zur Verschlechterung der Nierenfunktion führen (Lafrance und Miller 2009). Zudem ist Diclofenac bei Patienten mit kardiovaskulären Erkrankungen kontraindiziert (nur mit höchster Vorsicht zu verordnen), da es das kardiale Ischämierisiko erhöht (Bhala et al. 2013). Metamizol und Indometacin entfalten darüber hinaus eine spasmolytische Wirkung am Ureter (Zwergel et al. 1998).

Einen besonderen Fall stellen schwangere Patientinnen mit einer schmerzhaften Kolik dar. Bei Schwangeren dürfen Paracetamol und Opioide zur Schmerzkontrolle verabreicht werden. Es ist jedoch anzumerken, dass die vermutete embryotoxische Wirkung von NSAR bisher wissenschaftlich unbestätigt blieb (Knoll et al. 2016; Semins und Matlaga 2010).

Im Falle des Einsatzes einer medikamentösen Expulsionstherapie (MET) müssen einige Aspekte beachtet werden. Historisch wiesen mehrere prospektiv randomisierte Studien auf die Wirksamkeit der MET hin. Einige Metaanalysen sowie ein Cochrane Review zeigten jedoch signifikante methodische Schwächen der zugrunde liegenden Untersuchungen auf (Campschroer et al. 2018). Insbesondere die Wahrscheinlichkeit des Spontanabgangs von Fragmenten größer als 5 mm, die sich im proximalen Ureter befinden, kann durch die MET am wenigsten positiv beeinflusst werden. In Studien wurden mutmaßliche Effekte diverser α-Blocker und des Kalziumantagonisten Nifedipin auf die Expulsion von Harnleitersteinen postuliert (Campschroer et al. 2018; De Coninck et al. 2019). Bisher handelt es sich beim Einsatz dieser Medikamente um eine zulassungsüberschreitende Off-Label-Anwendung, wodurch eine besondere Aufklärungspflicht besteht. Ende März 2019 hat der Gemeinsame Bundesausschuss eine Änderung der

Arzneimittelrichtlinie für Tamsulosin veröffentlicht. Die klinische Nutzung von Tamsulosin wurde als Off-Label-Anwendung für Harnleitersteine >5 mm unabhängig von deren Lokalisation sowie für Patienten nach Lithotripsie und extrakorporaler Stoßwellenlithotripsie freigegeben (B-GA 2019).

Die neueste Evidenzlage deutet jedoch darauf hin, dass der Einsatz von α-Blockern eine viel schwächere klinische Wirkung als bisher vermutet zeigt und diese somit nicht mehr Teil des konservativen Behandlungsprogramms – insbesondere nicht als Expulsivum – sein sollen (De Coninck et al. 2019).

Vorteile einer Kombination von α-Blockern mit PDE-5-Hemmern und/oder Kortikosteroiden gegenüber einer medikamentösen Monotherapie gelten als wissenschaftlich unzureichend belegt. Daher wird die Kombinationstherapie durch die Leitlinie derzeit nicht empfohlen (Porpiglia et al. 2006).

■ Häufigkeit der Komplikationen

Die Inzidenz von Komplikationen der konservativen Steintherapie weist eine äußerst schwache wissenschaftliche Grundlage auf. Aufgrund dessen ist es nicht möglich, deren Häufigkeit mit belastbaren Zahlen plausibel zu beziffern. Es wurde in Veröffentlichungen gezeigt, dass nur 10–20 % aller Patienten mit asymptomatischen Steinen jährlich Symptome entwickeln. Nur ca. 50 % davon benötigen eine chirurgische Therapie (Darrad et al. 2018; Keeley et al. 2001). Die Einleitung einer aktiven Behandlung unter laufenden konservativen Maßnahmen kann *per se* noch nicht als Komplikation gewertet werden. Insbesondere bei distalen Harnleitersteinen <5 mm sollte beachtet werden, dass die Spontanabgangsraten zwischen 71–100 % liegen. Bei distalen Steinen zwischen 5–10 mm sei die Abgangswahrscheinlichkeit zwischen 25–46 % (Hubner et al. 1993; Ueno et al. 1977). Diese Informationen sollen in der Aufklärung des Patienten berücksichtigt werden.

❯ Bei distalen Harnleitersteinen <5 mm liegen die Spontanabgangsraten zwischen 71–100 %.

■■ Prätherapeutische Komplikationen

Komplikation: Falsche Indikationsstellung

Der wichtigste Aspekt einer korrekten Indikationsstellung ist die Beachtung und sachgemäße Bewertung der individuellen klinischen Parameter und Befunde vor der Einleitung einer konservativen Behandlung.

Komplikation: Begleitende Harnwegsinfektion

Ursache: Die Entstehung einer klinisch relevanten Harnwegsinfektion wird bei bereits vorhandenen pathogenen Keimen durch eine Harntransportstörung infolge der Obstruktion durch einen Stein begünstigt. Der Infekt kann bis hin zu schweren uroseptischen Verläufen aggravieren.

Behandlung: Insbesondere der Ausschluss einer begleitenden Harnwegsinfektion (einschließlich einer asymptomatischen Bakterurie) vor einer konservativen Therapie ist entscheidend, um schwerwiegende Komplikationen zu verhindern. Ein Nichtbeachten/Übersehen einer Harnwegsinfektion kann zu einer fehlerhaften Indikationsstellung der konservativen Therapie führen. Beim Verdacht auf eine Infektion der Harnwege, insbesondere beim simultanen Vorliegen einer Harntransportstörung, muss eine antibiotische Behandlung sowie interventionelle Beseitigung der Stauung durch die Einlage einer Nephrostomie oder Harnleiterschiene erfolgen.

Komplikation: Verschlechterung der Nierenfunktion

Ursache: Das Vorliegen einer Harntransportstörung im Rahmen einer Obstruktion der ableitenden Harnwege kann sich auf die Nierenfunktion des Patienten auswirken.

Behandlung: Die Nierenfunktion soll stets vor Beginn einer konservativen Therapie eines symptomatischen Ureter- oder Nierenkonkrementes überprüft und im Verlauf regelmäßig kontrolliert werden. In einer Studie konnte gezeigt werden, dass Patienten mit einer reduzierten Nierenfunktion zum Zeitpunkt der Diagnose eines Harnleitersteines von einer aktiven Steintherapie am meisten profitieren, wenn sie innerhalb der ersten sieben Tage stattfindet (Irving et al. 2000). Dabei wird postuliert, dass die Nierenfunktion im Zweifelsfall renographisch überprüft werden soll, bevor die Entscheidung zur konservativen Steintherapie getroffen wird. In der klinischen Praxis empfiehlt sich zunächst eine gründliche Kontrolle der Laborbefunde, um Patienten korrekt zu stratifizieren.

Komplizierende Faktoren

Bei Patienten mit einer bekannten Harnleiterstriktur oder einer anderen Anomalie der Harnwege (z. B. bekannte Hydronephrose) soll die Indikation zur konservativen Therapie erst nach gründlicher Abwägung gestellt werden. Die Einschätzung der Steinabgangswahrscheinlichkeit ist bei solchen Patienten oft schwierig. Es wurde zudem gezeigt, dass Patienten mit Diabetes mellitus von einer konservativen Steintherapie statistisch signifikant weniger profitieren und eine deutlich höhere Wahrscheinlichkeit haben, unter dieser Behandlung Komplikationen zu entwickeln (Choi et al. 2015).

Beim Vorliegen komplizierender Faktoren soll die konservative Harnsteintherapie nur in Ausnahmefällen erfolgen. Falls die komplizierenden Faktoren therapeutisch nicht beeinflusst werden können (z. B. optimale Blutzuckereinstellung), soll eine interventionelle Behandlung bevorzugt werden.

Komplikationen während einer konservativen Behandlung

Während der konservativen Behandlung können klinische Probleme und Komplikationen auftreten, die das weitere Vorgehen beeinflussen und das Ergreifen weiterer Maßnahmen, insbesondere der Einleitung einer interventionellen Behandlung, notwendig machen.

Komplikation: Medikamentös nicht beherrschbare Schmerzen

Ursache: Schmerzen mit begleitenden klinischen Symptomen (Übelkeit, Erbrechen etc.) werden oft durch eine Harntransportstörung infolge eines obstruierenden Harnsteins verursacht.

Behandlung: Bei medikamentös nicht beherrschbaren Kolikschmerzen soll die interventionelle Behandlung (DJ-Katheter-Einlage, Nephrostomie-Anlage oder primäre URS) erfolgen.

Komplikation: Infektionen der Harnwege

Ursache: Infektionen der Harnwege können sich im Laufe einer konservativen Therapie entwickeln und mitunter septisch verlaufen. Typische Befunde sind positive Urin- und Blutkulturen, systemische Infektzeichen wie Fieber und Abgeschlagenheit sowie Auftreten einer laborchemischen Infektkonstellation.

Behandlung: Eine sofortige antibiotische Behandlung mit interventioneller Behebung einer eventuellen Harntransportstörung (DJ-Katheter-Einlage, Nephrostomie-Anlage) ist indiziert. Eine interventionelle primäre Steinentfernung hingegen ist bei Infektionen der Harnwege kontraindiziert.

Vorbeugung: Urinkontrolle und begleitende antimikrobielle Therapie unter konservativer Therapie bei entsprechender Urinkonstellation.

Komplikation: Verschlechterung der Nierenfunktion

Ursache: Eine weitere mögliche Komplikation ist die vorübergehende oder auch dauerhafte Verschlechterung der Nierenfunktion im Laufe der konservativen Behandlung. Durch die postrenale

Harnabflussstörung kann die Nierenfunktion eingeschränkt werden.

Behandlung: Die Nierenfunktion kann durch Laborkontrollen der Nierenretentionsparameter überprüft werden. Im Falle einer klinisch relevanten Verschlechterung der Nierenfunktion soll eine aktive interventionelle Behandlung (DJ-Kathetereinlage, Nephrostomieanlage) erfolgen.

▪▪ Posttherapeutische Komplikationen

Komplikation: Übersehen von Restfragmenten/Persistenz des Konkrementes

Ursache: Die folgenschwerste posttherapeutische Komplikation ist die Annahme einer Steinfreiheit trotz Konkrementpersistenz und der Verzicht auf weitere Verlaufskontrollen. In diesem Fall kann es langfristig zur dauerhaften Reduzierung bis hin zum Verlust der Nierenfunktion auf der betroffenen Seite oder zur Entwicklung einer Infektion/Sepsis kommen (◘ Abb. 12.1b).

Behandlung/Vorbeugung: Fachurologische Kontrolle 2–3 Monate nach konservativer Steintherapie. Darüber hinaus Zuordnung des Patienten in eine entsprechende Risikogruppe zur gezielten Steinmetaphylaxe sowie Kontrolle der Nierenfunktion. Insbesondere bei Hochrisikopatienten kann sich dadurch das Intervall bis zu einer erneuten symptomatischen Harnsteinepisode beträchtlich verkürzen.

Literatur

B-GA (2019) Beschluss des Gemeinsamen Bundesausschusses über eine Änderung der Arzneimittel-Richtlinie (AM-RL): Anlage VI – Off-Label-Use Tamsulosin bei Urolithiasis (als medikamentöse expulsive Therapie auch nach Lithotripsie). BAnz AT 17.06.2019 B1

Bhala N, Emberson J, Merhi A, Abramson S, Arber N, Baron JA et al. (2013) Vascular and upper gastrointestinal effects of non-steroidal anti-inflammatory drugs: meta-analyses of individual participant data from randomised trials. Lancet 382(9894):769–779

Campschroer T, Zhu X, Vernooij RW, Lock MT (2018) Alpha-blockers as medical expulsive therapy for ureteral stones. Cochrane Database Syst Rev 4:Cd008509

Choi T, Yoo KH, Choi SK, Kim DS, Lee DG, Min GE et al. (2015) Analysis of factors affecting spontaneous expulsion of ureteral stones that may predict unfavorable outcomes during watchful waiting periods: what is the influence of diabetes mellitus on the ureter? Korean J Urol 56(6):455–460

Darrad MP, Yallappa S, Metcalfe J, Subramonian K (2018) The natural history of asymptomatic calyceal stones. BJU Int 122(2):263–269

De Coninck V, Antonelli J, Chew B, Patterson JM, Skolarikos A, Bultitude M (2019) Medical expulsive therapy for urinary stones: future trends and knowledge gaps. Eur Urol

Ferrero A, Takahashi N, Vrtiska TJ, Krambeck AE, Lieske JC, McCollough CH. Understanding, justifying, and optimizing radiation exposure for CT imaging in nephrourology. Nat Rev Urol. 2019 Apr;16(4):231–244

Hesse et al. (2009). Urinary Stones: Diagnosis, Treatment, and Prevention of Recurrence, 3rd revised and enlarged edition, ISBN 978–3–8055–9149–2, Karger, Basel, Switzerland

Hubner WA, Irby P, Stoller ML (1993) Natural history and current concepts for the treatment of small ureteral calculi. Eur Urol 24(2):172–176

Irving SO, Calleja R, Lee F, Bullock KN, Wraight P, Doble A (2000) Is the conservative management of ureteric calculi of >4 mm safe? BJU Int 85(6):637–640

Keeley FX Jr, Tilling K, Elves A, Menezes P, Wills M, Rao N, Feneley R (2001) Preliminary results of a randomized controlled trial of prophylactic shock wave lithotripsy for small asymptomatic renal calyceal stones. BJU Int 87(1):1–8

Knoll T, Bach T, Humke U, Neisius A, Stein R, Schönthaler M, Wendt-Nordahl G (2016) S2k-Leitlinie zur Diagnostik, Therapie und Metaphylaxe der Urolithiasis (AWMF 043/025). Urologe 55(7):904–922

Lafrance JP, Miller DR (2009) Selective and non-selective non-steroidal anti-inflammatory drugs and the risk of acute kidney injury. Pharmacoepidemiol Drug Saf 18(10):923–931

12

Masch WR, Cronin KC, Sahani DV, Kambadakone A (2017) Imaging in urolithiasis. Radiol Clin North Am 55(2):209–224

Pathan SA, Mitra B, Straney LD, Afzal MS, Anjum S, Shukla D et al. (2016) Delivering safe and effective analgesia for management of renal colic in the emergency department: a double-blind, multigroup, randomised controlled trial. Lancet 387(10032):1999–2007

Porpiglia F, Vaccino D, Billia M, Renard J, Cracco C, Ghignone G et al. (2006) Corticosteroids and tamsulosin in the medical expulsive therapy for symptomatic distal ureter stones: single drug or association? Eur Urol 50(2):339–344

Semins MJ, Matlaga BR (2010) Management of stone disease in pregnancy. Curr Opin Urol 20(2):174–177

Türk C, Petřík A, Sarica K, Seitz C, Skolarikos A, Straub M, Knoll T (2016) EAU guidelines on diagnosis and conservative management of urolithiasis. Eur Urol 69(3):468–474

Ueno A, Kawamura T, Ogawa A, Takayasu H (1977) Relation of spontaneous passage of ureteral calculi to size. Urology 10(6):544–546

Zwergel U, Felgner J, Rombach H, Zwergel T (1998) Current conservative treatment of renal colic: value of prostaglandin synthesis inhibitors. Schmerz 12(2):112–117

Endourologische Eingriffe

Inhaltsverzeichnis

Transurethrale Eingriffe des unteren Harntraktes

Johannes Breyer, Maximilian Burger und Herbert Leyh

© Springer-Verlag GmbH Deutschland, ein Teil von Springer Nature 2021
J. Kranz et al. (Hrsg.), *Komplikationen in der Urologie*,
https://doi.org/10.1007/978-3-662-60625-4_13

13.1 Harnröhre, Prostata, Blasenhals

Herbert Leyh

■ **Bulking agents**

Bulking agents führen als Füllstoffe zu einer verbesserten urethralen Koaptation und unterstützen so den Kontinenzmechanismus. Man unterscheidet zwei Arten von „Bulking agents": Feststoffpartikel, die in einem absorbierbaren Flüssigkeits- oder Gelträger befindlich sind, und Partikel-freie Füllstoffe, die aus einem homogenen Gel bestehen und nicht absorbiert werden (Chapple und Dmochowski 2019). Erstere erzielen ihre Langzeitwirkung durch reaktive Veränderungen in der Partikelumgebung, die zu Fibrosierungen und damit zu einem Polstereffekt führen. Der Partikel-freie Füllstoff hingegen wird durch ein vom Wirtsgewebe gebildetes, aus feinen Fasern bestehendes Netzwerk verankert und führt in Abhängigkeit vom injizierten Volumen auf diesem Wege zur Kontinenz. Eine im Jahr 2018 veröffentlichte Metaanalyse (De Vries et al. 2018) untersuchte acht verschiedene „Bulking agents" und berichtete über insgesamt 2095 (32 %) Komplikationen bei den insgesamt 6462 behandelten Patienten. Insgesamt wurden 67 (3 %) Komplikationen als schwerwiegend gemäß der Clavien-Dindo-Klassifikation (Grad III) eingestuft. Von diesen erforderten 46 (69 %) Komplikationen eine Inzision und Drainage und 21 (31 %) ein invasiveres Verfahren. Die Erfolgs- und Komplikationsraten der Bulking agents hängen maßgeblich von der verwendeten Substanz ab. Derzeit liegen nur wenige direkte Head-to-Head Vergleiche vor, sodass hier auf die beiden wichtigsten Komplikationen der Bulking agents fokussiert und nicht dezidiert zwischen den Substanzen unterschieden wird.

Komplikation: Fremdkörpergranulome, Abszesse, Erosionen, Partikel-Migration
Häufigkeit: Keine konkreten Angaben in der Literatur verfügbar.

Ursache: Feststoffpartikel-haltige Bulking agents erzielen ihre Langzeitwirkung durch reaktive Veränderungen in der Partikelumgebung, die zu Fibrosierungen und resultierend zu einem Polstereffekt führen. Hierdurch können Fremdkörpergranulome, Erosionen, Abszesse und eine Partikel-Migration hervorgerufen werden. Die Applikationsart scheint ebenfalls einen Einfluss zu haben.
Behandlung: Inzision und Drainage, selten ist eine Exzision notwendig. Das Vinyldimethyl-terminierte Polydimethylsiloxan-Polymer vollzieht nach paraurethraler Injektion einen Zustandswechsel, der häufiger Exzisionen notwendig macht.
Vorbeugung: Verwendung Partikel-freier Bulking agents, Hersteller-gerechte Applikationsart.

Komplikation: Therapierefraktäre- oder Rezidiv-Harninkontinenz
Häufigkeit: Abhängig von der verwendeten Substanz: 16,7 bis 35,0 % bei Vinyldimethyl-terminierten Polydimethylsiloxan-Polymer (Capobianco et al. 2018), 17 % bei Polyacrylamid-Hydrogel (Pai et al. 2015). Die Heilungsraten liegen unter denen der spannungsfreien Bänder und der Kolposuspension (Kirchin et al. 2017). Die Therapierefraktärität scheint auch abhängig vom Therapie-Zeitpunkt zu sein, Männer sprechen nach einer Inkontinenzdauer von >12 Monaten nur bedingt auf die Therapie mit Bulking agents an (Schneider et al. 2005).
Ursache: Anwendermodifizierte, von den Herstellerempfehlungen abweichende Injektion des Bulking agents, Aufhebung des Depot-Effektes durch transurethrale Katheterisierung bzw. Zystoskopie.
Behandlung: Eine Re-Injektion des Bulking agents führt im Sinne einer Depotvergrößerung bzw.-wiederherstellung zur Optimierung der Kontinenzsituation. Sonographisch können die Depots gut dargestellt und gezielt erneut injiziert werden.

- Urethrotomia interna (Otis-Urethrotomie/ Sichturethrotomie)

Eine Urethrotomia interna ist beim Mann bei auf das Harnröhrenepithel und die superfiziellen Gewebeschichten des Corpus spongiosum beschränkten, kurzstreckigen Harnröhrenstrikturen indiziert. Die Inzision wird hierbei stets bei zwölf Uhr vorgenommen, im distalen Harnröhrenbereich „blind" mittels Otis-Urethrotom und im proximalen Bereich mit einem Sicht-Urethrotom. Bei rezidivierenden, multiplen oder langstreckigen Strikturen sollte anstelle einer Urethrotomie eine offene-chirurgische Harnröhrenplastik vorgenommen werden.

■ ■ Präoperative Komplikationen

Komplikation: Falsche Indikation und Nichtbeachtung von Kontraindikationen

Für die operative Planung sind Genese und Geschichte der Striktur von entscheidender Bedeutung. Frische entzündliche Strikturen sollten über einen Zeitraum von drei drei Monaten nicht operativ behandelt werden. Hier ist eine suprapubische Harnableitung angezeigt, um zu vermeiden, dass durch die Operation eine spongiofibrotisch-progrediente Situation entsteht.

Für den Behandlungserfolg ist eine korrekte Einhaltung der Indikation essenziell:
- Anzahl der Strikturen: 1
- Ausdehnung der Striktur: <1 cm
- Lokalisation der Striktur: Meatusbereich oder bulbäre Harnröhre
- Harnröhrendurchmesser auf Höhe der Striktur: >15 Ch.
- Erstmanifestation der Striktur

- Fehlender Nachweis einer periurethralen Fibrose in der Harnröhrensonographie

❯ Eine eitrige Urethritis oder Harnröhrenabszesse stellen absolute Kontraindikationen für die Urethrotomia interna dar.

■ ■ Intraoperative Komplikationen

Komplikation: Via falsa urethrae durch Harnröhrenperforation, konsekutive Urinextravasation mit Penis- oder Skrotalödem

Häufigkeit: Geschätzt 0–1 %, keine konkreten Angaben in der Literatur verfügbar.

Ursache: Eine falsche Schnittführung bei der Urethrotomia interna durch meist fehlende Orientierung kann Ursache einer Via falsa urethrae (◘ Abb. 13.1 und 13.2) sein. Das Risiko ist insbesondere bei langstreckigen und hochgradigen Strikturen sowie bei Zustand nach Radiatio erhöht (Shapiro et al. 2018).

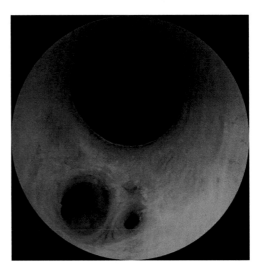

◘ **Abb. 13.1** Alte, abgeheilte Via falsa urethrae

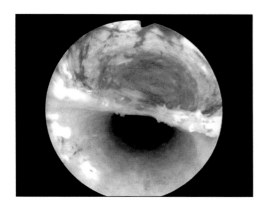

□ Abb. 13.2   Frische Via falsa urethrae. (Mit freundlicher Genehmigung von Frau Priv.-Doz. Dr. med. J. Kranz)

Behandlung: Bei Vorliegen einer Via falsa urethrae reicht eine vorübergehende Katheterbehandlung.

Vorbeugung: Zur Vermeidung einer falschen Schnittführung: Vorlegen eines Ureterkatheters (3 Ch.) oder eines Drahtes als Führungshilfe über die Striktur in die Harnblase.

Komplikation: Ausgedehnte intra- oder postoperative Blutungen aus der Harnröhre, Penis- und Skrotalhämatom

Häufigkeit: Geschätzt <1 %, keine konkreten Angaben in der Literatur verfügbar.

Ursache: Verletzung der Corpora cavernosa, speziell bei Inzisionen abseits von 12 Uhr, mit Shuntbildung zwischen Corpora cavernosa und Corpus spongiosum. Nicht selten kann eine Erektion nach dem Eingriff Auslöser einer erneuten Blutung sein.

Behandlung: Kathetereinlage, ggf. temporäre Anlage eines zirkulären Kompressionsverbandes am Penis.

Vorbeugung: Reduktion des Blutungsrisikos durch Inzision streng bei zwölf Uhr Steinschnittlage sowie durch thermische Wirkung bei Laser-Inzision (eingesetzt

werden Nd-YAG-, Argon-, Holmium- oder KTP-Laser).

■■ Postoperative Komplikationen

Komplikation: Makrohämaturie

Häufigkeit: Keine konkreten Angaben in der Literatur verfügbar.

Ursache: Läsionen der Harnröhrenschleimhaut, insbesondere Verletzungen der prostatischen Harnröhre, Läsionen der Blase durch unsachgemäßes Manipulieren.

Behandlung: Spülkathetereinlage, Blasenspülung, ggf. zirkulärer Kompressionsverband am Penis.

Vorbeugung: Verwendung von Gleitgel, Arbeiten unter Sicht, vorsichtiges Manipulieren, Anamneseerhebung im Hinblick auf Pathologien, Voruntersuchungen bzw. Voroperationen, Kontrolle der Gerinnungsparameter, ggf. Absetzen gerinnungshemmender Substanzen.

Komplikation: Harnröhrendivertikel, Harnröhrenfistel

Häufigkeit: Sehr selten, in der Literatur sind Fallberichte verfügbar. Gefahr besteht insbesondere bei langstreckigen und hochgradigen Strikturen.

Ursache: Eine falsche Schnittführung, gerne verbunden mit einer ausgedehnten Via falsa, kann Ursache eines Harnröhrendivertikels (□ Abb. 13.3) oder gar einer Harnröhrenfistel (□ Abb. 13.4) sein.

Behandlung: Eine offen-chirurgische Revision ist bei einem Harnröhrendivertikel nur bei rezidivierenden Infekten erforderlich, bei einer Harnröhrenfistel jedoch in jedem Fall.

Vorbeugung: Vorlegen eines Ureterkatheters (3 Ch.) als Führungshilfe über die Striktur in die Harnblase. Durch Inzision bei 12 Uhr Steinschnittlage ist das Risiko für Divertikel- und Fistelbildungen reduziert.

13

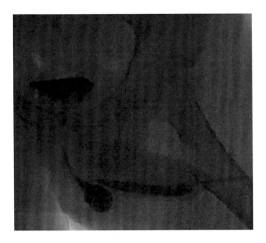

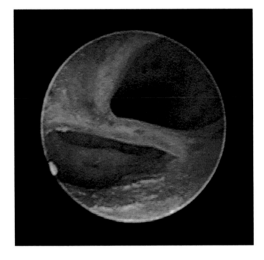

Komplikation: Harnwegsinfektion (Urethritis, Prostatitis, Epididymitis, Kavernitis)

Häufigkeit: Geschätzt 2–3 %, keine konkreten Angaben in der Literatur verfügbar.

Ursache: Durch Extravasation von Irrigationsflüssigkeit oder Urin in das umliegende Gewebe kann eine lokale Infektion bis hin zur Ausbildung einer Abszedierung entstehen.

Behandlung: Testgerechte antibiotische Therapie, Analgetika, Antiphlogistika, ggf. lokal abschwellende Maßnahmen.

Vorbeugung: Ausschluss einer Harnwegsinfektion vor der Untersuchung. Perioperative Antibiotikaprophylaxe bzw. Antibiotikagabe bei Vorliegen einer Harnwegsinfektion bis zur vollständigen Infektsanierung. Sorgfältige Operationstechnik.
Eine eitrige Urethritis und Harnröhrenabszesse sind absolute Kontraindikationen für eine Urethrotomie. Gefahr der Exazerbation der Infektion bis hin zur Sepsis.

Komplikation: Belastungsinkontinenz durch Sphinkterläsion

Häufigkeit: Keine konkreten Abgaben in der Literatur verfügbar.

Ursache: Sphinkterläsion bei nahegelegenen Strikturen durch fehlende Identifikation des Sphinkter urethrae externus.

Behandlung: Therapie der Belastungsinkontinenz je nach Schweregrad und Leidensdruck des Patienten.

Vorbeugung: Äußerst sorgfältige Operationstechnik mit steter Sphinkterkontrolle (hydraulischer Sphinktertest).

Komplikation: Erektile Dysfunktion

Häufigkeit: 1–10 % (Schneider et al. 2001).

Ursache: Direkte Läsion der Nn. cavernosi, Schwellkörperfibrose durch Verletzung der Corpora cavernosa, Ausbildung pathologischer venöser Abflüsse (Shuntbildung zwischen Corpora cavernosa und Corpus spongiosum).

Behandlung: Medikamentöser Therapieversuch mit PDE-5-Hemmern.

Vorbeugung: Inzision bei 12 Uhr Steinschnittlage zur Vermeidung von Verletzungen der Nn. cavernosi.

Komplikation: Rezidivstriktur

Häufigkeit: 35–50 % für den Ersteingriff, 60–85 % beim Rezidiv, mit jedem Rezidiv weiter zunehmend (Tolkach et al. 2016; Pansadoro und Emiliozzi 1996). Etwa die Hälfte der Rezidive entwickelt sich während des ersten postoperativen Jahres.

Ursache: Jede Urethrotomie führt zu neuen Vernarbungen unterschiedlicher Ausdehnung, welche die Basis für Rezidive darstellen (Greenwell et al. 2004) (◨ Abb. 13.5).

Behandlung: Bei einer hohen Rezidivneigung, speziell bei jüngeren Patienten und bei Patienten ohne Multimorbidität, sowie bei multiplen und hochgradigen, langstreckigen Strikturen sollte frühzeitig ein offen-chirurgisches Vorgehen in Erwägung gezogen werden.

Vorbeugung: Es sollten nur maximal zwei Versuche einer Harnröhrenschlitzung vorgenommen werden.

▪ **Transurethrale Elektroresektion der Prostata (TURP)/Transurethrale Inzision der Prostata (TUIP)/Blasenhalsinzision**

Im Laufe der letzten Jahrzehnte kann trotz eines zunehmenden Alters der operierten Patienten mit einem Median von inzwischen über 70 Jahren eine Reduzierung der Mortalität von 2,5 % auf heute 0,1–0,3 % beobachtet werden (Mebust et al. 1989;

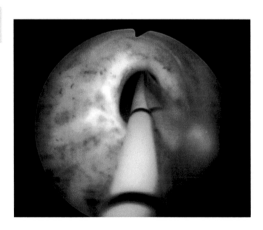

◨ **Abb. 13.5** Rezidiv einer penilen Harnröhrenstriktur, ein Ureterenkatheder ist als Leitschiene hilfreich. (Mit freundlicher Genehmigung von Frau Priv.-Doz. Dr. med. J. Kranz)

Reich et al. 2008). Die Morbidität im Rahmen einer transurethralen Resektion der Prostata (TURP) wird seit Jahren konstant mit 10–20 % angegeben (Schatzl et al. 1997; Rassweiler et al. 2006). Sie ist erhöht bei einer Resektionszeit von mehr als einer Stunde, bei einem Resektatgewicht von mehr als 50 g sowie bei Patienten von > 80 Jahren.

▪▪ **Präoperative Komplikationen**

Komplikation: Falsche Indikation und Nichtbeachtung von Kontraindikationen

Nur bei zutreffender Indikation, aufbauend auf klinischer Symptomatik und korrekter Diagnostik der subvesikalen Obstruktion, lässt sich ein postoperativer Therapieerfolg erwarten.

❯ Eine fieberhafte unbehandelte Harnwegsinfektion sowie eine unbehandelte Koagulopathie stellen Kontraindikationen für eine TURP dar.

▪▪ **Intraoperative Komplikationen**

Komplikation: Traumatisierung der Harnröhre mit Risiko der sekundären Strikturentstehung

Häufigkeit: Geschätzt 0–3 %, keine konkreten Angaben in der Literatur verfügbar.

Ursache: Bei der blinden Einführung des Instrumentenschaftes beim Mann bestehen das Risiko einer Harnröhrenverletzung (insbesondere bulbär) und die Gefahr der Ausbildung einer Via falsa oder der Unterminierung des Trigonums. Letztere entsteht, wenn das Instrument beim Versuch in die Blase zu gelangen, nach Perforation des Prostatamittellappens weiter vorgeschoben wird. In diesem Fall wird keine Blasenschleimhaut sichtbar, sondern ein netzförmiges lockeres perivesikales Gewebe.

13

Behandlung: Je nach Lokalisation und Ausmaß der Verletzung genügt meistens die am Ende des Eingriffes vorgenommene Schienung der Harnröhre durch Einlage eines Katheters bzw. Spülkatheters. Miktionskontrolle nach Katheterentfernung, Hinweis auf Gefahr einer sekundären Strikturbildung und der Notwendigkeit weiterer invasiver Maßnahmen.

Vorbeugung: Vorsichtiges Einführen des Zystoskops bzw. Resektoskops routinemäßig unter Sicht.

Komplikation: Spülflüssigkeitseinschwemmung/TUR-Syndrom bei der TURP

Häufigkeit: Spülflüssigkeitseinschwemmung 10–40 %, TUR-Syndrom 0–5 %, abhängig vom verwendeten Resektionsverfahren (Ahyai et al. 2010; Reich et al. 2008; Rassweiler et al. 2006).

Ursache: Der Eintritt der Spülflüssigkeit direkt über einen eröffneten prostatischen Venenplexus in das Kreislaufsystem oder indirekt über eine resektionsbedingte Kapselperforation in den retroperitonealen Raum mit nachfolgender Resorption führt bei monopolarer und bipolarer Resektion zur Volumenbelastung für den Kreislauf.

Bei monopolarer Resektion besteht zusätzlich eine konsekutive Verdünnungshyponatriämie. Anzeichen einer vermehrten Einschwemmung sind: Auffälliges Gähnen, Unruhe, Frösteln, periphere Zyanose. Das TUR-Syndrom als schwere Ausprägung der Einschwemmung ist charakterisiert durch Unruhe, Verwirrtheit, Sehstörungen, Übelkeit und Erbrechen, Kreislaufdepression bis hin zum Schock, akutem Nierenversagen, Hirn- und Lungenödem. TUR-Syndrom bei Unterschreiten der Serum-Natrium-Konzentration von 125 mmol/l mit dem Ergebnis einer hypoosmolaren, hypotonen Hyperhydratation. Bei bestehender Harnwegsinfektion außerdem Gefahr einer Bakteriämie durch Einschwemmung von Keimen bis hin zum Vollbild der Sepsis.

Behandlung: Diuretika- und Elektrolytgabe (sofortige Verabreichung von 20–40 mg Furosemid, in besonders ausgeprägten Fällen Mannitol), Korrektur des Serum-Natriums, wenn <120 mmol/l: Langsame Infusion (10 mmol/h) von 200–500 ml einer 2–5 % hyperosmolaren Kochsalzlösung, rasche Blutstillung und Beendigung des Eingriffes anstreben, Intensivüberwachung angezeigt.

Vorbeugung: Begrenzung des hydrostatischen Drucks der Spülflüssigkeit auf 60 cm H_2O, Begrenzung der Resektionszeit auf ca. 60 min, strenge Überwachung des Patienten, idealerweise Regionalanästhesie, bipolare TURP mit isotoner NaCl-Lösung. Resektion unter kontinuierlicher Spülung im Niederdruckverfahren mithilfe eines Dauerspül- oder Rückflussresektoskopes bzw. eines suprapubischen Trokars, damit Reduktion der Gefahr einer Einschwemmung von Irrigationsflüssigkeit in den Körper über eröffnete Prostatavenen oder über die ausgedünnte Prostatakapsel.

Komplikation: Blutung, Transfusionsbedarf

Häufigkeit: 0–8 % (Ahyai et al. 2010; Reich et al. 2008; Rassweiler et al. 2006; Madersbacher und Marberger 1999).

Ursache: Arterielle und venöse Blutungen aus dem periprostatischen Venenplexus (◘ Abb. 13.6), mit teils massivem perioperativem Blutverlust. Insuffiziente Versorgung von Blutungen innerhalb des Resektionsareals. Koagulopathien, Einnahme gerinnungshemmender Substanzen, nicht detektierter, blutender Stanzdefekt am Blasenboden durch den Trokar im Rahmen der SPDK-Einlage (◘ Abb. 13.7)

Behandlung: Bei deutlicher Hämaturie nach Blutstillung und Katheterkorrektur erneute Inspektion der Operationsloge und ggf. Nachkoagulation, solange der Patient noch auf dem Operationstisch verbleibt.

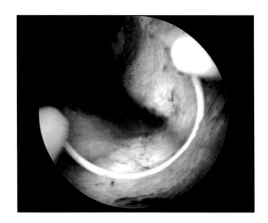

■ **Abb. 13.6** Arterielle Blutung im Rahmen einer transurethralen Resektion der Prostata. (Mit freundlicher Genehmigung von Frau Priv.-Doz. Dr. med. J. Kranz)

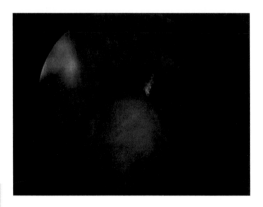

■ **Abb. 13.7** Stanzdefekt im Bereich des Blasenbodens durch den Trokar im Rahmen der SPDK-Einlage. (Mit freundlicher Genehmigung von Frau Priv.-Doz. Dr. med. J. Kranz)

Vorbeugung: Mehrwöchige präoperative Gabe von Finasterid: Erzielt wird eine Größenreduktion und Minderdurchblutung der Prostata, damit Reduktion der intra- und postoperativen Blutung, möglicher Einsatz bei Risikopatienten mit hohen Resektionsvolumina (Bansal et al. 2017).
Keine Durchführung einer TURP bei einer unbehandelten Koagulopathie. Wenn möglich, zeitgerechtes Pausieren oder Absetzen gerinnungshemmen-

der Substanzen vor dem Eingriff, Kontrolle der Gerinnungsparameter, Quick-Wert >65 %.   Alternativ   Anwendung eines Laserverfahrens.
Gezielte Blutstillung mit der Resektionsschlinge und Anwendung von Koagulationsstrom, z. T. auch mit reduziertem Spülwasserzufluss zur Identifikation kleiner Arterien. Nach Entfernen aller Resektionsspäne Kontrolle des gesamten Resektionsbereichs. Hämostase in der Form, dass das Spülwasser klar oder nur gering rosa verfärbt ist.

Komplikation: Subtrigonale Blasenunterfahrung
Häufigkeit: Geschätzt 0–3 %, keine konkreten Angaben in der Literatur verfügbar.
Ursache: Unterfahren des Blasenhalses bei Kathetereinlage, insbesondere bei präformiertem Weg infolge Ausdünnung bzw. Eröffnung der Prostatakapsel unter dem Blasenhals nach Resektion eines ausgeprägten Mittellappens sowie bei zu tiefer und zu weit reichender Resektion im Bereich des Übergangs der Prostata zum Blasenboden.
Behandlung: Bei einer großen subtrigonalen Unterfahrung sollte der Eingriff nach suffizienter Blutstillung rasch beendet werden. Gegebenenfalls sollte der Katheter für mehrere Tage belassen werden, bevor ein erneuter Eingriff erfolgt.
Sollte die Kathetereinlage durch eine subtrigonale Unterfahrung trotz digital-rektaler Führung behindert sein, ist das erneute Einführen des Resektionsinstrumentes unter Sicht erforderlich. Durch den Schaft wird ein Ureterkatheter oder Draht in die Blase vorgeschoben und darüber dann ein Dauerkatheter mit zentraler Öffnung eingelegt.
Vorbeugung: Bei der Resektion ist eine zu tiefe Schnittführung am Blasenhals zu vermeiden. Kathetereinlage unter digital-rektaler Kontrolle bzw. unter Sicht.

■ ■ Postoperative Komplikationen

Komplikation: Schmerzen in der Harnröhre
Häufigkeit: 0–20 % (Ahyai et al. 2010).
Ursache: Folge der Manipulation, insbesondere bei Vorhandensein zusätzlicher Pathologien.
Behandlung: Verweis auf temporäre Begleiterscheinung, ggf. peripher wirksame Analgetika.
Vorbeugung: Schonende Anwendung des Endoskops, Druck- und Kraftaufwendung vermeiden. Insbesondere bei der Passage der hinteren bulbären und membranösen Harnröhre ist auf den genauen Harnröhrenverlauf zu achten, um dem Patienten unnötige Schmerzen zu ersparen.

Komplikation: Harnwegsinfektion, Epididymitis
Häufigkeit: Harnwegsinfektionen 2–40 %, Epididymitis 0,3–5 % (Ahyai et al. 2010; Reich et al. 2008; Rassweiler et al. 2006).
Ursache: Nicht diagnostizierte bzw. unzureichend therapierte vorbestandene Harnwegsinfektion, Freisetzung und mögliche Einschwemmung von Bakterien aus dem Gewebe der Prostata bei Resektion. Epididymitis auch als Folge einer aszendierenden Infektion.
Behandlung: Testgerechte Antibiotikagabe, supportive Maßnahmen in Abhängigkeit vom Ausmaß des Infektes, z. B. Analgetika, Antiphlogistika.
Vorbeugung: Eine fieberhafte und/oder unbehandelte Harnwegsinfektion stellt eine Kontraindikation für die TURP dar. Einsatz einer perioperativen Antibiotikaprophylaxe. Bei nachgewiesener Harnwegsinfektion wird die Antibiotikagabe nach entsprechender Austestung bis zur vollständigen Infektsanierung fortgesetzt. Ansonsten ist eine postoperative Antibiotikaprophylaxe nur bei Risikofaktoren wie reduziertem Allgemeinzustand, Stoffwechselstörungen, Immunsuppression oder bei einer Reoperation notwendig.

Komplikation: Nachblutung
Häufigkeit: In historischen Kollektiven bis zu 20 %, aktuell 2–10 % (Ahyai et al. 2010; Rassweiler et al. 2006), durchschnittliche Transfusionsrate 0–5 %, aktuell < 1 % durch Weiterentwicklung der Hochfrequenzgeräte (Hartung et al. 2001) und bipolare TURP (Mamoulakis et al. 2009).
Ursache: Unzureichende intraoperative Koagulation, postoperatives „Aufbrechen" von koagulierten Bereichen, insbesondere bei Hypertension und/oder Tenesmen der Blase. Verfrühter Wiedereinsatz der Antikoagulation.
Behandlung: Bei postoperativer Blutung empfiehlt sich die Anlage eines temporären Zuges an einem in der Blase mit 100 ml geblockten Katheter, bei persistierender Blutung frühzeitig chirurgische Blutstillung: Entfernung der Koagel aus der Prostataloge, Blutungsquelle oft unter Koageln verborgen oder ventral am vesikoprostatischen Übergang lokalisiert.

Komplikation: Verletzung der Ureterostien
Häufigkeit: Geschätzt ca. 1 %, keine konkreten Angaben in der Literatur verfügbar.
Ursache: Bei der Resektion großer Mittellappen und schlechter Identifizierung der Ostien kann es zu einer Läsion der Uretereinmündungen kommen. Ausbildung eines vesikoureteralen Refluxes bzw. einer Ostiumstenose.
Behandlung: Postoperativ sonographische Kontrolle der Niere auf der betroffenen Seite, bei Auftreten einer Harnstauung Versuch der retrograden Harnleiterschienung, ggf. Einlage einer Nephrostomie bzw. antegrade Harnleiterschienung.
Bei Vorliegen einer Ostiumstenose: Versuch der Freiresektion. Bei fehlendem Erfolg ist die Ureterneuimplantation Therapie der Wahl.

Bildet sich nach einer Resektion des Ostiums ein Reflux aus, so wird dieser primär konservativ behandelt und eine engmaschige Kontrolle des oberen Harntraktes durchgeführt. Bei drohender Nierenschädigung erfolgt ebenfalls eine Harnleiterneuimplantation.

Vorbeugung: Sichere Identifikation beider Ostien vor Beginn der Resektion und wiederholte intraoperative Kontrolle bei schwierigen anatomischen Verhältnissen, z. B. großem Mittellappen.

Komplikation: Belastungsinkontinenz

Häufigkeit: Bis 3 % historisch, aktuell im Promillebereich (Ahyai et al. 2010; Rassweiler et al. 2006).

Ursache: Verletzung des Sphinkter externus mit konsekutiver Harninkontinenz. Die Resektion der ventralen Anteile ist die häufigste Ursache für eine Sphinkterläsion, da der Kollikel als Resektionsgrenze nicht im Blickfeld erscheint und der Sphinkter ventralseitig nach distal verlagert ist.

Behandlung: Je nach Ausprägung der Inkontinenz und in Abhängigkeit vom Leidensdruck des Patienten (submuköse Sphinkterunterspritzung, suburethrales Band, artifizieller Sphinkter).

Vorbeugung: Kontrolle der Lage des Resektionsschaftes durch regelmäßiges Einstellen des Kollikels. Vermeiden einer Distalbewegung des Instrumentenschaftes durch Fixieren des Instruments mit dem kleinen Finger der freien Hand am Schambein des Patienten. Vorsichtige Apexresektion mit Sphinkterdarstellung, Durchführung des hydraulischen Sphinktertests.

Komplikation: Harnröhrenstriktur

Häufigkeit: 0–10 % (Ahyai et al. 2010; Rassweiler et al. 2006; Madersbacher et al. 1999).

Ursache: Meistens durch mechanische oder elektrische Schleimhautläsionen (Resektoskop) verursacht, aber auch durch postoperative Infektionen und verlängerte postoperative Katheterverweildauer.

Behandlung: In Abhängigkeit von der Lage und der Ausdehnung der Striktur: Urethrotomia interna oder offen-chirurgische Harnröhrenplastik.

Vorbeugung: Beschichtung des Resektionsschaftes mit einem gut leitenden Gleitmittel, Einführen mithilfe eines Spreizobturators, der das scharfkantige Schaftende abdeckt, Augenmerk auf eine widerstandsfreie Bewegung, Hindernisse nicht mit Kraft überwinden. Bei behinderter Passage am Meatus urethrae oder am Übergang von der Fossa navicularis zur Pars pendulans urethrae soll eine Urethrotomia interna nach Otis bis zu einer Weite von 27 Ch. durchgeführt werden. Vermeiden eines unnötigen Klammergriffs am Penis mit der freien Hand: Direkter Kontakt zwischen Schaft und Harnröhrenschleimhaut begünstigt Leckströme und damit lokale Schäden, Verwendung eines 24 Ch. Resektoskopes, da Läsionen hier weniger häufig als bei größeren Resektoskopen auftreten. Verwendung eines bipolaren Resektoskops.

In erster Linie wird die Häufigkeit der Harnröhrenstriktur durch ein atraumatisches Vorgehen minimiert.

Komplikation: Narbige Blasenhalsstenose

Häufigkeit: 0–10 % (Ahyai et al. 2010; Rassweiler et al. 2006; Madersbacher et al. 1999, Mamoulakis 2013).

Ursache: Eine ausgedehnte Resektion im Blasenhalsbereich kann insbesondere bei kleinen Prostatae eine Blasenhalsenge zur Folge haben. (◘ Abb. 13.8)

Behandlung: Inzision mit der Hakensonde bei fünf, sieben und zwölf Uhr. Kommt es zu weiteren Rezidiven der Blasenhalssklerose, so ist eine Y-V-Plastik die Therapie der Wahl.

Vorbeugung: Das Risiko für das Auftreten einer narbigen Blasenhalsenge ist bei kleinen Prostatae deutlich erhöht. Es ist

13

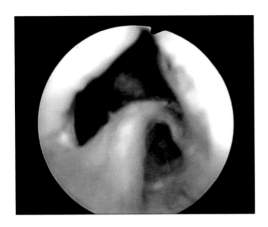

Abb. 13.8 Hochgradige Blasenhalsstenose nach TURP

deshalb besonders bei kleinen Drüsen aber auch bei Vorliegen eines tiefen Rezessus vesicalis zu empfehlen, nach beendeter Resektion zusätzlich eine Kerbung des Sphinkter-internus Bereiches mit der Hakensonde bei fünf und sieben+ Uhr, alternativ bei sechs Uhr vorzunehmen. Bei dieser Inzision erkennt man deutlich das Auseinanderweichen der Internusfasern und damit eine Erweiterung des Blasenhalses. Bei Rezidivsklerose keine zirkuläre Resektion!

Komplikation: Retrograde Ejakulation
Häufigkeit: 65–90 % (Madersbacher et al. 1999).
Ursache: Sie ist nicht als Komplikation anzusehen, sondern stellt einen nahezu unvermeidbaren Folgezustand einer weiten und damit gut ausresezierten Prostataloge durch fehlenden Verschluss des Blasenhalses dar.
Behandlung: Keine kausale Behandlung möglich.
Vorbeugung: Ggf. ejakulationsprotektive TURP mit Erhalt des kollikelnahen Prostatagewebes.

Komplikation: Erektile Dysfunktion
Häufigkeit: 0–35 % (Akman et al. 2013; Rassweiler et al. 2006; Madersbacher et al. 1999).

Ursache: Störungen der Erektion sind möglicherweise bedingt durch thermische Schädigung der Nn. erigentes in Kapselnähe. Inwieweit die TURP Ursache einer sich verschlechternden Potenz ist oder von dem Patienten nur in zeitlichen Zusammenhang hierzu gebracht wird, lässt sich im Einzelfall schwer ermitteln. Einige Patienten berichten auch von einer durch den Eingriff ausgelösten Verbesserung der Potenz.
Behandlung: Medikamentöser Therapieversuch mit PDE-5-Hemmern

13.2 Harnblase

Johannes Breyer und Maximilian Burger

▪ Hintergrund
Das Urothelkarzinom der Harnblase ist weltweit die 12.-häufigste Tumorerkrankung (Bray et al. 2018). Bei Erstdiagnose liegt in 75 % der Fälle ein nicht-muskelinvasives Harnblasenkarzinom (NMIC) vor (Babjuk et al. 2019). Die Diagnosestellung erfolgt bei Verdacht mittels Zystoskopie. Bei zystoskopisch gesichertem Blasentumor erfolgt die transurethrale Resektion des Blasentumors (TURB) als diagnostischer und zugleich therapeutischer Eingriff. Die systematisch durchgeführte TURB erlaubt neben dem Staging (Infiltrationstiefe des Tumors) und Grading auch das Erfassen weiterer Risikofaktoren (Lokalisation, Anzahl der Tumore). Beim Fehlen von Detrusormuskulatur im Präparat (Ausnahme: solitärer pTaG1-Tumor oder primäres pTis), bei jedem T1-Tumor oder inkompletter Resektion eines NMIBC sollte eine Nachresektion erfolgen. Die vollständige Resektion, in Abhängigkeit von der Risikoklassifizierung ggf. in Kombination mit einer adjuvanten Instillationstherapie, ist beim NMIBC die Therapie der Wahl. Durch Verbesserungen der Visualisierung der Tumoren, z. B. mittels photodynamischer

Diagnostik (PDD), gelingt eine bessere Identifikation flacher Läsionen und auch eine Reduktion der Rezidivrate (Chou et al. 2017).

- ▪ **Häufigkeit der Komplikationen**

Die allgemeine Komplikationsrate liegt bei ca. 5–6 % (Pycha und Palermo 2007) und korreliert signifikant mit Größe und Anzahl der Tumoren, jedoch nicht mit Stadium, Grading oder Lokalisation (Collado et al. 2000). Des Weiteren konnte eine längere Operationszeit als Prädiktor für das Auftreten von Komplikationen identifiziert werden (De Nunzio et al. 2014).

- ▪▪ **Intraoperative Komplikationen**

Komplikation: Blutung

Häufigkeit: Blutung ca. 2–4 % (Collado et al. 2000; Pycha und Palermo 2007).

Ursache: Insuffiziente intraoperative Blutstillung, erhöhtes Risiko bei großen und/oder multilokulären Tumoren (Collado et al. 2000) (◻ Abb. 13.9).

Behandlung: Leichte Blutungen sistieren spontan durch Irrigation, intraoperativ gezielte Koagulation blutender Areale.

Vorbeugung: Sofern möglich, zeitgerechtes präoperatives Pausieren der Antikoagulation und Sicherstellung adäquater Gerinnungsparameter (Rausch et al. 2014).

> **Tipp**
>
> Protrahierte Blutungen >24 h bedürfen einer transurethralen Revision mit Blutungskoagulation.

Komplikation: Hämoglobin-relevante Nachblutung mit Notwendigkeit der Transfusion

Häufigkeit: <1 % (Pycha und Palermo 2007).

Ursache: Symptomatischer Blutverlust durch persistierende starke Blutung.

Behandlung: Identifikation und Versorgung der Blutungsquelle, Transfusion von Erythrozytenkonzentraten.

Komplikation: Harnblasenperforation (◻ Abb. 13.10)

Häufigkeit: Ca. 1,3 %, davon 83 % extraperitoneal und 17 % intraperitoneal (Collado et al. 2000; Pycha und Palermo 2007). Klinisch inapparente extraperitoneale Perforationen werden in bis zu 58 % beschrieben (Balbay et al. 2005).

Ursache: Unsachgemäße, zu tiefe Resektion. Risikofaktoren sind Tumorgröße (Balbay et al. 2005), geringer BMI und weibliches Geschlecht (Herkommer et al. 2012), Lokalisation am Blasendom (El Hayek et al. 2009), chirurgische oder

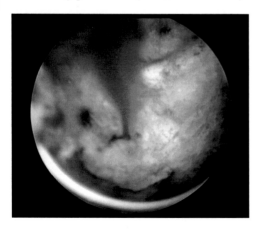

◻ **Abb. 13.9** Spritzende arterielle Blutung im Rahmen einer TUR-Blase bei muskelinvasivem Tumor. (Mit freundlicher Genehmigung von Frau Priv.-Doz. Dr. med. J. Kranz)

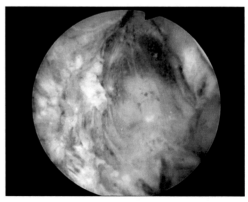

◻ **Abb. 13.10** Hinterwandperforation nach transurethraler Resektion der Harnblase. (Mit freundlicher Genehmigung von Frau Priv.-Doz. Dr. med. J. Kranz)

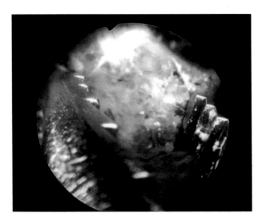

⬛ Abb. 13.11 Oberflächliche Blasenbodenverletzung nach Rivolith-Lithotripsie und Zangenextraktion kleinerer Fragmente. (Mit freundlicher Genehmigung von Frau Priv.-Doz. Dr. med. J. Kranz)

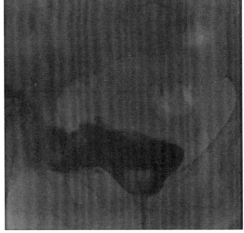

⬛ Abb. 13.12 Extraperitoneale Blasenperforation. (Mit freundlicher Genehmigung von Frau Priv.-Doz. Dr. med. J. Kranz)

strahlentherapeutische Vorbehandlung (Rausch et al. 2014) sowie das Auslösen eines Obturatoriusreflexes. Im Rahmen einer Blasensteinbehandlung ist ebenfalls eine Verletzung der Blasenschleimhaut bis hin zur Perforation möglich (⬛ Abb. 13.11)

Behandlung: Die Therapie hängt von der Größe der Perforation und davon ab, ob eine intra- oder extraperitoneale Perforation vorliegt. Eine Frühinstillation sollte bei Blasenperforation in keinem Fall erfolgen.

a) **Extraperitoneale Perforation** (⬛ Abb. 13.12):

In fast allen Fällen ist ein konservatives Vorgehen mit Katheterableitung möglich. Zunächst Komplettierung und Beendigung der Resektion unter vermindertem Spülstrom sowie subtile Blutungskoagulation. Katheterverweildauer verlängern (3–7 Tage). Bei größerer Perforation sollte vor Entfernung des transurethralen Katheters eine radiologische Kontrolle mittels Zystogramm erfolgen. Bei zusätzlich ausgedehnter Paravasation: Abbruch der Operation und Komplettierung nach 2–6 Wochen, Versuch der Einlage einer Drainage. Sehr selten ist eine operative Blasenübernähung erforderlich.

b) **Intraperitoneale Perforation::**

Kleine Verletzungen können auch hier konservativ mittels Katheterableitung behandelt werden, entsprechend dem Vorgehen bei extraperitonealer Perforation. Bei größeren Perforationen (>0,5 cm [Rausch et al. 2014]), transurethral nicht stillbarer Blutung oder V. a. Darmverletzung ist eine operative Blasenübernähung (offen oder laparoskopisch) mit Einlage einer Drainage indiziert (⬛ Abb. 13.13). Eine intraperitoneale Perforation, ein großer Tumor und offen operative Versorgung begünstigen die Entstehung einer extravesikalen Tumoraussaat (Skolarikos et al. 2005).

> **Tipp**
>
> Extraperitoneale Perforationen und kleine intraperitoneale Perforationen können in der Regel konservativ beherrscht werden, größere intraperitoneale Perforationen erfordern eine operative Revision.

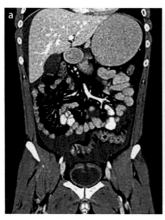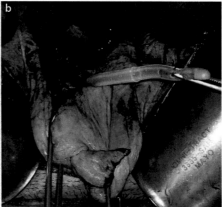

◘ Abb. 13.13a,b   a Computertomographische Darstellung der intraperitonealen Hinterwandperforation mit ausgeprägtem Paravasat zwischen den Darmschlingen. **b** Intraoperativer Situs. (Mit freundlicher Genehmigung von Frau Priv.-Doz. Dr. med. J. Kranz)

Komplikation: TUR-Syndrom
Häufigkeit: Sehr selten (Fallberichte) (Hahn 1995)
Ursache: Einschwemmen von Spülflüssigkeit bei längerer Operationszeit über die Blutbahn, oder peritoneal bei Blasenperforation. Folgen sind Hyponatriämie, Lungenödem. Gefahr der Urosepsis durch Einschwemmen von Bakterien. Klinische Symptome: Hypo- auch Hypertonie, Dyspnoe, Übelkeit, abdominelle Schmerzen.
Behandlung: Intensivmedizinische Überwachung bei ausgeprägter Hyponatriämie und Lungenödem, Substitution von Elektrolyten und Diuretikagabe. Vermeiden einer protrahierten Blasenspülung. Spezifische weitere Maßnahmen der Blasenperforation (siehe Harnblasenperforation).

Komplikation: Reizung des N. obturatorius
Häufigkeit: In Abhängigkeit der Tiefe der Relaxierung oder Blockierung des N. obturatorius ca. 1–21 % (Koo et al. 2019; Pladzyk et al. 2012)
Ursache: Faradische Reizung des N. obturatorius kann zu ausgeprägten Zuckungen und Kontraktionen der Adduktorenmuskulatur mit der Gefahr

einer Blasenperforation und ausgeprägten Blutung führen (siehe Harnblasenperforation).
Behandlung: In Spinalanästhesie selektive Blockierung des N. obturatorius, in Allgemeinanästhesie suffiziente Muskelrelaxation zur Blockierung der neuromuskulären Übertragung. Vermeidung einer deutlichen Blasenfüllung unter Tumorresektion sowie Reduktion der Stromleistung und intermittierende Resektion („Staccatoresektion"), Verwendung kleiner Schnitte. Bipolare Resektion führt durch Reduktion der Stromstärke zu signifikant geringerer obturatorischer Reizung und seltenerer Blasenperforation und Blutung (Zhao et al. 2016).

Komplikation: Verletzung der Ureterostien
Häufigkeit: 1–3 % (Leyh 2014).
Ursache: Ostiumnaher oder -involvierender Tumor: Die onkologische Sicherheit und damit Radikalität der Operation hat Vorrang vor Schonung des Ureterostiums.
Behandlung: Zunächst konservatives Zuwarten unter klinischer und sonographischer Kontrolle, sollte im Verlauf eine symptomatische Hydronephrose auftreten (Schmerzen, Fieber, Anstieg des Se-

13

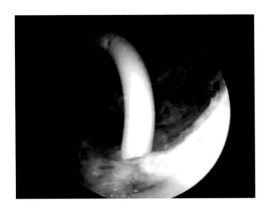

■ Abb. 13.14 Freireseziertes linkes Ostium, mit DJ-Schiene versehen. (Mit freundlicher Genehmigung von Frau Priv.-Doz. Dr. med. J. Kranz)

rumkreatinin), ist eine Entlastung mittels perkutaner Nephrostomie indiziert. In Abhängigkeit der Histologie ggf. antegrade/retrograde Harnleiterschienung im Verlauf. Bei Narbenbildung mit Ostiumstenose im Verlauf Freiresektion des Ureterostiums (■ Abb. 13.14) oder Harnleiterneuimplantation in Abhängigkeit der Histologie. Bei vesikoureteralem Reflux ist eine regelmäßige Kontrolle und Nachsorge des oberen Harntrakts indiziert.

Komplikation: Knallgasexplosion
Häufigkeit: Sehr selten, nur Fallberichte in der Literatur verfügbar.
Ursache: Aktivieren der Resektionsschlinge in einer Gasansammlung kann nach Funkenbildung durch Knallgasreaktion zur Explosion führen (Vermischen von Sauerstoff mit bei der Resektion freigesetztem Wasserstoff)
Behandlung: In Abhängigkeit von Ausmaß und Lokalisation einer eventuellen Wandschädigung der Harnblase (siehe Harnblasenperforation).
Vorbeugung: Absaugen der Gasansammlung vor Resektion, Vermeiden der Schlingenaktivierung in (größeren) Gasansammlungen. Resektion bei geringer Blasenfüllung, Kopftieflagerung des Patienten.

Komplikation: Harnröhrenverletzung
Häufigkeit: Bis zu 5 % (Leyh 2014).
Ursache: Unsachgemäße Einführung des Resektionsschafts; mechanische oder elektrische Verletzung der Harnröhre. Risikofaktoren: Verlängerte Operationszeit, unzureichende Verwendung von Gleitmittel, verlängerte postoperative Katheterverweildauer, postoperative Infektion.
Behandlung: Vermeidung stumpfer, traumatischer Verletzungen der Harnröhre bei engem Meatus oder enger Harnröhre durch gezielte Inzision bei 12 Uhr im Sinne einer Otis- oder Sachse-Urethrotomie.
Vorbeugung: Verwenden von ausreichend Gleitmittel, Entrieren der Harnröhre unter Verwendung eines Obturators, Vermeiden von Scherbewegungen. Bei Verletzung der Harnröhre Schienung mittels Katheter, ggf. Überprüfen der Integrität vor Katheterentfernung mittels antegrader oder retrograder Urethrographie.

■■ Postoperative Komplikationen
Komplikation: Entwicklung einer Harnröhrenstriktur beim Mann
Häufigkeit: Bis zu 5 % (Leyh 2014).
Ursache: Mechanische oder elektrische Verletzung der Harnröhre. Risikofaktoren: Verlängerte Operationszeit, unzureichende Verwendung von Gleitmittel, verlängerte postoperative Katheterverweildauer, postoperative Infektion.
Behandlung: Inzision durch Urethrotomia interna; Strikturexzision mit End-zu-End-Anastomosierung oder Decken mittels Mundschleimhautplastik.

Komplikation: Harnwegsinfektion, Epididymitis
Häufigkeit: 5 % (Sopena-Sutil et al. 2018, Medina-Polo et al. 2018).
Ursache: Risikofaktoren wie schlechter Gesundheitszustand (höherer ASA-Score), Immunsuppression, präoperativ einlie-

gender Katheter und postoperative Katheterverweildauer >2 Tage (Sopena-Sutil et al. 2018).

Behandlung: Antibiotische Therapie (testgerecht, ggf. kalkuliert mit Aminopenicillin + β-Lactamaseinhibitor). Eine routinemäßige perioperative Prophylaxe wird nicht empfohlen (Bootsma et al. 2008).

Vorbeugung: Präoperativ Anlegen einer Urinkultur und testgerechte antibiotische Therapie bei Nachweis eines signifikanten Infektes.

Komplikation: Harnstauung, vesikoureteraler Reflux (siehe Verletzung der Ureterostien)
Komplikation: Nachblutung, ggf. Ausbildung einer Blasentamponade
Häufigkeit: Blutung ca. 2–4 % (Collado et al. 2000; Pycha und Palermo 2007).

Ursache: Insuffiziente intraoperative Blutstillung, erhöhtes Risiko bei großen und/oder multilokulären Tumoren (Collado et al. 2000).

Behandlung: Transurethral manuelles Evakuieren einer Blasentamponade über den einliegenden transurethralen

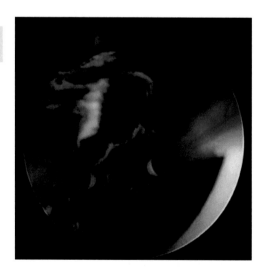

◘ Abb. 13.15 Resektion adhärenter Blutkoagel bei Blasentamponade nach TUR-Blase. (Mit freundlicher Genehmigung von Frau Priv.-Doz. Dr. med. J. Kranz)

Katheter oder bei schweren und persistierenden (>24 h) Nachblutungen transurethrale Revision mit Koagulation blutender Areale (◘ Abb. 13.15).

Literatur

Ahyai SA, Gilling P, Kaplan SA, Kuntz RM, Madersbacher S, Montorsi F, Speakman MJ, Stief CG (2010) Meta-analysis of functional outcomes and complications following transurethral procedures for lower urinary tract symptoms resulting from benign prostatic enlargement. Eur Urol 58:384–397

Akman T, Binbay M, Tekinarslan E, Tepeler A, Akcay M, Ozgor F, Ugurlu M, Muslumanoglu A (2013) Effects of bipolar and monopolar transurethral resection of the prostate on urinary and erectile function: a prospective randomized comparative study. BJU Int 111:129–136

Babjuk M, Burger M, Compérat EM, Gontero P, Mostafid AH, Palou J, van Rhijn BWG, Rouprêt M, Shariat SF, Sylvester R, Zigeuner R, Capoun O, Cohen D, Escrig JLD, Hernández V, Peyronnet B, Seisen T, Soukup V (2019) European association of urology guidelines on non-muscle-invasive bladder cancer (TaT1 and Carcinoma In Situ) – 2019 Update. Eur Urol 76(5):639–657

Balbay MD, Cimentepe E, Unsal A, Bayrak O, Koç A, Akbulut Z (2005) The actual incidence of bladder perforation following transurethral bladder surgery. J Urol 174(6):2260–2262

Bansal A, Arora A (2017) Transurethral resection of prostate and bleeding: a prospective, randomized, double-blind placebo-controlled trial to see the efficacy of short-term use of finasteride and dutasteride on operative blood loss and prostatic microvessel density. J Endourol 31:910–917

Bootsma AM, Laguna Pes MP, Geerlings SE, Goossens A (2008) Antibiotic prophylaxis in urologic procedures: a systematic review. Eur Urol 54(6):1270–1286

Bray F, Ferlay J, Soerjomataram I, Siegel RL, Torre LA, Jemal A (2018) Global cancer statistics 2018: GLOBOCAN estimates of incidence and mortality worldwide for 36 cancers in 185 countries. CA Cancer J Clin 68(6):394–424

Capobianco G, Azzena A, Saderi L, Dessole F, Dessole S (2018) Urolastic®, a new bulking agent for treatment of stress urinary incontinence: a systematic review and metaanalysis. Int Urogynecol J 9(9):1239–1247

Chapple C, Dmochowski R (2019) Particulate versus non-particulate bulking agents in the treatment of stress urinary incontinence. Res Rep Urol 11:299–310

Chou R, Selph S, Buckley DI, Fu R, Griffin JC, Grusing S, Gore JL (2017) Comparative effectiveness of fluorescent versus white light cystoscopy for initial diagnosis or surveillance of bladder cancer on clinical outcomes: Systematic review and meta-analysis. J Urol 197(3 Pt 1):548–558

Collado A, Chéchile GE, Salvador J, Vicente J (2000) Early complications of endoscopic treatment for superficial bladder tumors. J Urol 164(5):1529–1532

De Nunzio C, Franco G, Cindolo L, Autorino R, Cicione A, Perdonà S, Falsaperla M, Gacci M, Leonardo C, Damiano R, De Sio M, Tubaro A (2014) Transuretral resection of the bladder (TURB): analysis of complications using a modified Clavien system in an Italian real life cohort. Eur J Surg Oncol 40(1):90–95

De Vries AM, Wadhwa H, Huang J, Farag F, Heesakkers JPFA, Kocjancic E (2018) Complications of urethral bulking agents for stress urinary incontinence: an extensive review including case reports. Female Pelvic Med Reconstr Surg 24(6):392–398

El Hayek OR, Coelho RF, Dall'oglio MF, Murta CB, Ribeiro Filho LA, Nunes RL, Chade D, Menezes M, Srougi M (2009) Evaluation of the incidence of bladder perforation after transurethral bladder tumor resection in a residency setting. J Endourol 23(7):1183–1186

Greenwell TJ, Castle C, Andrich DE, MacDonald JT, Nicol DL, Mundy AR (2004) Repeat urethrotomy and dilatation for the treatment of urethral stricture are neither clinically effective nor cost-effective. J Urol 172:275–277

Hahn RG (1995) Transurethral resection syndrome after transurethral resection of bladder tumours. Can J Anaesth 42(1):69–72

Hartung R, Leyh H, Liapi C, Fastenmeier K, Barba M (2001) Coagulating intermittent cutting. Improved high-frequency surgery in transurethral prostatectomy. Eur Urol 39:676–681

Herkommer K, Hofer C, Gschwend JE, Kron M, Treiber U (2012) Gender and body mass index as risk factors for bladder perforation during primary transurethral resection of bladder tumors. J Urol 187(5):1566–1570

Kirchin V et al. (2017) Urethral injection therapy for urinary incontinence in women. Cochrane Database Syst Rev

Koo CH, Chung SH, Kim BG, Min BH, Lee SC, Oh AY, Jeon YT, Ryu JH (2019) Comparison between the effects of deep and moderate neuromuscular blockade during transurethral resection of bladder tumor on endoscopic surgical condition and reco-

very profile: a prospective, randomized, and controlled trial. World J Urol 37(2):359–365

Leyh H (2014) Die transurethrale Elektroresektion der Harnblase (TURB). In: Albers P, Heidenreich A (Hrsg) Standardoperationen in der Urologie. Thieme, New York, S 488–497

Madersbacher S, Marberger M (1999) Is transurethral resection of the prostate still justified? BJU Int 83:227–237

Mamoulakis C, Schulze M, Skolarikos A, Alivizatos G, Scarpa RM, Rassweiler JJ, de la Rosette JJMCH, Scoffone CM (2013) Midterm results from an international randomised controlled trial comparing bipolar with monopolar transurethral resection of the prostate. Eur Urol 63:667–676

Mamoulakis C, Ubbink DT, de la Rosette JJMCH (2009) Bipolar versus monopolar transurethral resection of the prostate: a systematic review and meta-analysis of randomized controlled trials. Eur Urol 56:798–809

Mebust WK, Holtgrewe HL, Cockett ATK, Peters PC (1989) Transurethral prostatectomy: immediate and postoperative complications. A cooperative study of 13 participating institutions evaluating 3885 patients. J Urol 141:243–247

Medina-Polo J, Justo-Quintas J, Gil-Moradillo J, Garcia-Gonzalez L, Benítez-Sala R, Alonso-Isa M, Lara-Isla A, Tejido-Sanchez A (2018) Healthcare-associated infections after lower urinary tract endoscopic surgery: analysis of risk factors, associated microorganisms and patterns of antibiotic resistance. Urol Int 100(4):440–444

Pai A, Al-Singary W (2015) Durability, safety and efficacy of polyacrylamide hydrogel (Bulkamid®) in the management of stress and mixed urinary incontinence: three year follow up outcomes. Cent European J Urol 68(4):428–433

Pansadoro V, Emiliozzi P (1996) Internal urethrotomy in the management of anterior urethral strictures: long-term follow-up. J Urol 156:73–75

Pladzyk K, Jureczko L, Lazowski T (2012) Over 500 obturator nerve blocks in the lithotomy position during transurethral resection of bladder tumor. Cent European J Urol 65(2):67–70

Pycha A, Palermo S (2007) How to teach the teacher to teach the TUR-B. Int J Surg 5(2):81–85

Rassweiler J, Teber D, Kuntz R, Hofmann R (2006) Complications of transurethral resection of the prostate (TURP) – incidence, management, and prevention. Eur Urol 50:969–980

Rausch S, Gakis G, Stenzl A (2014) Transurethral resection of bladder tumors: management of complications. Urologe A 53(5):695–698

Reich O, Gratzke C, Bachmann A, Seitz M, Schlenker B, Hermanek P, Lack N, Stief CG (2008) Morbidity, mortality and early outcome of transurethral resection of the prostate: a prospective multicenter evaluation of 10,654 patients. J Urol 180:246–249

Schatzl G, Madersbacher S, Lang T, Marberger M (1997) The early postoperative morbidity of transurethral resection of the prostate and of 4 minimally invasive treatment alternatives. J Urol 158:105–111

Schneider T, Sperling H, Rossi R, Schmidt S, Rubben H (2005) Do early in-jections of bulking agents following radical prostatectomy improve early continence? World J Urol 23(5):338–342

Schneider T, Sperling H, Lümmen G, Rübben H (2001) Sachse internal urethrotomy. Is erectile dysfunction a possible complication? Urologe A 40:38–41

Shapiro DD, Goodspeed DC, Bushman W (2018) Urosymphyseal fistulas resulting from endoscopic treatment of radiation-induced posterior urethral strictures. Urology 114:207–211

Skolarikos A, Chrisofos M, Ferakis N, Papatsoris A, Dellis A, Deliveliotis C (2005) Does the management of bladder perforation during transurethral resection of superficial bladdertumors predispose to extravesical tumor recurrence? J Urol 173(6):1908–1911

Sopeña-Sutil R, Medina-Polo J, Justo-Quintas J, Gil-Moradillo J, Garcia-Gonzalez L, Benítez-Sala R, Alonso-Isa M, Lara-Isla A, Tejido-Sanchez A (2018) Healthcare-Associated Infections after Lower Urinary Tract Endoscopic Surgery: Analysis of Risk Factors, Associated Microorganisms and Patterns of Antibiotic Resistance. Urol Int. 100(4):440–444

Tolkach Y, Herrmann T, Merseburger A, Burchardt M, Wolters M, Huusmann S, Kramer M, Kuczyk M, Imkamp F (2016) Development of a clinical algorithm for treating urethral strictures based on a large retrospective single-center cohort. F1000Res. 5:2378

Zhao C, Tang K, Yang H, Xia D, Chen Z (2016) Bipolar versus monopolar transurethral resection of nonmuscle-invasive bladder cancer: a meta-analysis. J Endourol 30(1):5–12

13

Transurethrale Eingriffe des oberen Harntraktes

Martin von Ribbeck und Thomas Knoll

-

© Springer-Verlag GmbH Deutschland, ein Teil von Springer Nature 2021
J. Kranz et al. (Hrsg.), *Komplikationen in der Urologie*,
https://doi.org/10.1007/978-3-662-60625-4_14

■ **Hintergrund**

Die Ureterorenoskopie (URS) ist aus der modernen Steintherapie nicht mehr wegzudenken. In erfahrenen Händen und bei richtiger Indikationsstellung stellt sie ein sicheres und wiederholbares Verfahren zur Entfernung von Steinen im gesamten oberen Harntrakt dar. Die URS ist, neben der extrakorporalen Stoßwellenlithotripsie (ESWL), gemäß der European Association of Urology (EAU)-Leitlinie für Harnleitersteine aller Steingrößen empfohlen (Türk et al. 2019). Auch für Nierensteine kann eine flexible URS als Alternative zur perkutanen Nephritholapaxie (PCNL) oder ESWL erwogen werden. Den Patienten sind Vor- und Nachteile der jeweiligen Verfahren mit den zu erwartenden Erfolgsraten und Komplikationen zu erläutern.

■ **Häufigkeit der Komplikationen**

Die allgemeine Komplikationsrate der URS ist mit insgesamt 7,4 % gering (Somani et al. 2017). Die Einlage eines Sicherungsdrahtes in das Nierenbeckenkelchsystem (NBKS) sollte als äußerst wichtig erachtet werden und dieser nicht vor Ende der Prozedur entfernt werden. Über diesen kann bei frustraner primärer URS bei engem Harnleiter eine Harnleiterschiene eingelegt werden und der Eingriff nach 7–14 Tagen wiederholt werden.

> Bei problemloser Harnleiterpassage kann bei einer flexiblen URS und einem Dusting ohne Extraktion der Fragmente der Eingriff ohne Sicherungsdraht durchgeführt werden.

■■ **Präoperative Komplikationen**

Falsche Indikationsstellung

Auch wenn eine URS eine geringe Komplikationsrate und große Indikationsbreite aufweist müssen sich die Patienten in der Regel für eine Vollnarkose in Steinschnittlage

qualifizieren. Bei der Lithotripsie in der Niere steht die Erfolgsrate in inverser Korrelation zur Steingröße, sodass gemäß EAU-Leitlinien ab einer Steingröße > 2 cm eine PCNL angestrebt werden sollte (Türk et al. 2019).

Anatomische Besonderheiten

Grundsätzlich sind auch eine Hüft-Endoprothese oder Kontrakturen keine Kontraindikation, wenn auf die Lagerung besondere Rücksicht genommen wird und ein flexibles Instrument verwendet wird. Jedoch kann eine Hufeisenniere oder eine Nierenbeckenabgangsenge den retrograden endoskopischen Zugang erschweren bis unmöglich machen. In diesen Fällen ist ggf. eine (Mini-)PCNL oder operative Therapie der Abgangsenge mit intraoperativer Steinentfernung zu erwägen.

■■ **Intraoperative Komplikationen**

Komplikation: Blutung

Häufigkeit: Blutung 1,41 % (Somani et al. 2017), perirenales Hämatom 0,45 % (Whitehurst und Somani 2017).

Ursache: Durch eine Schleimhautverletzung oder gar Perforation mittels Laser oder Gerät erfolgt eine Eröffnung eines venösen oder arteriellen Gefäßes.

Behandlung: Bei Verschlechterung der Sicht ist der Eingriff abzubrechen und ein Stent einzulegen und die Tamponade des Nierenbeckens abzuwarten. Ein perirenales Hämatom kann in der Mehrzahl der Fälle konservativ unter antibiotischer Abschirmung therapiert werden, in einigen Fällen ist eine perkutane Drainage notwendig.

Komplikation: Infektion/Sepsis

Häufigkeit: 1–0,3 % (Schnabel et al. 2019; Somani et al. 2017).

Ursache: Sowohl im Urin als auch im Stein selbst können pathogene Keime vorliegen, welche durch den Eingriff in die Blutbahn eingeschwemmt werden können.

Behandlung: Die Europen Association of Urology (EAU)- und American Urological Association (AUA)-Guidelines empfehlen eine Urintestung, ggf. Urinkultur und testgerechte Antibiose vor einem Eingriff mit Steinentfernung, welche Gram-positive und -negative Uropathogene abdeckt (Greene et al. 2018). Eine perioperative Antibiotikaprophylaxe bei präoperativ negativer Urinkultur scheint ausreichend zu sein (Chew et al. 2016). Diese sollte ca. 1 h präoperativ oral (bei entsprechender Bioverfügbarkeit) oder intravenös verabreicht werden (Deng et al. 2018). Bei putridem Urin ist der Eingriff abzubrechen, eine Ableitung vorzunehmen und mit der antimikrobiellen Therapie fortzufahren (Assimos et al. 2016).

Komplikation: Verletzung/Perforation
Häufigkeit: Oberflächliche Läsionen (52 %) bis hin zu kompletten Perforationen (1 %) (Lebentrau et al. 2019).

Ursache: Oberflächliche Schleimhautläsionen bis hin zur kompletten Harnleiterspaltung, das Risiko steigt mit zunehmender Steingröße oder der Notwendigkeit einer Lithotripsie (◘ Abb. 14.1, 14.2, 14.3 und 14.4).

Behandlung: Strikte Beibehaltung des einliegenden Sicherungsdrahtes. Einlage eines Harnleiterstents bis zur Abheilung (bei oberflächlichen Verletzungen ca. 2 Wochen, bei tieferen bis zu 6 Wochen). Bei Entfernung kann eine retrograde Pyelographie oder eine intravenöse Pyelographie etwaige Strikturen darstellen. Bei ausgeprägter, langstreckiger Läsion des Harnleiters kann eine offene Revision notwendig werden.

Komplikation: Harnleiterabriss
Häufigkeit: 0,5–0,7 % (Heider und Loenig 2003).

Ursache: Fassen und Extrahieren eines impaktierten oder für den Harnleiter zu großen Steins mit Abriss und ggf. partieller Extraktion des Harnleiters.

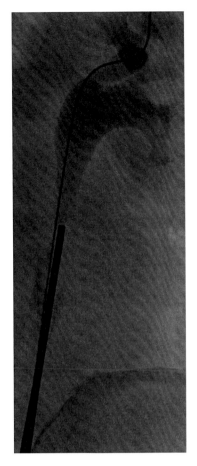

◘ **Abb. 14.1** Radiographische Darstellung einer Harnleiterperforation im Rahmen einer URS bei impaktiertem proximalen Harnleiterstein

Behandlung: Bei komplettem Harnleiterabriss ist eine offene Rekonstruktion mit Transureterureterostomie, Defektdeckung mit Psoas-Hitch-/Boari-Plastik oder Ileum-Interponat oder gar eine Autotransplantation vonnöten.

> Bei fehlender Kapazität oder Aufklärung für eine notfallmäßige operative Versorgung kann in der Akutsituation eine perkutane Nephrostomie eingelegt werden und nach der Narkose-Ausleitung das weitere Procedere mit dem Patienten besprochen werden und ggf. eine Verlegung erfolgen.

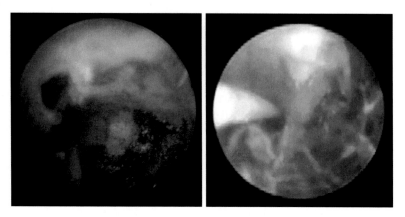

☐ **Abb. 14.2** Endoskopische Darstellung einer Harnleiterperforation im Rahmen der Steinsanierung; das originäre Lumen ist mit einem Draht gesichert. Rechts erkennbar sind die strähnig-dünnen periureteralen Muskelschichten und Gefäße

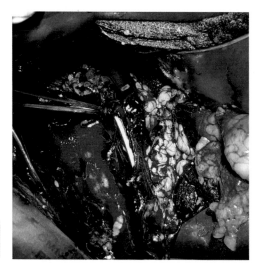

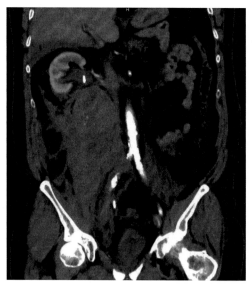

☐ **Abb. 14.3** Intraoperativer Situs mit freiliegender DJ-Schiene bei einer über mehrere Zentimeter reichende iatrogene Harnleiterverletzung >50 % der Zirkumferenz im Rahmen einer sekundären Ureterorenoskopie. (Mit freundlicher Genehmigung von Frau Priv.-Doz. Dr. med. J. Kranz)

☐ **Abb. 14.4** Ausgeprägtes, Hb-relevantes Hämatom der in ☐ Abb. 14.3 dargestellten Harnleiterverletzung. (Mit freundlicher Genehmigung von Frau Priv.-Doz. Dr. med. J. Kranz)

▪▪ Postoperative Komplikationen

Komplikation: Striktur

Häufigkeit: <1 % (Türk et al. 2019).

Ursache: Ein impaktierter Stein, eine vorangegangene Bestrahlung oder intraoperative Verletzungen führen zu einer überschießenden Narbenbildung mit Formation eines Schnürringes, welcher die Harnleiterperistaltik und den Harnabfluss aus den proximal gelegenen Anteilen stört. Auch die Verwendung von Harnleiterschleusen kann zu einer erhöhten Verletzungsrate führen (Huang et al. 2018; de Coninck et al. 2018) (☐ Abb. 14.5, 14.6).

14

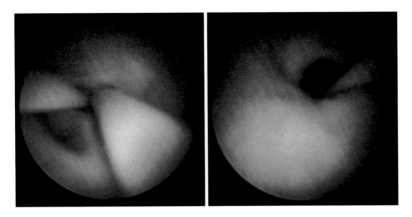

Abb. 14.5 Endoskopische Darstellung von Harnleiterstrikturen verschiedenen Ausmaßes

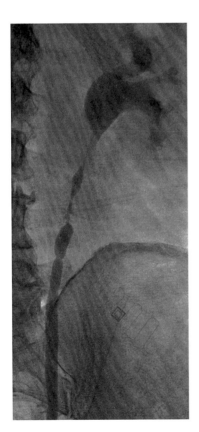

🔲 **Abb. 14.6** Radiographische Darstellung der in 🔲 Abb. 14.5 dargestellten hochgradigen Harnleiterstriktur

Behandlung: Vorsichtiges Vorgehen und Gewebeschonung beim Entrieren des Harnleiters sowie Manövrieren im oberen Harntrakt sind zur Vermeidung einer Verletzung immanent wichtig.

> Ein Pre-Stenting 10–14 Tage vor einer URS kann die Komplikationsrate signifikant senken und die Steinfreiheitsrate erhöhen (Jessen et al. 2016).

Bei Feststellen einer Verletzung ist ein Abbruch des Eingriffs und Einlage einer Harnleiterschiene für 4–6 Wochen notwendig. Bei Entfernung der Schiene sollte eine erneute Ureteropyelographie und bei Striktur ggf. eine Nephroszintigraphie erfolgen. Kurzstreckige Strikturen können ggf. mittels Laser inzidiert, Ballon dilatiert oder einer offenen Resektion und End-zu-End-Anastomose zugeführt werden. Langstreckige Strikturen erfordern je nach Lage eine Psoas-Hitch bzw. Boari-Plastik oder ein Ileum-Interponat bzw. Auto-Transplantation. Bei inoperablem Patienten bleibt die Dauerversorgung mittels Harnleiterschiene.

Komplikation: Urinom
Häufigkeit: <1 % (Degirmenci et al. 2012; Dave et al. 2008).
Ursache: Durch Harnleiterverletzung oder Fornix-Ruptur tritt Urin in die Umgebung und formt eine nicht epithelialisierte Höhle, welche Schmerzen oder Entzündungen verursachen kann. Risikofaktoren stellen enge Harnleiter, eine lange Operationsdauer oder zu hoher Spüldruck dar.
Behandlung: Zunächst muss eine Harnableitung sichergestellt werden. Dafür eignet sich vor allem die perkutane Nephrostomie, da sie eine konsequente Niederdruckableitung sicherstellt. Zudem kann darüber eine antegrade Ureteropyelographie erfolgen, welche die Abheilung einer Verletzung dokumentieren kann. Alternativ kann eine Ableitung mittels DJ- und DK-Einlage erfolgen.

Komplikation: Persistierende Restkonkremente
Häufigkeit: 3–12 % (Knoll et al. 2016).
Ursache: Die Steinfreiheitsrate hängt maßgeblich von der Steingröße und -lage, Erfahrung des Operateurs oder Pre-Stenting ab.
Behandlung: Bei postoperativem Verdacht auf Restkonkremente sollte eine Schnittbildgebung mittels Nativ-CT nach 4–6 Wochen erfolgen. Ob diese einer Intervention bedürfen, muss individuell festgelegt werden. Dabei ist zu bedenken, dass Residualfragmente das Risiko für Stone-Related-Events deutlich erhöhen (Türk et al. 2019; Suarez-Ibarrola et al. 2019).

Literatur

Assimos D, Krambeck A, Miller NL, Monga M, Hassan MM, Nelson CP et al. (2016) Surgical management of stones: American urological association/endourological society guideline, PART I. J urol 196(4):1153–1160

Chew BH, Flannigan R, Kurtz M, Gershman B, Arsovska O, Paterson RF et al. (2016) A single dose of intraoperative antibiotics is sufficient to prevent urinary tract infection during ureteroscopy. J Endourol 30(1):63–68

de V Coninck, Keller EX, Rodríguez-Monsalve M, Audouin M, Doizi S, Traxer O (2018) Systematic review of ureteral access sheaths: facts and myths. BJU Int 122(6):959–969

Dave S, Khoury AE, Braga L, Farhat WA (2008) Single-institutional study on role of ureteroscopy and retrograde intrarenal surgery in treatment of pediatric renal calculi. Urology 72(5):1018–1021

Degirmenci T, Gunlusoy B, Kozacioglu Z, Arslan M, Kara C, Koras O, Minareci S (2012) Outcomes of ureteroscopy for the management of impacted ureteral calculi with different localizations. Urology 80(4):811–815

Deng T, Liu B, Duan X, Cai C, Zhao Z, Zhu W et al. (2018) Antibiotic prophylaxis in ureteroscopic lithotripsy: a systematic review and meta-analysis of comparative studies. BJU Int 122(1):29–39

Greene DJ, Gill BC, Hinck B, Nyame YA, Almassi N, Krishnamurthi V et al. (2018) American urological association antibiotic best practice statement and ureteroscopy: does antibiotic stewardship help? J Endourol 32(4):283–288

Heider B, Loenig SA (2003) Harnleiterabriss bei Ureteroskopie. Der Urologe A 42(12):1616–1618

Huang J, Zhao Z, AlSmadi JK, Liang X, Zhong F, Zeng T et al. (2018) Use of the ureteral access sheath during ureteroscopy: a systematic review and meta-analysis. PLoS ONE 13(2):e0193600

Jessen JP, Breda A, Brehmer M, Liatsikos EN, Millan Rodriguez F, Osther PJS et al. (2016) International collaboration in endourology: multicenter evaluation of presenting for ureterorenoscopy. J Endourol 30(3):268–273

Knoll T, Bach T, Humke U, Neisius A, Stein R, Schönthaler M, Wendt-Nordahl G (2016) S2k-Leitlinie zur Diagnostik, Therapie und Metaphylaxe der Urolithiasis (AWMF 043/025): Kurzfassung. Der Urologe Ausg A 55(7):904–922

Lebentrau S, Müller P-F, Miernik A, Schönthaler M, Gilfrich C, Peter J et al. (2019) Risk factors for ureteral damage in ureteroscopic stone treatment: results of the german prospective multicentre benchmarks of ureterorenoscopic stone treatment-results in terms of complications, quality of life, and stone-free rates project. Urol Int 102(2):187–193

Schnabel MJ, Wagenlehner FME, Schneidewind L (2019) Perioperative antibiotic prophylaxis for stone therapy. Curr Opin Urol 29(2):89–95

Somani BK, Giusti G, Sun Y, Osther PJ, Frank M, de Sio M et al. (2017) Complications associated with ureterorenoscopy (URS) related to treatment of urolithiasis: the clinical research office of endourological society URS global study. World J Urol 35(4):675–681

Suarez-Ibarrola R, Hein S, Miernik A (2019) Residual stone fragments: clinical implications and technological innovations. Curr Opin Urol 29(2):129–134

Türk C, Skolarikos A, Neisius A, Petřík A, Seitz C, Thomas AK (2019) EAU Guidelines on Urolithiasis. (Limited Update March 2019)

Whitehurst LA, Somani BK (2017) Perirenal hematoma after ureteroscopy: a systematic review. J Endourol 31(5):438–445

Perkutane Eingriffe des oberen Harntraktes

Christian Seitz

© Springer-Verlag GmbH Deutschland, ein Teil von Springer Nature 2021
J. Kranz et al. (Hrsg.), *Komplikationen in der Urologie*,
https://doi.org/10.1007/978-3-662-60625-4_15

- **Hintergrund**

Perkutane endourologische Eingriffe an den Nieren umfassen die Harnableitung mittels perkutaner Nephrostomie-Anlage, die Nephrolitholapaxie und antegrade Steintherapie sowie die perkutane Urothelkarzinomtherapie (Kahlil et al. 2019) des Nierenbeckenkelchsystems in ausgewählten Fällen, in denen eine retrograde Therapie oder Nephroureterektomie nicht indiziert sind.

Standard-Schaftdurchmesser liegen zwischen 24–30 Char., wobei zunehmend miniaturisierte Systeme ≤18 Char., die bereits als Standard bei Kindern eingesetzt werden, Verwendung finden. Nephrostomiekatheter, die entweder zur Harnableitung bei infizierter Harnstauungsniere oder zur Drainage nach erfolgtem perkutanem Eingriff angelegt werden, haben in der Regel Durchmesser zwischen 8–30 Char. Nephrostomien mit kleineren Lumina sind symptomärmer, wogegen grosslumigere Ableitungen den Punktionskanal komprimieren und einen widerstandsärmeren Abfluss ermöglichen.

- **Häufigkeit der Komplikationen**

Die Häufigkeit publizierter Komplikationen variiert und ist zum einen durch ein unterschiedlich komplexes Patientengut, zum anderen aber auch durch fehlenden Konsens in der Definition von Komplikationen gekennzeichnet. So werden beispielsweise postoperative Blutungen, Urinleckagen, oder Schmerzen einerseits als Komplikationen, andererseits als typischer Verlauf gewertet und Vergleiche dadurch erschwert. Selbst die häufige, am einfachsten zu bestimmende Komplikationsursache einer postoperativen Kolik, nämlich Restfragmente, wird von Autoren uneinheitlich definiert.

Allgemein treten Komplikationen in etwa 25 % der perkutanen Eingriffe am oberen Harntrakt auf. 12 % der Patienten weisen höchstens Clavien-I-Komplikationen auf. Clavien-II-Komplikationen, zu denen u. a. Bluttransfusionen gehören, werden mit 7 % angegeben. Clavien-III-Komplikationen werden in 4 % beobachtet, Clavien-IV-Komplikationen in 0,6 % und Clavien-V-Grade in 0,04 % (Seitz et al. 2012). Vor diesem Hintergrund ist die Operationsindikation streng zu stellen. Zu beachten sind die Kontraindikationen.

- ■ **Präoperative Komplikationen**

Komplikation: Bakteriurie, Harnwegsinfektion

Häufigkeit: Präoperativ positive Urinkultur ca. 10 % (Mariappan et al. 2005).

Ursache: Unbehandelte Harnwegsinfektion, Steinbehandlung selbst.

Behandlung: Antimikrobielle testgerechte Infektsanierung notwendig.

Vorbeugung: Anstreben einer negativen Urinkultur. Perioperative Antibiotika-Prophylaxe bei allen Patienten, da Nierensteine selbst Quelle einer Infektion sind (Türk et al. 2019). Empirische Verabreichung in Abhängigkeit der lokalen Resistenzlage und unter Berücksichtigung der Resistenzlage aus dem Herkunftsland des Patienten.

Komplikation: Unbehandelte Blutgerinnungsstörung

Häufigkeit: <1 % (Klingler et al. 2003).

Ursache: Bestehende oder medikamentös verursachte Gerinnungsstörung.

Behandlung: Therapie der Gerinnungsstörung bzw. Pausieren nicht zwingend notwendiger Antikoagulation, ggf. Substitution notwendiger Substanzen. Eine Medikation mit Acetylsalicylsäure (100 mg/Tag) kann (nach Risikoabwägung) beibehalten werden.

Vorbeugung: Gezielte Anamnese, Kontrolle der Gerinnungsparameter, ggf. Pausieren der Antikoagulanzien-Therapie mit ausreichend langem Intervall.

Komplikation: Suspekte Raumforderung im Zugangsbereich

Häufigkeit: Keine konkreten Angaben in der Literatur verfügbar.

Ursache: Nicht erkannte Raumforderung bzw. Tumor der Niere.

Vorbeugung: Bildgebende Maßnahme (CT bzw. MRT) vor der Intervention, die einerseits der Steindiagnostik, andererseits dem Ausschluss einer Raumforderung bzw. zur Kenntnis der anatomischen Verhältnisse dient.

Komplikation: Funktionslose Niere

Häufigkeit: Keine konkreten Angaben in der Literatur verfügbar.

Ursache: Unbekannte funktionslose bzw. in der Funktion deutlich eingeschränkte Niere, z. B. bei längerfristig vorbestandener Urolithiasis bzw. Nephrolithiasis.

Behandlung: Einfache Nephrektomie.

Vorbeugung: Obligate Bestimmung der Retentionswerte vor dem Eingriff, ggf. Nierenszintigraphie zur Abklärung der Restfunktion.

Komplikation: Bauchlage bzw. Intubations- oder Maskennarkose in Rückenlage oder Periduralanästhesie

Häufigkeit: Keine konkreten Angaben in der Literatur verfügbar.

Ursache: Kontraindizierte Grunderkrankungen, z. B. pulmonaler Art.

Behandlung: Perkutane Nephrolitholapaxie (PNL) in Ausnahmefällen in Lokalanästhesie möglich: Als second look, bei geringer Steinmasse.

■■ Intraoperative Komplikationen

Komplikation: Organverletzung

Häufigkeit: Punktion von Leber, Milz oder Kolon bis zu 0,54 % (Seitz et al. 2012). Intrathorakale Komplikationen treten in bis zu 16 % bei suprakostalen Zugängen und in ca. 4 % bei subkostalen Zugängen auf (Munver et al. 2001). Grundsätzlich gilt, je kranialer der Zugang, desto höher die intrathorakalen Komplikationsraten. Bei Punktionen kranial der 11. Rippe werden bis zu 35 % Komplikationen berichtet (Munver et al. 2001).

Ursache: Fehlende präoperative CT-Bildgebung (z. B. Ausschluss eines retrorenalen Kolons, Überlappung der Niere mit Milz oder Leber) und eine rein fluoroskopisch durchgeführte Punktion. Malformationen der Niere sowie abnorme Lage der Niere sind weitere Faktoren.

Behandlung:

━ Kolonverletzung: Rückzug der einliegenden Nephrostomie unter Durchleuchtung neben das Kolon, Belassen bei bestehender Förderung. Einlage eines Ureter- und Blasenkatheters zur drucklosen Harnableitung. Gabe eines Breitspektrum-Antibiotikums mit Abdeckung des anaeroben Spektrums, parenterale Ernährung.

━ Dünndarmverletzung: Vorrangig konservative Therapie: Antimikrobielle Therapie.

━ Auftreten einer Peritonitis bzw. Sepsis: Chirurgische Intervention und ggf. Anlage eines Stomas.

━ Leber- und Milzläsion: Bei Geringfügigkeit und hämodynamisch stabilem Patienten: Konservatives Vorgehen. Bei hämodynamisch instabilem Patienten: Operative Intervention. Zusätzliche antibiotische Abschirmung (Breitbandantibiotikum). Schrittweiser Rückzug der Nephrostomie nach 2–7 Tagen, ggf. Applikation eines Hämostyptikums über den Nephrostomiekanal.

━ Pleuraläsion: Aspiration von Flüssigkeit oder Einlage einer Drainage.

━ Pneumo- oder Hydrothorax: Geringe Ausprägung: Konservativ. Größere Ausprägung: Drainageneinlage.

Vorbeugung: Eine Punktion unter laparoskopischer Kontrolle kann in schwierigen anatomischen Situationen, beispielsweise zur sicheren Punktion einer Beckenniere in Betracht gezogen werden (Seitz et al. 2012). Bei Punktionen kranial der 11. Rippe oder bei schwierigen anatomischen Verhältnissen sollte die Möglichkeit einer CT-gezielten

Punktion überlegt werden, da hier Pleura- und oder Lungenfehlpunktionen mit Blutungen oder Ausbildung eines Hydrothorax die Folge sein können.

Komplikation: Blutungen

Häufigkeit: Transfusionspflichtige Blutung 7 % (Seitz et al. 2012). Rezente Daten zu miniaturisierten PCNL-Techniken zeigen eine Tendenz zu geringeren Transfusionsraten (Ruhayel et al. 2017).

Parenchymblutungen

Ursache: Direkte Punktion oder Verletzung von Gefäßen des Nierenparenchyms, bei Dilatation eines schmalen Kelchhalses oder steintragenden Kelches, bei Vernarbungen mit unvollständiger Ballondilatation (Uhrglasphänomen) mit gewaltsamem Vorschieben des Amplatz-Schaftes (◘ Abb. 15.1), zu weitem Vorschieben von Dilatatoren mit Perforation des Nierenbeckens oder durch Instrumentenverletzungen im Rahmen der Lithotripsie und starke Angulation mit dem Nephroskopschaft. Die hier resultierenden Blutungen sind meist venöser Art (◘ Abb. 15.2).

Behandlung: Mittels Anlage eines Amplatz-Schaftes können die Sichtverhältnisse durch Kompression und bessere Spülleistung verbessert werden. Eine intraoperativ identifizierte Blutungsquelle kann durch Einsatz eines Lasers oder durch Elektrokoagulation gestoppt werden. Gelingt dies nicht oder ist die Blutung diffus und die Sichtbehinderung derart, dass ein sicheres Operieren nicht mehr gewährleistet werden kann, ist der Eingriff abzubrechen und eine Harnableitung (Nephrostomie und/oder Ureterkatheter) zu legen. Der Punktionskanal wird über eine liegende Nephrostomie komprimiert.

Vorbeugung: Verwendung miniaturisierter Systeme (mini-PNL) (Ruhayel et al. 2017, Lahme et al. 2008; Schilling et al. 2009). Neuere Arbeiten weisen auf ein geringeres Blutungsrisiko und Transfusionsrisiko der miniaturisierten Systeme hin. Gegenwärtig bleibt aber offen, in welchen Fällen Patienten von miniaturisierten Instrumenten profitieren und welche Größe die beste Effektivität bei geringer Morbidität aufweist (Ruhayel et al. 2017). Ein Nachteil miniaturisierter Instrumente ist die Notwendigkeit einer deutlichen Desintegration der Steinfragmente (englumige Schäfte) zur Extraktion. Dies kann im Vergleich zur Standard-PNL zu verlängerten In-

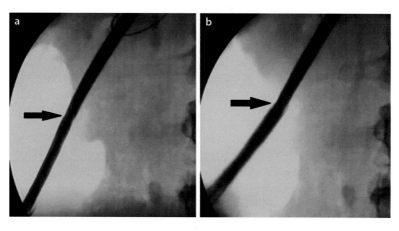

◘ **Abb. 15.1a,b   a** Unvollständiges Füllen des Dilatationsballons bei Erreichen des vorgeschriebenen Füllungsdruckes (Uhrglasphänomen siehe Pfeil), z. B. bei Vernarbungen. **b** Vorschieben des Amplatz-Schaftes erschwert bzw. unmöglich

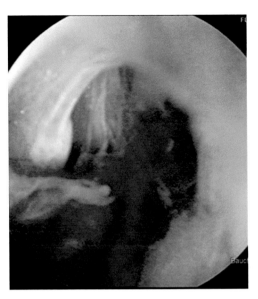

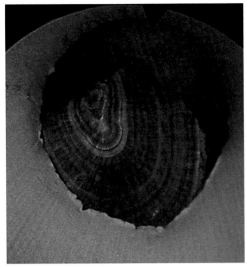

Abb. 15.3 Risse und scharfe Evertierungen der Schaftränder können zu Blutungen führen

Abb. 15.2 Venöse Blutung im Rahmen der Lithotripsie mit Einschränkung der Sichtverhältnisse

terventionszeiten führen. Modifizierte Amplatz-Schäfte dagegen können mittels Vakuum-Absaugung von Spülflüssigkeit und sandgroßen Fragmenten die Steinfreiheit erleichtern.

Blutungen aus dem Urothel
Ursache: Unsachgemäße Nutzung des Instrumentariums (Lithotripsie-Sonde, Zangen, Körbchen) oder thermische Schäden (Laser) mit Sichtbehinderung, es resultiert ein erschwerter Eingriff bis hin zum Therapieabbruch.
Behandlung: Verbesserung der Spülleistung. Koagulation der Blutungsquelle durch Lasereinsatz oder durch Elektrokoagulation, ggf. notwendiger Abbruch des Eingriffs und Einlage einer Harnableitung (Nephrostomie und/oder Ureterkatheter), ggf. Spülung über den Ureterkatheter
Vorbeugung: Vorsichtige und korrekte Verwendung der Instrumente zur Lithotripsie bzw. Steinentfernung

Blutungen aus Dilatationskanal
Ursache: Direkte Punktion bzw. Inzision der Gefäße, z. B. Interkostalgefäße oder Hautgefäße, durch mechanische Schäden bei Steinentfernung, nach Schaftentfernung (■ Abb. 15.3).
Behandlung: Meist selbstlimitierend. Eine tiefe Umstechung führt in der Regel zu einem Sistieren der Blutung. Bei signifikanten arteriellen Blutungen ist eine CT-Bildgebung indiziert, bei instabilem Patienten ist die Indikation zur unverzüglichen offenen Exploration gegeben.
Vorbeugung: Miniaturisierter Systeme (mini-PNL) (Lahme et al. 2008; Schilling et al. 2009).

Fulminante Blutungen
Ursache: Punktion von Hilus- oder Segmentgefäßen, Vorschieben von Dilatatoren mit Perforation des Nierenbeckens und Gefäßverletzungen.
Behandlung: Radiologische Intervention zum Verschluss von Segmentgefäßen (Coiling), Nierenfreilegung in nierenerhaltender Intention oder notwendige

Nephrektomie, im Bedarf Substitution von Blutbestandteilen.

Vorbeugung: Anlegen des Zuganges nach Möglichkeit zwischen dem unteren und mittleren Drittel der Niere, Vermeiden einer Dilatation zu weit nach medial, Dilatation unter röntgenologischer Kontrolle.

> Risikofaktoren für Blutungen: Steinart und -größe, Schaftdurchmesser, Anzahl der Zugänge, Ort des Zugangs, Perforationen, Operationszeit, Expertise, Nephrostomie-Durchmesser.

Komplikation: Erhöhte Blutungsneigung
Häufigkeit: Keine konkreten Angaben in der Literatur verfügbar.
Ursache: Unterkühlung.
Behandlung: Abbruch der Operation, Aufwärmen des Patienten bis zur Herstellung der normalen Körpertemperatur.
Vorbeugung: Vorwärmung von Spüllösungen, Beschränkung der Eingriffsdauer und damit auch der Spülmenge, Verwendung von extern wärmenden Systemen. Bei Verwendung von High-Power-Lasern, die zu einer Erwärmung der intraluminalen Spüllösung führen können, sollte die Verwendung von Raumtemperatur-Spüllösungen in Erwägung gezogen werden.

■ ■ **Postoperative Komplikationen**
Komplikation: Postoperatives Urinom
Häufigkeit: 0,2 % (Seitz et al. 2012)
Ursache: Verletzungen des Nierenbeckenkelchsystems durch Fehlpunktion, einer Dilatation zu weit nach medial, unsachgemäße Nutzung des Instrumentariums, mangelnde Expertise oder schlechte Sichtbedingungen. Hohe intrarenale Druckverhältnisse.
Behandlung: Nach Perforation des Nierenbeckenkelchsystems sollte der Eingriff baldmöglichst beendet werden. Herstellen eines Niedrigdrucksystems durch

Drainage mittels Nephrostomiekatheter und/oder Ureterstent. Kleine Perforationen: Spontaner Verschluss innerhalb von wenigen Stunden bis Tagen.
Vorbeugung: Besondere Vorsicht ist bei Kindern gegeben, da die Compliance des Hohlsystems im Vergleich zu Erwachsenen deutlich vermindert ist und eine Ruptur bereits ohne höhergradige Dilatation auftreten kann. Präventiv sollte generell ein Amplatz-Schaft oder offener Nephroskopschaft Verwendung finden (Huusmann et al. 2018).

Komplikation: Blutung, Hämatom (Abb. 15.4)
Häufigkeit: Abhängig von der Komplexität des Eingriffs. Transfusionspflicht wird in 10 % (1–30 %) der Fälle beschrieben. Bei unkompliziertem Patientengut ohne Ausgusssteine und Verwendung miniaturisierter perkutaner Instrumente (mini-PNL) sowie Steingrößen < 2 cm sind

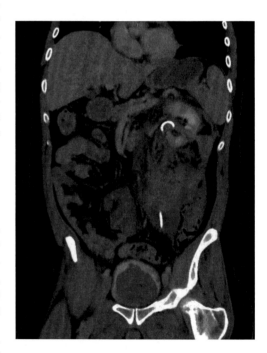

◻ **Abb. 15.4** Großes, retroperitoneales Hämatom nach Entfernung des Nephrostomiekatheters am 1. Tag nach PCNL. (Mit freundlicher Genehmigung von Frau Priv.-Doz. Dr. med. J. Kranz)

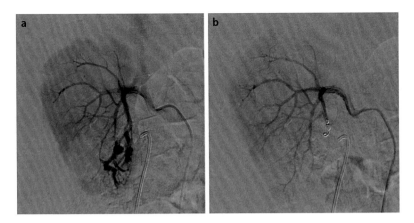

◘ Abb. 15.5a,b **a** Arterielle Blutung im Versorgungsgebiet Segmentarterie nach PNL mit Zugang über den unteren dorsalen Kelch. Angiographie in Embolisationsbereitschaft. **b** Kontrolle nach Coil-Embolisation

die Transfusionsraten mit etwa 2 % anzusetzen. (Cheng et al. 2010).

Ursache: Die häufigsten Angiographiebefunde zeigen arteriovenöse Fisteln, Pseudoaneurysmata und Blutungen aus lazerierten Segmentarterien. Die Anzahl der Punktionen und Fehlpunktionen (Hilusgefäße, Segmentarterien, V. cava, Aorta, Milz, Leber), verwendete Dilatationsmethoden sowie der verwendete Schaftdurchmesser spielen eine Rolle. Des Weiteren eine bereits bestehende präoperative Anämie oder Antikoagulation/Plättchenhemmung, Steingröße und -verteilung und hieraus resultierende Operationszeit sowie mangelnde urologische Expertise sind weitere Faktoren. Im Rahmen der Punktion und Dilatation kommt es zu Verletzungen der Arterienwand und Ausbildung eines Pseudoaneurysmas oder einer Verbindung der Arterie mit einer Vene (Arterio-venöse Fistel). Möglich sind fulminante postoperative Blutungen im Rahmen von Entzündungsprozessen entlang des Stichkanals.

Behandlung: Signifikante Blutung: Abklemmen der Nephrostomie für 4 h zur Tamponierung des Hohlsystems. Die Koagel lösen sich nach Sistieren der Blutung durch die fibrinolytische Wirkung des Urins auf. Hämodynamisch relevante Blutung: Substitution von Erythrozyten. Angiographie in Embolisationsbereitschaft, Embolisation ggf. wiederholen bei Versagen. Mittels selektiver Katheterembolisation kann das zuführende Gefäß versorgt und die Blutung gestillt werden (◘ Abb. 15.5).

Erfolgsraten betragen etwa 80 % (Martin et al. 2000). In großen Serien werden zwischen 0,4 % und 1,2 % der Patienten nach PCNL postoperativ embolisiert (Seitz et al. 2012).

Bei Nachblutungen können mehrzeitige Embolisationen in selten Fällen notwendig sein. Eine Ultima Ratio stellen die Nierenfreilegung in nierenerhaltender Intention oder die Nephrektomie dar.

Vorbeugung: Verwendung eines Mini-PNL-Systems mit Tendenz geringerer Blutverluste (Ruhayel et al. 2017) und mindestens gleicher Effektivität und Sicherheit wie die Standard-PNL.

Komplikation: Fieber, Urosepsis
Häufigkeit: Postoperatives Fieber 10 %, Sepsis 0,5 % (Seitz et al. 2012).

Ursache: Vorhandensein von Infektsteinen, einer Bakteriurie bzw. von positiven Urinkulturen, obstruierter oberer Harntrakt mit Einschwemmung von Toxinen oder Bakterien durch Perforation des Urothels und hohen intrarenalen Drücken (>30 mmHg) während des Eingriffs, längere Operationsdauer, hoher ASA-Score, Vorliegen einer Niereninsuffizienz (S2K AWMF 2019).

Behandlung: Abbruch der Operation bei Punktion von putridem Urin aus dem Zugangskelch, Einlage einer Nephrostomie und resistenzgerechte antibiotische Therapie. Die PNL erfolgt verzögert. Eine intraoperativ gewonnene Stein- bzw. Urinkultur kann die Antibiotikaauswahl bei Auftreten postoperativer Infektkomplikationen im Einzelfall erleichtern und stellt einen diagnostischen Zeitvorteil dar. Beim Auftreten einer Sepsis kann eine intensivmedizinische Überwachung bzw. Therapie notwendig werden (S2K AWMF 2019). Sicherstellung eines freien Harnabflusses nach der PNL.

Vorbeugung: Ausschluss einer Bakteriurie bzw. einer positiven Urinkultur, präinterventionelle (testgerechte) Therapie einer Infektion, antimikrobielle Flankierung der Steinsanierung, Sicherstellung eines freien Harnabflusses nach der PNL

Komplikation: Ureter- bzw. Ureterabgangsstriktur
Häufigkeit: <1 % (Karami et al. 2013).
Ursache: Mechanische Schädigungen, die auf Manipulation mit Endoskopen, Lithotripsie-Instrumenten, Laser oder Ureterschienen mit längerer Liegezeit zurückführen sind. Sie können auch als Folge vorbestehender chronischer Gewebsreaktionen, z. B. durch Infektionen, Steinbett oder intramural verschleppte Steinfragmente, mit Ausbildung eines Fremdkörpergranuloms auftreten.

Behandlung: Einlage von Ureterstents, Dilatation/Schlitzung der Strikturen, offen operative Intervention: Boari-Flap, Ureterrekonstruktion, auch mittels Darmersatz oder Autotransplantation bei langstreckigen Stenosen.

Vorbeugung: Vermeiden von mechanischen Schäden durch verwendete Instrumente, Begrenzung der Liegedauer von Ureterschienen.

Komplikation: Nephrokutane Fistel
Häufigkeit: 1,5–3 % (Kyriazis et al. 2015).
Ursache: Großkalibrige Zugänge, maturierter Nephrostomietrakt, Rarefizierung des Nierenparenchyms, persistierende Obstruktion ohne Ureterkatheteranlage (z. B. bei Striktur, Stein, Koagel), Verschleppung von Steinmaterial in den Dilatationskanal.

Behandlung: Bildgebung zur Identifikation einer Obstruktion bzw. von Restkonkrementen und deren Position, Einlage eines Ureterkatheters und eines transurethralen Dauerkatheters zur drucklosen Harnableitung (Kyriazis et al. 2015), ggf. Exzision eines etablierten Fistelkanals.

Vorbeugung: Verwendung miniaturisierter Systeme, Sicherstellung des suffizienten Harnabflusses über den Ureter, Vermeidung von Desintegrat- bzw. Konkrementverschleppung in den Zugangskanal.

Literatur

Cheng F, Yu W, Zhang X, Yang S, Xia Y, Ruan Y (2010) Minimally invasive tract in percutaneous nephrolithotomy for renal stones. J Endourol 24:1579–1582

Huusmann S et al. (2018) Pressure study of two miniaturised amplatz sheaths of 9.5 F and 12 F outer diameter for minimal invasive percutaneous nephrolithotomy (MIP): an ex vivo organ model measurement. Training and Research in Urological Surgery and Technology (T.R.U.S.T.)-Group. Aktuelle Urol 50(1):71–75

Karami H, Mazloomfard MM, Lotfi B, Alizadeh A, Javanmard B (2013) Ultrasonography-guided PNL in comparison with laparoscopic ureterolithotomy in the management of large proximal ureteral stone. Int Braz J Urol 39(1):22–29

Khalil MI, Alliston JT, Bauer-Erickson JJ, Davis R, Bissada NK, Kamel MH (2019) Organ-sparing procedures in GU cancer: part 3-organ-sparing procedures in urothelial cancer of upper tract, bladder and urethra. Int Urol Nephrol 51(11):1903–1911

Klingler HC, Kramer G, Lodde M, Dorfinger K, Hofbauer J, Marberger M (2003) Stone treatment and coagulopathy. Eur Urol 43(1):75–9

Kyriazis I et al. (2015) Complications in percutaneous nephrolithotomy. World J Urol 33:1069–1077

Lahme S et al. (2008) Minimally invasive PCNL (mini-perc). Alternative treatment modality or replacement of conventional PCNL? Urologe A 47(5):563–568

Mariappan P, Smith G, Bariol SV, Moussa SA, Tolley DA (2005) Stone and pelvic urine culture and sensitivity are better than bladder urine as predictors of urosepsis following percutaneous nephrolithotomy: a prospective clinical study. J Urol 173(5):1610–1614

Martin X et al. (2000) Severe Bleeding after Nephrolithotomy: results of hyperselective embolization. Eur Urol 37:136

Munver R, Delvecchio FC, Newman GE, Preminger GM (2001) Critical analysis of supracostal access for percutaneous renal surgery. J Urol 166:1242–1246

Ruhayel Y et al. (2017) Tract Sizes in Miniaturized Percutaneous Nephrolithotomy: A Systematic Review from the European Association of Urology Urolithiasis Guidelines Panel. Eur Urol 72(2):220–235

S2k-Leitlinie (2019) zur Diagnostik, Therapie und Metaphylaxe der Urolithiasis – Registernummer 043–025, gültig bis 30.05.2024

Schilling D et al. (2009) Minimally invasive percutaneous treatment of lower pole stones with a diameter of 8 to 15 millimeters. Aktuelle Urol 40(6):351–354

Seitz C, Desai M, Häcker A, Hakenberg OW, Liatsikos E, Nagele U, Tolley D et al. (2012) Incidence, prevention, and management of complications following percutaneous nephrolitholapaxy. Eur Urol 61(1):146–158

Türk C, Skolarikos A, Neisius A, Petřík A, Seitz C, Thomas AK (2019) EAU Guidelines on Urolithiasis. (Limited Update March 2019)

Minimal-invasive Eingriffe

Inhaltsverzeichnis

Punktion, Injektion und Drainage

*Petra Anheuser, Thomas Knoll, David Lazica,
Hans-Jürgen Piechota, Martin von Ribbeck und Herbert Sperling*

© Springer-Verlag GmbH Deutschland, ein Teil von Springer Nature 2021
J. Kranz et al. (Hrsg.), *Komplikationen in der Urologie*,
https://doi.org/10.1007/978-3-662-60625-4_16

16.1 **Varikozele**

David Lazica

- **Hintergrund**

Die Indikation zur operativen Varikozele-
therapie sollte sorgfältig und kritisch gestellt
werden, da das alleinige Vorliegen einer
Varikozele keine OP-Indikation darstellt.
Gemäß den Empfehlungen der EAU und
der AUA liegt eine Indikation zur operativen Therapie der Varikozele vor, bei (Silay
et al. 2019; AUA und ASRM 2004):
- Reduziertem Hodenvolumen/Zeichen einer Hodenatrophie der betroffenen Seite
- Infertilität und pathologischem Sper-
  miogramm/Oligo-Astheno-Teratozoos-
  permie-Syndrom
- Symptomatik/Schmerzen

Eine subklinische Varikozele mit normalem
Spermiogramm ist keine ausreichende Indikation zur Behandlung.
Neben offenen Operationstechniken mit
selektiver Unterbindung der Vena testicularis und laparoskopischem Zugang existieren
zwei Verfahren zur Sklerosierung: Retrograd (über eine interventionelle Angiographie) und antegrad.
Urologischerseits wird das antegrade Verfahren durchgeführt.
Die „antegrade Varikozelen-Sklerosierung"
wurde 1993 von Tauber und Johnsen publiziert:
Hierbei wird der Samenstrang in Lokalanästhesie skrotal über eine kleine Inzision
freigelegt, eine Vene des Plexus pampiniformis kanüliert und unter Röntgenkontrolle
sklerosiert (Tauber und Johnsen 1993). Die
Erfolgsrate wurde von Tauber und Johnsen
nach einem Jahr mit 91 % evaluiert.

   Das verwendetet Verödungsmittel Poli-
docanol (Äthoxysklerol, Fa. Kreussler) ist
ein Detergenz und denaturiert konzentrati-
onsabhängig die Zellmembran. Hierdurch
kommt es zur Zerstörung des Endothels,
zur Thrombose und schließlich zum binde-
gewebigem Umbau des Gefäßes.

- - **Intraoperative Komplikationen**

**Komplikation: Paravasat des Sklerosans/Po-
lidocanol**
Häufigkeit: Selten, keine Konkreten Angaben in der Literatur verfügbar.
Ursache: Austritt des Sklerosans in die
Wunde bei nicht kompletter Abdichtung
der präparierten Vene oder Läsion der
Vene weiter proximal.
Behandlung: Ausgiebiges Spülen der
Wunde mit 0,9 % Natrium-Chlorid, um
das Sklerosans auszuspülen und zu ver-
dünnen, bei V. a. weiter proximal gelegene Leckage Abgleich mit vorab
durchgeführter Kontrastmittel-Darstellung zur Lokalisation, postoperative Analgesie, lokale Kühlung/An-
tiphlogistika und Heparinsalbe anwenden, Wundkontrollen in regelmäßigen
Abständen für zwei Wochen.

**Komplikation: Arterielle Fehlpunktion der
A. cremasterica**
Häufigkeit: Einzelfallbeschreibung (Tauber
und Pfeiffer 2003).
Ursache: Bei Injektion in die Arteria cremasterica (sehr selten) kommt es zu einem akuten umschriebenen Erythem
am Unterbauch bis zum Mittelbauch
über dem Musculus rectus abdominis,
begleitet von massiven Schmerzen mit
der Gefahr einer Bauchdeckennekrose
(◌ Abb. 16.1). Pathophysiologisch ge-
langt das Sklerosans über die Arteria
cremasterica in die Arteria epigastrica
superficialis, und diese ist eine Endarte-
rie (Tauber und Pfeiffer 2003).
Behandlung: Sklerosierung unterlassen.

**Komplikation: Arterielle Fehlpunktion der
A. testicularis**
Bei Injektion in die Arteria testicularis
(sehr selten) kommt es zu Perfusionsstö-
rung des Hodens mit akutem Verlauf und
Hodenverlust.
Häufigkeit: Sehr selten, keine konkreten An-
gaben in der Literatur verfügbar.

16

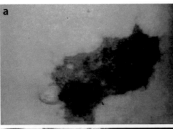

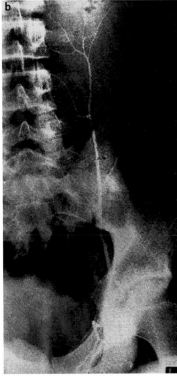

○ **Abb. 16.1a,b** Arterielle Fehlpunktion **a** Partielle Bauchdeckennekrose nach Verödung der linken A. cremasterica. **b** Arteriogramm der A. epigastrica inferior nach Kanülierung der A. cremasterica. (Aus Tauber und Pfeiffer 2003)

Ursache: Akzidentelle Präparation und Punktion/Kanülierung der Arterie.

Behandlung: Sklerosierung unterlassen.

Vorbeugung: Eine arterielle Fehlpunktion kann durch subtile Präparation der Vene in der richtigen Schicht („Vene im gold-gelben Fett"), gute Übersicht des Operationsfeldes mit guter Ausleuchtung und optional Lupenbrille, Kontrastmittel-Darstellung der Vena testicularis und in Zweifelfällen Aspiration von Blut zur Blutgasanalyse vermieden werden.

Komplikation: Venöse Fehlpunktion

Häufigkeit: Sehr selten, keine konkreten Angaben in der Literatur verfügbar.

Ursache: Akzidentelle Präparation und Punktion/Kanülierung der Vena cremasterica oder Vena deferentialis (○ Abb. 16.2).

Behandlung: Sklerosierung unterlassen (Tauber und Pfeiffer 2003).

Vorbeugung: siehe Arterielle Fehlpunktion der A. testicularis.

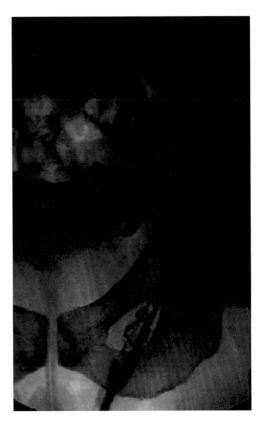

○ **Abb. 16.2** Phlebogramm der V. iliaca ext. nach Kanülierung einer Cremastervene. (Aus Tauber und Pfeiffer 2003)

Komplikation: Ischämische Colitis

Häufigkeit: Sehr selten (<0,01 %), Fallberichte in der Literatur (n = 3) (Fulcoli et al. 2013; Boscolo-Berto et al. 2018; Vicini et al. 2014).

Ursache: Es werden Kollateralen der Vena testicularis mit viszeralen Venen diskutiert, die durch den intraoperativ erhöhten Venendruck in der Vena testicularis (Valsalva und Air-Block) auftreten (Vicini et al. 2014).

Behandlung: Operative Revision/Kolonchirurgie.

> ❯ Obwohl es sich hier um Einzelfälle handelt und eine definitive anatomische Erklärung bislang nicht ausreichend bewiesen ist, unterstreicht es die wichtige Rolle der phlebographischen Darstellung im Rahmen der antegraden Varikozelen-Sklerosierung.

▪ Merke

Wichtige Bedeutung der phlebographischen Darstellung (⬛ Abb. 16.3**)**
 - ist unverzichtbarer Bestandteil des Eingriffs
 - gewährleistet eine sichere Applikation des Sklerosans in die Vena testicularis
 - gewährleistet die Dokumentation der Bilder für interne Qualitätssicherung und eventuelle Schadensfragen
 - die Kontrastmittel-Darstellung wie auch die Applikation des Sklerosans sollte sorgfältig und subtil erfolgen, ohne hohen Druck und unter kontrollierten Bedingungen
 - ein Missverhältnis zwischen applizierter Kontrastmittel-Menge und der Darstellung der Vena testicularis sollte radiologisch auf ein Paravasat im Bereich der Leiste/Skrotal überprüft werden.
 - bei nicht eindeutiger Darstellung der Vena testicularis lokale Ligatur und Aufsuchen einer weiteren Vene

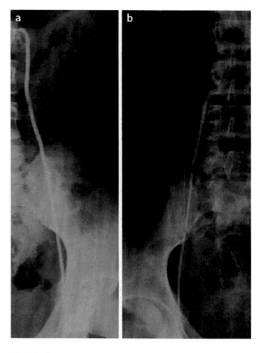

⬛ **Abb. 16.3** Antegrade Phlebographie der V. testicularis interna. Linksseitig mündet die Testikularvene in die V. renalis, rechtsseitig erfolgt der Abstrom direkt in die V. cava. (Aus Tauber und Pfeiffer 2003)

▪▪ Postoperative Komplikationen

Komplikation: Postoperative Wundinfektion, Epididymitis

Häufigkeit: 0,25–2,2 % (Tauber und Johnsen 1993).

Ursache: Erregerbedingte Wundinfektion oder abakterielle Entzündung durch Paravasat des Sklerosans.

Behandlung: Lokale Kühlung, Wundhygiene und antiphlogistische Maßnahmen (Kühlen, Hochlagerung, körperliche Schonung, Antiphlogistika). Bei klinischem Hinweis auf eine bakterielle Infektion: Systemische antimikrobielle Therapie unter Einbezug des Hautkeimspektrums.

Vorbeugung: Prophylaxe bakterieller Infektionen durch sorgfältige präoperative Desinfektion, sterile Operations-Kautelen und lokale Rasur.

16

Komplikation: Postoperative Nachblutung/ Skrotalhämatom
Häufigkeit: Ca. 2 % (Tauber und Johnsen 1993).
Ursache: Venöse Sickerblutung.
Behandlung: Nach Hautnaht bei Anlage des Pflasterverbandes optional vorsichtige manuelle Kompression des Operationsgebietes für 3–5 min (Mottrie et al. 2007). Tragen enger Unterhosen, alternativ Suspensorium zum lokalen „Ruhigstellen", körperliche Schonung für ca. 1–2 Wochen.

Komplikation: Postoperative Hydrozele
Häufigkeit: 0–17 %, deutliche Reduktion des Risikos auf 0–2 % bei Lymphgefäß-schonender Operation (Locke et al. 2017; Kolon et al. 2015; Cayan et al. 2009; Diegidio et al. 2010). Allerdings sind in den zugrunde liegenden Studien keine Daten für Hydrozelen nach antegrader Sklerosierung enthalten, sodass das Risiko nicht übertragen werden kann.
Ursache: Trotz fehlender Datengrundlage ist eine Hydrozele nach antegrader Varikozelen-Sklerosierung pathophysiologisch sehr unwahrscheinlich, sofern beim operativen Zugang kein vermehrtes Trauma oder Läsion von Lymphgefäßen entsteht.
Behandlung: Je nach klinischer Situation (Größe/Beschwerden): Konservative Beobachtung oder operative Hydrozelenkorrektur.

Komplikation: Rezidiv-Varikozele
Eine Kontrolluntersuchung ist nach frühestens 3–6 Monaten sinnvoll, da neben der akuten Verklebung des gesamten Venen-Lumens das Sklerosans eine Vaskulitis verursacht, was mit zunehmender Zeit nach dem operativen Eingriff zu einem weiteren progressiven Verschluss des Lumens führen kann.
Häufigkeit: Ca. 10 % (Diegidio et al. 2011).
Ursache: Am ehesten liegt ein nach wie vor existenter Reflux über eine weitere oder auch rekanalisierte insuffiziente Vena testicularis vor (Franco et al. 1999).
Behandlung: Operativ laparoskopisch oder offen-mikrochirurgisch.
Vorbeugung: Gute phlebographische Darstellung und eine korrekte Sklerosierung unter kontrollierten Bedingungen.

16.2 Schwellkörper

Herbert Sperling

▪ **Hintergrund**
Seit der Einführung der Phosphodiesterase-5- (PDE-5)-Inhibitoren vor mehr als 20 Jahren haben die Komplikationen von Schwellkörperinjektionen und Punktionen deutlich abgenommen.
Dennoch bestehen diese Komplikationen diagnostischer und therapeutischer Maßnahmen inklusive der Ausbildung eines Priapismus weiterhin. Es zeigt sich darüber hinaus eine Zunahme von Hautlazerationen und Ulzerationen nach subkutanen Injektionen zur Penisaugmentation.

Komplikation: Penishämatom mit möglicher Ausbildung einer Fibrose
Häufigkeit: Penishämatom: <1 % (Stief et al. 1997), Fibrose: 2 % (EAU Leitlinie).
Ursache: Nach Injektionen treten vor allem bei unsachgemäßer Punktion gelegentlich Hämatome auf.
Behandlung: Im Allgemeinen heilt ein oberflächliches Hämatom konservativ aus, siehe ◘ Abb. 16.4. Bei ausgedehnten Hämatomen kann eine operative Revision mit Drainage erforderlich sein, um nekrotisches oder schwer geschädigtes Gewebe zu resezieren, blutende Gefäße zu koagulieren oder auch Hautverletzungen zu nähen.
Vorbeugung: Beim Anlernen des Patienten zur Schwellkörperautoinjektions-Therapie (SKAT) muss daher größter Wert auf die korrekte Technik, wie in ◘ Abb. 16.5 dargestellt, gelegt werden.

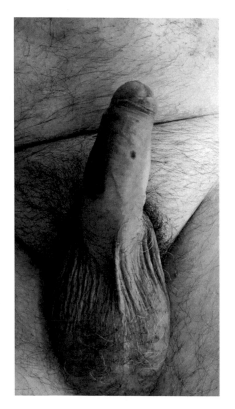

◘ Abb. 16.4 Milde ausgeprägtes, oberflächliches Hämatom nach SKAT. (Mit freundlicher Genehmigung von Priv.-Doz. Dr. med. J. Kranz)

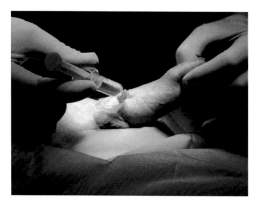

◘ Abb. 16.5 Korrekte Technik bei der intrakavernösen Injektion

Dabei sollte die Injektion in das Corpus cavernosum mit einem Winkel von 45° unter sicherer Schonung des dorsalen Gefäßnervenbündels und der Urethra erfolgen.

Komplikation: Infektion nach Punktion/Injektion
Häufigkeit: <1 % (Stief et al. 1997).
Ursache: Unsachgemäße Injektion, wiederholte Punktion/Injektion mit einer Nadel.
Behandlung: Meist symptomatisch, ggf. bei Superinfektion antimikrobielle Therapie.
Vorbeugung: Konsequente Unterweisung der Patienten oder auch der Partner/innen.

Komplikation: Priapismus
Definiert ist ein Priapismus als eine prolongierte penile Erektion von mehr als 4 h Dauer, die unabhängig von sexueller Stimulation besteht. In der Hauptsache werden zwei Subtypen unterschieden: Der ischämische oder low-flow Priapismus und der nicht ischämische oder high-flow Priapismus. Daneben lässt sich noch der intermittierende oder rezidivierende, sogenannte „stuttering" Priapismus abgrenzen.
Dargestellt werden soll hier, als mögliche Komplikation der intrakavernösen Therapie, nur der ischämische oder low-flow Priapismus. Diese Priapismus-Form stellt mit etwa 95 % die häufigste Form dar und ist durch eine ausgeprägte Rigidität der Corpora cavernosa mit nur geringem oder komplett fehlenden arteriellen Bluteinstrom definiert. Sie ist sehr schmerzhaft und der Penis häufig livide verfärbt.
Häufigkeit: Die Inzidenz liegt bei etwa 0,5–0,9/100.000 Männern pro Jahr (Eland et al. 2001). Der ischämische Priapismus tritt relativ häufig (etwa 5 %) nach intrakavernösen Injektionen von Kombinationen auf Papaverin-Basis auf, während er nach Prostaglandin E1-Monotherapie selten (<1 %) auftritt (EAU Leitlinie).
Ursache: Beispiele für Substanzen, die einen ischämischen low-flow Priapismus auslösen können, sind in ◘ Tab. 16.1 aufgeführt. Die Rate der nach einem ischämischen Priapismus verbleibenden Erektionsfähigkeit korreliert negativ mit der Dauer des Priapismus.

Tab. 16.1 Substanzen, die einen ischämischen low-flow Priapismus auslösen können (Kaminsky und Sperling 2015)

– Alpha-Blocker (z. B. Tamsulosin, Doxazosin)

– Vasoaktive erektile Substanzen (z. B. Papaverin, Phentolamin, Prostaglandin E1)

– Antikoagulantien (Heparin, Warfarin)

– Antihypertensiva (Hydralazin, Propanalol)

– Antidepressiva (z. B. Lithium, Clozapin)

– Anxiolytika (Hydroxyzin)

– Hormone (z. B. Testosteron, gonadotropin releasing Hormon (GnRH))

– Drogen (Kokain, Crack, THC) oder Alkohol

Weitere Ursachen sind z. B. hämatologische Erkrankungen wie die Sichelzellanämie, Leukämie oder Morbus Fabry, paraneoplastische Prozesse (z. B. Karzinomen in Harnblase, Prostata oder Penis), neurologische Ursache (z. B. Gehirntumore, Syphilis, Epilepsie, sehr selten auch nach Spinalanästhesie) oder infektiöse Auslöser wie Malaria, Tollwut oder Skorpion- oder Spinnenbisse.

> **Wichtig**
> Vorausgehend wird die folgende Diagnostik wird empfohlen:
> - Blutbild inklusive Differenzialblutbild und Retikulozytenzahl (im Falle einer Sichelzellanämie erhöht)
> - Gerinnungsdiagnostik
> - Drogenscreening des Urins (falls sich hierauf anamnestisch Hinweise ergeben)

- Blutgasanalyse des penilen Blutes (typische Werte sind in ◘ Tab. 16.2 dargestellt)
- Dopplersonographie (bei low-flow Priapismus nur geringer arterieller Flow)
- Vor einer operativen Therapie sollte eine Gadolinium-MRT des Penis erfolgen, um eine eventuelle Fibrose der Schwellkörper zu evaluieren.
- Angio-CT ist beim nicht-ischämischen high-flow Priapismus sinnvoll, um die arterielle Leckage und eine eventuelle Fistel darzustellen.

Behandlung: Oberstes Ziel ist das Erreichen der Detumeszenz und der Erhalt der erektilen Funktion.

a) **Erstlinientherapie:**
Erste Therapieoption ist die Punktion der Corpora cavernosa mit einer großlumigen Kanüle (z. B. 30 G) und die Aspiration des in den Corpora cavernosa befindlichen Blutes; hierzu kann zusätz-

Tab. 16.2 Typische Blutgasanalysen-Werte des penilen Blutes (Kaminsky und Sperling 2015)

Quelle	PO$_2$ mm Hg	PCO$_2$ mm Hg	pH	
Normales arterielles Blut (bei Raumluft)	>90	<40	7,40	High-flow-Priapismus
Normales venöses Blut (bei Raumluft)	40	50	7,35	Normaler Penis
Ischämischer Priapismus (erstes aspiriertes Blut)	<30	>60	<7,25	Low-flow-Priapismus

lich eine Kompression des Penis angewandt werden, z. B. mit einer Kinderblutdruckmanschette (Kaminsky und Sperling 2015). Die Punktion kann entweder transglandulär erfolgen oder ein- oder beidseits lateral am proximalen Penisschaft unter Lokalanästhesie. Die Aspiration sollte solange erfolgen, bis sich oxygeniertes Blut zeigt.

Kommt es unter der alleinigen Punktion und Aspiration zu keiner Detumeszenz, kann dieses Verfahren mit der Injektion von alpha-Agonisten kombiniert werden. Mögliche intrakavernös anzuwendende alpha-Agonisten sind: Phenylephrin, Etilefrin, Ephedrin, Norepinephrin und Metaraminol (in Deutschland sind die genannten Präparate allerdings überwiegend nur über internationale Apotheken zu beziehen) (Kaminsky und Sperling 2015). Substanz der ersten Wahl ist Phenylephrin, da es sich hierbei um einen selektiven α-1-Rezeptor-Agonisten handelt, dessen Nebenwirkungen geringer sind als bei Substanzen, die α- und ß-Rezeptoren aktivieren.

Bei 43–81 % der Patienten lässt eine Detumeszenz durch Kombination von Aspiration und Injektion eine alpha-Agonisten erreichen (Kaminsky und Sperling 2015). Unter dieser Therapie ist eine Kontrolle des Blutdruckes und der Herzfrequenz obligat. Kommt es zu einer hypertonen Entgleisung, Reflexbradykardie, Palpitationen oder Tachykardie sowie Herzrhythmusstörungen muss die Maßnahme sofort abgebrochen werden; weitere nicht so gravierende Nebenwirkungen sind Kopfschmerzen, Schwindel. Die Ansprechrate der medikamentösen Optionen liegt bei etwa 77 %, wobei sie mit der Dauer des Priapismus deutlich abnimmt und nach mehr als 72 h nur noch eine minimale Erfolgsaussicht besteht (Kaminsky und Sperling 2015, EAU Leitlinie).

b) **Zweitlinientherapie: Operative Shunt-Anlage**
Ziel aller Shunt-Operationen ist die Reoxygenierung der glatten Muskulatur der Schwellkörper durch das Anlegen einer Fistel zwischen Corpora cavernosa sowie Corpus spongiosum, Glans penis oder Venen (Kaminsky und Sperling 2015).

- Distal (Winter-Shunt: Erfolgsrate um 66 %, Ebbehoj-Shunt: Erfolgsrate um 73 %, T-Shunt: Erfolgsrate bis 100 %)
- Offen distal (Al-Ghorab-Shunt: Erfolgsrate um 75 % oder auch „Snake shunt": Erfolgsrate bis 100 %)
- Proximal (Quackles, Sacher)
- Vena Saphena (Grayhack)
- Tiefer dorsaler Venenshunt

Komplikation: Hautlazeration, Ulzerationen, Fistelbildung
Eine Besonderheit stellen Hautlazerationen, Ulzerationen und Fistelbildungen, die nach subkutaner Injektion von „Expander-Materialien" wie Paraffin (80,6 %), Vaseline, Silikon (4 %), verschiedene Öle (Mineralöl: 4,8 %, Baby-Öl: 2,8 %), Fett etc. zur Augmentation des Penis auftreten können, dar (◻ Abb. 16.6) (Downey et al. 2018).

Häufigkeit: Keine konkreten Angaben in der Literatur verfügbar.

Ursache: Unterspritzung der Penisschafthaut mit verschiedenen Substanzen zur

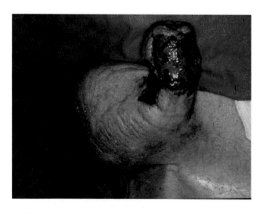

◻ **Abb. 16.6** Hautlazeration nach Unterspritzung der Penisschafthaut mit Gleitmittel aus dem Baustoffhandel zur Penisaugmentation

Penisaugmentation. Diese Technik wird heutzutage meist in Osteuropa und Korea praktiziert.

Behandlung: Chirurgische Exzision und plastische Rekonstruktion in Abhängigkeit vom Ausmaß der Läsion und Funktionseinschränkung.

Vorbeugung: Konsequente Aufklärung über die möglichen Komplikationen und Konsequenzen (Funktionseinschränkungen bis komplette erektile Dysfunktion; notwendige, mehrfach wiederholte Korrekturoperationen).

16.3 Lymphozelen

Petra Anheuser

▪ **Hintergrund**

Lymphozelen stellen die häufigste Komplikation einer regionären Lymphknotenentfernung im Rahmen einer Tumoroperation oder als Folge der gezielten Entfernung von regionären Lymphknoten(-metastasen) dar. Verletzungen von unmittelbar benachbarten Strukturen wie Blutgefäßen, Nerven oder angrenzender Organe treten deutlich seltener auf und sind wie die Ausbildung einer Lymphozele abhängig vom Ausmaß der Lymphknotenentfernung, möglichen Vortherapien und der chirurgischen Technik (Capitanio et al. 2011). Der Ausbildung einer Lymphozele liegt ein insuffizienter Verschluss der bei der Präparation und Entfernung eröffneten Lymphgefäße selbst zugrunde. Eine mono- oder bipolare Koagulation der Lymphgefäße erzielt keinen suffizienten Verschluss. Vielmehr ist eine Ligatur oder Clippung, insbesondere der distalen Lymphgefäße notwendig, um eine sichere Versorgung zu erreichen und damit einer Lymphozele vorzubeugen (Anheuser et al. 2010). In Abhängigkeit vom Ausmaß, der Lokalisation und einer möglichen Infektion der Lymphozele können frühzeitig oder auch deutlich verzögert Symptome auftreten. So kann sich beispielsweise eine große Lymphozele im kleinen Becken als palpabler Tumor mit oder ohne abdominellen oder pelvinen Schmerzen bemerkbar machen. Aber auch Schmerzen im Bein, eine zusätzliche Ödembildung oder eine tiefe Venenthrombose des Beins der betroffenen Seite können Folge einer Lymphozele sein, wenn eine venöse Kompression vorliegt (Naselli 2010; Capitanio et al. 2011).

Bei einer solchen primär oder sekundär symptomatischen Lymphozele besteht grundsätzlich die Indikation einer therapeutischen Intervention. Das Ausmaß, die Lokalisation, eine mögliche Infektion und die klinische Situation des Patienten bestimmen das therapeutische Vorgehen.

Symptomatische Lymphozelen, die von außen eine gute Zugänglichkeit aufweisen, können zunächst punktiert und aspiriert werden. Dabei kann in gleicher Sitzung ein sklerosierendes Agens, z. B. Tetracycline oder Povidon-Iod (PVP-I), appliziert werden. Prinzipiell eignen sie sich ebenfalls für eine chirurgische Sanierung über einen laparoskopischen Zugang, der ein effektives, minimal-invasives Verfahren darstellt, das als bevorzugte Therapie bei sterilen Lymphozelen angesehen wird (Hsu 2000; Treiyer et al. 2009; Anheuser et al. 2010).

Eine bei größeren Eingriffen empfohlene peri- und über 4–6 Wochen postoperativ durchzuführende Thromboseprophylaxe kann darüber hinaus die Ausbildung einer Lymphozele fördern. Deshalb sollte die Thromboseprophylaxe in die obere Extremität injiziert und die Verabreichung in die untere Extremität bzw. in die Bauchdecke vermieden werden (Kroepfl 1987; Studer 2003; Musch 2008).

> ❯ Symptomatische Lymphozelen, die eine gute Zugänglichkeit aufweisen, können zunächst punktiert und aspiriert werden.

Die Rezidivrate nach Punktion einer Lymphozele ist ausgesprochen hoch. Sie beträgt 50–100 % nach einer einfachen Aspiration (Kay 1980) und 10–25 % nach

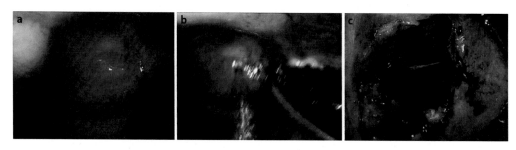

Abb. 16.7a–c **a** Symptomatische Lymphozele nach radikaler Prostatekomie inkl. extendierter Lymphadenektomie. **b** Inzidierte Lymphozele im Rahmen einer laparoskopischen Lymphozelenfensterung. **c** Endresultat einer laparoskopischen Marsupialisation. (Mit freundlicher Genehmigung von Frau Priv.-Doz. Dr. med. J. Kranz)

einer Sklerosierungsbehandlung (Caliendo 2001; Musch 2008; Akhan 2007; Alago et al. 2013). Aus diesem Grund ist primär eine definitive Versorgung der Lymphozele anzustreben. Diese besteht bei gegebener Möglichkeit einer laparoskopischen Marsupialisation, also fehlender Infektion, entsprechende Lage und damit Zugänglichkeit, vorrangig in diesem Verfahren (**▪** Abb. 16.7). Ein fehlgeschlagener Sklerosierungsversuch dagegen erfordert, aufgrund der fibrosierenden Gewebereaktion und resultierenden Wandverdickung, ein chirurgisches Vorgehen (Caliendo 2001; Anheuser et al. 2010).

Bereits infizierte Lymphozelen bedürfen einer perkutanen oder offen chirurgischen Drainagenversorgung (**▪** Abb. 16.8), die Rezidivrate beträgt hier 16–22%.

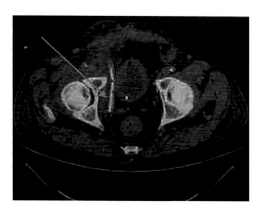

Abb. 16.8 Drainageversorgte (pfeilmarkiert) infizierte Lymphozele nach radikaler Prostatektomie

❯ Eine Lymphozelenpunktion sollte stets gegen eine laparoskopische Marsupialisation abgewogen werden.

Komplikation: Blutung
Häufigkeit: Keine konkreten Angaben in der Literatur verfügbar.
Ursache: Punktion und Verletzung in der Regel benachbarter Blutgefäße. Dabei sind Lage und Ausdehnung der Lymphozele entscheidende Faktoren. Ursächlich können auch die Einnahme von gerinnungshemmenden Substanzen oder eine Blutgerinnungsstörung anderer Genese sein.
Behandlung: In Abhängigkeit vom Umfang der resultierenden Blutung und des zu erwartenden Blutverlustes: Von einer Befundkontrolle über lokale Kompression und Aktivitätskarenz bis hin zu notwendiger operativer Intervention und Substitution von Blutbestandteilen.
Vorbeugung: Beurteilung und Kenntnis der Ausdehnung und Lagebeziehung benachbarter Blutgefäße. Gute sonographische Darstellbarkeit und Sicherstellung eines freien Zugangsweges, ggf. CT-gesteuerte Punktion. Kenntnis der begleitenden Medikation, ggf. Pausieren, Kontrolle der Gerinnungsparameter vor der Intervention.

Komplikation: Organverletzung
Häufigkeit: Keine konkreten Abgaben in der Literatur verfügbar.

Ursache: Punktion und Verletzung unmittelbar benachbarter oder im Punktionsweg liegender Strukturen, z. B. Darmschlingen.

Behandlung: In der Regel wird eine Fehlpunktion benachbarter Organe erst durch deren mögliche Folgen wie Blutungen oder Infektionen, z. B. bei Punktion des Darmes deutlich. Ist diese sehr wahrscheinlich, ist eine präventive antibiotische Therapie mit Erfassung des anaeroben Spektrums indiziert. Kontrolle des Lokalbefundes.

Vorbeugung: Beurteilung und Kenntnis der Ausdehnung und Lagebeziehung benachbarter Organe. Gute (sonographische) Darstellbarkeit und Sicherstellung eines freien Zugangsweges, ggf. CT-gesteuerte Punktion unter Verwendung eines alternativen Zuganges.

Komplikation: Infektion

Häufigkeit: Keine konkreten Abgaben in der Literatur verfügbar.

Ursache: Eintrag von Erregern in die Lymphozele, vor allem bei zusätzlicher Drainagenversorgung und Manipulation, z. B. Sklerosierungsbehandlung.

Behandlung: Testgerechte antibiotische Therapie, Ableitung sicherstellen bzw. belassen und korrekte Lage überprüfen.

Vorbeugung: Sterile Punktion und Drainageneinlage. Liegedauer der Drainage begrenzen, zusätzliche Manipulationen (Aspiration, Applikation von sklerosierenden Substanzen) vermeiden bzw. auf ein Mindestmaß reduzieren.

Komplikation: Rezidiv eine Lymphozele

Häufigkeit: 50–100 % (Kay 1980).

Ursache: Persistenz des insuffizienten Verschlusses von Lymphgefäßen mit Austritt von Lymphflüssigkeit.

Behandlung: Erneute Punktion bei vorausgehend fehlender Sklerosierung oder im Fall eines Rezidivs mit Superinfektion, hier ist eine zusätzliche Drainagenversorgung notwendig. Die vorausgegangene Sklerosierung mit Rezidiv bedarf einer operativen Versorgung.

Vorbeugung: Additive Anwendung von sklerosierenden Substanzen, damit Reduktion der Rezidivrate auf 10–25 % (Caliendo 2001; Musch 2008; Akhan 2007; Alago et al. 2013).

16.4 Harnblase

Hans-Jürgen Piechota

■ Hintergrund

Die perkutane Punktion der Harnblase erfolgt mehrheitlich zur Einlage eines suprapubischen Blasenverweilkatheters (SBK) mit dem Ziel einer Langzeit-Harndrainage oder seltener zu diagnostischen Zwecken mit Gewinnung eines Punktionsurins. Endoskopische Injektionen dienen der intramuskulären Applikation von Medikamenten oder dem submukösen Platzieren von „Bulking Agents".

Die SBK-Einlage erfolgt üblicherweise als ambulante Maßnahme in Lokalanästhesie. Sie ist einer Operation gleichzusetzen. Es gelten deshalb stets die gleichen hohen und justiziablen Anforderungen an die Anamnese, Indikationsstellung, Aufklärung und Durchführung wie bei jedem operativen Eingriff (Dreikorn und Kälble 1986; Lent et al. 1999; Niel-Weise et al. 2012; Neumann und Schwentner 2016).

> Die SPK-Einlage ist einer Operation gleichzusetzen. Es gelten deshalb stets die gleichen hohen und justiziablen Anforderungen an die Anamnese, Indikationsstellung, Aufklärung und Durchführung wie bei jedem operativen Eingriff.

■ Häufigkeit der Komplikationen

Die allgemeine Komplikationsrate der SBK-Einlage ist niedrig (Yates 2016) und liegt in einer Größenordnung um 3 % sofern eine sach- und fachgerechte Indikationsstellung, Vorbereitung, Durchführung und Nachsorge gewährleistet sind (Piechota et al. 1998; Albrecht et al. 2004; Lent et al. 2009).

Die häufigsten klinisch relevanten Probleme betreffen Fehlpunktionen mit Darmverletzung, Blutungen wie Makrohämaturie und Hämatome sowie Infektionen des Punktionskanals und der Harnwege bis hin zur Urosepsis. Dabei werden akute von protrahiert auftretenden Folgen und Komplikationen unterschieden. In der jüngeren Literatur werden Komplikationen meist lediglich kasuistisch dargestellt. Seltener finden sich prozentuale Angaben zur Komplikationshäufigkeit in älteren Untersuchungen. Technische und methodische Verbesserungen dürften dabei mit den Jahren zu einer Erhöhung der Anwendungssicherheit und Reduktion der Komplikationsraten geführt haben (Sökeland 1988; Fabricius und Schmiedt 1989; Piechota et al. 1992; Leißner et al. 1995; McPhail et al. 2006; Hunter et al. 2013).

Beim SBK-Wechsel misslingt gelegentlich die Wiedereinlage des neuen Katheters, wenn die Harnblase zum Zeitpunkt des Wechsels komplett entleert oder der Punktionskanal nach kurzer Liegezeit noch nicht etabliert ist und kein Führungsdraht mit einem zentral offenen Katheter verwendet wird. Komplikationen wie Blasenperforation oder Okklusion/Ruptur eines Ureters sind extrem selten, ebenso wie eine intravesikale Verknotung des Katheters (Choi et al. 2016; Ejikeme 2019; Shuaibin 2018; Yiğiter und Salman 2016).

> ❯ Beim SPK-Wechsel misslingt gelegentlich die Wiedereinlage des neuen Katheters, wenn die Harnblase zum Zeitpunkt des Wechsels komplett entleert oder der Punktionskanal nach kurzer Liegezeit noch nicht etabliert ist und kein Führungsdraht mit einem zentral offenen Katheter verwendet wird.

■ **Fehlerhafte Indikationsstellung**

Die Indikation zur SBK-Anlage wird vom Arzt gestellt. In Analogie zu anderen operativen Eingriffen ist der Operateur letztverantwortlich für die Indikationsstellung, Aufklärung des Patienten und Durchführung der Maßnahme.

Folgende *absolute* Kontraindikationen sind bei der SBK-Anlage zu beachten:
- Schrumpfblase
- Urothelkarzinom der Harnblase
- Hauterkrankungen im Punktionsbereich
- Abdominaltumor mit Verdrängung der Harnblase
- Schwangerschaft
- Gefäßprothesen wie Cross over – Bypass

■ **Fehlerhafte Vorbereitung und Durchführung**

Die ordnungsgemäße schriftliche OP-Aufklärung unter Verwendung eines standardisierten Aufklärungsbogens ist obligater Bestandteil der SBK-Einlage. Aseptisches Vorgehen unter Verwendung steriler (Einmal-) Materialien ist Standard, ebenso die sonographisch exakte Kontrolle der Blasenfüllung und des Punktionswegs mit Ausschluss einer Interposition von Darmanteilen. Der Ultraschall ist lediglich dann verzichtbar, wenn die SBK-Einlage intraoperativ unter Sicht erfolgt. Die Punktion erfolgt in der Mittellinie etwa 1–2 Querfinger oberhalb der Symphyse mit Stichrichtung senkrecht zur Bauchdecke.

Das Risiko für eine Fehlpunktion korreliert mit dem Füllungsgrad der Harnblase und schwankt zwischen 50 % bei $\leq$50 ml und 7,9 % bei 500–1000 ml Füllungsvolumen. Als Ergebnis einer anatomisch-autoptischen Studie wird eine Blasenfüllung von $\geq$300 ml empfohlen, da in diesen Fällen stets eine ausreichende Distanz zwischen der Symphysenoberkante zur Apex vesicae von $\geq$5 cm für den o. g. Punktionsweg besteht (Albrecht et al. 2004).

16

Folgende relative Kontraindikationen sind zu beachten oder vorab auszugleichen:
- Antikoagulation, Gerinnungsstörung, Thrombopenie
- Meteorismus, Darmüberblähung, Ileus
- Unzureichende Blasenfüllung
- Harnwegsinfektion
- Adipositas

■■ **Intra- und perioperative, akute Komplikationen**

Komplikation: Akutes Abdomen nach Fehlpunktion mit Darmverletzung (□ Abb. 16.9, 16.10).

Häufigkeit: Ältere Daten >3 % (Morse et al. 1988); neuere Daten 0,25–0,7 % (van Randenborgh und Breul 2004; Hall et al. 2019); selten auch verzögert erst nach Wochen oder Monaten auftretend (Stonier et al. 2017).

Ursache: Adipositas per magna; voroperiertes Abdomen; keine Sonographie durchgeführt; unzureichende Blasenfüllung <200 ml.

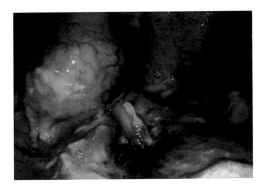

□ **Abb. 16.9** Fehlpunktion mit Darmverletzung bei SBK-Einlage. (Mit freundlicher Genehmigung von Frau Priv.-Doz. Dr. med. J. Kranz)

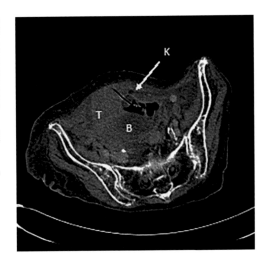

□ **Abb. 16.10** Fehllage des suprapubischen Katheters (K) im Dünndarm vor der Blase (B) mit Deviation durch einen soliden, mit der Bauchwand verwachsenen Ovarialtumor (T)

Behandlung: Antimikrobielle Therapie (aerobes und anaerobes Spektrum), operative Revision, vorangehend Schnittbildgebung (CT-Abdomen nativ/KM)).

Komplikation: Anurie (□ Abb. 16.11)

Häufigkeit: Sporadisch (Janardanan et al. 2019).

Ursache: In der Regel Katheterokklusion oder -dislokation, sofern keine (prä)renale Genese; auch als selbstlimitierende Drainage von irrtümlich punktierten Ovarialzysten oder Aszites (Janardanan et al. 2019).

Behandlung: Zystographische Lagekontrolle, Anspülen; ggf. Entfernung des SBK und Neueinlage im Intervall, sofern eine Lagekorrektur mittels Führungsdraht unter Röntgen-Durchleuchtungskontrolle nicht möglich ist (□ Abb. 16.12)

Komplikation: Makrohämaturie, anhaltend

Häufigkeit: 1–63 %; Blasenspülung erforderlich 2–4 % (Neeb et al. 1974; Vahlensieck et al. 1990; Spangehl-Meridjen et al. 1995; van Randenborgh und Breul 2004).

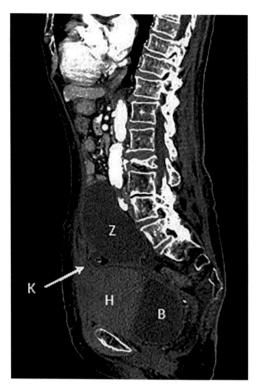

▣ Abb. 16.11 Große Ovarialzyste (Z). Die Harnblase (B) ist verdrängt durch ein punktionsbedingtes Bauchwandhämatom (H). Der Ballonblock des suprapubischen Katheters (K) liegt in der freien Bauchhöhle

Ursache: Blutung durch Urothelverletzung oder aus dem Punktionskanal.

Behandlung: Einlage eines transurethralen Katheters und Dauer-(Ring-) Spülung; ggf. passagere milde Traktion am SBK, sodass der Ballonblock die Eintrittsstelle und den Punktionskanal komprimiert (Cave: SBK-Dislokation bei geringem Blockvolumen!); ggf. endoskopische Kontrolle mit Elektrokoagulation an der Kathetereintrittsstelle in die Blase.

■■ Postinterventionelle, protrahierte Komplikationen

Komplikation: Harnwegsinfektion, Katheterassoziierte Harnwegsinfektionen

Häufigkeit: Fast immer systemimmanente Bakteriurie bereits nach 24–48 h; seltener therapiebedürftige Harnwegsinfek-

tion 1–7 % (Spangehl-Meridjen et al. 1995; Niel-Weise et al. 2012) auch abhängig von Begleitfaktoren wie Diurese und der Immunkompetenz des Patienten. Sehr selten, dann aber vital bedrohlich, Katheter-assoziierte Urosepsis mit Mortalität bis 40% (Hunter et al. 2013; Han et al. 2017).

Ursache: Nichtbeachtung bzw. unterlassene testgerechte antimikrobielle Vorbehandlung einer vorbestehenden Harnwegsinfektion oder einer Katheter-assoziierten Bakteriurie bei transurethralem Verweilkatheter. Dies ist ein klassischerweise bestehendes Risiko, wenn bei langzeitkatheterisierten (Pflegeheim-)Patienten der transurethrale in einen suprapubischen Katheter umgewandelt werden soll. Diese Patienten weisen erschwerend in der Regel ein polymikrobielles Erregerspektrum („Zoo in der Blase") auf.

Behandlung: Testgerechte antimikrobielle Therapie, ggf. Sepsisbehandlung, flankierend Diuresesteigerung und Wechsel des SPK.

Komplikation: Wundinfektion im Punktionsbereich

Häufigkeit: Gelegentlich (Piechota et al. 1998).

Ursache: Vergessene Annaht des SPK, insuffiziente Katheterhygiene.

Behandlung: Entfernung der Annaht, evtl. Abstrich und passager antiseptische Salbenbehandlung, ansonsten übliche Katheterpflege: Wasser und Seife im Rahmen der täglichen Körperhygiene, kein okkludierender Verband, allenfalls trockenes Pflaster zum Schutz der Wäsche vor Sekret; vorzugsweise sollten bereits bei der Erstanlage selbsthaltende (Silikon-)Ballonkatheter verwendet werden, die eine Annaht erübrigen.

Komplikation: Schmerzen, anhaltend im Punktionsbereich/Blasenlager

Häufigkeit: 0,3–4 % (Leißner et al. 1995; McPhail et al. 2006).

16

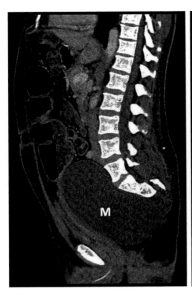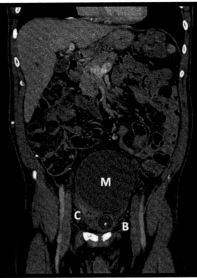

◘ Abb. 16.12 Neurogener Harnverhalt durch eine gigantische sakrale Myelomeningozele (M): Diese verdrängt das Colon rectosigmoideum (C) nach rechts und die Harnblase mit einliegendem transurethralen Ballonkatheter (B) nach ventral. Eine irrtümliche suprapubische Kathetereinlage und schlagartige Liquordrainage der Zele könnte zu zerebralen Brückenvenenabrissen und einer letalen Hirnblutung führen!

Ursache: Katheter unter Zug durch die Annaht oder den Pflasterverband; Harnwegsinfektion; Fremdkörperreiz mit Blasentenesmen durch den Katheter.

Behandlung: Lösen der Annaht; Verwendung von blockbaren Silikon-Kathetern (Piechota et al. 1998) bzw. Korrektur des Pflasterverbands; ggf. antimikrobielle Therapie bei symptomatischer Harnwegsinfektion; analgetische/anticholinerge Medikation; Katheterwechsel.

Komplikation: Urinleckage neben dem Katheter
Häufigkeit: >1 % (Leißner et al. 1995; McPhail et al. 2006).
Ursache: Blasentenesmen, evtl. Infekt-assoziiert; Okklusion oder Abknickung des Katheters; falsche Position des Harndrainagesystems ("hochgehängt").
Behandlung: Sicherung der Durchgängigkeit und des knickungsfreien Verlaufs des Katheters sowie korrekte Positionierung des Urinbeutels stets unterhalb des Blasenniveaus; anticholinerge Medikation, ggf. testgerechte antimikrobielle Behandlung einer symptomatischen Harnwegsinfektion; SPK-Wechsel, wobei ein "Upsizing" der Katheterstärke >18 Charr. keine weitere Verbesserung der Drainageleistung erwarten lässt (Lee et al. 2017).

Komplikation: Katheterdislokation
Häufigkeit: 0,7–20 % (Piechota et al. 1998; van Randenborgh und Breul 2004).
Ursache: Akzidentelle Lösung der Annaht; Materialfehler mit Ruptur bzw. Verlust von Blockflüssigkeit des Katheterballons; unachtsamer Umgang mit dem Katheter (Patient selbst, medizinisches Personal).
Behandlung: Schnellstmögliche Wiedereinlage eines zentral offenen Katheters gleicher Stärke, um bei Verschluss des Punktionskanals eine erneute Punktion zu vermeiden; Verwendung einer sterilen 10 %igen Glycerol-Lösung zum Blocken des Katheters: Diese minimiert

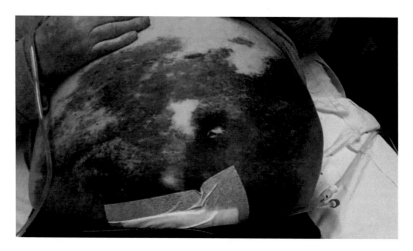

■ Abb. 16.13   Ausgeprägtes Hämatom bei akzidenteller Punktion der epigastrischen Gefäße bei SPK-Anlage. (Mit freundlicher Genehmigung von Frau Priv.-Doz. Dr. med. J. Kranz)

Diffusionsverluste von Blockflüssigkeit durch Abdichtung der Membranporen des Katheterballons, was besonders bei Kathetern mit geringen Blockvolumina wie SPK und Nierenfistelkathetern von Vorteil ist (Studer et al. 1983).

Komplikation: Hämatom, Blutungsanämie (■ Abb. 16.13)
Häufigkeit: 0,1–3 % (Leißner et al. 1995; McPhail et al. 2006).
Ursache: Verletzung von epigastrischen und Blutgefäßen der Rektusmuskulatur bei paramedianer Punktion, voroperiertem Abdomen oder unzureichend aufgefüllter Harnblase; Verletzung von Iliakalgefäßen (van Randenborgh und Breul 2004; Demtchouk et al. 2017).
Behandlung: Katheterentfernung, laborchemische und schnittbildgebende (CT) Verlaufskontrolle; ggf. operative Revision; ggf. Hämotherapie.

Komplikation: Urinom
Häufigkeit: Sehr selten (Leißner et al. 1995; McPhail et al. 2006), keine konkreten Angaben in der Literatur verfügbar.
Ursache: Meist im Zusammenhang einer zunächst unbemerkten Katheterdisloka-

tion; als peritoneales Urinom bei akzidenteller Punktion und Katheterpassage durch das Cavum retzii, sonst als extraperitoneal-paravesikales Urinom.
Behandlung: Entfernung des SBK; Urinomdrainage durch sonographisch gesteuerte Punktion mit transurethraler Dauerableitung der Harnblase; ggf. operative Revision und Blasenübernähung.

Komplikation: Ileus
Häufigkeit: Sehr selten, mechanischer Dünndarmileus unter Umständen erst sehr spät auftretend (Bashir et al. 2017; Bonasso et al. 2016; Parikh et al. 2018), keine konkreten Angaben in der Literatur verfügbar.
Ursache: Transperitoneale/-intestinale Passage des Katheters, auch mit Beteiligung/ Transfixation des Dünndarmmesos.
Behandlung: Operative Revision, ggf. Dünndarmteilresektion.

Komplikation: Osteomyelitis der Symphyse (■ Abb. 16.14)
Häufigkeit: Einzelfälle, keine konkreten Angaben in der Literatur verfügbar.
Ursache: Punktion zu weit kaudal mit Knochenkontakt zur Symphyse.

16

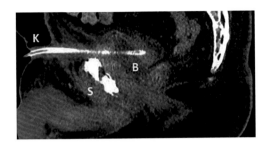

Behandlung: SPK-Entfernung, transurethrale Dauerableitung und testgerechte antimikrobielle Therapie; radiologische und unfallchirurgisch/orthopädische Mitbeurteilung und ggf. -behandlung bei ausgeprägtem Befund; ggf. SPK-Neuanlage im Intervall weiter kranial.

Komplikation: Karzinogenese
Häufigkeit: Sehr selten, meist plattenepithelial differenziertes Urothelkarzinom nach Katheter-Liegedauer von vielen Jahren bis Jahrzehnten (Subramaniam et al. 2017), keine konkreten Angaben in der Literatur verfügbar.
Ursache: Chronische mechanische Urothel-Irritation durch den Katheter.
Behandlung: Stadiengerechte Therapie, meist Zystektomie und Harnableitungsoperation.

16.5 Niere

Martin von Ribbeck und Thomas Knoll

▪ **Hintergrund**
Punktionen und Drainagen der Niere können sowohl diagnostisch als auch therapeutisch notwendig sein, etwa um eine Harnstauungsniere, ein Urinom oder einen Abszess zu entlasten. Insbesondere letztere

sind mittels perkutaner Drainage effektiv zu behandeln. Auch nach perkutanen Eingriffen ist häufig eine postoperative Ableitung über den Zugangsweg notwendig. Diagnostisch kann eine Niere auch zur Gewinnung einer Biopsie punktiert werden.

▪ **Häufigkeit der Komplikationen**
Der perkutane Zugang zur Niere stellt je nach Erfahrung des Operateurs sowie möglichen anatomischen Besonderheiten ein sicheres Zugangsverfahren zum oberen Harntrakt dar. Insgesamt werden Erfolgsraten von 94,6–98 % bei einer Major-Komplikationsrate ($\geq$ Clavien-Dindo-Grad 3) von 2–9,9 % berichtet (Chalmers et al. 2008; Degirmenci et al. 2013; Young und Leslie 2019).

▪▪ **Präoperative Komplikationen**
Komplikation: Anatomische Besonderheiten
Bei der Niere besteht die Möglichkeit einer Lageanomalie als Becken- oder Hufeisenniere. Auch eine ausgeprägte Skoliose, Hepato-/Splenomegalie oder ein retrorenal gelegenes Kolon können den perkutanen Zugang unter Umständen stark erschweren.

▪▪ **Intraoperative Komplikationen**
Komplikation: Blutung
Häufigkeit: Leichtere Blutung ca. 9,9 %, schwerere Blutungen $\geq$ Clavien-Dindo Grad 3: <0,1% (Degirmenci et al. 2013).
Ursache: Bei der Punktion der Niere wird eine Arterie oder Vene im Stichkanal eröffnet oder gar eine größere Arterie direkt punktiert. Falls dies bei der Punktion nicht bemerkt wird, kann der Schaden unter Umständen bei einer Bougierung noch vergrößert werden.
Behandlung: Zumeist wird eine arterielle Fehlpunktion direkt bemerkt (pulsierender Rückfluss). Kleinere arteriell oder venöse Gefäße verschließen sich durch den umgebenden Gewebsdruck in der Regel von selbst. Bei größeren Gefäßen,

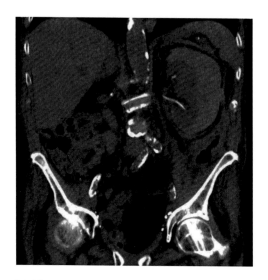

◘ Abb. 16.15 Großes subkapsuläres Hämatom der linken Niere mit einer Breite von bis zu knapp 4 Zentimetern vom oberen bis zum unteren Nierenpol reichend, nach Anlage einer perkutanen Nephrostomie. (Mit freundlicher Genehmigung von Frau Priv.-Doz. Dr. med. J. Kranz)

nach Aufbougierung oder Ausbildung einer AV-Fistel ist ggf. ein intravasales Stenting notwendig. Bei einer Blutung nach intraluminal und konsekutiv blutiger Förderung aus der Nephrostomie kann ein temporäres Abklemmen zu einer Nierenbeckentamponade und damit zum Sistieren der Blutung führen.
Falls Blut in das Nierenparenchym austritt kann sich ein subkapsuläres Hämatom bilden (◘ Abb. 16.15).

> **Tipp**
>
> Kleinere Hämatome können in der Regel konservativ therapiert werden.

Komplikation: Infektion/Sepsis
Häufigkeit: Harnwegsinfekte ca. 1,1 %, Sepsis: <0,1 % (Skolarikos et al. 2006).
Ursache: Entweder liegt bereits als Indikation eine infizierte Harnstauungsniere vor oder es kommt zu einer Keimverschleppung von außen.

Behandlung: Gemäß Society of Interventional Radiology (SIR)-Guidelines (Venkatesan et al. 2010) wird bei einer perkutanen Nephrostomie eine perioperative Antibiotikaprophylaxe empfohlen. Bei einer vorliegenden Infektion sollte bereits innerhalb einer Stunde nach Diagnose die intravenöse Verabreichung eines Breitspektrum-Antibiotikums erfolgen. Wichtig ist die Überprüfung der korrekten Lage der einliegenden Drainagen oder Schienen, um eine effektive Ableitung sicherzustellen und eine Urinkultur mit Resistogramm anlegen zu können. Intensivmedizinische Maßnahmen können notwendig sein.

Komplikation: Verletzung von anderen Organen
Häufigkeit: <0,1–4 % (Skolarikos et al. 2006; Radecka und Magnusson 2004; Degirmenci et al. 2013; Öztürk 2014).
Ursache: Akzidentielle Punktion eines Nachbarorgans wie Lunge, V. cava, Aorta, Darm, Leber oder Milz.
Behandlung: Um eine Niederdruckableitung sicherzustellen, sollten, falls möglich, eine Harnleiterschiene und ein Dauerkatheter eingelegt werden.
– Kolon: Eine noch einliegende perkutane Nephrostomie oder Drainage kann bei gedeckter/retroperitonealer Perforation über mehrere Wochen schrittweise entfernt werden. Dabei verschließt sich der Stichkanal. Bei ungedeckter/intraperitonealer Perforation oder vorzeitig entfernter Drainage ist eine offene Revision indiziert (◘ Abb. 16.16)
– Milz: Aufgrund der starken Durchblutung ist neben einem konservativen Vorgehen mit dem Risiko einer zweizeitigen Blutung auch eine Splenektomie oder selektive Embolisation mit dem Patienten zu diskutieren.

16

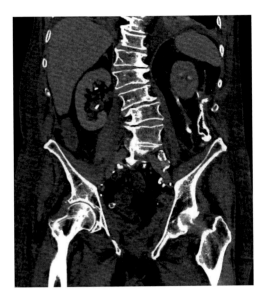

Abb. 16.16 Fistel zwischen Colon descendens und linker Niere bei Z. n. linksseitiger Nephrostomie infolge eines atypischen Verlaufes des Kolon descendens dorsal der linken Niere. Kontrastmittelparavasat und Lufteinschlüsse im linken Retroperitoneum. (Mit freundlicher Genehmigung von Frau Priv.-Doz. Dr. med. J. Kranz)

– Leber: Eine Leberperforation kann generell konservativ therapiert werden durch Belassens des Katheters und Entfernung nach Ablauf von 2 Wochen.
– Gallenblase: In der Regel empfiehlt sich hier eine Cholezystektomie.

Vorbeugung: Vermieden werden können Fehlpunktionen am besten mittels kombinierter Bildgebung von Ultraschall und Durchleuchtung (Lojanapiwat 2013). Meist werden Fehlpunktionen erst abschließend bei einer Kontrastmittel-Darstellung bemerkt.

> **Tipp**
>
> Eine einfache Nierenbeckenperforation kann bei korrekter Nephrostomie-Lage konservativ abheilen.

■ ■ Postoperative Komplikationen
Komplikation: Urinom
Häufigkeit: <1 % (Skolarikos et al. 2006).
Ursache: Aufgrund einer Harntransportstörung durch den Ureter kann der Urin durch den Stichkanal in das pararenale Gewebe austreten, ggf. sogar bis extrakorporal (■ Abb. 16.17).
Behandlung: Zur Behandlung sollten eine Harnleiterschienung und Dauerkatheter-Einlage (Niederdruckableitung) sowie eine antimikrobielle Abschirmung erfolgen. Meist heilt das Urinom konservativ innerhalb von 4–6 Wochen ab. Dies sollte mittels einer retrograden Pyelographie oder Kontrastmittel-Computertomographie kontrolliert werden.

> Ziel ist die Absenkung des Drucks im oberen Harntrakt und die Vermeidung einer Superinfektion.

Komplikation: Katheter-assoziierte Probleme (Verlust, Abknicken, Abreißen, Okklusion)
Häufigkeit: Ca. 3,5–14 % (Radecka und Magnusson 2004; Skolarikos et al. 2006).

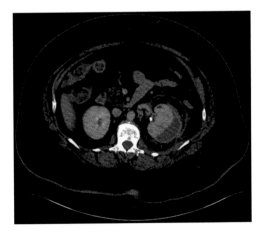

Abb. 16.17 Darstellung eines Urinoms nach perkutaner Nierenpunktion. Erkennbar ist der im Vergleich zum Hämatom eher liquide Aspekt

Ursache: Durch Zug am Katheterschlauch oder Ausriss des Haltefadens oder Ballonversagen disloziert die einliegende Nephrostomie ganz oder teilweise.

Behandlung: Eine komplette Dislokation (◘ Abb. 16.18) erfordert (nach erneuter Prüfung der Indikation und Alternativen) eine Neueinlage. Gleiches ist bei einem Abreissen des Nephrostomie-Schlauches notwendig. Bei einer teilweisen Dislokation kann unter Röntgenkontrolle eine Reposition versucht werden. Eine Okklusion kann oft mit vorsichtigem Anspülen und Aspiration mittels 2ml-Spritze behoben werden. Die Rolle des Durchmessers der perkutanen Nephrostomie und Form der Katheterspitze (Ballon, Pigtail, Malecot) bleiben unklar (Sio et al. 2011; Cormio et al. 2013). Ein Abknicken kann mittels umsichtiger Schlauchfixierung am Patienten vermieden werden.

> ❯ Große Bedeutung kommt der Prävention einer Nephrostomiedislokation durch Fixation mittels Annaht oder Pflaster und durch Patienteninstruktion zu.

> **Tipp**
>
> Verschieblichkeit der Gewebeschichten bei Adipositas bedenken!

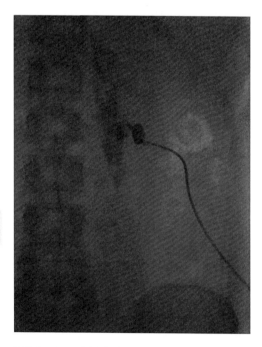

◘ **Abb. 16.18** Dislokation der perkutanen Nephrostomie mit ausgeprägtem Kontrastmittel-Paravasat. (Mit freundlicher Genehmigung von Frau Priv.-Doz. Dr. med. J. Kranz)

Literatur

Anheuser P, Treiyer A, Steffens J (2009) Priapismus [Priapism]. Urologe A 48(9):1105–10; quiz 1111–2

Anheuser P, Treiyer A, Stark E, Haben B, Steffens JA (2010) Lymphozele nach radikaler retropubischer Prostatektomie. Ein Behandlungsalgorithmus [Lymphoceles after radical retropubic prostatectomy. A treatment algorithm]. Urologe A 49(7):832–6

Akhan O, Karcaaltincaba M, Ozmen MN, Akinci D, Karcaaltincaba D, Ayhan A (2007) Percutaneous transcatheter ethanol sclerotherapy and catheter drainage of postoperative pelvic lymphoceles. Cardiovasc Intervent Radiol 30(2):237–240

Alago W, Deodhar A, Michell H, Sofocleous CT, Covey AM, Solomon SB, Getrajdman GI, Dalbagni G, Brown KT (2013) Management of postoperative lymphoceles after lymphadenectomy: percutaneous catheter drainage with and without povidone-iodine sclerotherapy. Cardiovasc Intervent Radiol 36(2):466–471 2012 Apr 7

Albrecht K, Oelke M, Schultheiss D, Tröger HD (2004) Die Relevanz der Harnblasenfüllung bei der suprapubischen Blasenkatheterisierung. Urologe (A) 43:178–183

Bashir Y, Ain QU, Jouda M, Al Sahaf O (2017) First Irish and tenth case of small bowel obstruction secondary to suprapubic catheterisation in the world. Case report and case review of a rare complication of suprapubic catheterisation. Int J Surg Case Rep 41:50–56

Bonasso PC, Lucke-Wold B, Khan U (2016) Small bowel obstruction due to suprapubic catheter placement. Urol Case Rep 7:72–73

Boscolo-Berto R, Macchi V, Porzionato A, Morra A, Vezzaro R, Loukas M, Tubbs M, De Caro R (2018) Ischemic colitis following left antegrade sclerotherapy for idiopathic varicocele. Clin Anat 31:774–781

Broderick GA, Kadioglu A, Bivalacqua TJ, Ghanem H, Nehra A, Shamloul R (2010) Priapism: pathogenesis, epidemiology and management. J Sex Med 7:476–500

16

Caliendo MV, Lee DE, Queiroz R, Waldman DL (2001) Sclerotherapy with use of doxycycline after percutaneous drainage of postoperative lymphoceles. J Vasc Interv Radiol 12(1):73–77

Capitanio U, Suardi N, Montorsi F, Briganti A (2011) Editorial Comment to Risk factors for pelvic lymphoceles post-radical prostatectomy. Int J Urol 18(9):644–645

Cayan S, Shavakhabov S, Kadioğlu A (2009) Treatment of palpable varicocele in infertile men: a meta-analysis to define the best technique. J Androl 30(1):33–40

Chalmers N, Jones K, Drinkwater K, Uberoi R, Tawn J (2008) The UK nephrostomy audit. Can a voluntary registry produce robust performance data? Clin Radiol 63(8):888–894

Choi HJ, Lee CH, Shin H (2016) Ureteral rupture caused by a suprapubic catheter in a male patient with spinal cord injury: a case report. Ann Rehabil Med 40(6):1140–1143

Cormio L, Preminger G, Saussine C, Buchholz NP, Zhang X, Walfridsson H et al. (2013) Nephrostomy in percutaneous nephrolithotomy (PCNL): does nephrostomy tube size matter? Results from the Global PCNL Study from the Clinical Research Office Endourology Society. World J Urol 31(6):1563–1568

de Sio M, Autorino R, Quattrone C, Giugliano F, Balsamo R, Massimo D'A (2011) Choosing the nephrostomy size after percutaneous nephrolithotomy. World J Urol 29(6):707–711

Degirmenci T, Gunlusoy B, Kozacioglu Z, Arslan M, Ceylan Y, Ors B, Minareci S (2013) Utilization of a modified Clavien classification system in reporting complications after ultrasound-guided percutaneous nephrostomy tube placement: comparison to standard Society of Interventional Radiology practice guidelines. Urology 81(6):1161–1167

Diegidio P, Jhaveri JK, Ghannam S, Pinkhasov R, Shabsigh R, Fisch H (2011) Review of current varicocelectomy techniques and their outcomes. BJU Int. 108(7):1157–72

Demtchouk V, Gujral H, Ferzandi TR (2017) Case report: vessel injury during suprapubic catheter placement and the importance of patient positioning in obese patients. Urol Case Rep 13:79–81

Diegidio P, Jhaveri JK, Ghannam S, Pinkhasov R, Shabsigh R, Fisch H (2010) Review of current varicocelectomy techniques and their outcomes. BJU int 108:1157–1172

Downey AP et al. (2018) Penile Paraffinoma. Eur Urol. Focus

Dreikorn K, Kälble T (1986) Die suprapubische Harnableitung. DKZ (Deutsche Krankenpflegezeitschrift) 12(1986):822–828

Ejikeme C (2019) Suprapubic catheter change, what could go wrong? BMJ Case Rep 12(7) pii: e229855

Eland IA, Lei J van der, Stricker BH, Sturkenboom MJ (2001) Incidence of priapism in the general population. Urology 57:970–972

Fabricius PG, Schmiedt E (1989) Suprapubische Punktionsfistel der Harnblase. Münch Med Wochenschr 131:389–391

Franco G, Iori F, de Dominicis C, Dal Forno S, Mander A, Laurenti C (1999) Challenging the role of cremasteric reflux in the pathogenesis of varicocele uring a new venographic approach. J Urol 161:117–121

Fulcoli V, Costa G, Gigli F, Laurini L (2013) Ischemic necrosis of the sigmoid colon after antegrade sclerotherapy of idiopathic varicocele: a case report. Urologia 80:162–164

Graß H, Zumbé J, Schuff A, Schwarzer U (2000) Tod nach suprapubischer Harnableitung. Urologe (B) 40:255–257

Hall S et al. (2019) A national UK audit of suprapubic catheter insertion practice and rate of bowel injury with comparison to a systematic review and meta-analysis of available research. Neurourol Urodyn 38(8):2194–2199

Han CS, Kim S, Radadia KD, Zhao PT, Elsamra SE, Olweny EO, Weiss RE (2017) Comparison of urinary tract infection rates associated with transurethral catheterization, suprapubic tube and clean intermittent catheterization in the postoperative setting: a network meta-analysis. J Urol 198(6):1353–1358

Hatzimouratidis K, Giuliano F, Moncada I, Muneer A, Salonia A, Verze P, Parnham A, Serefoglu EC. Male sexual dysfunction

Hsu T, Gill IS, Grune MT et al. (2000) Laparoscopic lymphocelectomy: a multiinstitutional analysis. J Urol 163:1096–1099

Hunter KF, Bharmal A, Moore KN (2013) Long-term bladder drainage: suprapubic catheter versus other methods: a scoping review. Neurourol Urodyn 32(7):944–951

Janardanan S, Moussa AEM, James P (2019) False positive bladder scan in ascites with anuria. Clin Case Rep 7(8):1549–1550

Kaminsky A, Sperling H (2015) Diagnostik und Therapie des Priapismus. Urologe 54:654–661

Kay R, Fuchs E, Barry JM (1980) Management of postoperative pelvic lymphoceles. Urology 15:345–348

Kim JK, Jeong YY, Kim YH et al. (1999) Postoperative pelvic lymphocele: treatment with simple percutaneous catheter drainage. Radiologia 212:390–394

Kitrey ND, Djakovic N, Kuehhas FE, Lumen N, Serafetinidis E, Sharma DM (2018) European association of urology guidelines on genital trauma. Europ Urol

Kolon TF (2015) Evaluation and management of the adolescent varicocele. J Urol 194:1194–1201

Kroepfl D, Krause R, Hartung R et al. (1987) Subcutaneous heparin injection in the upper arm as a method of avoiding lymphoceles after lymphadenectomies in the lower part of the body. Urol Int 42:416–419

Lee C, Gill BC, Vasavada SP, Rackley RR (2017) Does size matter? measured and modeled effects of suprapubic catheter size on urinary flow. Urology 102(266):e1–266.e5

Leißner J, Stöckle M, Hohenfellner R (1995) Komplikationen bei Anlage eines suprapubischen Blasenkatheters. Akt Urol 26:264–269

Lent V, Lent H, Baumbusch F (1999) Behandlungsfehler auf urologischem Gebiet; Entscheidungen der Gutachterkommission für ärztliche Behandlungsfehler bei der Ärztekammer Nordrhein von 1975–1998. Urologe (B) 39:348–354

Lent V, Luther B, Wolf E (2009) Anwendungsfehler bei Punktionsdrainage der Harnblase. Aus der Arbeit der Gutachterkommission. Westf Ärztebl 7(2009):48–49

Locke J, Noparast M, Afshar K (2017) Treatment of varicocele in children and adolescents: a systematic review and meta-analysis of randomized controlled trials. J Ped Urol 13:437–445

Lojanapiwat Bannakij (2013) The ideal puncture approach for PCNL: Fluoroscopy, ultrasound or endoscopy? Indian J Urol IJU J Urolo Socie India 29(3):208–213

Male Infertility Best Practice Policy Committee of the American Urological Association (AUA) and Practice Committee of the American Society for Reproductive Medicine (ASRM) (2004) Report on varicocele and infertility. Fertil Steril suppl 82:142–145

McPhail MJ, Abu-Hilal M, Johnson CD (2006) A meta-analysis comparing suprapubic and transurethral catheterization for bladder drainage after abdominal surgery. Br J Surg 93:1038–1044

Morse RM, Spirnak JP, Resnik MI (1988) Iatrogenic colon and rectal injuries associated with urological intervention: report of 14 patients. J Urol 140:101–103

Mottrie AM, Bürger RA, Voges GE, Baert L (2007) Antegrade skrotale Sklerotherapie der Varikocele nach Tauber. Aktuelle Urol 28:165–176

Musch M, Klevecka V, Roggenbuck U, Kroepfl D (2008) Complications of pelvic lymphadenectomy in 1380 patients undergoing radical retropubic prostatectomy between 1993 and 2006. J Urol 179:923–929

Naselli A, Andreatta R, Introini C, Fontana V, Puppo P (2010) Predictors of symptomatic lymphocele after lymph node excision and radical prostatectomy. Urology 75(3):630–635

Neeb U, Hilfrich HJ, Weiss D, Fernendez-Redo E (1974) Komplikationen nach suprapubischer diagnostischer Blasenpunktion. Urologe (B) 14:52

Neumann E, Schwentner C (2016) Suprapubic catheter insertion. Dtsch Med Wochenschr 141(2):118–120

Niel-Weise BS, van den Broek PJ, da Silva EM, Silva LA (2012) Urinary catheter policies for long-term bladder drainage. Cochrane Database Syst Rev 8: CD004201

Öztürk Hakan (2014) Gastrointestinal system complications in percutaneous nephrolithotomy: a systematic review. J Endourol 28(11):1256–1267

Parikh N et al. (2018) Suprapubic catheter placement through ileal mesentery causes mechanical small bowel obstruction six years later in a female patient with turners syndrome. Urol Case Rep 17:100–102

Piechota H, Brühl P, Meessen S, Hertle L (1998) Kann die Technik der suprapubischen Harnblasendrainage zu einer Limitierung der transurethralen, kathetervermittelten Harnwegsinfektionen und Komplikationen beitragen? Hyg Med 23(10):389–396

Piechota HJ, Meessen S, Brühl P (1992) Punktionssets zur suprapubischen Katheterdrainage der Harnblase [Puncture sets for suprapubic catheter drainage of the bladder]. Anasthesiol Intensivmed Notfallmed Schmerzther 27(3):171–80

Radecka E, Magnusson A (2004) Complications associated with percutaneous nephrostomies. a retrospective study. Acta radiologica (Stockholm, Sweden: 1987) 45(2):184–188

Salonia A, Eardley I, Giuliano F, Hatzichristou D, Moncada I, Vardi Y, Wespes E, Hatzimouratidis K (2014) European Association of Urology. European Association of Urology guidelines on priapism. Eur Urol 65(2):480–489

Shuaibin W, Haiqi M, Qin F, Haifeng Y (2018) An unusual complication of suprapubic catheter migration into the left ureter. Urol J 15(3):140–142

Silay MS, Hoehn L, Quadackaers J, Undre S, Bogaert G, Dogan HS, Kocvara R, Nijman RJM, Radmayr C, Tekgul S, Stein R (2019) Tretment of varicocele in children and adolescents: a systematic review and meta-analysis from the EUU/ESPU guidelines panel. Eur Urol 75:448–461

Skolarikos A, Alivizatos G, Papatsoris A, Constantinides K, Zerbas A, Deliveliotis C (2006) Ultrasound-guided percutaneous nephrostomy performed by urologists: 10-year experience. Urology 68(3):495–499

Spangehl-Meridjen P, Mangelmann C, Lehmann HG, Schindler E (1995) Die suprapubische Harnablei-

16

tung. Verlauf und Komplikationen bei 800 Patienten. Urologe (B) 35:419–420

Stief et al. (1997) Erektile Dysfunktion, Springer-Verlag

Stonier T, Simson N, Wilson E, Stergios KE (2017) Bowel perforation presenting three months after suprapubic catheter insertion. BMJ Case Rep Sep 7; 2017. pii: bcr-2017-220791

Studer UE (2003) Editorial comment. J Urol 169:145–148

Studer UE, Bishop MC, Zingg EJ (1983) How to fill silicone catheter balloon. Urology 12:300–302

Subramaniam S, Thevarajah G, Kolitha K, Namantha N (2017) Squamous cell carcinoma of suprapubic cystostomy site in a patient with long-term suprapubic urinary catheter. Case Rep Urol 2017:7940101

Sökeland J (1988) Suprapubische Blasendrainage. Urologe (B) 28(3): Einlage

Tauber R, Johnsen N (1993) Die antegrade skrotale Verödung zur Behandlung der Testisvaricocele. Urologe (A) 23:320–326

Tauber R, Pfeiffer D (2003) Die antegrade Sklerotherapie der Varicocele testis. Urologe (A) 42:1238–1243

Treiyer A, Haben B, Stark E et al. (2009a) Uni- vs. multiloculated pelvic lymphoceles: differences in the treatment of symptomatic pelvic lymphoceles after open radical retropubic prostatectomy. Int Braz J Urol 35:164–170

Treiyer A, Stark E, Ting O et al. (2009b) Laparoscopic lymphocelectomy. BJUI Surg Illustrated Surg Atlas 103:1588–1597

Treiyer A, Stark E, Ting O, Breitling P, Anheuser P, Steffens JA (2009) Laparoscopic lymphocelectomy. BJU Int 103(11):1588–97

Van Randenborgh H, Breul J (2004) Punktion der Vena iliaca communis beri der Zystostomie. Urologe (A) 43:77–79

Vahlensieck W Jr, Keller HJ, Sommerkamp H (1990) Blutungshäufigkeit nach suprapubischer Cystofix-Punktion mit einer neuen Trokar-Kanülenkombination. Eine randomisierte prospektive Vergleichsuntersuchung. Z Urol Nephrol 83:309–312

Venkatesan AM, Kundu S, Sacks D, Wallace MJ, Wojak JC, Rose SC, et al. (2010) Practice guidelines for adult antibiotic prophylaxis during vascular and interventional radiology procedures. Written by the Standards of Practice Committee for the Society of Interventional Radiology and Endorsed by the Cardiovascular Interventional Radiological Society of Europe and Canadian Interventional Radiology Association corrected. J Vascul Interven Radio JVIR 21(11):1611–1630; quiz 1631

Vicini P, Di Pierro GB, Grande P, Voria G, Antonini G, De Marco F, Di Nicola S, Gentile V (2014) Large bowel infarct following antegrade scrotal sclerotherapy for varicocele: a case report. Can Urol Assoc J 8:9–10

Yates A (2016) The risks and benefits of suprapubic catheters. Nurs Times 112(6–7):19–22

Yiğiter M, Salman AB (2016) Intravesical catheter knotting: an unusual complication of suprapubic catheterization. Turk J Pediatr 58(4):452–455

Young, Michael; Leslie, Stephen W. (2019): StatPearls. Percutaneous nephrostomy. Treasure Island (FL)

Methodenspezifische Komplikationen der Laparoskopie

Christian Wülfing

© Springer-Verlag GmbH Deutschland, ein Teil von Springer Nature 2021
J. Kranz et al. (Hrsg.), *Komplikationen in der Urologie*,
https://doi.org/10.1007/978-3-662-60625-4_17

- **Hintergrund**

Minimal-invasive Eingriffe haben in der der Urologie traditionell eine sehr hohe Bedeutung und haben das Fach in den letzten Jahrzehnten stark geprägt. Neben steigenden Eingriffszahlen haben minimal-invasive Verfahren, insbesondere auch die Laparoskopie, eine Ausweitung der Indikationsspektren erfahren. Die Vorteile der laparoskopischen Methode sind anerkannt und auch Patienten suchen gezielt nach Anbietern dieser Technik.

Die Indikationsbereiche der laparoskopischen Chirurgie in der Urologie umfassen vor allem die Nierenchirurgie und die radikale Prostatektomie, aber auch Eingriffe aus dem Bereich der urologischen Rekonstruktionen, wie z. B. Pyeloplastik, Ureterrekonstruktionen und -neueinpflanzungen. Auch die radikale Zystektomie mit inkontinenten aber auch kontinenten Harnableitungsverfahren können laparoskopisch durchgeführt werden. Bei allen diesen Eingriffen besteht das Komplikationsspektrum nicht nur aus den vom offenen Operieren bekannten operationsspezifischen, sondern auch aus spezifischen Komplikationsmöglichkeiten, die mit der laparoskopischen Technik verbunden sind. Angaben zu allgemeinen Komplikationen laparoskopischer Eingriffe finden sich vor allem in der Chirurgie, aber auch Urologie und Gynäkologie. Dennoch bleibt die Datenlage bezüglich randomisierter Vergleiche – meist aus methodischen Gründen – limitiert.

- **Häufigkeit der Komplikationen**

Komplikationen in der Laparoskopie sind eher selten. Ihre Gesamthäufigkeit wird in der Literatur mit weniger als 1 % angegeben. In der Hälfte der Fälle betreffen sie den abdominellen Zugang für den Kameraport oder die Trokarplatzierung (Magrina 2002; Molloy et al. 2002; Jiang et al. 2012; Ahmad et al. 2012; Kirchhoff et al. 2008). Darm-, Organ- und Gefäßverletzungen sind für ¾ (76 %) aller Komplikationen verantwortlich.

Verletzungen des Kolons sind eher selten (12 %), doppelt so häufig ist der Dünndarm (25 %) betroffen. 50 % der Darmverletzungen bleiben für mindestens 24 h unentdeckt. Bei den Gefäßverletzungen sind die Iliakalgefäße mit 19 % am häufigsten betroffen (Chandler et al. 2001). Darüber hinaus entstehen Komplikationen bei der abdominellen CO_2-Insufflation, bei der Gewebspräparation und bei der Hämostase (Trottier et al. 2009).

In einer Datensammlung US-amerikanischer Haftpflichtversicherer („Physicians Insurers Association of America") wurden die mit dem abdominalen Zugang zusammenhängenden Verletzungen ausgewertet. Die Inzidenz betrug 5 bis 30 pro 10.000 Eingriffe (Chandler et al. 2001).

In einer prospektiven Studie an 403 Patienten, die eine abdominelle laparoskopische Prozedur erhielten, betrug die Komplikationsrate 3 % bei einem Follow-up von 3 Monaten. Wie auch in anderen Studien berichtet, standen die meisten Komplikationen in Zusammenhang mit dem abdominellen Zugang (75 %) (Mayol et al. 1997; Bhoyrul et al. 2001).

Die Konversion zu einem offen-chirurgischen Vorgehen kann bereits intraoperativ notwendig werden. Dabei können vaskuläre oder intestinale Verletzungen schwerste Auswirkungen auf die Patienten haben und sind die Hauptgründe für die methodenspezifische, insgesamt eher seltene Morbidität und Mortalität. Andere Komplikationen entstehen erst in der postoperativen Phase oder werden erst dann sichtbar.

> Die Hälfte aller Komplikationen in der Laparoskopie entsteht im Zusammenhang mit der Etablierung der Zugänge.

Tipp

Durch eine Retraktion der Bauchdecke mit der Veres-Nadel können intraperitoneale Verletzungen vermieden werden (◻ Abb. 17.1).

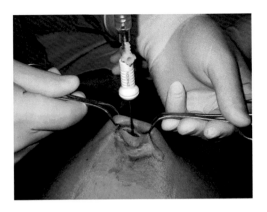

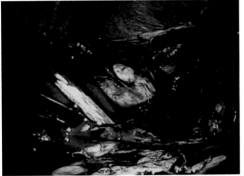

Generelle Risikofaktoren der Methode sind bereits stattgehabte abdominelle oder pelvine Eingriffe. Hier besteht ein deutlich erhöhtes Risiko für Komplikationen. Dabei erhöhen vor allem intraabdominelle Adhäsionen das Risiko für Zugangs-assoziierte Komplikationen, als auch für die intraoperativen Darmverletzungen. Andere Risikofaktoren für chirurgische und internistische Komplikationen sind die Adipositas, aber auch die seltenen diaphragmatischen Hernien und bestimmte Herz-Kreislaufstörungen (z. B. offenes Foramen ovale).

Schließlich bleibt anzumerken, dass die Komplikationshäufigkeit abhängig von der Erfahrung des Operateurs ist (Amato et al. 2013). Hieraus abgeleitet ist die strukturierte Ausbildung und das Training minimal-invasiver Techniken von besonderer Bedeutung.

bei extirpativen Eingriffen (z. B. Prostatagröße bei radikaler Prostatektomie, Tumorgröße bei Nierentumoren) oder nicht aktuelle Bildgebung. Nicht ausreichend berücksichtigte Komorbiditäten des Patienten (z. B. schwere Lungenerkrankungen, die bei erforderlicher Überdruckbeatmung durch das Pneumoperitoneum dekompensieren; andere allgemein-internistische Erkrankungen, erhöhter Body-Mass-Index, etc.), die eine Kontraindikation gegen das laparoskopische Verfahren darstellen.

Vorbeugung: Indikationsstellung unter Berücksichtigung anamnestischer Details, Vorerkrankungen und präziser Prüfung bildgebender Befunde.

■■ Präoperative Komplikationen

Komplikation: Fehlerhafte Indikationsstellung und/oder suboptimale Patientenselektion (⬛ Abb. 17.2).

Häufigkeit: Keine konkreten Angaben in der Literatur verfügbar.

Ursache: Missachtung ausgedehnter Vernarbungen nach Voroperationen, die den Zugang erschweren. Inkorrekt bestimmte oder eingeschätzte Größe des Zielorgans

■■ Intraoperative Komplikationen

Komplikation: Verletzungen viszeraler oder vaskulärer Strukturen bei Etablierung eines Pneumoperitoneums bzw. Pneumoretroperitoneums/Pneumoextraperitoneums

Häufigkeit: 0,05–0,3 % (Champault et al. 1996).

Ursache: Die Spannbreite bei Zugangs-assoziierten Komplikationen reicht von Fehlpunktionen ohne jegliche Auswirkungen bis hin zu lebensbedrohlichen Blutungen oder Organverletzungen. Das größte Risiko besteht hierbei durch Punktionen mit der Veres-Nadel (◘ Abb. 17.1) und/oder Einsetzen des Kameratrokares nach Etablierung eines Pneumoperitoneums (Vallancien et al. 2002). In 76 % handelt es sich um Darmverletzungen und retroperitoneale Gefäßverletzungen, die mit einer Mortalität von 13 % angegeben werden (Chandler et al. 2001; Champault et al. 1996). Das Risiko für derartige Komplikationen scheint bei Gebrauch von wiederverwendbaren Trokaren höher zu sein, als bei Einwegprodukten, da letztere unter Anwendung von ca. 50 % weniger Kraft eingebracht werden können (Corson et al. 1989; Nezhat et al. 1991). Einwegtrokare neuerer Generation, die auf einem dilatierendem, statt auf einem schneidenden bzw. perforierenden Prinzip beruhen, können darüber hinaus zur Sicherheit beitragen (Melzer et al. 1995).

Behandlung: Abhängig vom Ausmaß der Komplikation: Nach Einbringen der Optik in den Abdominalraum stets sofortige Inspektion der Strukturen auf etwaige Verletzungen (vor allem fehlerhafte, unerkannte Darmpunktion mit der Veres-Nadel), auch bei vermeintlich unkompliziertem Verlauf. Cave: Viele Fehlpunktionen bleiben unentdeckt und führen in der Folge zu Ileus und/oder Peritonitis (Stuart Wolf und Carroll 1993). Naht von verletzten Organen (z. B. Blase, Darm), Clipping oder Naht von verletzten Gefäßen. Bei Verletzung größerer Gefäße mit starker Blutung kann eine Konversion erforderlich werden.

Vorbeugung: Anheben des Peritoneums vor Punktion mit der Veres-Nadel (z. B. durch Backhaus-Klemmen), hierdurch Erhöhung des Abstandes der Bauchwand von innenliegenden Strukturen. Punktionswinkel von 45° beachten (erhöhtes Risiko von Verletzungen bei steilerer, Risiko der präperitonealen Insufflation bei flacherer Punktion). Einsetzen des ersten Trokars nur nach erfolgreicher Etablierung des Pneumoperitoneums; ggf. erneute Punktion mit Veres-Nadel und Anlage Pneumoperitoneum vor Einbringen des Trokars. Zugang durch eine Mini-Laparotomie („Hasson-Technik") oder Benutzung endoskopisch-geführter Trokare bzw. Einwegtrokare ohne scharfe Klinge (Hasson 1974; Melzer et al. 1995); insbesondere bei Patienten nach Voroperationen, sehr schlanken Patienten und Kindern. Bevorzugung eines retro- oder extraperitonealen Zugangs (insbesondere nach abdominellen Voroperationen), Vermeiden des transperitonealen Zuganges.

Komplikation: Verletzungen von Gefäßen oder Organen bei Positionierung der Arbeitstrokare
Häufigkeit: 0,03–0,18 % (Ahmad et al. 2012).
Ursache: Direkte Perforation oder Lazeration eines Gefäßes durch die Spitze des eingebrachten Trokars, seltener Hebelwirkung durch Trokarbewegung und Gefäßzerreißung. Am häufigsten betroffen sind die Vasa epigastricae inferiores. Diese sind daher besonders bei abdominellen und pelvinen Eingriffen gefährdet, bei denen ein lateraler Port gesetzt werden muss (McDonald et al. 1978; Vallancien et al. 2002).
Behandlung: Abhängig vom Ausmaß der Blutung: In leichten Fällen reicht die alleinige Kompression durch den einliegenden Trokar im Stichkanal. Schwierigere Fälle können mittels Koagulation (über selbigen oder anderen Trokar) oder auch durchgreifenden Vollwandnähten beherrscht werden. Auch das Einbringen eines dünnen Ballonkatheters über den Trokar und anschließender Zug auf dem Katheter können zur Blutstillung beitragen (Madeb et al. 2004).
Vorbeugung: Einsetzen der Trokare unter Sicht und diaphanoskopischer Kontrolle.

Komplikation: Darmverletzungen bei der intraoperativen Präparation (■ Abb. 17.3)
Häufigkeit: 0,8 % (Bishoff et al. 1999).
Ursache: Direkte Verletzung (32 %) oder thermischer Schaden (50 %) während der Operation (Bishoff et al. 1999).
Behandlung: Abhängig vom Ausmaß der Verletzung: Übernähen kleinerer Läsionen. Bei thermischem Schaden Resektion des betroffenen Darmanteils mit ausreichendem Sicherheitsabstand (Abdel-Meguid und Gommella 1996) und Naht des Defektes.
Vorbeugung: Äußerste Vorsicht bei Verwendung von monopolarem Strom („Kriechströme"), Verwendung der Schere ohne Strom, von bipolarem Strom oder Ultraschall-Instrumenten.

Komplikation: CO_2-Insufflationsfolgen
Häufigkeit: Häufig (Leonard und Cunningham 2002).
Ursache: Erhöhter intraperitonealer Druck, erschwerte Beatmung, prolongierte CO_2-Absorption und -Akkumulation mit Ausbildung einer Hyperkapnie und ggf. konsekutiver Hypertension, Tachykardie; ggf. Kompression V. cava.

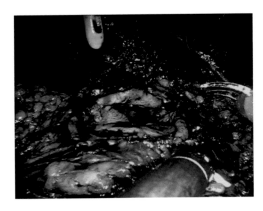

■ **Abb. 17.3** Rektumläsion im Rahmen einer laparoskopischen radikalen Prostatektomie. (Mit freundlicher Genehmigung von Dr. med. Felix Kawan, Universitätsklinikum Halle [Saale])

Behandlung: Erhöhte Frequenz der Beatmung, erhöhter positive-end-expiratory-pressure (PEEP), Erhöhung der funktionellen Residualkapazität (Srivastava und Niranjan 2010).
Vorbeugung: OP-Zeit kurzhalten. Hypothermie vermeiden (West et al. 1997).

▪ Postoperative Komplikationen
Komplikation: Ileus, Peritonitis oder Blutung als Folge einer intraoperativ nicht erkannten Verletzung von Gefäßen oder Organen bei Etablierung eines Pneumoperitoneums oder bei Positionierung der Arbeitstrokare
Häufigkeit: 0,3–0,64 % (Schwartz et al. 2010).
Ursache: Intraoperativ unerkannte Verletzung von Darmanteilen und/oder Gefäßverletzungen.
Behandlung: Abhängig vom Ausmaß der Komplikation: „Second look" laparoskopisch oder Laparotomie mit und offen-chirurgischer Versorgung der geschädigten Strukturen, ggf. Darmteilresektion, Gefäßrekonstruktion, etc. (Mases et al. 2000).
Vorbeugung: siehe Ausführungen unter „Intraoperativ".

Komplikation: Porthernie
Häufigkeit: 1,9–3,20 % (Bensley et al. 2013).
Ursache: Verwendung von scharfen und großen (>12 mm) Trokaren, unzureichender Faszienverschluss, höheres Risiko bei „Single Site Surgery".
Behandlung: Trokarhernien sollten grundsätzlich chirurgisch korrigiert werden, um die Spätkomplikationen, wie z. B. Darmischämie und -inkarzeration zu verhindern.
Vorbeugung: Verwendung von kleinen Trokaren, sorgfältiger Faszienverschluss bei größeren Trokareinstichstellen und Bergeinzisionen.

Literatur

Ahmad G, O'Flynn H, Duffy JM, Phillips K, Watson A (2015) Laparoscopic entry techniques. Cochrane Database Syst Rev. 2012 Feb 15(2):CD006583. Update in: Cochrane Database Syst Rev. 8:CD006583. PMID: 22336819.

Amato L, Colais P, Davoli M et al. (2013) Volume and health outcomes: evidence from systematic reviews and from evaluation of Italian hospital data. Epidemiol Prev 37:1

Abdel-Meguid TA, Gommella LG (1996) Prevention and management of complications. In: Smith AD, Badlani GH, Bagley DH et al. (Hrsg) Smith's textbook of endourology. Quality Medical Publishing, St. Louis, S 851–869

Bensley RP, Schermerhorn ML, Hurks R et al. (2013) Risk of late-onset adhesions and incisional hernia repairs after surgery. J Am Coll Surg 216:1159

Bhoyrul S, Vierra MA, Nezhat CR et al. (2001) Trocar injuries in laparoscopic surgery. J Am Coll Surg 192(6):677

Bishoff JT, Allaf ME, Kirkels W et al. (1999) Laparoscopic bowel injury: incidence and clinical presentation. J Urol 161:887–890

Champault G, Cazacu F, Taffinder N (1996) Serious trocar accidents in laparoscopic surgery: a French survey of 103,852 operations. Surg Laparosc Endosc 6:367–370

Chandler JG, Corson SL, Way LW (2001) Three spectra of laparoscopic entry access injuries. J Am Coll Surg 192:478–491

Corson SL, Batzer FR, Gocial B et al. (1989) Measurement of force necessary for laparoscopic trocar entry. J Reprod Men 34:282–28429

Hasson HM (1974) Open lap: a report of 150 cases. J Reprod Med 12:234–238

Jiang X, Anderson C, Schnatz PF (2012) The safety of direct trocar versus Veress needle for laparoscopic entry: a meta-analysis of randomized clinical trials. J Laparoendosc Adv Surg Tech A 22:362

Kirchhoff P, Dincler S, Buchmann P (2008) A multivariate analysis of potential risk factors for intra- and postoperative complications in 1316 elective laparoscopic colorectal procedures. Ann Surg 248:259

Leonard IE, Cunningham AJ (2002) Anaesthetic considerations for laparoscopic cholecystectomy. Best Pract Res Clin Anaesthesiol 16:1–20

Madeb R, Leonidas G, Koniaris LG et al. (2004) Complications of laparoscopic urologic surgery. J Laparoendoscopic Adv Surg Tech 14(5):287–302

Magrina JF (2002) Complications of laparoscopic surgery. Clin Obstet Gynecol 45:469

Mases A, Montes A, Ramos R, Trillo L, Puig MM (2000) Injury to the abdominal aorta during laparoscopic surgery: an unusual presentation. Anesth Analg 91:561–562

Mayol J, Garcia-Aguilar J, Ortiz-Oshiro E et al. (1997) Risks of the minimal access approach for laparoscopic surgery: multivariate analysis of morbidity related to umbilical trocar insertion. World J Surg 21:529

McDonald PT, Rich NM, Collins GJ et al. (1978) Vascular trauma secondary to diagnostic and therapeutic procedures: laparoscopy. Am J Surg 135:651–655

Melzer A, Riek S, Roth K, Buess G (1995) Endoscopically controlled trocar and cannula insertion. Endosc Surg Allied Technol 3(63–68):36

Molloy D, Kaloo PD, Cooper M, Nguyen TV (2002) Laparoscopic entry: a literature review and analysis of techniques and complications of primary port entry. Aust N Z J Obstet Gynaecol 42:246

Nezhat FR, Silfen SL, Evan D et al. (1991) Comparison of direct insertion of disposable and standard reusable laparoscopic trocars and previous pneumoperitoneum with Veress needle. Obstet Gynecol 78:148–150 (of laparoscopic pelvic lymph node dissection. J Urol 1993;149:322)

Schwartz MJ, Faiena I, Cinman N et al. (2010) Laparoscopic bowel injury in retroperitoneal surgery: current incidence and outcomes. J Urol 184:589

Srivastava A, Niranjan A (2010) Secrets of safe laparoscopic surgery: anaesthetic and surgical considerations. J Minim Access Surg 6(4):91–94

Stuart Wolf J, Carroll P (1993) Laparoscopic access to and exit from the abdomen. Atlas Urol Clin N Am 1:1–15

Trottier DC, Martel G, Boushey RP (2009) Complications in laparoscopic intestinal surgery: prevention and management. Minerva Chir 64:339

Vallancien G, Cathelineau X, Baumert H et al. (2002) Complications of transperitoneal laparoscopic surgery in urology: review of 1,311 procedures at a single center. J Urol 168(23–6):35

West MA, Hackam DJ, Baker J et al. (1997) Mechanism of decreased in vitro murine macrophage cytokine release after exposure to carbondioxide: relevance to laparoscopic surgery. Ann Surg 226:179–190

17

Methodenspezifische Komplikationen der Robotik

Alexandre Mottrie und Stefan Siemer

© Springer-Verlag GmbH Deutschland, ein Teil von Springer Nature 2021
J. Kranz et al. (Hrsg.), *Komplikationen in der Urologie*,
https://doi.org/10.1007/978-3-662-60625-4_18

- **Hintergrund**

Intra- und postoperative Komplikationen sind systemimmanenter Bestandteil der Chirurgie und damit unvermeidbar. Die anatomischen Variationen, die Erfahrung des Operateurs und die Begleiterkrankungen des Patienten machen jede Operation individuell. Seit der Einführung der minimal-invasiven Chirurgie im Jahr 2000 sind Roboter-assistierte Verfahren zu einem Standard in der Urologie geworden. Diese Methode wurde mit dem Ziel vorangetrieben, eine geringere Komplikationsrate im Vergleich zu offen-operativen Verfahren zu erzielen.

Mit steigender Anzahl Roboter-assistierter Operationen wurde neben der onkologischen Ergebnisqualität insbesondere auch auf die Art und Häufigkeit intra- und postoperativer Komplikationen Wert gelegt. Führende Komplikationen, beispielsweise nach radikaler Prostatektomie, radikaler Zystektomie und partieller Nephrektomie, wurden zu einem Modell (z. B. Trifecta, Pentafecta) zusammengefasst, welches eine objektivere Betrachtung ermöglicht (Patel et al. 2011; Aziz et al. 2015; Krane und Hemal 2014).

Roboter-assistierte Operationen weisen gegenüber offen-operativen Verfahren eine geringe Häufigkeit intraoperativer Komplikationen auf. Vergleichbar mit der Laparoskopie, treten jedoch andere, neuartige Komplikationen auf, die bei offen-operativen Verfahren nicht gängig sind (beispielsweise Komplikationen nach Trokar-Anlage, Gas-Insufflation und spezielle Lagerungsschäden).

In verschiedenen Studien wurde nachgewiesen, dass zukünftige Konsolen-Chirurgen im Vergleich zu anderen Operationstechniken eine kürzere und komplikationsärmere Lernkurve aufweisen werden (Patel et al. 2005). Grund hierfür sind die Vorteile der Roboter-assistierten Operationsmethode: Dreidimensionales, 10-fach vergrößertes Blickfeld, abwinkelbare Instrumente, Reduzierung des Tremors sowie ein standardisiertes Ausbildungsprogramm, welches in der offen-operativen Chirurgie in dieser Form nicht existiert.

- **Komplikationen**
- - **Radikale Prostatektomie – allgemeine Aspekte**

Die erste Roboter-assistierte radikale Prostatektomie wurde im Jahre 2000 von Binder in Frankfurt durchgeführt (Binder und Kramer 2001). Zurzeit ist diese Operation das am häufigsten durchgeführte Roboter-assistierte Verfahren im kleinen Becken (Trinh et al. 2012). Im Laufe der Zeit wurden verschiedene Techniken beschrieben. Während des Eingriffs sitzt der Operateur unsteril an der Konsole. Aus diesem Grund ist es wichtig, dass das ganze Team bei der Assistenz Roboter-assistierter Eingriffe ausgebildet wird, um das Komplikationsrisiko zu minimieren.

- - **Intraoperative Komplikationen**

Komplikation: Inadäquate Lagerung, Lagerungsschäden

Häufigkeit: Keine konkreten Angaben in der Literatur verfügbar.

Ursache: Nicht adäquate Kenntnisse des Teams, mangelnde Routine bei der Lagerung, Nichtbeachten patientenindividueller Risikofaktoren.

Behandlung: Postoperative Schmerzen, verursacht durch eine nicht adäquate Lagerung (ggf. Serum Kreatininkinase-Anstieg >1000 IU/l oder Myoglobinurie), können durch eine ausreichende Analgesie gelindert werden. Eine metabolische Azidose kann durch eine Flüssigkeitszufuhr ausgeglichen werden (Pridgeon et al. 2013).

Vorbeugung: Trendelenburg-Position (~20–35°). Der Patient sollte ausreichend fixiert sein, um ein Rutschen zu vermeiden. Bei der Fixierung der Arme sollte eine übermäßige Abduktion der oberen Gliedmaßen vermieden werden (Cave: Plexus-Verletzung). Die Hände sollten in Neutralposition befindlich sein. Bei der Platzierung der Beine ist es wichtig, eine Hyperextension im Bereich der Hüften zu vermeiden, welche eine Überdehnungsverletzung des Nervus femoralis verursachen kann.

Komplikation: Blutung (□ Abb. 18.1)
Häufigkeit: Vaskuläre Verletzungen sind selten und treten nur bei 0,03–0,2 % der Eingriffe auf (Sotelo et al. 2016).
Ursache: Verletzung von Gefäßen durch Veres-Nadel bzw. Trokar-Platzierung, arterielle oder venöse Verletzung im Rahmen der Lymphadenektomie. Mögliche Blutungsquellen sind die Aorta, iliakale sowie epigastrische Gefäße, Plexus Santorini, Arterien im neurovaskulären Bündel, Prostatapfeiler, Gefäße im Bereich des Blasenhalses.
Behandlung: Blutstillende Maßnahmen (z. B. Clips, Naht), bei insuffizienter Blutstillung frühe Konversion, insbesondere bei stärkeren, potenziell hämodynamisch relevanten Blutungen. Bei postoperativ symptomatischen Patienten muss eine frühzeitige Revision erfolgen, robotisch oder laparoskopisch. Bluttransfusion bei Bedarf, diese ist selten erforderlich.
Vorbeugung: Einbringen der Instrumente und Trokare unter Sicht, sorgfältige Präparation. Am Ende des Eingriffs:

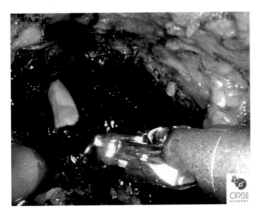

□ **Abb. 18.1** Intraoperatives Hämatom im kleinen Becken (Mit freundlicher Genehmigung der ORSI Academy)

Kontrolle auf Bluttrockenheit unter reduziertem intraabdominellem Druck.

Komplikation: Darmverletzung
Häufigkeit: 0,2–0,6 % (Sotelo et al. 2016).
Ursache: Verletzung bei Trokar-Platzierung, Adhäsionen durch Voroperationen, nicht ausreichende Vorbereitung des Operationsraums.
Behandlung: Intraoperative Versorgung meist robotisch möglich. Bei Trokar-Verletzungen: Darm umfassend überprüfen.
Vorbeugung: Trokar-Platzierung und Einbringen der Instrumente unter Sicht, sorgfältige Adhäsiolyse unter ausreichenden Sichtbedingungen.

Komplikation: Rektumverletzung
Häufigkeit: 0,2–0,8 % (Kheterpal et al. 2011).
Ursache: Lokal ausgedehnter Tumor, ausgiebige Koagulation.
Behandlung: Bei intraoperativem Nachweis sollte eine robotische Übernähung erfolgen, antibiotische Therapie für die Dauer von 7 Tagen mit anaerober Abdeckung.
Vorbeugung: Patientenselektion in der Anfangslernkurve, Präparation unter guten Sichtbedingungen, Vermeiden einer ausgedehnten Koagulation.

Komplikation: Ureter-Läsion
Häufigkeit: <1 % (Haveri et al. 2014).
Ursache: Resektion von Gewebe in unmittelbarer Nähe des Ureters, vor allem aber unbedachte Koagulation.
Behandlung: Alle Ureter-Läsionen können, wenn intraoperativ nachgewiesen, robotisch therapiert werden. Kauterisierte Ureteren werden geschient, partiell oder komplett durchtrennte Ureteren werden geschient und mit Monocryl 5.0 versorgt. Bei Bedarf: Robotische Harnleiterneuimplantation.
Vorbeugung: Einhalten der anatomischen Landmarken.

Komplikation: Nervenverletzung
Häufigkeit: 0,7 % (Nervus obturatorius) (Yikilmaz et al. 2018).
Ursache: Thermische Verletzung, Durchtrennung während der Lymphadenektomie, Dehnung.
Behandlung: End-zu-End-Anastomose bei kompletter Durchtrennung, Physiotherapie.
Vorbeugung: Optimale Präparation und Visualisierung während der Lymphadenektomie, vorsichtige bipolare Elektrokoagulation.

■■ Postoperative Komplikationen
Komplikation: Lymphozele
Häufigkeit: 2 % (symptomatisch) (Zorn et al. 2009).
Ursache: Eröffnung von Lymphgefäßen bei der Präparation mit insuffizientem Verschluss.
Behandlung: Bei asymptomatischen kleinen Lymphozelen konservatives Vorgehen, bei größeren und/oder symptomatischen Lymphozelen sollte eine Ultraschall- oder CT-gesteuerte Punktion, ggf. eine laparoskopische Fensterung erfolgen.
Vorbeugung: Einhalten der anatomischen Landmarken, Lymphknoten sollten nicht durchtrennt werden, Verwendung von Titan-Clips, indikationsgerechte Lymphadenektomie.

Komplikation: Symptomatische Porthernie (◙ Abb. 18.2)
Häufigkeit: 0,04–0,47 % (Sotelo et al. 2016).
Ursache: Durchtritt von Netz oder Darm durch eine Lücke in der Portapplikationsstelle.
Behandlung: Laparoskopische oder offene Revision bei Symptomatik, Resektion des nekrotischen Intestinums/Enteroanastomose.
Vorbeugung: Faszienverschluss aller Porte >10 mm notwendig.

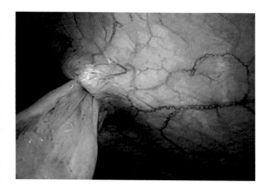

◙ **Abb. 18.2**   Porthernie

■■ Zystektomie – allgemeine Aspekte
Die radikale Zystektomie mit regionaler Lymphadenektomie ist ein Standardverfahren in der Behandlung des muskelinvasiven Blasenkarzinoms. Seit der Einführung der minimal-invasiven Technik hat die Roboter-assistierte Operation immer mehr an Popularität gewonnen. Zurzeit werden die Roboter-unterstützen Operationen routinemäßig mit gutem postoperativem Ergebnis durchgeführt (Challacombe et al. 2011, Novara et al. 2015). Unabhängig von der Operationstechnik muss bei der radikalen Zystektomie mit einem insgesamt hohen Komplikationsrisiko von ca. 50 % gerechnet werden. Die postoperativen Komplikationen werden vor allem vom Alter und den Komorbiditäten der Patienten beeinflusst. Zu diesen zählen: Niereninsuffizienz, kardiovaskuläre Vorerkrankungen, Diabetes mellitus, Adipositas und lokal fortgeschrittene Tumore.

Die intraoperativen Komplikationen und deren Behandlung sind mit jenen der radikalen Prostatektomie vergleichbar.

■■ Postoperative Komplikationen
Komplikation: Urinleckage, Strikturen der Ureter-Darmanastomose, Ureter-Nekrose, Steinbildung
Häufigkeit: 30 % (Khan et al. 2016).

18

Ursache: Für Ureter-Nekrosen und -Strikturen sind eine unzureichende Vaskularisierung der distalen Ureteranteile sowie eine Zugspannung auf den distalen Anteil des Ureters verantwortlich. Die Urinleckage wird durch eine nicht adäquate Anastomose zwischen Harnleiter und Darm verursacht. Eine vermehrte Schleimbildung mit rezidivierenden Harnwegsinfektionen prädisponiert zur Steinbildung.

Behandlung: Bei einer Ureterstriktur wird der Harnleiter geschient, optional kann eine Ureter-Neueinpflanzung erfolgen. Bei einer Ureter-Nekrose erfolgt zunächst die Anlage einer Nephrostomie mit ggf. Ureter-Neueinpflanzung: Eine Urinleckage kann zunächst mit einer Ableitung (DJ-Schiene) oder einer perkutanen Nephrostomie behandelt werden, bei Misserfolg muss eine Revision erfolgen.

Vorbeugung: Bei der Präparation des Harnleiters sollte das umliegende Fettgewebe mit den zugehörigen Gefäßen belassen werden, die Harnleiter sollten über eine adäquate Strecke präpariert werden, um Spannung zu vermeiden.

Komplikation: Infektionen (Urosepsis, Pneumonie)
Häufigkeit: 23 % (Johar et al. 2013).
Ursache: Nicht behandelte präoperative Harnwegsinfektion, erhöhtes Risiko einer Harnwegsinfektion durch einliegende Katheter (Katheter-assoziierte Harnwegsinfektionen). Ein erhöhtes Risiko für eine Pneumonie kann durch das Alter, Komorbiditäten und prolongierte Bettruhe bedingt sein.
Behandlung: Testgerechte antimikrobielle Therapie, bei symptomatischer Nierenbeckenkelchektasie und Vorliegen einer Harnwegsinfektion ist die Harnableitung mittels perkutaner Nephrostomie oder innerer Harnleiterschienung sowie Niederdruckableitung notwendig.

Vorbeugung: Um das Pneumonie-Risiko zu senken ist eine frühe Mobilisation hilfreich. Um im postoperativen Verlauf das Risiko von Harnwegsinfektionen zu reduzieren, ist die Schulung zur Stomapflege mit einem Stomatherapeuten hilfreich, zudem sollte auf eine ausreichende Flüssigkeitszufuhr geachtet werden.

Komplikation: Ileus (paralytisch/mechanisch), Anastomoseninsuffizienz, Darmnekrose mit Peritonitis
Häufigkeit: 27 % (Johar et al. 2013).
Ursache: Ein paralytischer Ileus ist Folge einer Atonie des Magen- und Darmtraktes, die nach abdominellen Eingriffen in unterschiedlicher Ausprägung resultiert und mehrere Tage andauern kann. Ein mechanischer Ileus als Folge eines Transporthindernisses kann z. B. durch eine zu enge Darmanastomose entstehen. Zu einer Darmnekrose kann eine Kompromittierung des Colon transversum bei der Präparation des Omentum majus durch Koagulation führen, genauso wie eine zu Darm-nahe vaskuläre Ligatur.
Behandlung: Im frühen postoperativen Verlauf sollte oral nur klare Flüssigkeit verabreicht werden. Nach Überwindung der Atonie kann mit dem Kostaufbau begonnen werden. Bei einem mechanischen Ileus oder einer Anastomoseninsuffizienz besteht die dringliche Indikation zur Revision.
Vorbeugung: Vermeidung von Opiaten zur Analgesie. Um eine Minderdurchblutung des Darms frühzeitig zu erkennen, kann die Fire-fly Technik (Gabe von Indocyaningrün zum Nachweis der Darmdurchblutung) eingesetzt werden.

■■ **Nierenchirurgie: Radikale Nephrektomie, partielle Nephrektomie, Nierenbeckenplastik – allgemeine Aspekte**
Die erste Roboter-assistierte Nephrektomie wurde im Jahre 2001 von Guilenneau be-

schrieben, die sich aufgrund ihrer Vorteile zu einem etablierten Verfahren entwickelt hat. Die partielle Nephrektomie wurde erstmals 2004 von Gettman et al. publiziert (Gettman et al. 2004). Vier Jahre später wurde die erste Nephrektomie mit Entfernung eines Vena cava Thrombus durchgeführt. Roboter-assistierte Verfahren erleichtern bei der Nierenbeckenplastik dem Operateur die Nahttechnik auch bei komplexeren Fällen, vor allem bei stark erweitertem Nierenbecken oder bei sekundärer Pyeloplastik.

Zu den relativen Kontraindikationen zählen schwere kardiovaskuläre oder pulmonale Vorerkrankungen, aufgrund des intraabdominellen Druckes von 10–12 mmHG. Hier kann eine so genannte „low impact surgery" erfolgen. Mit dem Airseal Insufflator kann der intraperitoneale Druck konstant niedrig bei 5–7 mmHG gehalten werden. Multiple abdominelle Voroperationen oder ein Thrombus in der Vena renalis oder Vena cava inferior zählen zu relativen Kontraindikationen, und sind von der Erfahrung des Operateurs abhängig.

Komplikation: Darmverletzung
Häufigkeit: 0,25 % (Zargar et al. 2015).
Ursache: Direkte Verletzung während der Nierenfreilegung oder bei der Trokar-Platzierung.
Behandlung: Kleine Verletzungen am Darm können intraoperativ versorgt werden, größere Läsionen oder jene, die erst im postoperativen Verlauf detektiert werden, können eine Darmresektion nach sich ziehen.
Vorbeugung: Trokarplatzierung unter Sicht, vorsichtige Manipulation des Darms während der Präparation; Verwendung von atraumatischen Instrumenten.

Komplikation: Leberverletzung
Häufigkeit: Keine konkreten Angaben in der Literatur verfügbar.
Ursache: Thermische Verletzung, direkte Verletzung.

Behandlung: Es gelten die gleichen Behandlungsprinzipen wie bei der Verletzung des Nierenparenchyms.
Vorbeugung: Sorgfältige Präparation, sichtkontrollierter Einsatz von Instrumenten.

Komplikation: Milzverletzung
Häufigkeit: Einzelfälle sind beschrieben, keine konkreten Angaben in der Literatur verfügbar.
Ursache: Zu starke Traktion auf das Milzligament, direkte Verletzung, thermische Verletzung.
Behandlung: Abhängig vom Grad der Verletzung: Elektrokoagulation oder Verwendung eines Hämostyptikums. Falls dies nicht ausreichend ist, muss ggf. eine Splenektomie erfolgen.
Vorbeugung: Bei Manipulation an der linken Niere soll auf die Traktion im Bereich des Milzligaments geachtet werden, Sicht-kontrollierter Einsatz von Instrumenten.

Komplikation: Pneumothorax
Häufigkeit: 0,75 % (Khalifeh et al. 2013).
Ursache: Insbesondere bei Tumoren am Nierenoberpol kann eine Pleuraläsion auftreten.
Behandlung: Bei intraoperativem Nachweis einer Pleuraverletzung erfolgt eine Übernähung derselben. Bei postoperativem Nachweis ist meist ein konservatives Vorgehen möglich. Eine Thoraxdrainage muss nur bei hämodynamisch instabilen Patienten eingelegt werden.
Vorbeugung: Vorsichtige Präparation.

Komplikation: Verletzung des Gefäßstiels bei der Präparation (◻ Abb. 18.3)
Häufigkeit: 1 % (Tanagho et al. 2013).
Ursache: Insuffiziente Gefäßdarstellung, zusätzliche Nierenarterien und -venen, unkontrollierte Manipulation.
Behandlung: Verletzte Gefäße können intraoperativ mit fortlaufender Naht verschlossen werden. Der Operateur muss

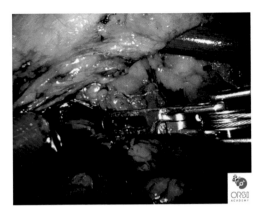

◘ Abb. 18.3 Intraoperative Verletzung der Vena renalis (Mit freundlicher Genehmigung der ORSI Academy)

jedoch bei Misserfolg auf ein offen-operatives Verfahren konvertieren können, um die Blutung zu stoppen. Ein Konversionstisch sollte vor der Operation gerichtet sein.

Vorbeugung: Bei multiplen Nierenarterien sollte eine vorsichtige Präparation und Darstellung derselben erfolgen. Bei der Nierenteilresektion vorsichtige Platzierung einer Bulldog-Klemme. Im Rahmen einer Nephrektomie können Polymer-Verschluss-Systeme auf die Nierenarterie platziert werden. Cave: Ausreichender Abstand zur Aorta.

■■ Postoperative Komplikationen

Komplikation: Urinfistel
Häufigkeit: 2,6 % (Mari et al. 2017).
Ursache: Nicht adäquater Verschluss des Nierenbeckenkelchsystems (NBKS), große Defekte im Nierenparenchym mit Zugang zum NBKS aufgrund größerer Tumoren.
Behandlung: Bei Verdacht auf ein Urinextravasat sollte eine CT-Urographie erfolgen. Anschließend Urinom-Drainage sowie Niederdruckableitung mittels DJ-Schiene und transurethralem Katheter. Bei frustranem Verlauf Anlage einer perkutanen Nephrostomie oder Revision.

Vorbeugung: Verschluss des Defektes im Kelchsystem mit fortlaufender Naht (Monocryl 3.0). Die Naht wird am Ende mit einem Polymer-Verschluss-System gesichert. Zu tiefe Stiche sollten vermieden werden, um darunter liegende Gefäße nicht zu verletzen. Anschließend wird die äußere Schicht mit einer Vicryl-Naht 3.0 in einer z. B. Sliding-Clip-Technik verschlossen.

Komplikation: Nachblutung
Häufigkeit: 0,9–5,8 % (Tanagho et al. 2013).
Ursache: Inkomplette intraoperative Hämostase, Lockerung von Naht oder Clips.
Behandlung: Eine transiente Blutung kann konservativ behandelt werden. Bei einer Blutung, die unter konservativen Maßnahmen nicht beherrschbar ist, kann eine selektive Embolisation durchgeführt werden. Bei kreislaufinstabilen Patienten kann eine Revision notwendig sein, die offen oder robotisch durchgeführt werden kann.
Vorbeugung: Sichere Platzierung von Nähten und Clips, Verwendung von adäquatem Clip-Material, kontrollierter Einsatz von evtl. bestehender gerinnungshemmender Medikation.

Komplikation: Positive Schnittränder
Häufigkeit: In „high-volume"-Zentren liegt das Risiko bei ca. 3 % (Gang Li et al. 2018).
Ursache: Große komplexe Tumoren, nicht adäquate Erfahrung.
Behandlung: Individuelles Vorgehen. Bei großflächigen positiven Schnitträndern (R2) muss eine Revision in Betracht gezogen werden, bei kleinflächigen (R1) sollte das Follow-up engmaschiger erfolgen.
Vorbeugung: Auswahl einer geeigneten Technik für die Operation. Zur Auswahl bei Roboter-assistierten Operationen stehen: Resektion, Enukleation, Enukleo-Resektion. Im Zweifel ist eine Schnellschnittuntersuchung eine Option.

Komplikation: Ischämie-indizierte Nierenfunktionseinschränkung
Ursache: Der renale Schaden korreliert direkt und proportional mit der Länge der Ischämiezeit. Eine Ischämiezeit über 20 min sollte vermieden werden.
Behandlung: Nephrologische Betreuung und Vermeidung weiterer nephrotoxischer Ereignisse.
Vorbeugung: Vor dem Abklemmen der Arteria renalis sollte das Nahtmaterial bereits intrakorporal vorbereitet sein. Weitere Nähte sollten auf dem Operations-Tisch vorbereitet sein. Die Nierenkapsel sollte vor dem Abklemmen auf der ganzen Länge um den Tumor eingeschnitten sein. In der Lernphase sollen kleine exophytische Tumoren ausgewählt werden.

Komplikation: Rezidiv der Abgangsenge nach Pyeloplastik (◘ Abb. 18.4)
Häufigkeit: 3–11 % (Dirie et al. 2020).
Ursache: Harnleiterischämie an der Anastomose, zu enge Nähte am tiefsten Punkt des spatulierten Harnleiters, Urinextravasat mit Fibrose.
Behandlung: Redo-Pyeloplastik (ggf. Roboterassistiert).
Vorbeugung: Wasserdichte Anastomose zwischen spatuliertem Harnleiter und Nierenbecken, angepasstes Nahtmaterial mit der Stärke 5.0.

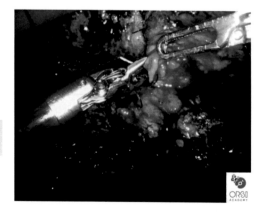

◘ **Abb. 18.4** Postoperative Abgangsenge nach der Pyeloplastik (Mit freundlicher Genehmigung ORSI Academy)

Literatur

Aziz A, Gierth M, Rink M, Schmid M, Chun FK, Dahlem R et al. (2015) Optimizing outcome reporting after radical cystectomy for organ-confined urothelial carcinoma of the bladder using onco- logical trifecta and pentafecta. World J Urol 33:1945–1950

Binder J, Kramer W (2001) Robotically-assisted laparoscopic radical prostatectomy. BJU Int 87(4):408–10

Challacombe BJ, Bochner BH, Dasgupta P et al. (2011) The role of laparo- scopic and robotic cystectomy in the management of muscle- invasive bladder cancer with special emphasis on cancer control and complications. Eur Urol 60:767–775

Dirie NI, Ahmed MA, Wang S (2020) Is secondary robotic pyeloplasty safe and effective as primary robotic pyeloplasty? A systematic review and meta-analysis. J Robot Surg 14(2):241–248

Gettman MT, Blute ML, Chow GK, Neururer R, Bartsch G, Peschel R (2004) Robotic-assisted laparoscopic partial nephrectomy: technique and initial clinical experience with da Vinci robotic system. Urology 64(5):914–918

Haveri JK, Penna FJ, Diaz-Insua M, Jeong W, Menon M, Peabody JO (2014) Ureteral injuries sustained during robot-assisted radical prostatectomy. J Endourol 28:318–324

Johar RS, Hayn MH, Stegemann AP, Ahmed K, Agarwal P, Balbay MD, Guru KA et al. (2013) Complications after robot-assisted radical cystectomy: results from the international robotic cystectomy consortium. Eur Urol 64(1):52–57

Khalifeh A, Autorino R, Eyraud R, Samarasekera D, Laydner H, Panumatrassamee K, Stein RJ, Kaouk JH (2013) Three-year oncologic and renal functional outcomes after robot-assisted partial nephrectomy. Eur Urol. 64(5):744–50

Khan MS, Gan C, Ahmed K, Ismail AF, Watkins J, Summers JA, Dasgupta P et al. (2016) A single-centre early phase randomised controlled three-arm trial of open, robotic, and laparoscopic radical cystectomy (CORAL). Eur Urol 69(4):613–621

Kheterpal E, Bhandari A, Siddiqui S, Pokala N, Peabody J, Menon M (2011) Management of rectal injury during robotic radical prostatectomy. Urology 77:976–979

Krane LS, Hemal AK (2014) Emerging technologies to improve techniques and outcomes of robotic partial nephrectomy: striving toward the pentafecta. Urol Clin North Am 41:511–519

Li G, Zhu DS, Lang ZQ, Wang AX, Li YH, Zhang RY, Niu YJ (2018) Classification of positive surgical margins and tumor recurrence after nephron-sparing surgery for small renal masses. Cancer Manag Res 10:6591–6598

18

Mari A, Antonelli A, Bertolo R, Bianchi G, Borghesi M, Ficarra V, Minervini A et al. (2017) Predictive factors of overall and major postoperative complications after partial nephrectomy: results from a multicenter prospective study (The RECORd 1 project). Eur J Surg Oncol (EJSO) 43(4):823–830

Novara G, Catto JWF, Wilson T, Annerstedt M, Chan K, Murphy DG, Yuh B et al. (2015) Systematic review and cumulative analysis of perioperative outcomes and complications after robot-assisted radical cystectomy. Eur Urol 67(3):376–401

Patel V, Tully Q, Holmes R, Lindsay J (2005) Robotic radical prostatectomy in the community setting – the learning curve and beyond: initial 200 cases. J Urol 174(1):269–272

Patel VR, Sivaraman A, Coelho RF, Chauhan S, Palmer KJ, Orvieto MA et al. (2011) Pentafecta: a new concept for reporting outcomes of robot-assisted laparoscopic radical prostatectomy. Eur Urol 59:702–707

Pridgeon S, Bishop CV, Adshead J (2013) Lower limb compartment syndrome as a complication of robot-assisted radical prostatectomy: the UK experience. BJU Int 112:485–488

Sotelo RJ, Haese A, Machuca V, Medina L, Nuñez L, Santinelli F et al. (2016) Safer surgery by learning from complications: a focus on robotic prostate surgery. Eur Urol 69:334–344

Tanagho YS, Kaouk JH, Allaf ME, Rogers CG, Stifelman MD, Kaczmarek BF et al. (2013) Perioperative complications of robot-assisted partial nephrectomy: analysis of 886 patients at 5 United States centers. Urology 81(3):573–580

Trinh QD, Sammon J, Sun M et al. (2012) Perioperative outcomes of robot-assisted radical prostatectomy compared with open radical prostatectomy: results from the nationwide inpatient sample. Eur Urol 61:679–685

Yıkılmaz TN, Öztürk E, Hamidi N, Başar H (2018) Management of obturator nevre injury during pelvic lymph node dissection. Turk J Urol 21:1–4

Zargar H, Allaf ME, Bhayani S, Stifelman M, Rogers C, Ball MW et al. (2015) Trifecta and optimal perioperative outcomes of robotic and laparoscopic partial nephrectomy in surgical treatment of small renal masses: a multi-institutional study. BJU Int [Internet] 116(3):407–414

Zorn KC, Katz MH, Bernstein A, Shikanov SA, Brendler CB, Zagaja GP, Shalhav AL (2009) Pelvic lymphadenectomy during robot-assisted radical prostatectomy: assessing nodal yield, perioperative outcomes, and complications. Urology 74(2):296–302

Offen-operative Eingriffe

Inhaltsverzeichnis

Genitale: Penis

Elmar Gerharz, Oliver Hakenberg, Jennifer Kranz und Joachim A. Steffens

© Springer-Verlag GmbH Deutschland, ein Teil von Springer Nature 2021
J. Kranz et al. (Hrsg.), *Komplikationen in der Urologie*,
https://doi.org/10.1007/978-3-662-60625-4_19

19.1 Benigne Erkrankungen des Penis

Elmar Gerharz, Jennifer Kranz und
Joachim A. Steffens

■ Hintergrund

Einige der ungewöhnlichen Exponate befinden sich in Formaldehyd, andere hängen wie Jagdtrophäen an der Wand – wie unterschiedlich ein Penis in Form und Größe sein kann, zeigt ein Museum in Island: Annähernd 300 Geschlechtsteile von männlichen Land- und Meeressäugetieren sind im Isländischen Phallusmuseum zu bestaunen – und es werden mehr. Deshalb ist die Ausstellung von der kleinen Fischerstadt Húsavík ins Zentrum der Hauptstadt Reykjavík umgesiedelt. Nicht ganz so vielfältig wie die dort demonstrierte Phänomenologie ist die Pathologie des menschlichen Penis, die es dennoch einer didaktisch sinnfälligen Klassifikation schwer macht. Von hoher klinischer Relevanz sind zweifellos die Komplikationen der Zirkumzision, des ältesten dokumentierten Eingriffs der Medizingeschichte überhaupt.

Eine primäre, physiologische Vorhautverengung wird von der sekundären, pathologischen Phimose, die eine Operationsindikation darstellt, unterschieden.

Die sekundäre Vorhautenge kann Folge rezidivierender Infektionen sein und/oder durch Lichen sclerosus et atrophicans bedingt sein. Im Säuglings- und Kleinkindesalter besteht keine Operationsnotwendigkeit bei asymptomatischer Vorhautenge (Stehr et al. 2017). Bei Jungen mit rezidivierenden Harnwegsinfektionen und sekundären Harntraktanomalien (Reflux, obstruktiver Megaureter) kann eine Zirkumzision als vorbeugende Maßnahme im Einzelfall sinnvoll sein. Bei einem vesikoureteralen Reflux Grad III oder mehr verhindern vier Zirkumzisionen eine Harnwegs-

infektion (Singh-Grewal et al. 2005). Vor einer operativen Vorhautentfernung empfiehlt sich die topische Behandlung der Vorhaut mit einer steroidhaltigen Salbe oder Creme (z. B. Betamethason 0,1 %, Mometasonfuroat 0,1 %, Clobetason 0,05 %) über die Dauer von 4–8 Wochen. Nach erfolgloser konservativer Behandlung kommt bei symptomatischer Phimose eine Zirkumzision in Betracht.

Da die Zirkumzision zu den dermato-chirurgischen Eingriffen zählt, setzt ihre Abrechnung derzeit die obligate histologische Untersuchung des Resektates und/oder eine Bilddokumentation des prä- und postoperativen Befundes voraus (Uhthoff und Schramm 2015).

Die übrigen Entitäten sind so unterschiedlich und selten, dass das Skizzieren eines einheitlichen Hintergrunds schlechterdings unmöglich ist. Unbestritten ist allein, dass bei sämtlichen Erwägungen in aller erster Linie funktionelle, aber zweifellos auch kosmetische und psychosexuelle Aspekte beachtet werden müssen. Die an dieser Stelle besprochenen Erkrankungen interferieren alle mehr oder weniger ausgeprägt mit dem Geschlechtsleben und damit der Kernpersönlichkeit der Betroffenen.

■ Zirkumzision

Häufigkeit der Komplikationen

Die allgemeine Komplikationsrate ist höher als erwartet, sie beträgt 2–10 % (Stehr et al. 2017). In einem qualifizierten kinderchirurgischen Zentrum beläuft sie sich auf immerhin 5,1 % (Thorup et al. 2013). Vor diesem Hintergrund ist die Operationsindikation streng zu stellen. Ende des 19. Jahrhunderts wurde von jüdischen Beschneidern bereits auf die Notwendigkeit einer „zweiten Beschneidung" zur Beseitigung einer häufigen Meatusstenose hingewiesen (Mastin 1881).

■■ Präoperative Komplikationen

Komplikation: Falsche Indikationsstellung

Angeborene Fehlbildungen des Penis (Hypo- und Epispadie, kongenitale Penisdeviation, verborgener Penis [„buried penis"]) stellen eine Kontraindikation der Zirkumzision dar, da für eine operative Korrektur dieser Fehlbildungen häufig das Präputialgewebe verwendet wird (Stehr et al. 2017).

- Bei höhergradigen Hypospadien kann die Vorhaut als gestieltes Transplantat zur Rekonstruktion der fehlenden distalen Harnröhre verwendet werden.
- Bei einem vergrabenen Penis würde eine Vorhautentfernung zum Penisschaftdefekt mit Substanzverlust und Gliedabknickungen führen.
- Bei einem hochskrotalen Ansatz, einer sogenannten Palmure, sollte die Schnittführung individualisiert erfolgen, um ein ansprechendes kosmetisches Resultat zu erzielen.

■■ Intraoperative Komplikationen

Komplikation: Blutung, Nachblutung

Häufigkeit: Häufigste Komplikation gemäß der AWMF S2k-Leitlinie (Stehr et al. 2017), keine konkrete Zahlenangabe in der Leitlinie. Eine aktuelle Studie weist auf ein erhöhtes Blutungsrisiko bei Lichen-sclerosus-bedingter kindlicher Beschneidung hin, revisionspflichtige Nachblutungen traten bei 2,3 % auf (Somov et al. 2016).

Ursache: Unzureichende intraoperative Blutstillung, gerinnungshemmende Medikation, Begleiterkrankungen wie Lichen sclerosus.

Behandlung: Punktgenaue bipolare Elektrokoagulation, ggf. Pausieren oder

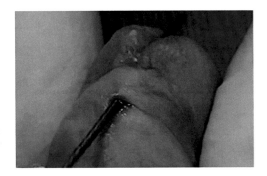

■ **Abb. 19.1**   Distale Harnröhrenfistel

Absetzen gerinnungshemmender Medikamente.

Komplikation: Harnröhrenfistel (■ Abb. 19.1)

Häufigkeit: Extrem seltene Komplikation, keine konkreten Angaben in der Literatur verfügbar.

Ursache: Thermisch (Koagulationsnekrose der distalen Harnröhre bei Frenulotomie) oder mechanisch bedingte Gewebeschädigung.

Behandlung: Fistelkorrektur drei Monate postoperativ, um im entzündungsfreien Narbenzustand eine bestmögliche Rekonstruktion anzustreben. Dabei gibt es zwei prinzipiell unterschiedliche Operationseingriffe:

1. Lokale Exzision des Fistelkanals mit anschließend dreischichtigem Wundverschluss (Standardverfahren).
2. Mobilisieren des Fisteltraktes und Durchführung einer Inversionsplastik. Dieses Verfahren nach Malone (Kranz et al. 2017) eignet sich idealerweise für distale Harnröhrenfisteln (■ Abb. 19.2).

Vorbeugung: Verwendung feiner Instrumente, Einsatz bipolarer Koagulationstechniken (monopolare Koagulation sollte vermieden werden), feines, schnell auflösendes Nahtmaterial.

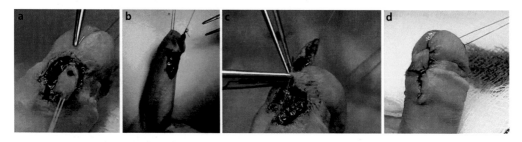

⬛ Abb. 19.2a–d a Hof-förmiges Umschneiden der Harnröhrenfistel mit akribischer Präparation. **b** Inversion des mobilisierten Fisteltraktes. **c** Annaht des Fistelkanals an die äußere Harnröhrenmündung. **d** Postoperatives Resultat

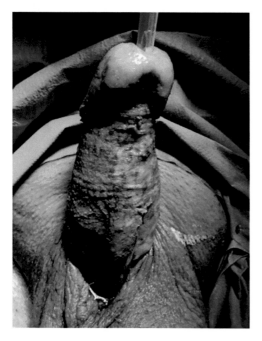

⬛ Abb. 19.3 Denudierter Penisschaft nach radikaler Zirkumzision

Komplikation: Penisschafthautdefekt (⬛ Abb. 19.3)
Häufigkeit: Sehr selten, keine konkreten Angaben in der Literatur verfügbar.
Ursache: Fehlende Beherrschung der Operationstechnik (unerfahrener Operateur). Eine falsche Schnittführung kann zu einem denudierten Penisschaft führen, der nach Wundheilung eine Indikation zur plastisch-rekonstruktiven Penisschafthautrekonstruktion darstellt (⬛ Abb. 19.4).

Komplikation: Glansverletzung, Glansamputation (⬛ Abb. 19.5)
Häufigkeit: Sehr selten bei fachgerechter Durchführung, keine konkreten Angaben in der Literatur verfügbar.
Ursache: Falsche Resektionstechnik, insbesondere bei Verwendung von Gomco-Klemmen/Plastibell-Technik.
Behandlung: Direkte Defektversorgung. Bei einer Glansamputation sollte eine un-

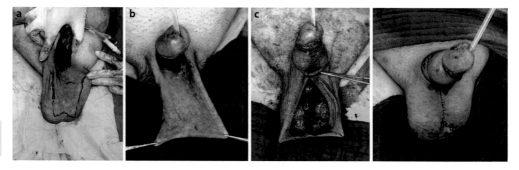

⬛ Abb. 19.4a–d a Schwalbenschwanzförmiger Skrotalschnitt zur Defektdeckung. **b** Präparation des Skrotalhautlappens. **c** Defektdeckung des denudierten Penisschaftes. **d** Postoperatives Resultat

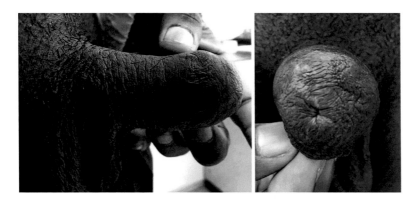

❑ **Abb. 19.5**   Amputierte Glans penis nach durchgeführter ritueller Beschneidung im Heimatland

verzügliche Rekonstruktion in einem Zentrum erfolgen.

▪▪ Postoperative Komplikationen

Komplikation: Meatusstenose (❑ Abb. 19.6)
Häufigkeit: Bis zu 20 % bei Zirkumzision im Neugeborenenalter (Joudi 2011).
Ursache: Hyperkeratose des Glans-Epithels aufgrund des nicht mehr vorliegenden Schutzes durch das Präputium. Lokale Minderperfusion durch Unterbindung der Arteria frenularis bei vorausgegangener Frenulotomie (Van Howe 2006).
Behandlung:
1. Ventrale Meatotomie (Standardtechnik).
2. Alternativ zur Vermeidung einer Hypospadie: Plastische Meatotomie nach Malone (Steffens et al. 2010). Nach sparsamer ventraler Meatotomie wird durch eine tiefe dorsale Inzision mit umgekehrt V-förmiger Glansinzision eine dauerhafte Erweiterung der verengten äußeren Harnröhrenmündung erzielt.

Komplikation: Infektion, bei Progredienz Penisschaftphlegmone (❑ Abb. 19.7), **Fournier'sche Gangrän**
Häufigkeit: Keine konkreten Angaben in der Literatur verfügbar.
Ursache: Unzureichende intraoperative Sterilität, Sekundärinfektion.

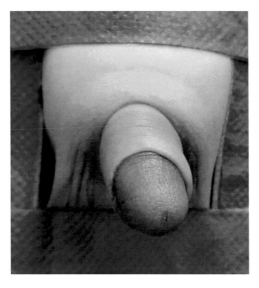

❑ **Abb. 19.6**   Punktförmige Meatusstenose nach radikaler Zirkumzision

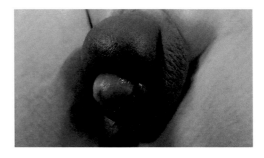

❑ **Abb. 19.7**   Penisschaftphlegmone nach radikaler Zirkumzision

Behandlung: Beseitigung der Nahtreihe im infizierten Wundgebiet, Wunderöffnung, Abszessdrainage, Wundspülung, lokale antiseptische Behandlung, antibiotische Systembehandlung. Operative Wundrevision 1–3 Tage nach dem Ersteingriff. Regelmäßige lokale Wundbehandlung bis zur sekundären Wundheilung.

Komplikation: Hämatombildung (■ Abb. 19.8) Siehe Intraoperative Komplikationen: Blutung, Nachblutung.
Behandlung: Lokaler Kompressionsverband, Wundrevision mit Ausräumung des Hämatoms bei Infektion oder Minderperfusion der Glans penis.

Komplikation: Sensibilitätsverlust
Häufigkeit: Keine konkreten Angaben in der Literatur verfügbar.
Ursache: Bei einer Zirkumzision werden bis zu 50 % der sensibel stark innervierten penilen Haut entfernt.
Behandlung: Keine kausale Therapie möglich.

Komplikation: Phimosen-Rezidiv
Häufigkeit: Bei vorhauterhaltenden Techniken wie beispielsweise der sogenannten „Triple Incision": 11–20 % (Fischer-Klein und Rauchenwald 2003; Nieuwenhuijs et al. 2007).

Ursache: Durch eine sparsame plastische Resektion des verengten distalen Vorhautanteils kann ein funktionell relevanter Anteil der Vorhaut erhalten werden (Stehr et al. 2017). Dieser kann dann erneut zu einer Vorhautenge führen.
Behandlung: Radikale Zirkumzision oder erneute vorhauterhaltende OP-Technik.

- **Penisruptur (Penisfraktur)**
Aufgrund der niedrigen Inzidenz der Penisfraktur bzw. -ruptur gibt es nur spärliche Angaben zu chirurgischen und funktionellen Behandlungsergebnissen. In einer aktuellen Übersicht konnten 438 Patienten mit einem Durchschnittsalter von 36 Jahren analysiert werden (Falcone et al. 2018). Die häufigste Ursache der Ruptur war die Kohabitation (80 %), die häufigste Komplikation ein Hämatom (97 %).

Bei Verdacht auf eine Penisruptur können die Kavernosonographie, Sonographie oder Magnet-Resonanz-Tomographie (MRT) Läsionen der Tunica albuginea identifizieren oder die Unversehrtheit der Tunica bestätigen. Die MRT ist der Sonographie bei der Diagnose von Penisrupturen überlegen (Buckley 2006). Bei Verdacht auf eine simultane Harnröhrenverletzung sollte ein retrogrades Urethrogramm durchgeführt werden.

19

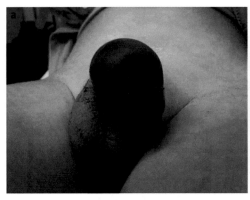
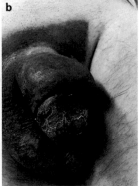

■ **Abb. 19.8a,b   a** Ausgeprägte Hämatombildung nach kindlicher Zirkumzision. **b** Hämatombildung nach radikaler Zirkumzision unter dualer Antikoagulation

Die frühzeitige operative Intervention gilt als Goldstandard, Spätkomplikationen sind dennoch keine Seltenheit. Insgesamt treten postoperative Komplikationen nach Penisfraktur in ca. 20 % der Fälle auf. Die konservative Behandlung von Penisfrakturen erhöht die Komplikationsrate. Zu den Spätkomplikationen nach konservativer Therapie zählen Fibrose und Deviation (35 %), sowie Impotenz in bis zu 62 % (Haas et al. 1999; Orvis et al. 1989).

> – Die Magnetresonanztomographie ist allen anderen bildgebenden Verfahren bei der Diagnose von Penisfrakturen überlegen.
> – Eine Harnröhrenverletzung sollte bei jeder Penisfraktur ausgeschlossen werden.
> – Die Therapie der Penisfraktur besteht in einem chirurgischen Eingriff mit Verschluss der Tunica albuginea.

Komplikation: Hämatom (◨ Abb. 19.9)
Häufigkeit: 97 % (Falcone et al. 2018).
Ursache: Blutaustritt nach Einreissen der Tunica albuginea durch ein Biegetrauma des Penis. Die Dicke der Tunica albuginea im nicht erigierten Zustand beträgt ungefähr 2 mm und nimmt bei der Erektion auf 0,25 bis 0,5 mm ab. Sie ist daher anfälliger für traumatische Verletzungen im erigierten Zustand (Lee 2008).

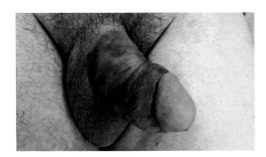

◨ **Abb. 19.9** Typische Hämatomausbildung nach stattgehabter Penisruptur

Behandlung: Zirkumzidierender Zugang zum Penisschaft bei unsicherer Lokalisation der Ruptur (Degloving) oder direkter lateraler Zugang zum Penisschaft bei sicherer Lokalisation. Ausräumen des Hämatoms im Rahmen der operativen Therapie, gezielte elekrokaustische Blutstillung und Naht im Bereich der rupturierten Tunica albuginea mit kräftigen monofilen resorbierbaren Fäden, z. B. PDS 2-0 (◨ Abb. 19.10)

Komplikation: Plaques-Bildung
Häufigkeit: 13,9 % (Amer 2016).
Ursache: Gestörte Wundheilung mit Ausbildung von narbigen, fibrosierten Strängen.
Behandlung: Zunächst abwartendes Vorgehen. Bei hohem Leidensdruck und/oder Entstehung einer Penisdeviation ggf. Exstirpation der Plaques im Rahmen einer Korporoplastik.

Komplikation: Penisdeviation (◨ Abb. 19.11)
Häufigkeit: 2,8–35 % (Amer et al. 2016; EAU Leitlinie 2019), tritt häufig als Spätkomplikation einer konservativen Therapie auf.
Ursache: Abknicken des Penis in unterschiedlicher Ausprägung durch narbige, fibrotische Stränge.
Behandlung: Bei kosmetisch oder funktioneller Relevanz ist eine Korporoplastik möglich.

Komplikation: Harnröhrenverletzung/Harnröhrenstriktur
Häufigkeit: 15 % (Falcone et al. 2018; Barros et al. 2018).
Ursache: Durch das auslösende Biegetrauma kann es zu einer simultanen, in den meisten Fällen vorderen Harnröhrenverletzung kommen.
Behandlung: Eine sofortige Exploration und Harnröhrenrekonstruktion sind erforderlich (Barros et al. 2018). Kleine

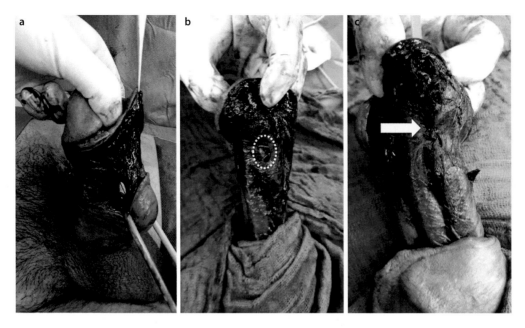

◘ Abb. 19.10a-c **a** Darstellung des ausgeprägten ventralen Hämatoms nach zirkumzidierendem Zugang. **b** Rupturierte Tunica albuginea unmittelbar lateral der Harnröhre. **c** Naht der Tunica albuginea Ruptur nach transurethraler Kathetereinlage bei unmittelbarer Nähe zur Harnröhre

Komplikation: Erektile Dysfunktion

Häufigkeit: 1,9–62 % (Amer et al. 2016; EAU Leitlinie 2019), häufig als Spätkomplikation einer konservativen Therapie.

Ursache: Durch narbige und fibrotische Umbauprozesse kann es zu einer erektilen Dysfunktion kommen.

Behandlung: Die erektile Dysfunktion kann in der Regel mit den aktuellen Behandlungsoptionen erfolgreich behandelt, aber nicht geheilt werden. Die Therapie folgt einer strukturierten Strategie, die von der Invasivität, Wirksamkeit, Sicherheit und Kosten sowie von den Präferenzen des Patienten abhängt (Montorsi 2010). In diesem Zusammenhang ist der Dialog zwischen Arzt und Patient für das gesamte Behandlungsmanagement von entscheidender Bedeutung (EUA Leitlinie 2019). Zur Auswahl ste-

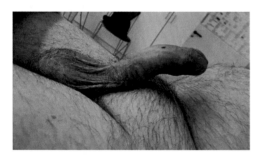

◘ Abb. 19.11 Milde ausgeprägte Penisdeviation sechs Monate nach operativ versorgter Penisruptur

Harnröhreneinrisse können durch eine einfache Naht verschlossen werden. Komplette Harnröhrenrupturen ohne ausgedehnten Gewebeverlust werden durch eine End-zu-End-Anastomosierung behandelt (Bjurlin 2013). Bei längerstreckigen Defekten kommt eine Mundschleimhaut-Urethroplastik infrage.

19

hende Optionen sind: PDE-5-Inhibitoren, Schwellkörper-Autoinjektions-Therapie, Vakuum-Pumpe sowie Implantation einer Penisprothese.

- **Induratio penis plastica**

Die Induratio penis plastica oder Peyronie'sche Erkrankung ist das Ergebnis einer gestörten Wundheilung der Tunica albuginea mit der Bildung fibrotischer Plaques, Penisdeformation, Penisverkrümmung und Schmerzen. Es handelt sich um eine bislang nur wenig erforschte, sehr heterogene Entität mit genetischen und umweltbezogenen Aspekten (Sharma et al. 2019). Es können zwei Krankheitsphasen unterschieden werden: Die akute Entzündungsphase (schmerzhafte Erektionen, „weicher" Knoten/Plaque) und die fibrotisch-verkalkende Phase mit Bildung von harten, tastbaren Plaques (Stabilisierung der Krankheit). Konservative Behandlungsansätze umfassen orale, topische und intraläsionale Medikamente sowie die Applikation extrakorporaler Stosswellen (ESWT, extrakorporale Stosswellentherapie) (Teloken und Katz 2019). Die Kenntnis der unterschiedlichen Operationstechniken zur Behebung einer Kurvatur gilt als essenzielle Voraussetzung für einen Behandlungserfolg. Im Wesentlichen werden Methoden mit Inzision der Tunica albuginea von solchen ohne Inzison unterschieden. Laut einer aktuellen Übersicht (Barbosa et al. 2019) gibt es keinen Konsens im Sinne einer überlegenen Technik. Die Wahl der Technik obliegt somit allein dem Operateur.

> Vor einer chirurgischen Intervention muss der Krankheitsverlauf mindestens drei Monate lang stabil sein.

Komplikation: Penisverkürzung
Häufigkeit: Richtet sich nach dem operativen Vorgehen, bei Nesbit-Verfahren ca. 85 % (Savoca 2000).

Ursache: Mechanisch, bei alleiniger Plikatur („tunical shortening") quasi unvermeidbar.

Behandlung: Im Vorfeld der Operation sollten die möglichen Therapieoptionen und -Verfahren ausführlich mit dem Patienten erörtert werden. Gemäß den EAU-Leitlinien sollten bei ausreichender Penislänge, Krümmung <60° und Fehlen besonderer Deformitäten tunical shortening-Verfahren, insbesondere Plikationstechniken, als erste Behandlungsoption eingesetzt werden. Graft-Techniken sollten bei Patienten mit normaler erektiler Funktion, ohne ausreichende Penislänge, Krümmung > 60° und Vorhandensein spezieller Deformitäten angewendet werden (EAU Leitlinie 2019).

Komplikation: Taubheitsgefühl des Penis
Häufigkeit: Je nach Verfahren 0–21,4 % (EAU Leitlinie 2019).

Ursache: Verletzung der Gefäßnervenbündel.

Behandlung: Eine direkte Therapie ist nicht möglich, abwartendes Vorgehen. Eine präoperativ ausführliche Aufklärung über mögliche postoperative Dysästhesien ist umso wichtiger.

Komplikation: Persistierende oder rezidivierende Deviation
Häufigkeit: Je nach operativem Verfahren 4–26,9 % (EAU Leitlinie 2019).

Ursache: Mangelhafte Beherrschung der operativen Technik, Auswahl eines ungeeigneten Verfahrens, postoperative Narbenbildung.

Behandlung: Eine Revision sollte nur bei absoluter Indikation durchgeführt werden.

Komplikation: Tastbare Knoten/Nahtmaterial
Häufigkeit: Keine konkreten Angaben in der Literatur verfügbar.

Ursache: Falsche Auswahl des Nahtmaterials, mechanisches Ausdünnen der über dem Nahtmaterial befindlichen Verschiebeschicht.

Behandlung: In der Regel konservatives Vorgehen, in selten Fällen Revision mit Resektion des tastbaren Nahtmaterials. Wenn möglich, sollten das Nahtmaterial mit einer Verschiebeschicht bedeckt werden.

Komplikation: Erektile Dysfunktion

Häufigkeit: 0–22,9 %, je nach operativem Verfahren (EAU Leitlinie 2019).

Ursache: Fibrose, iatrogene Beschädigung der Nerven.

Behandlung: Pragmatisches Vorgehen (PDE-5-Inhibitoren, Schwellkörper-Autoinjektions-Therapie, Vakuum-Pumpe, Implantation einer Penisprothese).

Komplikation: Harnröhrenläsion bei aufblasbarer Penisprothesenimplantation

Häufigkeit: 3 % (Wilson 1994).

Ursache: Mechanisch.

Behandlung: Meist komplexe Rekonstruktion der Harnröhre notwendig, den Prinzipien der Harnröhrenchirurgie folgend.

■ **Erektile Dysfunktion**

Die Implantation einer Penisprothese gilt als Goldstandard in der chirurgischen Behandlung der konservativ therapierefraktären erektilen Dysfunktion (Huynh et al. 2019) mit signifikanten Fortschritten in der jüngsten Vergangenheit (Trost 2019). Das Risikoprofil der betroffenen Patienten (kardiovaskuläre Erkrankungen, Diabetes mellitus, Voroperationen, Induratio penis plastica, psychologische Faktoren) hat eine wesentliche Bedeutung für den Therapieerfolg. Die schwerwiegendste Komplikation der Verfahren ist die Infektion des Implantats (Swanton et al. 2019). In jüngeren Publikationen wird auch das Schicksal von zurückgelassenen Reservoirs thematisiert (Reddy et al. 2019). Hieraus resultierende Probleme sind zwar selten, stellen allerdings regelhaft eine klinische Herausforderung dar.

Komplikation: Infektion des Implantats

Häufigkeit: 2–3 % unter antibiotischer Prophylaxe und sorgsamer Operationstechnik (Mandava et al. 2012), geringere Rate von ca. 1–2 % bei antibiotisch bzw. hydrophil-beschichteter Prothese (EAU Leitlinie 2019).

Ursache: Arrosion, Durchblutungsstörungen.

Behandlung: Revision unter antibiotischer Abdeckung, gegebenenfalls Explantation und Ersatz.

Komplikation: Mechanische Fehler

Häufigkeit: Je nach Prothesenart <5 % (Hellstrom 2010).

Ursache: Mechanisch.

Behandlung: Gemäß den Empfehlungen der Hersteller; je nach Defekt, im ungünstigsten Fall ist ein Ersatz notwendig.

■ **(Auto-)Erotische Handlungen**

Neben der Insertion von Fremdkörpern (Zaghbib et al. 2019; Stamatiou und Moschouris 2016) in die Harnröhre gehört die Platzierung von penilen Konstriktionsringen zu den häufigeren Manipulationen im Rahmen erotischer bzw. autoerotischer Handlungen (Dell'Atti 2014). Meistens wird der Ring zur Erektionsverstärkung eingesetzt (Koifman et al. 2019). Durch das „penile entrapment" (auch „penile strangulation") kann es zu einer ganzen Reihe von vaskulären und mechanischen Verletzungen und sogar zum Harnverhalt kommen. Die Behandlung besteht in der sofortigen Entfernung des Fremdkörpers unter Schonung des Gewebes, idealerweise unter Nutzung speziell zu diesem Zweck angefertigter Instrumente.

Komplikation: Blutung/Hämatom mit ggf. Teilamputation

Häufigkeit: Keine konkreten Angaben in der Literatur verfügbar.

Ursache: Verletzungen von Gefäßen, Harnröhre und Penisschaft.

Behandlung: Eine operative Indikation zur Hämatomausräumung und Blutstillung besteht bei ausgeprägten Blutungskomplikationen. Im Falle einer menschlichen Bissverletzung sollte, abgesehen von einer Wundbehandlung, eine Infektion in Betracht gezogen werden. Eine Hepatitis-B-Impfung und/oder HIV-Post-Expositionsprophylaxe sollte angeboten werden (EUA Leitlinie 2019).

Komplikation: Nekrose

Häufigkeit: Keine konkreten Angaben in der Literatur verfügbar.

Ursache: Meist durch Konstriktionsringe verursacht, die nicht zeitgerecht entfernt werden (können).

Behandlung: Ein Wunddebridement mit Abtragung von Nekrosen ist die Therapie der Wahl.

Komplikation: Infektion (bis hin zur nekrotisierenden Fasziitis/Fournier´sche Gangrän) (▶ Abb. 19.12)

Häufigkeit: Keine konkreten Angaben in der Literatur verfügbar.

Ursache: Keime der Haut, des Urogenitaltraktes oder des Enddarms sind meist ursächlich.

Behandlung: Ein ausgiebiges Wunddebridement unter antibiotischer Abdeckung ist indiziert. Bei nekrotisierender Fasziitis sofortiger Behandlungsbeginn. Im Falle einer menschlichen Bissverletzung sollte, abgesehen von einer Wundbehandlung, eine Infektion in Betracht gezogen werden. Eine Hepatitis-B-Impfung und/oder HIV-Post-Expositionsprophylaxe sollte angeboten werden (EUA Leitlinie 2019).

Komplikation: Harnröhrenläsion, Harnröhrenfistel (▶ Abb. 19.13)

Häufigkeit: Keine konkreten Angaben in der Literatur verfügbar.

Ursache: Verletzung, sekundäre Ischämie.

Behandlung: Den Prinzipien der Harnröhrenchirurgie folgend.

Komplikation: Erektile Dysfunktion

Häufigkeit: Keine konkreten Angaben in der Literatur verfügbar.

Ursache: Ischämie, Verletzung der Gefäßnervenbündel.

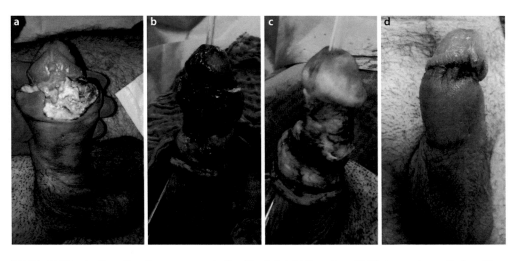

▶ Abb. 19.12a–d Operative Versorgung nach Paraffin-Autoinjektion eines 34-jährigen osteuropäischen Mannes mit ausgeprägter Infektion. (Aus Rosellen et al. 2020)

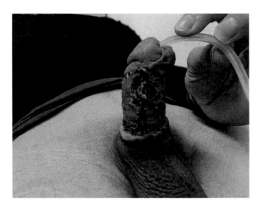

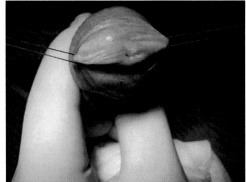

⬚ Abb. 19.13 Große penile Harnröhrenfistel nach plastischer Deckung mit Spalthaut aufgrund einer Paraffin-Autoinjektion des Penis. (Aus Rosellen et al. 2020)

⬚ Abb. 19.14 Punktförmige Meatusstenose bei Lichen sclerosus

Behandlung: Pragmatisches Vorgehen (PDE-5-Inhibitoren, Schwellkörper-Autoinjektions-Therapie, Vakuum-Pumpe, Implantation einer Penisprothese).

- **Lichen sclerosus et atrophicans**

Männlicher genitaler Lichen sclerosus (MGLSc) ist eine erworbene, chronisch inflammatorische und fibrosierende Hauterkrankung (Inzidenz 0,1-0,3 %), die nicht selten in eine Balanoposthitis oder gar eine hochgradige Phimose mündet mit teilweise schwerwiegenden urologischen und sexuellen Konsequenzen; das Risiko, ein Plattenepithelkarzinom zu entwickeln, ist erhöht (Bunker und Shim 2015). Die Erkrankung kann nach einer Zirkumzision persistieren oder rezidivieren.

Komplikation: Meatusstenose (⬚ Abb. 19.14)
Häufigkeit: 2–40 % (Barbagli et al. 2004).
Ursache: Krankheitsinhärent, als Komplikation einer Zirkumzision.
Behandlung: Plastische Meatotomie (siehe Zirkumzision).

- **Condylomata accuminata**

Condylome nennt man anogenitale Warzen, die durch humane Papillomaviren (HPV), meistens der Varianten 6 und 11, verursacht werden. HPV sind Doppel-strang-DNA-Viren, die meistens durch Sexualkontakte verbreitet werden. Alter, Lifestyle und Sexualpraktiken determinieren die Empfänglichkeit für einen Befall. Behandelt wird durch lokale Destruktion (Exzision, Laser, Kryotherapie) oder mit topisch-medikamentösen Ansätzen (Imiquimod, Podophyllotoxin) (Pennycook und McCready 2020).

Komplikation: Hautdefekte
Häufigkeit: In den meisten Fällen (temporär), keine konkreten Angaben in der Literatur verfügbar.
Ursache: Physikalische Destruktion der Condylome.
Behandlung: Je nach Größe des Defekts, in der Regel keine Behandlung notwendig.

Komplikation: Meatusstenose/Harnröhrenstriktur
Häufigkeit: Keine konkreten Angaben in der Literatur verfügbar.
Ursache: Vernarbung als Folge der physikalischen Destruktion.
Behandlung: Rekonstruktiv, den Prinzipien der Harnröhrenchirurgie folgend, ggf. unter Einsatz von Mundschleimhaut.

- **Priapismus**

Als Priapismus bezeichnet man eine schmerzhafte Erektion, die ohne sexuelle

Stimulation mehr als vier Stunden anhält (Inzidenz 1,5 pro 100.000 Personenjahre) (Anele et al. 2015; Johnson et al. 2019). Die ischämische Variante (mehr als 90 % aller Fälle, low-flow- oder venookklusiver Priapismus) ist häufig bei Patienten mit einer Sichelzellanämie. Ohne komplette Detumeszenz kommt es zu zeitabhängigen Veränderungen der glatten Muskulatur der Corpora cavernosa, die zu einer dauerhaften erektilen Dysfunktion und einer Penisdeformation (Kurvatur, Verkürzung, Umfangsverlust) führen können. Im Blut der Corpora zeigen sich Hypoxie und Azidose. Ist eine Aspiration und Irrigation mit Kochsalzlösung erfolglos, können sympathomimetische Substanzen appliziert werden. Scheitern alle genannten Maßnahmen, kommen Shunt-Operationen zum Einsatz. Am häufigsten werden distale Shunts geschaffen. Bei einem über 48 h anhaltenden ischämischen Priapismus kann eine sofortige Implantation einer Penisprothese erwogen werden (siehe ▶ Abschn. 16.2).

19.2 Peniskarzinom

Oliver Hakenberg

- Hintergrund

Die operative Therapie beim Peniskarzinom besteht aus der des Primärtumors sowie der der regionären Lymphknoten (primär der inguinalen, dann der pelvinen). Das Streben nach weitestgehendem Organerhalt bei der stadienabhängigen Therapie des Primärtumors bedingt die Gefahr positiver Schnittränder und eine gewisse Rate an Lokalrezidiven, die wiederum organerhaltend therapiert werden sollten. Kosmetische und funktionelle Beeinträchtigungen des Penis sind unvermeidlich.

Bedeutsamer für die Langzeitprognose ist die frühzeitige Resektion der inguinalen Lymphknoten. Die inguinale Lymphknotenchirurgie ist aufgrund ihrer ungünstigen Lage, der oft nicht unerheblichen subkutanen Fettschicht in diesem Bereich sowie der dortigen Hautflora, vor allem aber auch wegen der notwendigen Unterbrechung der lymphatischen Drainage aus den unteren Extremitäten sehr komplikationsbehaftet. Zur Prävention sind verschiedene Maßnahmen erforderlich: Eine intensive präoperative Hautreinigung, der Erhalt der Subkutanfaszie bei der Präparation, subtile Ligaturen der Lymphgefäße, ein Wundverschluss ohne Hohlraumbildung, eine suffiziente Wunddrainage sowie postoperative Kompressions- und Drainagemaßnahmen der Beine.

- Laserablation/Laserexzision

Zur Therapie des Carcinoma in situ und der oberflächlichen Präkanzerosen können ein CO_2-Laser (Eindringtiefe 0,1 mm, Karbonisation und Vaporisation) oder ein Nd:YAG-Laser (Eindringtiefe 4 mm, Denaturierung und koagulative Nekrose) verwendet werden. Nachteil ist die fehlende histologische Sicherung der kompletten Tumorentfernung. Eine Nachbiopsie ist daher immer notwendig.

Der CO_2-Laser kann auch zur Laserexzision von Ta- und T1-Tumoren inklusive der histologischen Sicherung ihrer Schnittränder verwendet werden (Bandieramonte et al. 2008).

Komplikation: Blutung
Häufigkeit: <1 %, häufiger beim CO_2-Laser (Bandieramonte et al. 2008).
Ursache: Verfahrensbedingt: Unzureichende Blutstillung.
Behandlung: Intraoperative Anwendung der bipolaren Elektrokoagulation, sonst konservativ mit Adstringentien bzw. Verbänden.

Komplikation: Meatusstenose
Häufigkeit: <1 %, häufiger bei perimeataler Anwendung (Bandieramonte et al. 2008).
Ursache: Verfahrensbedingt.
Behandlung: Meatusbougierung oder Meatoplastik.

Komplikation: Lokalrezidiv
Häufigkeit: Laserablation 25–58 % (Porter et al. 2002; Tang et al. 2018; Schlenker et al. 2010; Chipollini 2018) Laserexzision 24 % (Bandieramonte et al. 2008).
Ursache: Unzureichender Sicherheitsabstand (empfohlen werden CO_2 8–10 mm, Nd:YAG 3 mm), falsche Indikation bei infiltrierendem Tumorstadium, fehlende histologische Sicherung.
Behandlung: Sekundäreingriff mit alternativem Verfahren.

■ **Lokale chirurgische Tumorexzision**
Eine lokale Exzision bei kleineren Tumoren ist als organerhaltendes Verfahren grundsätzlich Therapie der Wahl (Baumgarten et al. 2018). Bei Tumoren, die mehr als die Hälfte der Glans einnehmen, die den Meatus oder die Fossa navicularis einbeziehen und bei begleitendem Carcinoma in situ, ist eine Lokalexzision nicht empfehlenswert.

Komplikation: Lokalrezidiv (■ Abb. 19.15)
Häufigkeit: Bis 40 % (Lont et al. 2006).
Ursache: Unzureichender Sicherheitsabstand, falsche Indikation.
Behandlung: Sekundäreingriff mit anderem Verfahren.

Komplikation: Lokale Wundheilungsstörung
Häufigkeit: Sehr selten, keine konkreten Angaben in der Literatur verfügbar.
Ursache: Superinfizierter Primärtumor, unzureichender Sicherheitsabstand, mangelnde Sterilität.
Behandlung: Konservativ: Lokale antiseptische Wundbehandlung.

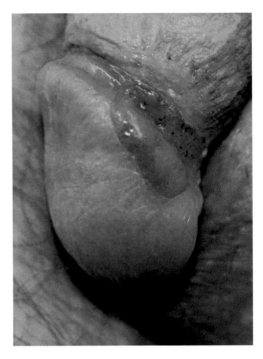

■ **Abb. 19.15** Lokalrezidiv der proximalen Glans und im Sulcus coronarius nach lokaler Exzision

■ **Epithelabtragung der Glans mit Spalthautdeckung („glans resurfacing")**
Die chirurgische Abtragung des Glansepithels ist eine gute Methode zur Therapie oberflächlicher Tumoren (Carcinoma in situ, Präkanzerosen). Das freiliegende Gewebe des Corpus spongiosum muss anschließend gedeckt werden. Hierfür wird überwiegend Spalthaut verwendet, alternativ kann Mundschleimhaut eingesetzt werden.

Die Epithelabtragung kann partiell bei gut abgrenzbaren Läsionen oder auch komplett durchgeführt werden. Eine partielle Abtragung führt häufiger als eine komplette Abtragung, bei der der Sulcus coronarius eingeschlossen werden muss, zu positiven Schnitträndern. Die komplette Epithelabtragung ergibt beim Carcinoma in situ die niedrigste Lokalrezidivrate (Chippolini 2018).

Die Sensorik der Neoglans ist nachfolgend eingeschränkt, mit einer meist geringen Veränderung der sexuellen Funktion ist zu rechnen.

Komplikation: Positive Schnittränder
Häufigkeit: Insgesamt 50 % (bei kompletter Epithelabtragung 20 %, bei partieller 65 % (Shabbir et al. 2011)).
Ursache: Makroskopisch unscharfe Begrenzung oberflächlicher Läsionen.
Behandlung: Manche Autoren vertreten die Ansicht, dass es unklar sei, ob sich ein residuales Carcinoma in situ in jedem Fall zu einem infiltrierenden Tumor entwickelt (Shabbir et al. 2011). Deshalb werden sowohl eine Surveillance-Strategie, als auch eine Sekundärtherapie mit Nachexzision oder Ablation empfohlen.

Komplikation: Lokalrezidiv
Häufigkeit: Bis 6 % (Shabbir et al. 2011; Hadway et al. 2006).
Ursache: Falsche Indikation, positiver Schnittrand, hier insbesondere problematisch, wenn der Meatus mitbetroffen ist.
Behandlung: Sekundäreingriff mit Nachresektion.

Komplikation: Nekrose der Spalthaut
(◨ Abb. 19.16 und 19.17)
Häufigkeit: Selten (4 %) (Shabbir et al. 2011).
Ursache: Unzureichende Blutstillung intraoperativ, unzureichende Fixation der Spalthaut am Wundgrund.
Behandlung: Konservativ: Offene Wundbehandlung, antiseptische Lokaltherapie. Komplettes Ausheilen abwarten, da sich anwachsende Spalthautinseln durch Wachstum weiter ausbreiten. Das Ergebnis ist erst nach 6–8 Wochen endgültig zu bewerten. Gegebenenfalls erneute Spalthautdeckung.

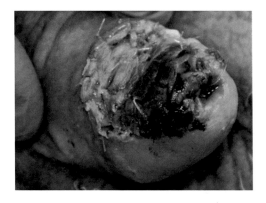

◨ **Abb. 19.16** Spalthautnekrose nach partieller Glansepithelabtragung und Spalthautdeckung

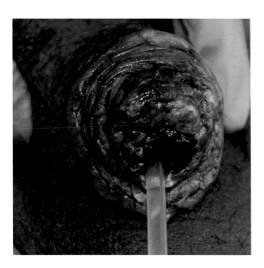

◨ **Abb. 19.17** Komplette Nekrose der Spalthaut und der distalen Schafthaut nach totaler Glanshautabtragung und Spalthautdeckung

▪ **Glansektomie mit oder ohne Spalthaut**
Die Indikation ist bei größeren T1- und bei T2- Tumoren gegeben. Nach Glansresektion kann zur Rekonstruktion Spalthaut (alternativ Mundschleimhaut) verwendet werden. Das kosmetische Ergebnis ist meist gut. Bei ausreichend mobilisierbarer Penisschafthaut kann auch diese zur Deckung genutzt werden, die Urethra muss dann spatuliert nach distal als Neometaus rekonstruiert werden.

Es resultiert ein Längenverlust des Penis, die Neoglans ist nicht sensorisch innerviert, die sexuelle Funktion ist meist reduziert.

Komplikation: Positiver Schnittrand
Häufigkeit: Keine konkreten Angaben in der Literatur verfügbar.
Ursache: Unzureichender Sicherheitsabstand, falsche Indikation bei Invasion der Corporaspitzen.
Behandlung: Sekundäreingriff mit Nachresektion.

Komplikation: Lokalrezidiv
Häufigkeit: 7–13 % (Albersen et al. 2018; Tang et al. 2017).
Ursache: Unzureichender Sicherheitsabstand, falsche Indikation.
Behandlung: Lokalresektion des Rezidivtumors.

Komplikation: Spalthautnekrose
Häufigkeit: Partiell in 20 %, komplett in 3–4 % (Parnham et al. 2018).
Ursache: Unzureichende Fixierung der Spalthaut, lokale Infektion.
Behandlung: Erneute Spalthautdeckung.

Komplikation: Meatusstenose
(◘ Abb. 19.18)
Häufigkeit: Bis 3 % (Parnham et al. 2018).
Ursache: Zu eng konzipierter Neometaus, narbig Kontraktion.
Behandlung: Metausdilatation oder Metaoplastik.

▪ Penisteilresektion
Bei T3-Tumoren mit Infiltration ausschließlich der Corporaspitzen kann eine erweiterte Glansresektion mit Resektion der Corporaspitzen durchgeführt werden. Anschließend erfolgt eine Spalthautdeckung der verschlossenen Corporaspitzen, die ein gutes kosmetisches Ergebnis zeigt. Größere Tumore erfordern eine Penisteilresektion.

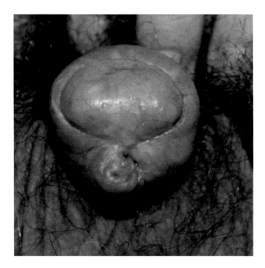

◘ **Abb. 19.18** Asymmetrische Meatusverengung nach Glansektomie und Spalthautdeckung

Die Urethra wird gekürzt und nach ventral spatuliert und als Neomeatus rekonstruiert. Bei positivem Schnittrand ist eine Nachresektion erforderlich.

Es resultieren zum Teil erhebliche sexuelle und psychosexuelle Funktionseinschränkungen (Sansalone et al. 2017).

Komplikation: Lokalrezidiv
Häufigkeit: 4–6 % (Minhas et al. 2005; Leijte et al. 2008; Veeratterapillay et al. 2015).
Ursache: Lokalrezidive können trotz negativer Schnittränder bei Befall des Corpus cavernosum und/oder lymphovaskulärer Invasion aufgrund von Tumorinseln weiter proximal im Schwellkörpergewebe auftreten (metachroner Zweittumor, embolische Tumorverschleppung, okkultes lokales Residuum).
Behandlung: Sekundäreingriff mit Nachresektion.

Komplikation: **Wundheilungsstörung**
(◘ Abb. 19.19)
Häufigkeit: Selten, keine konkreten Angaben in der Literatur verfügbar.

19

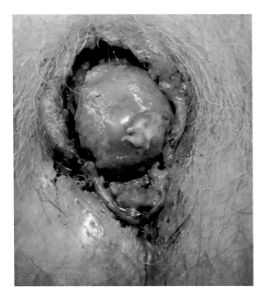

◩ Abb. 19.19 Ausgeprägte   Wundheilungsstörung
nach partieller Penektomie

Ursache: Wundinfektion, Hämatombildung.
Behandlung: Nach Möglichkeit konservativ, sonst chirurgisches Debridement mit
weiterer Resektion.

Komplikation: Meatusverengung/streuender
Harnstrahl
Häufigkeit: Bis 6 % (Horenblas et al. 1992).
Ursache: Unzureichende Spatulierung,
asymmetrische Rekonstruktion.
Behandlung: Meatusplastik.

▪ **Radikale Penektomie**
Bei der radikalen Penektomie handelt es
sich um eine komplette Organresektion.
Dabei wird der Penis inklusive der Crurae
der Schwellkörper entfernt. Viele Autoren
verstehen darunter aber auch nur die weitgehende Amputation des äußeren Penisor-
gans. Verbleibt nur ein sehr kurzer oder
kein Penisstumpf, empfiehlt sich zusätzlich
die Anlage einer perinealen Urethrostomie
(Boutonniere).

Komplikation: Lokalrezidiv
Häufigkeit: 6 % bei T3-Tumoren (Sri et al.
2018), deutlich höher bei T4-Tumoren
(Zhang et al. 2017).
Ursache: Unzureichender Sicherheitsab-
stand, falsche Indikation: Tumorgröße
über die Hälfte der Glans, Tumore
dicht am Meatus, Infiltration von Mea-
tus oder Fossa navicularis, begleitendes
Carcinoma in situ.
Behandlung: Sekundäreingriff mit anderem
Verfahren.

▪ **Dynamische   Sentinel-Lymphknoten-**
biopsie (DSNB)
Die DSNB ist eine sehr komplikationsarme
Methode zum invasiven Staging der inguinalen Lymphknoten bei klinisch unauffäl-
ligem Status der Leistenlymphknoten. Bei
klinisch auffälligen inguinalen Lymphknoten ist sie kontraindiziert.

Komplikation: Inguinales Lymphknotenrezi-
div
Häufigkeit: 5–10 % (Perdona et al. 2005;
Leijte et al. 2007; Jakobsen et al. 2016).
Ursache: Verfahrensbedingte falsch-nega-
tive Rate.
Behandlung: Sekundäre radikale inguinale
Lymphadenektomie.

Komplikation: Wundinfektion,   Hämatom,
Lymphozele, penoskrotales Lymphödem
Häufigkeit: Insgesamt 8 % (Lam et al.
2013).
Ursache: Verfahrensbedingte   typische
Komplikation.
Behandlung: siehe Radikale inguinale
Lymphadenektomie.

▪ **Modifizierte inguinale Lymphadenekto-**
mie
Die modifizierte inguinale Lymphadenektomie ist neben der DSNB eine Methode zum

invasiven Staging der klinisch unauffälligen inguinalen Lymphknoten.

Ursprünglich wurde sie von Catalona zur Reduktion der Morbidität der ausgedehnten inguinalen Lymphadenektomie beschrieben, mit Verzicht auf die Resektion der Vena saphena magna und eine Begrenzung der Inzision mit kürzerem Hautschnitt (Catalona 1988). Sie wird heute als diagnostische Alternative zur dynamischen Sentinel-Lymphknotenbiopsie bei klinisch unauffälligen inguinalen Lymphknoten kombiniert mit einem deutlich erhöhten Risiko einer inguinalen Mikrometastasierung in Leitlinien empfohlen (Hakenberg et al. 2015). Das Verfahren ist anatomisch nicht exakt definiert; empfohlen wird die Entfernung der medialen Lymphknoten und der Lymphknoten in der Fossa saphena mit Erhalt der Vena saphena magna.

Die berichteten Komplikationsraten der modifizierten inguinalen Lymphadenektomie sind je nach Serie und verwendeter Technik unterschiedlich und reichen von 10–54 % (Bouchot et al. 2004; Yao et al. 2010; Tsaur et al. 2015).

Für die Ursachen und Behandlung der Komplikationen siehe Radikale inguinale Lymphadenektomie.

Komplikation: Wundheilungsstörung/Wundinfektion
Häufigkeit: 2–23 % (Yao et al. 2010; Tsaur et al. 2015).

Komplikation: Hautnekrose
Häufigkeit: 4 % (Yao et al. 2010).

Komplikation: Lymphozele/Serom
Häufigkeit: 2–11 % (Yao et al. 2010; Tsaur et al. 2015).

Komplikation: Lymphödem
Häufigkeit: 13–16 % (Yao et al. 2010; Tsaur et al. 2015).

Komplikation: Hämatom
Häufigkeit: Selten, 2 % (Tsaur et al. 2015).

Komplikation: Tiefe Venenthrombose

Häufigkeit: 1–2 % (Yao et al. 2010; Tsaur et al. 2015).

■ **Radikale inguinale Lymphadenektomie**
Die radikale inguinale Lymphadenektomie bei nachgewiesenem Befall der inguinalen Lymphknoten beinhaltet eine radikale Dissektion mit Exposition der Femoralgefäße, die Resektion der Vena saphena magna und ggf. die Transposition des Musculus sartorius. Diese Technik ist mit einer hohen Komplikationsrate von 53–87 % (Johnson und Lo 1984; Kamat et al. 1993; Horenblas et al. 1993; Stuiver et al. 2013) behaftet. Andere Autoren in Ländern mit höherer Inzidenz des Peniskarzinoms berichten über niedrigere Komplikationsraten (Koifman et al. 2013). Nachgewiesene Risikofaktoren, die eine höhere Komplikationsrate bedingen, sind ein hoher BMI, die Transposition des Musculus sartorius und ein beidseitiger Eingriff (Stuiver et al. 2013). Ein Verzicht auf die Muskeltransposition und der Erhalt der Vena saphena magna können die Komplikationsrate vermindern.

Komplikation: Wundheilungsstörung/Wundinfektion (■ Abb. 19.20)
Häufigkeit: 10–43 % (Bevan-Thomas et al. 2002; Stuiver et al. 2013).
Ursache: (Ausgeprägte) Adipositas, unzureichende präoperative inguinale Hautreinigung, unzureichende Blutstillung, insuffiziente Wunddrainage.

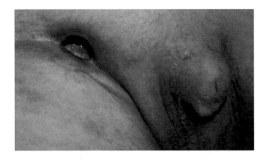

■ **Abb. 19.20** Wundheilungsstörung nach radikaler inguinaler Lymphadenektomie nach konservativer Wundbehandlung

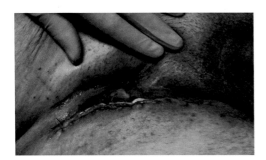

Abb. 19.21 Wundnekrose nach radikaler inguinaler Lymphadenektomie

Behandlung: Chirurgisches Wunddebridement und Wundreinigung, sekundärer Wundverschluss mit Drainage oder Sekundärheilung mit Vakuumsaugsystem.

Komplikation: Subkutane Lymphozele/subkutanes Serom
Häufigkeit: 4–24 % (Bevan-Thomas et al. 2002; Stuiver et al. 2013).
Ursache: Insuffizienter Verschluss der Lymphgefäße, fehlende Fixierung der Subkutanschicht an den Wundgrund mit Bildung subkutaner Hohlräume, unzureichende Wunddrainage.
Behandlung: Punktion und Drainage.

Komplikation: **Wundlappennekrose** (**■** Abb. 19.21)
Häufigkeit: 8–16 % (Bevan-Thomas et al. 2002; Stuiver et al. 2013).
Ursache: Resektion der Subkutanfaszie, Ausdünnung des Hautlappen mit fehlender Perfusion, fehlende Fixierung der Subkutanschicht am Wundgrund.
Behandlung: Resektion nekrotischer Hautlappen, sekundärer Wundverschluss oder Sekundärheilung, bei größeren Defekten: Schwenklappen oder Spalthautdeckung.

Komplikation: **Lymphabflussstörung/ Lymphödem des Genitales und/oder der Beine („malignes Lymphödem")**

Häufigkeit: 10–15 % (Bevan-Thomas et al. 2002; Nelson et al. 2004), in älteren Serien bis zu 50 %. Häufigeres Auftreten bei bestimmten Komorbiditäten (kardiale Vorerkrankungen, Beinvenenthrombose, postthrombotischem Syndrom, Hypo-/Dysproteinämie).
Ursache: Bei ausgedehnter Resektion oder beidseitig durchgeführter radikaler inguinaler Lymphadenektomie sowie bei zusätzlicher pelviner Lymphknotenentfernung zum Teil unvermeidlich. Sonstige Ursachen sind unzureichende postoperative Kompressionstherapie oder unzureichende postoperative Lymphdrainage und Mobilisation.
Behandlung: Sogenannte komplexe Entstauungstherapie: Hautpflege, ggf. Hautsanierung, manuelle Lymphdrainage, Taperingtherapie, Kompressionstherapie. In Extremfällen und/oder drohendem Kompartmentsyndrom gezielte perkutane Lymphdrainage in Lokalanästhesie und Versorgung mit Stomabeuteln gefolgt von gezielter manueller Lymphdrainage und Kompressionstherapie. (Leitlinie Lymphödem der Sektion Pflege der Deutschen Gesellschaft für Palliativmedizin 2014; Pottharst et al. 2009; Leung et al. 2015).

■ **Pelvine Lymphadenektomie nach inguinaler Lymphadenektomie**
Bei Befall von zwei (oder mehr) inguinalen Lymphknoten oder bei Kapseldurchbruch auch nur eines inguinalen Lymphknotens ist ipsilateral eine pelvine Lymphadenektomie indiziert; dies kann ein- oder zweizeitig durchgeführt werden. Ein zweizeitiges Vorgehen ergibt sich oft daraus, dass die definitive Histologie der inguinalen Lymphadenektomie abgewartet werden muss. Ein zusätzlicher Aspekt ist die Notwendigkeit, dass die Wundheilung der radikalen inguinalen Lymphadenektomie fortgeschritten ist, bevor die pelvine Operation durchgeführt werden kann.

Lymphabflusskomplikationen treten hier verstärkt nach vorausgegangener radikaler inguinaler Lymphadenektomie auf.

Literatur

Albersen M, Parnham A, Joniau S, Sahdev V, Christodoulidou M, Castiglione F, Nigam R, Malone P, Freeman A, Jameson C, Minhas S, Ralph DJ, Muneer A (2018) Predictive factors for local recurrence after glansectomy and neoglans reconstruction for penile squamous cell carcinoma. Urol Oncol 36(4):141–146

Amer T et al. (2016) Penile fracture: a meta-analysis. Urol Int 96:315

Anele UA, Le BV, Resar LMS, Burnett AL (2015) How I treat priapism. Blood 125:3551–3558

Bandieramonte G, Colecchia M, Mariani L, Lo Vullo S, Pizzocaro G, Piva L, Nicolai N, Salvioni R, Lezzi V, Stefanon B, De Palo G. (2008) Peniscopically controlled CO2 laser excision for conservative treatment of in situ and T1 penile carcinoma: report on 224 patients. Eur Urol 54(4):875-82

Barbagli G, Palminteri E, Baló S et al. (2004) Lichen sclerosus of the male genitalia and urethral stricture deseases. Urol int 73:1–5

Barbosa ARG, Takemura LS, Cha JD, Carneiro A, Lemos GC, Glina S, Korkes F (2019) Surgical treatment of Peyronie's disease: systematic review of techniques involving or not tunica albuginea incision. Sex Med Rev (vor Drucklegung)

Barros R et al. (2018) Primary urethral reconstruction results in penile fracture. Ann R Coll Surg Engl 100:21

Baumgarten A, Chipollini J, Yan S, Ottenhof SR, Tang DH, Draeger D, Protzel C, Zhu Y, Ye DW, Hakenberg OW, Horenblas S, Watkin NA, Spiess PE (2018) Penile sparing surgery for penile cancer: a multicenter international retrospective cohort. J Urol 199(5):1233–1237

Bevan-Thomas R, Slaton JW, Pettaway CA (2002) Contemporary morbidity from lymphadenectomy for penile squamous cell carcinoma: the M.D. Anderson Cancer Center Experience. J Urol 167(4):1638–1642

Bjurlin MA et al. (2013) Clinical characteristics and surgical outcomes of penetrating external genital injuries. J Trauma Acute Care Surg 74:839

Bouchot O, Rigaud J, Maillet F, Hetet JF, Karam G (2004) Morbidity of inguinal lymphadenectomy for invasive penile carcinoma. Eur Urol 45:7615–7615 (discussion 765–766)

Buckley JC et al. (2006) Diagnosis and management of testicular ruptures. Urol Clin North Am 33:111

Bunker CB, Shim TN (2015) Male genital lichen sclerosus. Indian J Dermatol 60:111–117

Catalona WJ (1988) Modified inguinal lymphadenectomy for carcinoma of the penis with preservation of saphenous veins: technique and preliminary results. J Urol 140:306–310

Chipollini J, Yan S, Ottenhof SR, Zhu Y, Draeger D, Baumgarten AS, Tang DH, Protzel C, Ye DW, Hakenberg OW, Horenblas S, Watkin NA, Spiess PE (2018) Surgical management of penile carcinoma in situ: results from an international collaborative study and review of the literature. BJU Int 121(3):393–398

Dell'Atti L (2014) Penile strangulation: an unusual sexual practice that often presents an urological emergency. Arch Ital Urol Androl 86:43

Falcone M, Garaffa G, Castiglione F, Ralph DJ (2018) Current management of penile fracture: an up-to-date systematic review. Sex Med Rev 6:253–260

Fischer-Klein C, Rauchenwald M (2003) Triple incision to treat phimosis in children: analternative to circumcision? BJU Int 92:459–462

Haas CA et al. (1999) Penile fracture and testicular rupture. World J Urol 17:101

Hadway P, Corbishley CM, Watkin NA (2006) Total glans resurfacing for premalignant lesions of the penis: initial outcome data. BJU Int 98:532–536

Hakenberg OW, Compérat EM, Minhas S, Necchi A, Protzel C, Watkin N (2015) EAU guidelines on penile cancer: 2014 update. Eur Urol 67(1):142–150

Hellstrom WJ et al. (2010) Implants, mechanical devices, and vascular surgery for erectile dysfunction. J Sex Med 7:501

Horenblas S, van Tinteren H, Delemarre JF, Boon TA, Moonen LM, Lustig V (1992) Squamous cell carcinoma of the penis. II. Treatment oft he primary tumour. J Urol 147(6):1533–1538

Horenblas S, van Tinteren H, Delemarre JF, Moonen LM, Lustig V, van Waardenburg EW (1993) Squamous cell carcinoma of the penis. III. Treatment of regional lymph nodes. J Urol 149(3):492–7

EAU Leitlinie (2019) ▸ https://uroweb.org/guideline/sexual-and-reproductive-health/#8

Huynh LM, Osman MM, Yafi FA (2019) Risk profiling in patients under-going penile prosthesis implantation. Asian J Androl (vor Drucklegung)

Jakobsen JK, Krarup KP, Sommer P, Nerstrom H, Bakholdt V, Sorensen JA, Olsen KO, Kromann-Andersen B, Toft BG, Hoyer S, Bouchelouche K, Jensen JB (2016) DaPeCa-1: diagnostic accuracy of sentinel lymph node biopsy in 222 patients with penile cancer at four tertiary referral centres – a national study from Denmark. BJU Int 117(2):235–243

Johnson DE, Lo RK (1984) Complications of groin dissection in penile cancer. Experience with 101 lymphadenectomies. Urology 24:312–314

Johnson MJ, Kristinsson S, Ralph O, Chiriaco G, Ralph D (2019) The surgical management of ischaemic priapism. Int J Imot Res (Epub ahead of print)

Joudi M et al. (2011) Incidence of asymptomatic meatal stenosis in children following neonatalcircumcision. J Pediatr Urol 7(5):526–528

Kamat MR, Kulkarni JN, Tongaonkar HB (1993) Carcinoma of the penis: the Indian experience. J Surg Oncol 52:50–55

Koifman L, Hampl D, Koifman N, Vides AJ, Ornellas AA (2013) Radical open inguinal lymphadenectomy for penile carcinoma: surgical technique, early complications and late outcomes. J Urol 190:2086–2092

Koifman L, Hampl D, Silva MI, Pessoa PGA, Ornellas AA, Barros R (2019) Treatment Options and Outcomes of Penile Constriction Devices. Int Braz J Urol 45(2):384–391

Kranz J, Brinkmann OA, Brinkmann B, Steffens J, Malone P (2017) Patio-Repair zum Harnröhrenfistelverschluss – Ergebnisse einer multizentrischen, retrospektiven Studie. Urologe 56:1282–1288

Lam W, Alnajjar HM, La-Touche S, Perry M, Sharma D, Corbishley C, Pilcher J, Heenan S, Watkin N (2013) Dynamic sentinel lymph node biopsy in patients with invasive squamous cell carcinoma of the penis: a prospective study of the long-term outcome of 500 inguinal basins assessed at a single institution. Eur Urol 63(4):657–663

Lee SH et al. (2008) Trauma to male genital organs: a 10-year review of 156 patients, including 118 treated by surgery. BJU Int 101:211

Leijte JA, Kroon BK, Valdés Olmos RA, Nieweg OE, Horenblas S (2007) Reliability and safety of current dynamic sentinel node biopsy for penile carcinoma. Eur Urol 52(1):170-7

Leijte JA, Kirrander P, Antonini N, Windahl T, Horenblas S (2008) Recurrence patterns of squamous cell carcinoma of the penis: recommendations for follow-up based on a two-centre analysis of 700 patients. Eur Urol 54(1):161–8

Leitlinie Lymphödem der Sektion Pflege der DGP (2014) S2k Leitlinie Diagnostik und Therapie der Lymphödeme, AWMF Reg.-Nr. 058–001

Leung EY, Tirlapur SA, Meads C (2015) The management of secondary lower limb lymphoedema in cancer patients: a systematic review. Palliat Med 29(2):112–119

Lont AP, Gallee MP, Meinhardt W, van Tinteren H, Horenblas S (2006) Penis conserving treatment for T1 and T2 penile carcinoma: clinical implications of a local recurrence. J Urol 176:575–580

Mandava SH et al. (2012) Infection retardant coated inflatable penile prostheses decrease the incidence of infection: a systematic review and meta-analysis. J Urol 188:1855

Mastin WM (1881) Infantile circumcision a cause of contraction of the external urethral metaus. Ann Anat Surg 4:123–128

Minhas S, Kayes O, Hegarty P, Kumar P, Freeman A, Ralph D (2005) What surgical resection margins are required to achieve oncological control in men with primary penile cancer? BJU Int 96:1040–1043

Montorsi F et al. (2010) Summary of the recommendations on sexual dysfunctions in men. J Sex Med 7:3572

Nelson BA, Cookson MS, Smith JA Jr, Chang SS (2004) Complications of inguinal and pelvic lymphadenectomy for squamous cell carcinoma of the penis: a contemporary series. J Urol 172(2):494–497

Nieuwenhuijs JL, Dik P, Klijn AJ, de Jong TP (2007) Y-V plasty of the foreskin as analternative to circumcision for surgical treatment of phimosis during childhood. J Pediatr Urol 3:45–47

Orvis BR et al. (1989) Penile rupture. Urol Clin North Am 16:369

Parnham AS, Albersen M, Sahdev V, Christodoulidou M, Nigam R, Malone P, Freeman A, Muneer A (2018) Glansectomy and split-thickness skin graft for penile cancer. Eur Urol 73(2):284–289

Pennycook KB, McCready TA (2020) Condyloma Acuminata. [Updated 2020 Aug 8]. In: StatPearls [Internet]. Treasure Island (FL): StatPearls Publishing

Perdona S, Autorino R, De Sio M, Di Lorenzo G, Gallo L, Damiano R, D'Armiento M, Gallo A (2005) Dynamic sentinel node biopsy in clinically node-negative penile cancer versus radical inguinal lymphadenectomy: a comparative study. Urology 66(6):1282–1286

Porter WM, Francis N, Hawkins D, Dinneen M, Bunker CB (2002) Penile intraepithelial neoplasia: clinical spectrum and treatment of 35 cases. Br N Dermatol 147:1159–1165

Pottharst A, Steckkönig A, Aulitzky WE (2009) Subkutane Drainage zur Behandlung des malignen Lymphödems in der palliativen Situation nach Versagen der komplexen physikalischen Entstauungstherapie. Palliativmedizin 10(01):51–54

Reddy AG, Tsambarlis PN, Akula KP, Dick BP, Hong J, Hellstrom WJG (2019) Retained re-servoirs of inflatable penile prosthesis: a systematic review of the literature and a guide to perioperative management. Sex Me Rev (Epub ahead of print)

Rosellen J, Pflüger M, Bach A, Steffens J, Kranz J (2020) Penile Paraffinome – therapeutische Strategien [Penile paraffinoma-Treatment strategies]. Urologe A 15

Sansalone S, Silvani M, Leonardi R, Vespasiani G, Iacovelli V (2017) Sexual outcomes after partial penectomy for penile cancer: results from a multi-institutional study. Asian J Androl 19(1):57–61

Savoca G et al. (2000) Long-term results with Nesbit's procedure as treatment of Peyronie's disease. Int J Impot Res 12:289

Schlenker B, Tilki D, Seitz M et al. (2010) Organ-preserving neodymium-yttrium-aluminium-garnet laser therapy for penile carcinoma: a long-term follow-up. BJU Int 106:786–790

Shabbir M, Muneer A, Kalsi J, et al. (2011) Glans resurfacing for the treatment of carcinoma in situ of the penis: surgical technique and outcomes. Eur Urol 59:142–147

Sharma KL, Alom M, Trost L (2019) The etiology of Peyronie's disease: pathogenesis and genetic contributions. Sex Med Rev (vor Drucklegung)

Singh-Grewal D, Macdessi J, Craig J (2005) Circumcision fort the prevention of urinary tract infection in boys: a systematic review of randomised trials and observational studies. Arch Dis Child 90:853–858

Somov P, Chan BKY, Wilde C, Corbett H (2016) Bleeding after circumcision is more likely in children with lichen sclerosus (balanitis xerotica obliterans). J Pediatr Urol

Sri D, Sujenthiran A, Lam W, Minter J, Tinwell BE, Corbishley CM, Yap T, Sharma DM, Ayres BE, Watkin NW (2018) A study into the association between local recurrence rates and surgical resection margins in organ-sparing surgery for penile squamous cell cancer. BJU Int 122(4):576–582

Stamatiou K, Moschouris H (2016) A rubber tube in the bladder as a complication of autoerotic stimulation of the urethra. Arch Ital Urol Androl 88:239–240

Steffens J, Anheuser P, Reisch B, Treiyer A (2010) Lichen sclerosus mit Meatusstenose – Prospektiver 4-Jahres-Bericht über die plastische Meatotomie nach Malone. Urologe 49:401–406

Stehr M, et al. (2017) S2k Leitlinien Phimose und Paraphimose. AWMF Rg. Nr. 006/052

Stuiver MM, Djajadiningrat RS, Graafland NM, Vincent AD, Lucas C, Horenblas S (2013) Early wound complications after inguinal lymphadenectomy in penile cancer: a historical cohort study and risk-factor analysis. Eur Urol 64:486–492

Swanton AR, Munarriz RM, Gross MS (2019) Updates in penile prosthesis infections. Asian J Androl (Epub ahead of time)

Tang DH, Yan S, Ottenhof SR, Draeger D, Baumgarten AS, Chipollini J, Protzel C, Zhu Y, Ye DW, Hakenberg OW, Horenblas S, Watkin NA, Spiess PE (2017) Glansectomy as primary management of penile squamous cell carcinoma: an international study collaboration. Urology 109:140–144

Tang DH, Yan S, Ottenhof SR, Draeger D, Baumgarten AS, Chipollini J, Protzel C, Zhu Y, Ye DW, Hakenberg OW, Horenblas S, Watkin NA, Spiess PE (2018) Laser ablation as monotherapy for penile squamous cell carcinoma: A multi-center cohort analysis. Urol Oncol 36(4):147–152

Teloken P, Katz D (2019) Medical Management of Peyronie's Disease: Review of the Clinical Evidence. Med Sci (Basel) 7(9):96

Thorup J, Thorup SC, Rasmussen Ifaoui IB (2013) Complication rate after circumcision in apaediatric surgical setting should not be neglected. Dan Med J 60(8):A4681

Trost L (2019) Future considerations in prosthetic urology. Asian J Androl (vor Drucklegung)

Tsaur I, Biegel C, Gust K, Huesch T, Borgmann H, Brandt MP, Kurosch M, Reiter M, Bartsch G, Schilling D, Haferkamp A (2015) Feasibility, complications and oncologic results of a limited inguinal lymph node dissection in the management of penile cancer. Int Braz J Urol 41(3):486–495

Uhthoff H, Schramm F (2015) Neue Probleme mit der Zirkumzision. Zur sachgerechten Dokumentation bei der Zirkumzision. Urologe 54:1089–1091

Van Howe RS (2006) Incidence of Incidence of meatal stenosis following neonatal circumcision in a primary care setting. Clin Ped 45(1):49–54

Veerratterapillay R, Teo L, Asterling S, Greene D (2015) Oncologic outcomes of penile cancer treatment at a UK Supraregional Center. Urology 85:1097–1103

Wilson SK et al. (1994) A new treatment for Peyronie's disease: modeling the penis over an inflatable penile prosthesis. J Urol 152:1121

Yao K, Tu H, Li YH, Qin ZK, Liu ZW, Zhou FJ, Han H (2010) Modified technique of radical inguinal lymphadenectomy for penile carcinoma: morbidity and outcome. J Urol 184(2):546–552

Zaghbib S, Ouanes Y, Chaker K, Ben Chehida MA, Daly KM (2019) Urethral self-inserted sewing needle in a 14-year-old boy for autoerotic stimulation. Urol Case Rep 25:100894

Zhang K, Wan X, Xu H, Li W, Zhou J, Xu MX, Yao HJ, Wang Z (2017) Surgical treatment of advanced penile cancer. J Cancer Res Clin Oncol 143(9):1865–1870

19

Genitale: Hoden

Kristin Zimmermann und Hans Schmelz

© Springer-Verlag GmbH Deutschland, ein Teil von Springer Nature 2021
J. Kranz et al. (Hrsg.), *Komplikationen in der Urologie*,
https://doi.org/10.1007/978-3-662-60625-4_20

■ **Hintergrund**

Krankheitsbilder des Hodens treten in jeder Altersgruppe auf und reichen von der Hydrozele testis über den Hodentumor bis hin zum Hodentrauma. Die Komplikationen ergeben sich maßgeblich aus der zugrunde liegenden Erkrankung und dem operativen Zugangsweg.

Eingriffe am Hoden können über drei unterschiedliche Zugangswege erfolgen: transabdominal, inguinal oder skrotal.

Der transabdominale Zugang spielt insbesondere bei der laparoskopischen Versorgung des kryptorchiden Hodens eine entscheidende Rolle. Maligne Hodentumore und Leistenhoden werden in der Regel über einen inguinalen Zugang versorgt. Skrotal werden Pathologien des Hodens und Nebenhodens operiert. Im Folgenden sollen sowohl die skrotalen wie auch inguinalen Eingriffe am Hoden dargestellt werden.

■ **Inguinale Eingriffe**

Allgemeine Komplikationen inguinaler Eingriffe

Der inguinale Eingriff wird in der Urologie bei Eingriffen am Samenstrang bzw. am Hoden verwendet. Über eine suprainguinale, in den Hautlinien verlaufende Inzision im mittleren Drittel von Spina iliaca superior anterior und Symphyse erfolgt im Verlauf der Zugang zum Anulus inguinalis superficialis. Hier endet der Leistenkanal (Canalis inguinalis), der beim Mann die Bauchhöhle mit dem Skrotum verbindet und in dem der Funiculus spermaticus verläuft.

Zur inguinalen Mobilisierung des Hodens wird dieser aus dem Skrotum luxiert und vom Gubernakulum testis getrennt (Heidenreich und Albers 2019).

Operative Eingriffe, bei denen dieser Zugangsweg von Bedeutung ist, sind unklare Raumforderungen des Hodens sowie der inguinale Leistenhoden. Die inguinale Ablatio testis, die Hodenteilresektion sowie die Funikulolyse sind somit die führenden urologischen, inguinalen Eingriffe in diesem Bereich.

Elektive Leisteneingriffe gelten primär als „saubere Eingriffe" und eine antibiotische Prophylaxe ist nicht notwendig (Zamkowski et al. 2016). Die allgemeine Infektionsrate liegt bei <1 % (Anheuser et al. 2014).

■ ■ **Postoperative Komplikationen**

Komplikation: Neurogene **Schmerzen:** N. ilioinguinalis-Syndrom, Ramus-genitals-Syndrom

Häufigkeit: 1–4 % (Schumpelick et al. 1997).

Ursache: Der N. ilioinguinalis verläuft unmittelbar unter der Externusaponeurose und verläuft unter dem M. obliquus externus. Wird er beim Wundverschluss miterfasst, kann es zu chronischen Schmerzen und Parästhesien mit Ausstrahlung in die Flanke kommen.

Der Ramus genitalis liegt lateral am Boden des Canalis inguinalis. Verletzung, Irritation, Einnähen des Ramus genitalis des N. genitofemoralis sind gekennzeichnet durch Schmerzen und Parästhesien in der Leistenregion mit Ausstrahlung in das Skrotum.

Behandlung: Diagnosesicherung durch lokale Nervenblockade. Hierbei wird gezielt der betroffene Nerv mit einem Lokalanästhetikum infiltriert und temporär ausgeschaltet. Die Diagnose ist gesichert, wenn durch die Infiltration eine Schmerzfreiheit – oder Schmerzreduktion erzielt wird.

– Konservativ: Die oben beschriebene lokale Infiltration bewirkt häufig eine Schmerzlinderung, in Einzelfällen eine endgültige Analgesie (Kiss 2007). Alternativ: Therapieversuch mittels topischer Applikation (z. B. Lidocain Pflaster) kann erwogen werden. Nicht-Opioidanalgetika (NSAR, Cox-2-Inhibitoren, Paracetamol, Metamizol) sollten nicht zur Dauertherapie bei fehlender Evidenz verwendet werden. Schwach wirksame Opioide (z. B. Tramadol) können unter

Beachtung des Nebenwirkungs- und Suchtpotenzials eingesetzt werden (Schlerezh et al. 2019). Einbeziehung einer spezialisierten Schmerztherapie erwägen.

– Operativ: Bei Versagen der konservativen Therapie erfolgt eine Neurotomie des N. ilioinguinalis über einen Leistenschnitt.

Vorbeugung: Vermeidung der Nervenschädigung durch sichere intraoperative Identifikation.

❯ Der N. ilioinguinalis verläuft unter der Externusaponeurose und muss zur Vermeidung von sensorischen Störungen in der Leiste und der Oberschenkelinnenseite geschont werden.

Komplikation: Nachblutung, retroperitoneales Hämatom mit konsekutivem, paralytischem Ileus

Häufigkeit: Einzelfälle (Glicksman et al. 2017).

Ursache:

– Beim Absetzen des Samenstranges ist es von großer Bedeutung das Vas deferens und die Vasa testicularia nach zentralwärts getrennt abzusetzen. Bei einer gemeinsamen Ligatur besteht die Möglichkeit, dass der Ductus deferens entgleitet und somit die Testikulargefäße nicht sicher verschlossen sind. Konsekutiv kann es zur Entwicklung eines retroperitonealen Hämatoms kommen.

– A. und V. epigastrica inferior unterkreuzen den Funiculus spermaticus von kranial medial nach kaudal lateral. Läsionen oder nicht festsitzende Ligaturen können ebenfalls zu einem retroperitonealen Hämatom führen.

– Corona mortis: Ein akzessorisches Gefäß aus der A. obturatoria zur A. epigastrica inferior kann bei akzidenteller Verletzung zu lebensgefährlichen arteriellen Blutungen führen.

Behandlung:

– Bei hämodynamischer Instabilität: Substitution von Blutkonserven und operative Sanierung des Hämatoms, alternativ selektive radiologische Embolisation.

– Bei hämodynamischer Stabilität: Konservatives Vorgehen. Antibiotische Abdeckung und regelmäßige bildgebende und laborchemische Kontrollen (Anheuser et al. 2014).

Vorbeugung: Kenntnis der anatomischen Verhältnisse und sorgfältige Präparation. Zum sicheren Verschluss der Gefäße empfiehlt sich zusätzlich eine doppelte Ligatur oder Durchstechungsligatur.

❯ Der proximal abgesetzte Samenstrang muss sicher versorgt sein. Ein Abrutschen der Ligatur nach retroperitonealer Retraktion kann zu einer retroperitonealen Blutung führen.

■ Spezielle Komplikationen

Maligner Hodentumor

Die Therapie des malignen Hodentumors besteht in der inguinalen Ablatio testis oder der „partiellen Orchiektomie" bei Solitärhoden.

Die Operation stellt entgegen früherer Ansichten keine Notfalloperation dar, sondern kann unter zeitlich geplanten elektiven Bedingungen durchgeführt werden (Öztürk et al. 2015).

Bei Verdacht auf einen malignen Hodentumor ist die inguinale Hodenfreilegung lege artis. Patienten, bei denen eine skrotale Operation durchgeführt wurde, müssen allerdings aufgrund der heute verfügbaren effektiven Systemtherapien keinen Korrektureingriff erhalten (Khetpal et al. 2014).

Komplikation: Lokalrezidiv

Häufigkeit: Bis 2,5 % bei skrotalem Zugang (Patel et al. 2020).

Ursache: Die Freipräparation des Funiculus spermaticus muss bis hin zur peritonealen Umschlagfalte am Anulus inguinalis profundus erfolgen. Hier erfolgt, nach Separieren der Samenstranggefäße vom Ductus deferens, die getrennte Absetzung. Sollte die Absetzung am inneren Leistenring nicht durchgeführt worden sein, kann aus den residualen Strukturen ein Lokalrezidiv resultieren (Anheuser et al. 2014).

Durch den skrotalen Zugangsweg werden neue, irreguläre Lymphbahnen eröffnet, die Rezidive in atypischer Position zur Folge haben können (Dieckmann und Heidenreich 2019).

Behandlung: Abhängig von der initialen Histologie, den Tumormarkern und der Staging-Diagnostik erfolgt im Falle eines Rezidivs die Einteilung nach den IGCCCG-Kriterien und die stadiengerechte Therapie gemäß der AWMF S3-Leitlinie. Aufgrund der Seltenheit sollte eine Vorstellung in einem Zweitmeinungszentrum erfolgen (AWMF S3 Leitlinie Keimzelltumor 2020).

Patienten mit skrotaler Ablatio testis sollten engmaschig nachgesorgt werden. Manche Autoren empfehlen nach skrotalem Eingriff die adjuvante Therapie mittels Chemo- oder lokaler Strahlentherapie zur Risikoreduktion (Dieckmann und Heidenreich 2019; Patel et al. 2020).

Eine Hemiskrotektomie, wie sie früher durchgeführt wurde, ist aufgrund der sehr guten Therapiemöglichkeiten nicht notwendig. Daten, die gegen eine aktive Überwachung des Patienten im klinischen Stadium I sprechen, existieren nicht (Patel et al. 2020).

■ **Hodenhochstand**

Die Inzidenz des Hodenhochstandes beträgt bei reifen Neugeborenen 0,7–6 %. Deutlich höher ist sie bei Frühgeborenen mit einer Rate von bis zu 30 % (Ludwikowski 2016).

Das Ziel der Therapie eines Hodenhochstandes besteht im Deszensus des Hodens innerhalb des ersten Lebensjahres. Hierdurch sollen mögliche Entwicklungsstörungen wie Störung der Keimzellreifung, Wachstumsstörung oder maligne Entartung verhindert werden (Radmayr et al. 2019).

Die inguinale Orchidolyse und Orchidopexie gilt beim tastbaren Leistenhoden als operative Methode der Wahl (Riechardt und Fisch 2020).

Sie erfolgt durch den bereits beschriebenen inguinalen Zugangsweg zum Samenstrang, der Freipräparation des Hodens und des Samenstranges mit vollständigem Lösen aller Kremasterfasern und der Präparation bis hin zum inneren Leistenring. Anschließend wird entweder nach Shoemaker ein skrotaler Pouch (Dartos Pouch) geformt, indem der Hoden positioniert wird, oder eine doppelte Pexie im Skrotalfach durchgeführt.

Komplikation: Rezidiv des Leistenhodens
Häufigkeit: 1–5 % (Ludwikowski 2016).
Ursache: Operative Fehler wie inkomplette Mobilisation des Samenstrangs, unzureichende Lösung der Kremasterfasern und der Bindegewebszüge, Funikulolyse nicht bis zum inneren Leistenring durchgeführt.
Behandlung: Rezidivoperation, bei zu kurzem Gefäßstil kann eine weitere Strecke gewonnen werden, indem der Boden des Leistenkanals (Fascia transversalis) eröffnet und der Samenstrang unter den epigastrischen Gefäßen durchgezogen wird (sog. Prentiss-Manöver) (Promm und Rösch 2014).
Vorbeugung: Sorgfältige Operation mit Separation von Vas deferens und Vasa testicularis, sorgfältiges Durchtrennen der Bindegewebszüge sowie Präparation bis zum inneren Leistenring.

20

Komplikation: Hodenatrophie
Häufigkeit: 5–15 % (Promm und Rösch 2014; Docimo 1995).
Ursache: Zirkulationsstörungen bedingt durch intraoperative Verletzung der Samenstranggefäße oder Verdrehung des Gefäßstieles bei Positionierung im Skrotum.
Behandlung: Keine kausale Therapie möglich.
Vorbeugung: Sorgfältige Präparation von Ductus deferens und der Samenstranggefäße, Sicherstellung des korrekten Verlaufs des Samenstranges durch den Leistenkanal sowie spannungsfreie Positionierung des Hodens im Skrotum.

Komplikation: Infertilität
Häufigkeit: Bis zu 10 % bei einseitigem, 32 % bei beidseitigem Hodenhochstand.
Ursache: Keimzellentwicklungsstörung, iatrogene, intraoperative Verletzung des Ductus deferens bei Einzelhoden.
Behandlung: Keine kausale Therapie möglich.
Vorbeugung: Orchidopexie vor Abschluss des ersten Lebensjahres (Toppari et al. 2014), sorgfältige Präparation des Samenstrangs zur Vermeidung einer Verletzung des Ductus deferens.

■ **Skrotale Eingriffe**
Allgemeine Komplikationen skrotaler Eingriffe
Allgemeine Daten zur Komplikationsrate skrotaler Eingriffe umfassen in der Regel neben Hodenoperationen auch Eingriffe am Nebenhoden. Die allgemeine Komplikationsrate liegt bei skrotalen Eingriffen zwischen 13–28 % (Hicksa und Gubtab 2016). Die Komplikationsrate liegt damit höher als bei diesen häufig als Einsteigereingriffen bewerteten Operationen erwartet.

Eine Reihe von Komplikationen sind allen skrotalen Eingriffen gemeinsam und sollten bei jedem skrotalen Eingriff, unabhängig von der Operationsindikation, aufgeklärt werden.

■■ **Präoperative Komplikationen**
Komplikation: Falsche Indikationsstellung
➖ Skrotale Freilegung bei Hodentumoren.
➖ Ablatio testis bei benigner zystischer Raumforderung des Hodens.
Häufigkeit: Einzelfälle (Passman et al. 2009; Patel et al. 2020).
Ursache: Unzureichende Diagnostik, insbesondere fehlende Schnellschnittdiagnostik.
Vorbeugung: Sorgfältige Indikationsstellung, kein skrotaler Zugang bei Hodentumorverdacht.

■■ **Intraoperative Komplikationen**
Komplikation: Perforation des Skrotums
Häufigkeit: Einzelfälle, keine konkreten Angaben in der Literatur verfügbar.
Ursache: Absetzung des Gubernaculum testis zu nahe an der Tunica dartos. Bei Verwachsungen infolge von Voroperationen und vorangegangenen Entzündungen.
Behandlung: Hautnaht, ggf. Resektion des betroffenen Skrotum-Anteils bei Minderperfusion.

Komplikation: Verletzung des Samenstranges
Häufigkeit: Bis zu 5,6 % (Zahalsky et al. 2004).
Ursache: Erschwerte Anatomie, z. B. bei postentzündlichem Geschehen.
Verletzung des Samenstranges im Rahmen der Hodenpräparation mit folgender Beeinträchtigung der Hodenperfusion bis hin zur Hodenatrophie (s. u. spezielle Komplikationen).
Behandlung: Bei durchtrennter A. testicularis kann ggf. die A. ductus deferenti einen Teil der Perfusion des Hodens übernehmen, regelmäßige klinische und dopplersonographische Kontrollen, bei Infektion ggf. sekundäre Ablatio testis.

Vorbeugung: Sorgfältige Identifikation und Präparation des Samenstranges, bei schwierigem Situs vom gesunden zum erkrankten Bereich vorgehen.

❯ Samenstranggefäße und Ductus deferens bei unübersichtlichen Verhältnissen anzügeln, Präparation vom gesunden zum erkrankten Gewebe, sorgfältige Darstellung des Nebenhodens.

■■ Postoperative Komplikationen

Komplikation: Skrotalhämatom (◘ Abb. 20.1).
Häufigkeit: 6–9 % (Hicksa und Guptab 2016).
Ursache: Unzureichende Blutstillung, Entlastungsblutung nach Hydrozelenresektion, Gerinnungsstörung.
Behandlung:
– Konservative lokale Maßnahmen: Analgetika, Kühlen, Hoden hochlagern und Anlage eines (leicht) komprimierenden Verbandes.
– Invasive Maßnahmen: Operative Hämatomausräumung.
Vorteil: Sanierende Therapie, schnelle Schmerzreduktion.
Vorbeugung: Geschlossene Drainagen bei entsprechendem Risiko erwägen (große Hydrozele, Voroperationen) (Reiffel et al. 2013).

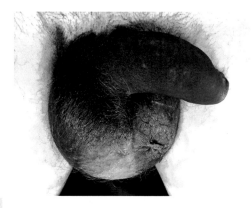

◘ **Abb. 20.1** Postoperatives Skrotalhämatom

Entlastungsblutungen können durch eine lokale Kompression, z. B. mit einem straffen Suspensorium, zumindest (teilweise) reduziert werden.

Komplikation: Hydrocele testis
Häufigkeit: Bis zu 9 % (Swartz et al. 2007).
Ursache: Zerstören des natürlichen Gleichgewichts von Sekretion und Absorption im Cavum serosum testis (Raum zwischen Tunica vaginalis viszeralis und parietalis) durch skrotale Eingriffe.
Behandlung: Keine Therapienotwendigkeit, operative Versorgung falls störend.

Komplikation: Infektion
Häufigkeit: 3–9 % (Kiddoo et al. 2004).
Ursache: Folgende Faktoren bestimmen die Wahrscheinlichkeit der Manifestation einer postoperativen Wundinfektion:
– Vorbestehende, infektionsfördernde Umstände (Kontaminationsgrad) des Operationsgebietes
– Menge, Art und Pathogenität/Virulenz des endogen oder exogen eingebrachten Erregerreservoirs
– Risikofaktoren des Patienten (Diabetes mellitus, Adipositas, Rauchen, Anämie, Immunsuppression)
Behandlung: Abhängig vom Ausmaß reicht die Therapie von lokal antiseptischer Behandlung bis hin zur operativen Wundrevision im Sinne einer Abszessspaltung und -drainage. Ein Sekundärverschluss ist erst möglich, sobald eine etwaige putride Sekretion sistiert. Im Rahmen dessen ist ein sorgfältiges Wunddebridement mit Entfernen von avitalem Gewebe unerlässlich.
Vorbeugung: Skrotale Eingriffe werden als sauber eingestuft. Die Verwendung einer perioperativen Antibiotikaprophylaxe wird für Patienten ohne Risikofaktoren nicht empfohlen. Bei Patienten- oder

Operations-assoziierten Risikofaktoren (Immunsuppression, Anämie, Diabetes mellitus, Adipositas etc.) kann entsprechend der lokalen Resistenzentwicklung eine perioperative Prophylaxe mit Cephalosporinen der Gruppe 2 oder 3, Trimethoprim $\pm$ Sulfamethoxazol (TMP$\pm$SMX) oder Aminopenicillin plus Betalaktamaseinhibitor erwogen werden. Bei Implantation von Fremdmaterial ist die prophylaktische Applikation einer gegen Staphylokokken gerichteten Substanz unerlässlich (Magistro et al. 2014).

❯ Die Wahl des geeigneten Antibiotikums richtet sich nach dem zu erwartenden mikrobiellen Spektrum des Operationsgebiets und der lokalen Resistenzlage.

▪ **Sonderfall Fournier'sche Gangrän**

Die Maximalvariante der Infektion, die auch als eigenständige Krankheit auftreten kann, ist die Fournier'sche Gangrän, eine nekrotisierende Fasziitis.

Häufigkeit: Einzelfallbeschreibungen, allg. Inzidenz: 1,6/100.000, <0,02 % (Chernyadyev et al. 2018).

Ursache: Weichteilinfektion des männlichen Genitales mit einer bakteriellen Mischflora aus Gram-negativen, Gram-positiven, aeroben und anaeroben Keimen, selten auch Candida albicans. Prädilektionsfaktoren: Diabetes mellitus, Alkoholismus.
Beginnt zunächst unspezifisch mit lokaler Schwellung, Rötung, Schmerz und Juckreiz.
Im Verlauf kommt es zu Nekrosebildung und Gangrän, Krepitation durch Gasbildung. Es besteht eine ausgeprägte olfaktorische Komponente, Letalität bis zu 20 % (Singh et al. 2016).

Behandlung:
- Aggressives chirurgisches Vorgehen mit großzügigem Debridement (◻ Abb. 20.2)

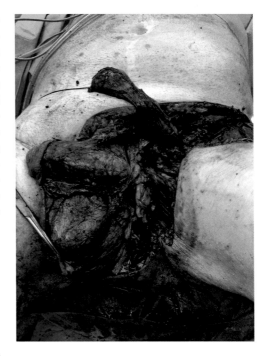

◻ **Abb. 20.2** Operatives Debridement einer Fournier'schen Gangrän. (Mit freundlicher Genehmigung von Dr. med. F. Hartmann, Universitätsklinikum Köln)

- Unmittelbare antibiotische Breitspektrumtherapie gegen Gram-negative, Gram-positive, aerobe und anaerobe Keime, nach mikrobiologischer Untersuchung ggf. Ergänzung von Antimykotika
- ggf. intensivmedizinische Versorgung (Sroczyński et al. 2013)

Komplikation: Chronisches Schmerzsyndrom
Häufigkeit: 0,2- 1,9 % (Anheuser et al. 2014).
Ursache: Irritation von Hautnerven im Rahmen der Operation; akzidentelles, unbemerktes Fassen von Nerven beim Wundverschluss.
Behandlung: Probatorisch orale antiphlogistische Therapie mit nichtsteroidalen Antirheumatika (NRSA), bei chronischen neuropathischen Schmerzen sind diese

jedoch wirkungslos (Schlereth et al. 2019).

Lokale Infiltrationstherapien zur Durchbrechung des Schmerzkreislaufes mit Lokalanästhetika, ggf. Neurolyse (Ramus genitalis des Nervus genitofemoralis) im Rahmen einer Revisionsoperation.

Komplikation: Hodenatrophie
Häufigkeit: 0,3 % (Lange 2014).
Ursache: Intraoperative Verletzung der Samenstranggefäße, Einengung des Samenstranges durch Raff- oder Rändelungsnaht der Hydrozelenwand.
Behandlung: Postoperativ dopplersonographische Kontrollen (Duplex-Sonographie) zur Evaluation der Hodenperfusi ggf. frühzeitige Revision.
Bei zu langem Abwarten irreversible Schädigung des Hodens möglich.

Komplikation: Sekundärer Hodenhochstand
Häufigkeit: 0,02–2 % (jedoch nahezu identisch mit Inzidenz in der „Normalbevölkerung", deshalb nur bedingt als Komplikation zu werten) (Ludwikowski 2015).
Ursache: Narbenbildung/Verwachsungen um den Samenstrang nach ca. 1–6 Jahren.
Behandlung: Offene Revision, Funikulolyse skrotal oder inguinal (Ludwikowski 2015).

■ **Spezielle Krankheits-assoziierte Komplikationen**

Die folgenden Komplikationen ergeben sich ursächlich aus der zugrunde liegenden Erkrankung.

■ **Hydrozele testis**

Es wird zwischen der primären, angeborenen Hydrozele des Kindesalters und der sekundären, idiopathischen Hydrozele unterschieden. Der primären Hydrozele liegt ein offener Processus vaginalis peritonei

zugrunde, während bei der idiopathischen Hydrocele testis ein Ungleichgewicht zwischen Sekretion und Absorption der Blätter der Tunica vaginalis testis vorliegt. Die Tunica parietalis ist mit Mesothel ausgekleidet. Mesothel ist zusammen mit dem untergelagerten Bindegewebe an der Bildung und Sekretion der serösen Flüssigkeit beteiligt.

Dadurch kommt es zu einer Flüssigkeitsansammlung zwischen dem viszeralen und parietalen Blatt der Tunica vaginalis testis. Ursachen können infektiöser, traumatischer oder maligner Genese sein.

Zusätzlich existieren einige genetische Störungen, die mit einer erhöhten Inzidenz von Hydrozelen einhergehen. So wird beim Ehlers-Danlos-Syndrom oder der Blasenekstrophie eine erhöhte Hydrozelen-Inzidenz beschrieben.

Bei Patienten nach Nierentransplantation treten in bis zu 70 % ipsilaterale Hydrozelen auf. Ursächlich ist wahrscheinlich eine Unterbrechung der Lymphabflusswege im Bereich der Iliakalgefäße im Rahmen der Operation (Rudkin und Kazzin 2016).

Fasst man primäre und sekundäre Hydrozelen zusammen, so geht man insgesamt von einer Inzidenz zwischen 6–58 % bei allen männlichen Patienten (inkl. Kindern und Jugendlichen) aus. Die Häufigkeit der sekundären Hydrozele im Erwachsenenalter ist in der Literatur nicht zuverlässig beschrieben. Einige Quellen geben eine Inzidenz von 1 % an (Mihmanli und Kantarci 2009). Die Inzidenz für eine primäre Hydrocele testis liegt bei männlichen Neugeboren bei ca. 6 % (Lange 2014).

Zur operativen Versorgung der Hydrozele stehen nach skrotaler Freilegung und Inzision der Hydrozele drei Operationsverfahren zur Verfügung. Ziel jedes Verfahrens ist die Marsupialisation der Hydrozele, sodass die Tunica vaginalis Anschluss an den Lymphabfluss des Skrotums erhält und eine

Neuansammlung von Hydrozelenflüssigkeit möglichst vermieden wird:

1. Operation nach Winkelmann-Jaboulay: Umschlagen der Hydrozelenwände und Vernähen auf der Rückseite des Samenstranges
2. Operation nach von Bergmann: Die Hydrozelenwand wird reseziert und anschließend zur Blutstillung bipolar koaguliert und ggf. vernäht
3. Operation nach Klapp-Lord: Verkleinerung der Hydrozelenwand durch Raffungsnähte und Plikation

Die Komplikationsrate aller Techniken ist nahezu identisch, wobei für die Operation nach Klapp-Lord ein etwas geringeres Komplikations- und niedrigeres Hämatomrisiko angegeben wird (Tsai et al. 2019).

▪▪ Präoperative Komplikationen
Komplikation: Zu frühe Operationsindikation bei Kindern, falscher Zugangsweg
Häufigkeit: Keine konkreten Angaben in der Literatur verfügbar.
Ursache: Unkenntnis. Aufgrund der hohen spontanen Heilungsrate kann auf eine invasive Therapie der primären Hydrozele bis zum 2. Lebensjahr verzichtet werden.
Behandlung: Ab dem 2. Lebensjahr über einen inguinalen Eingriff mit Verschluss eines offenen Processus vaginalis.

▪▪ Postoperative Komplikationen
Komplikation: Hydrozelenrezidiv
Häufigkeit: 6–9 % (Tsai et al. 2019).
Ursache: Verzicht auf die Resektion der Hydrozelenwand bei großen oder postentzündlich veränderten Hydrozelen. Durch die Hydrozelenoperation erhält die Tunica vaginalis Anschluss an den Lymphabfluss des Skrotums. Bei kleinen Hydrozelen kann auf die Resektion der Hydrozelenwand verzichtet werden (Operation nach Klapp- Lord oder

Winkelmann). Große gekammerte oder postentzündlich verdickte Hydrozelenwände sollten reseziert werden, um die Rezidivgefahr zu verringern.
Behandlung: Rezidivoperation und komplette Resektion der Tunica vaginalis testis.

▪ Hydrozelensklerosierung
Alternative Therapieform zur operativen Versorgung der Hydrocele testis. Im klinischen Alltag deutlicher Rückgang als Therapieverfahren aufgrund der hohen Rezidivrate von bis zu 50 % (Lucas et al. 2017). In der Regel erfolgt die Durchführung mit Substanzen wie Alkohol 99,5 %, Tetracyclin oder Phenol 2,5 %, nach Aspiration der Hydrozelenflüssigkeit im Rahmen der Punktion.

Komplikation: Infertilität/eingeschränkte Spermiogenese
Häufigkeit: Bis 22 % (Osegbe 1991).
Ursache: Einbringen toxischer Substanzen in das Cavum serosum testis (zwischen die Tunica vaginalis parietalis und viszeralis), Schädigung des lokalen Milieus, zytotoxische Wirkung und lokale Reizung.
Behandlung: In der Regel irreversibel, abwartendes Verhalten, ggf. Normalisierung innerhalb von 12 Monaten (Shan et al. 2011).

Komplikation: Chemische Peritonitis
Häufigkeit: Einzelfälle (Radmayr et al. 2019).
Ursache: Sklerosierung einer Hydrocele testis bei offenem Processus vaginalis, intraperitoneale Verteilung der Substanz.
Behandlung: Offene Laparotomie mit Entfernung der toxischen Substanz (Lavage/Wash-out) und Debridement angegriffener Areale. Vollständige Sekretableitung des infektiösen Materials aus allen Bereichen der Bauchhöhle mittels Drainage.

Vorbeugung: Präinterventioneller Ausschluss eines offenen Processus vaginalis anhand klinischer Parameter und mittels Ultraschalldiagnostik.

■ **Benigne zystische Raumforderung des Hodens**

Differenzialdiagnostisch zum malignen Hodentumor treten zystische Veränderungen des Hodens und seiner Hüllen auf. Hierbei wird hauptsächlich zwischen den folgenden beiden Raumforderungen unterschieden: Tunica albuginea Zyste, Hodenzyste.

Die Tunica albuginea Zyste tastet sich als derbe Verhärtung des Hodens. In der Mehrzahl der Fälle sind sie an der anterioren superioren oder lateralen Seite des betroffenen Hodens lokalisiert (Bonkat et al. 2007). Sonographisch stellt sie sich als klare Zyste ausgehend von der Tunica albuginea dar.

Von einer unkomplizierten Hodenzyste spricht man unter folgenden Voraussetzungen:

- Lage innerhalb des Hodenparenchyms, klar abgrenzbar von der Tunica albuginea
- Klarer, flüssiger Zysteninhalt ohne Spermatozoen
- Zystenwand mit plattem oder kuboidförmigem Epithel
- Normales Hodenparenchym ohne Entzündung, Fibrose oder Malignität

Sonographisch glatt berandete Hodenzysten ohne Binnenecho können verlaufskontrolliert werden. Eine operative Versorgung kann patientenindividuell bei Schmerzen oder Diskomfort erwogen werden. Sollten Zweifel an der Dignität bestehen, muss eine inguinale Hodenfreilegung und Enukleation der Zyste schnellschnittgesteuert erfolgen.

■■ **Postoperative Komplikationen**
Komplikation: Intratestikuläres Ödem
Häufigkeit: Keine konkreten Angaben in der Literatur verfügbar.
Ursache: Ödembildung nach Enukleationsverfahren.
Behandlung:
- Antiphlogistische Therapie für ca. eine Woche.
- Lokale Maßnahmen: Ruhe, Hochlagern, Suspensorium oder enge Unterwäsche bei sonographisch reduzierter Perfusion oder konservativ nicht kontrollierbaren Schmerzen Revision und Tunica albuginea Inzision zur Entlastung.

■ **Hodentorsion**
Die Hodentorsion wird in allen Altersklassen beschrieben, tritt aber vornehmlich im Kleinkindesalter und im Jugendalter auf. Bei der Hodentorsion kommt es aufgrund einer abnormalen Beweglichkeit des Hodens innerhalb des Skrotums zu einer axialen Drehung des Samenstranges. Ursachen können Kremasterkontraktionen, Traumata oder Manipulationen sein.

■■ **Präoperative Komplikationen**
Komplikation: Zeitverzögerung durch Fehldiagnose
Die Folge der Samenstrangtorsion ist eine Minderperfusion des Hodens, deren irreversiblen, ischämischen Folgen bereits ab 4 h nach dem initialen Schmerzereignis beschrieben werden (Radmayr et al. 2019).

Der Grad der Torsion sowie der Zeitpunkt ab Symptombeginn spielen für die Prognose der Hodenparenchymschädigung die größte Rolle. Torsionen über 360° und Beschwerden über 24 h haben dabei die schlechteste Prognose.

Sonographisch kann sich eine Minderperfusion des betroffenen Hodens zeigen, allerdings schließt der dopplersonographische Nachweis einer venösen und arteriellen Perfusion eine Torsion und insbesondere eine Subtorsion nicht aus (Grimsby et al. 2018). Inhomogenitäten im Binnenecho zeigen sich erst im fortgeschrittenen Krankheitsstadium.

Bereits bei Verdacht sollte zeitnah eine (skrotale) Hodenfreilegung erfolgen. Die verzögerte operative Freilegung steigert das Risiko des Organverlusts durch hämorrhagische Infarzierung oder anämischen Infarkt (Peeraully et al. 2019).

▪▪ **Intraoperative Komplikationen**

Komplikation: Falsche Differenzialdiagnose zwischen vitalem versus avitalem Hoden

Häufigkeit: Die generellen Ablationsraten liegen zwischen 30–42 %, unklar ist die Rate der fehlerhaften Ablationen (Grimsby et al. 2018).

Ursache: Fehleinschätzung der Hodenvitalität.

Behandlung: Eine einmal getroffene Bewertung der Vitalität kann in der Regel nicht revidiert werden.

Vorbeugung: Nach Freilegung und Detorquierung sollte die Erholung des Hodenparenchyms im Zweifel bis zu 30 min abgewartet werden. In manchen OP-Lehren wird bei Auffinden eines hämorrhagisch erscheinenden Hodens, nach Detorquierung, das Auflegen warmer NaCl-Kompressen mit dem Gedanken der Vasodilatation und Hyperperfusion erwogen. Der Erfolg dieser Maßnahme ist nicht nachgewiesen (Kallerhoff et al. 1996).

Ebenfalls wird u. a. in der EAU Leitlinie die Durchführung eines Tunica vaginalis-Flaps beschrieben. Hierbei wird die Tunica albuginea inzidiert und ein Schwenklappen mit vaskularisierter Tunica vaginalis durchgeführt. Die dadurch entstehende Oberflächenvergrößerung soll den durch die Verdrehung entstandenen erhöhten intratestikulären Druck reduzieren.

Es handelt sich hierbei lediglich um einen Versuch der Regulierung der Hodenperfusion. Ein bereits nekrotischer Hoden kann auch mit dieser Methode nicht revitalisiert werden (Chu et al. 2018).

Im Zweifel sollte der Hoden zunächst belassen werden, da auch bei irreversibel geschädigtem Keimepithel die hormonproduzierenden Leydig-Zellen ggf. eine Teilfunktion übernehmen (Ischämiezeit 10–12 h) (Turner et al. 2004). Nur bei gesicherter Nekrose sollte eine Ablatio testis erfolgen (Gielchinsky et al. 2016).

▪▪ **Postoperative Komplikationen**

Komplikation: Hodenatrophie

Häufigkeit: Bis zu 80 % (Grimsby et al. 2018).

Ursache: Minderperfusion während der Torsion, irreversible Schädigung des Parenchyms, das Risiko steigt mit der Ischämiezeit.

Behandlung: Unmittelbare Hodenfreilegung bei Verdacht auf eine Torsion, Behandlungsfenster 3–6 h nicht überschreiten (Lian et al. 2016).

❯ Das Risiko der Hodenatrophie steigt mit dem Zeitfenster der Hodenfreilegung nach Einsatz des Schmerzereignisses. Wird ein Zeitfenster von 12 h überschritten ist eine Atrophierate (>80 % Volumenreduktion) von bis zu 80 % beschrieben.

Komplikation: Subfertilität

Die Gesamtfertilität nach stattgehabter einseitiger Hodentorsion scheint unabhängig von Orchidopexie oder Ablatio testis nicht eingeschränkt zu sein und liegt aufgrund der geringen Inzidenz der Hodentorsion unter 1 % (Gielchinsky et al. 2016).

Häufigkeit: 36–39 % (Radmayr et al. 2019).

Ursache: Ischämische Schädigung des Keimepithels, Schädigung der Blut-Hoden-Schranke.

Behandlung: Vermeidung von Zeitverzögerung bis zur Operation, eine nachträgliche Behandlung ist nicht möglich.

Komplikation: Rezidivtorsion

Häufigkeit: 4,5–50 % (Lent und Viegas 2013).

Ursache: Fehlende Pexie des torquierten Hodens.

OP-Techniken mit einzelner, punktueller Fixation der Hodenkapsel bergen das Risiko, dass sich der Samenstrang weiterhin um die eigene Achse drehen kann.

Behandlung: Erneute Hodenfreilegung und möglichst großflächige Fixierung der Tunica albuginea des Hodens an die Tunica vaginalis oder Dermis der Skrotalhaut.

Vorbeugung: Die Pexie des verdrehten Hodens sowie die prophylaktische Fixation der Gegenseite sind obligat. Bei bereits bestehender Nekrose des akut verdrehten Hodens sollte die kontralaterale Fixation zweizeitig durchgeführt werden, um Wundheilungsstörungen zu vermeiden (Lorenz et al. 2015). Bezüglich der Art und der Verwendung des Nahtmaterials zur Orchidopexie besteht kein einheitlicher Konsens. 57 % der Autorengruppe der deutschen S2k-Leitlinie „Akutes Skrotum im Kindes- und Jugendalter" sprechen sich für eine Fixierung mit mindestens 2–3 Nähten aus resorbierbarem Nahtmaterial aus.

Komplikation: Intratestikuläres Ödem

Häufigkeit: Bis zu 20 % (Kutikov et al. 2008).

Ursache: Ödembildung nach Reperfusion, Zunahme des intratestikulären Drucks (Kompartmentsyndrom).

Behandlung:
- Präoperative und postoperative antiphlogistische Therapie
- Lokale Maßnahmen: Ruhe, Hochlagern, Suspensorium
- Bei nicht kontrollierbaren Schmerzen: Revision
  - Nach Ausschluss einer Re-Torsion Tunica albuginea Inzision zur Entlastung
  - Tunica vaginalis-Flap (Kutikov et al. 2008): Hierbei wird die Tunica albuginea inzidiert und ein Schwenklappen mit vaskularisierter Tunica vaginalis durchgeführt. Die dadurch entstehende Oberflächenvergrößerung soll den durch die Verdrehung entstandenen erhöhten intratestikulären Druck reduzieren.
- Ultima Ratio: Ablatio testis bei nekrotischem Hoden

■ **Hodenprothese**

Der Verlust des Hodens durch Torsion, Trauma oder maligner Genese kann in jedem Alter eine psychologische Belastung darstellen. Jeder Patient sollte daher über die Möglichkeit einer Prothesenimplantation aufgeklärt werden (Lucas et al. 2017).

■■ **Präoperative Komplikationen**

Komplikation: Falsche Größe der Prothese

Häufigkeit: 16–30 % (Srivatsav et al. 2019).

Ursache: Fehlerhafte sonographische Größenermittlung der Gegenseite.

Behandlung: Austausch der Hodenprothese durch Rezidiveingriff, zuvor korrekte sonographische Größenermittlung der Gegenseite.

■■ **Postoperative Komplikationen**

Komplikation: Protheseninfektion

Häufigkeit: 0,6–4 % (Lucas et al. 2017).

Ursache: Meist intraoperative Keimverschleppung.

Behandlung: Entfernung der Prothese notwendig, antibiotische Therapie mit Cephalosporinen, Trimethoprim ± Sulfamethoxazol (TMP ± SMX), Aminopenicillin plus Betalaktamaseinhibitor oder Piperacillin/Tazobactam. Das Erregers-

20

pektrum umfasst meist Hautpathogene (Staphylokokken).

Vorbeugung:
– Sterile Kautelen
– Aufgrund der schwerwiegenden Komplikation der Protheseninfektion, die ggf. zum Verlust der Prothese führen könnte, sollte in jedem Fall eine perioperative Antibiotikaprophylaxe mit Cephalosporinen der Gruppe 2 oder 3, Trimethoprim ± Sulfamethoxazol (TMP ± SMX) oder Aminopenicillin plus Betalaktamaseinhibitor verabreicht werden (Hein et al. 2017).

Komplikation: Prothesenexpulsion
Hierunter versteht man sowohl die Migration des Implantates zum äußeren Leistenring als auch die direkte Abstoßungsreaktion des Hodenimplantates durch die Haut.
Häufigkeit: 3–8 % (nur 1 Fall über die direkte Migration des Implantates durch die Haut beschrieben) (Lucas et al. 2017; Donati-Bourne et al. 2015).
Ursache:
– Immunsuppression des Patienten
– Zeitintervall meist >1 Jahr zwischen Orchiektomie und Prothesenimplantation, durch die im Verlauf geringer werdende Dehnbarkeit der Skrotalhaut (Donati-Bourne et al. 2015)
– Irritation der Naht durch die Prothese bei skrotaler Schnittführung
Behandlung: Prothesenentfernung, Prothesenneuimplantation nach ausgiebiger Lavage und Abwesenheit von Infektionszeichen direkt möglich.

Komplikation: Prothesenaszension
Trotz tiefskrotaler Platzierung, Migration des Implantates bis hochskrotal.
Häufigkeit: 20–39 % (Yossepowitch et al. 2011).
Ursache: Postoperative Kontraktur des Skrotums u. a. durch Reaktion des Gewebes auf das Fremdmaterial, Platzierung initial zu hochskrotal.

Behandlung: Sofern kosmetisch nicht beeinträchtigend und nicht als störend empfunden, keine Therapienotwendigkeit. Bei Patientenwunsch oder Schmerzen: Lagekorrektur.
Vorbeugung: Schaffen eines Prothesenpouches zur korrekten Platzierung (hauptsächlich bei zweizeitigen Eingriffen). Hierbei wird an der Stelle der geplanten Prothesenposition, mit einem chirurgischen Instrument (Pinzette, Schere), ein ausreichender Hohlraum gebildet, um die Prothese in diesem zu platzieren (Lawrentschuck und Webb 2005).

■ **Traumata**
Obwohl urogenitale Verletzungen nur ca. 5 % der traumatologischen Verletzungen ausmachen, entfallen hiervon 27–68 % auf das äußere Genitale (Bjurlin et al. 2013).

Die Krankheitsbilder sind vielfältig und reichen von stumpfen Traumata über penetrierende Verletzungen bis hin zu Verbrennungen. Stumpfe Traumata machen mit bis zu 85 % den Großteil der Verletzungen aus, die anderen 15 % verteilen sich auf Biss-, Stich- oder Schussverletzungen.

■ ■ **Präoperative Komplikationen**
Komplikation: Tunica albuginea Perforation (◘ Abb. 20.3).
Häufigkeit: Bei bis zu 50 % aller stumpfen Hodentraumata (Lyttwin et al. 2017).
Ursache: Ab ca. 50 kg direkter Krafteinwirkung kommt es zu einem Einriss der Tunica albuginea.
Behandlung: Abhängig vom Zeitpunkt des Traumas:
– Akut: Operatives Vorgehen mittels Tunica-albuginea-testis-Naht, bei primär nicht verschließbarem Defekt Tunica-vaginalis-Flap erwägen (siehe Hodentorsion). Postoperativ: Perfusionskontrolle und Hormonkontrolle
– Liegt das Trauma länger zurück, kann nach Organisation des Hämatoms ein konservatives Vorgehen mit regelmä-

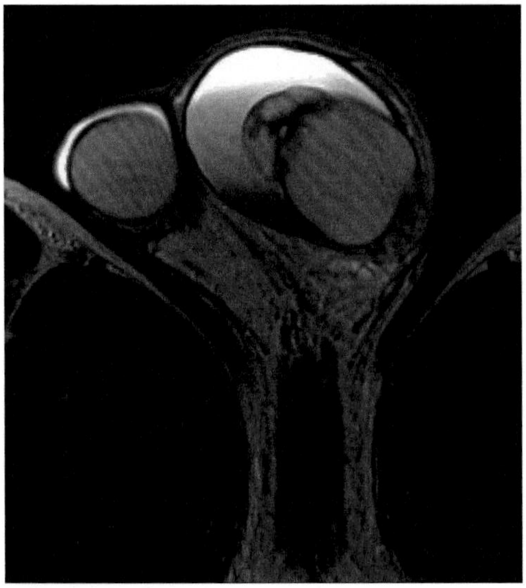

■ **Abb. 20.3** Magnetresonanztomograhie eines Hodens mit Perforation der Tunica albuginea

ßigen dopplersonographischen und klinischen Kontrollen vertreten werden.

Komplikation: **Freiliegender Hoden** (■ Abb. 20.4).
Häufigkeit: Keine konkreten Angaben in der Literatur verfügbar.
Ursache: Verletzungen z. B. Verkehrsunfall, Explosionsverletzungen.

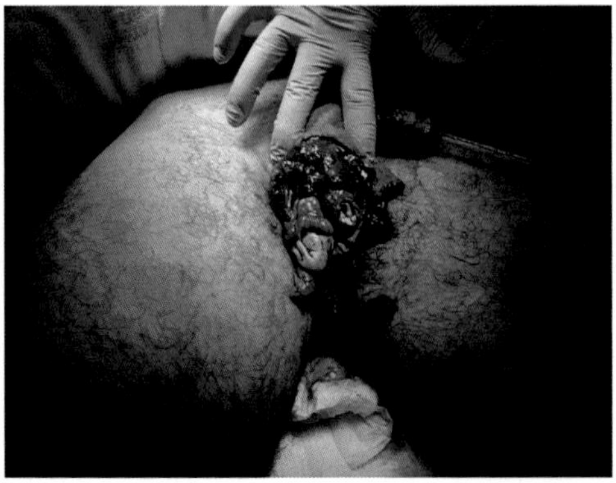

■ **Abb. 20.4** Sprengverletzung äußeres Genitale

Behandlung: Versuch des Hodenerhaltes, ggf. passagere Implantation des Hodens in das Subkutangewebe des Oberschenkels, bis Wundheilung so weit fortgeschritten ist, dass die Bildung eines Neoskrotums durch Lappenplastiken/Spalthaut möglich ist.

■■ Postoperative Komplikationen

Die einem Trauma folgenden Komplikationen vereinbaren alle der bisher aufgelisteten Komplikationen und hängen von dem Ausmaß der Schädigung ab.

Oberste Priorität hat der Versuch der organerhaltenden operativen Versorgung.

Literatur

Anheuser P, Kranz J, Will J, Dieckmann KP (2014) Komplikationen bei inguinaler Ablatio testis und skrotaler Orchiektomie. Urologe 53:676–682

Bjurlin MA, Kim DY, Zhao LC, Palmer CJ, Cohn MR, Vidal PP, Bokhari F, Hollowell CM (2013) Clinical characteristics and surgical outcomes of penetrating external genital injuries. J Trauma Acute Care Surg 74(3):839–844

Bonkat G, Ruszat R, Forster T, Wyler S, Dogra VS, Bachmann A (2007) Benigne zystische Raumforderungen des Hodens. Eine Übersicht. Urologe A 46:1697–1703

Chernyadyev SA, Ufimtseva MA, Vishnevskaya IF, Bochkarev YM, Ushakov AA, Beresneva TA, Galimzyanov FV, Khodakov VV (2018) Fournier's gangrene: literature review and clinical cases. Urol Int 101(1):91–97

Chu DI, Gupta K, Kawal T, Van Batavia JP, Bowen DK, Zaontz MR, Kolon TF, Weiss DA, Zderic SA, Canninga DA (2018) Tunica vaginalis flap for salvaging testicular torsion: a matched cohort analysis. J Pediatr Urol 14(4):329

Dieckmann KP, Heidenreich A (2019) Therapie des Primärtumors. In: Rübben H (Hrsg) Uro-Onkologie, 5. Aufl. Springer, Berlin, S 651–656

Docimo SG (1995) The results of surgical therapy for cryptorchidism: a literature review and analysis. J Urol 154:1148–1152

Donati-Bourne J, Deb A, Jay Mathias S, Fraser Saxby M, Fernando H (2015) Complete expulsion of testicular prosthesis via the scrotum: a case-based review of the preventive surgical strategies. Case Rep Urol 2015:434951

Gielchinsky I, Suraqui E, Hidas G, Zuaiter M, Landau EH, Simon A, Duvdevani M, Gofrit ON, Pode D, Rosenberg S (2016) Pregnancy rates after testicular torsion. J Urol 196:853

Glicksman R, Hamilton RJ, Chung P (2017) Retroperitoneal hematoma following radical orchiectomy: two cases. Can Urol Assoc J 11(1–2):E35–E37

Grimsby GM, Schlomer BJ, Menon VS, Ostrov L, Keays M, Sheth KR, Villanueva C, Granberg C, Dajusta D, Hill M, Sanchez E, Harrison CB, Jacobs MA, Burgu B, Hennes H, Baker LA (2018) Prospective evaluation of predictors of testis atrophy after surgery for testis torsion in children. Urology 116:150–155

Heidenreich A, Albers P (2019) Ablatio testis und Enukleationsresektion. Aktuelle Urol 50(1):106–112. German

Hein C, Pilatz A, Wagenlehner FME (2017) Sinnvolle Antibiotikaprophylaxe in der Urologie Vermeidung von zunehmender Resistenzentwicklung. Der Urol 56(9):1109–1115

Hicksa N, Guptab S (2016) Complications and risk factors in elective benign scrotal surgery. Scand J Urol 50:468–471

Kallerhoff M, Gross AJ, Bötefür IC, Zöller G, Weidner W, Holstein AF, Ringert RH (1996) The influence of temperature on changes in pH, lactate and morphology during testicular ischaemia. Br J Urol 78(3):440–445

Khetpal R, Katz MD, Cox M, Arnaoutakis K (2014) The role of salvage hemiscrotectomy in testicular cancer after scrotal contamination: a case report and literature review. Clin Genitourin Cancer 12(3):e103–e106

Kiddoo DA, Wollin TA, Mador DR (2004) A population based assessment of complications following outpatient hydrocelectomy and spermatocelectomy. J Urol 171(2 Pt 1):746–748

Kiss I (2007) Diagnostik und Therapie neuropathischer Schmerzen: Lokalanästhetika wirksam. Dtsch Arztebl 104(11):A-733

Kutikov A, Casale P, White MA, Meyer WA, Chang A, Gosalbez R, Canning DA (2008) Testicular compartment syndrome: a new approach to conceptualizing and managing testicular torsion. Urology 72:786–789

Lange W (2014) S1-Leitlinie Leistenhernie, Hydrozele. Deutsche Gesellschaft für Kinderchirurgie (DG-KCH)

Lawrentschuk N, Webb DR (2005) Inserting testicular prostheses: a new surgical technique for difficult cases. BJU Int 95(7):1111–1114

Leitlinienprogramm Onkologie (Deutsche Krebsgesellschaft, Deutsche Krebshilfe, AWMF) (2020) S3-Leitlinie Diagnostik, Therapie und Nachsorge der Keimzelltumoren des Hodens, Langversion 1.1. AWMF-Registernummer: 043/049OL. Zugegriffen: 5. Apr. 2020

Lent V, Viegas H (2013) Die Umwendungsorchidopexie zur Rezidivprophylaxe einer Hodentorsion. Urologe 52:391–395

Lian BS, Ong CC, Chiang LW, Rai R, Nah SA (2016) Factors predicting testicular atrophy after testicular salvage following torsion. Eur J Surg 26(1):17–21

Lorenz C, Becht EW, Günther P, Kabs C, Leutner A, Miller J, Rübben I, Steinborn M, Ziegenhorn K (2015) S2k Leitlinie Akutes Skrotum im Kindes- und Jugendalter. AWMF Rg. Nr. 006/023. Zugegriffen: 2. Dez. 2019

Lucas JW, Lester KM, Chen A, Simhan J (2017) Scrotal reconstruction and testicular prosthetics. Transl Androl Urol 6(4):710–721

Ludwikowski B (2015) S2k Leitlinie Hodenhochstand – Maldescensus testis. AWMF Rg. Nr. 006/022. Zugegriffen: 2. Dez. 2019

Lyttwin B, Moltzahn F, Thalmann GN (2017) Therapiemanagement des stumpfen Hodentraumas. Urologe 56:864–867

Magistro G, Stief CG, Gratzke C (2014) Perioperative Antibiotikaprophylaxe bei großen urologischen Eingriffen. Urologe 53:1482–1488

Mannuel HD, Mitikiri N, Khan M, Hussain A (2012) Testicular germ cell tumors: biology and clinical update. Curr Opin Oncol 24:266–271

Mihmanli I, Kantarci F (2009) Sonography of scrotal abnormalities in adults: an update. Diagn Interv Radiol 1:64–73

Osegbe DN (1991) Fertility after sclerotherapy for hydrocele. Lancet 19 337(8734):172

Öztürk Ç, Fleer J, Hoekstra HJ, Hoekstra-Weebers JE (2015) Delay in diagnosis of testicular cancer; a need for awareness programs. PLoS One 10(11):e0141244

Passman C, Urban D, Klemm K, Lockhart M, Kenney P, Kolettis P (2009) Testicular lesions other than germ cell tumours: feasibility of testis-sparing surgery. BJU Int 103(4):488–491

Patel HD, Gupta M, Cheaib JG, Sharma R, Zhang A, Bass EB, Pierorazio PM (2020) Testis-sparing surgery and scrotal violation for testicular masses suspicious for malignancy: a systematic review and meta-analysis. Urol Oncol

Peeraully R, Jancauskaite M, Dawes S, Green S, Fraser N (2019) Does the source of referral affect outcomes for paediatric testicular torsion? Ann R Coll Surg Engl 101:411–414

Promm M, Rösch W (2014) Zirkumzision und Orchidopexie. Urologe 53:663

Radmayr C, Bogaert G, Dogan HS, Nijman JM, Silay MS, Stein R, Tekgül S, 't Hoen LA, Quaedackers J, Bhatt N (2019) Guidelines on pediatric urology. EAU Guidel

Reiffel AJ, Barie PS, Spector JA (2013) A multidisciplinary review of the potential association between closed-suction drains and surgical site infection. Surg Infect 14(3):244–269

Riechardt S, Fisch M (2020) Operative Zugangswege beim Gleithoden und tiefen Leistenhoden – inguinaler Zugang. Aktuelle Urol 51:191–194

Rudkin SE, Kazzin AA (2016) Hydrocele in emergency medicine treatment and management. Medscape

Schlereth T et al. (2019) Diagnose und nicht interventionelle Therapie neuropathischer Schmerzen, S2k-Leitlinie, 2019. Deutsche Gesellschaft für Neurologie, Leitlinien für Diagnostik und Therapie in der Neurologie. Zugegriffen: 5. Mai 2020

Schumpelick V, Arlt G, Steinau G (1997) Hernienchirurgie. Leistenhernien bei Erwachsenen und Kindern. Dtsch Ärztebl 48. Deutsches Ärzteblatt 95, Heft 24(59) 12. Juni 1998

Singh A, Ahmed K, Aydin A, Khan MS, Dasgupta P (2016) Fournier's gangrene. A clinical review. Arch Ital Urol Androl 88(3):157–164

Srivatsav A, Balasubramanian A, Butaney M, Thirumavalavan N, McBride JA, Gondokusumo J, Pastuszak AW, Lipshultz L (2019) Patient attitudes toward testicular prosthesis placement after orchiectomy. Am J Mens Health 13(4):1557988319861019

Sroczynski M, Sebastian M, Rudnicki J, Sebastian A, Agrawal AK (2013) A complex approach to the treatment of Fournier's gangrene. Adv Clin Exp Med 22(1):131–135

Swartz MA, Morgan TM, Krieger JN (2007) Complications of scrotal surgery for benign conditions. Urology 69(4):616–619

Tsai L, Milburn PA, Cecil CL, Lowry PS, Hermans MR (2019) Comparison of recurrence and postoperative complications between 3 different techniques for surgical repair of idiopathic hydrocele. Urology 125:239–242

Toppari J, Rodprasert W, Virtanen HE (2014) Cryptorchidism – disease or symptom? Ann Endocrinol 75(2):72–76

Turner TT, Bang HJ, Lysiak JL (2004) The molecular pathology of experimental testicular torsion suggests adjunct therapy to surgical repair. J Urol 172(6 Pt 2):2574–2578

Wimpissinger F (2008) Chirurgie der Hydrocele testi. J Urol Urogynäkologie 15(5):28–29

Yossepowitch O, Aviv D, Wainchwaig L, Baniel J (2011) Testicular prostheses for testis cancer survivors: patient perspectives and predictors of long-term satisfaction. J Urol 186(6):2249–2252

Zahalsky MP, Berman AJ, Nagler HM (2004) Evaluating the risk of epididymal injury during hydrocelectomy and spermatocelectomy. J Urol 171(6 Pt 1):2291–2292

Zamkowski MT, Makarewicz W, Ropel J, Bobowicz M, Kąkol M, Śmietański M (2016) Antibiotic prophylaxis in open inguinal hernia repair: a literature review and summary of current knowledge. Wideochir Inne Tech Maloinwazyjne 11(3):127–136

Genitale: Nebenhoden und Samenleiter

Sabine Kliesch

© Springer-Verlag GmbH Deutschland, ein Teil von Springer Nature 2021
J. Kranz et al. (Hrsg.), *Komplikationen in der Urologie*,
https://doi.org/10.1007/978-3-662-60625-4_21

■ **Hintergrund**

Nebenhoden (Epididymis) und Samenleiter (Vas deferens, syn. Ductus deferens) stellen anatomisch zentrale und funktionell relevante Strukturen für die Reproduktionsfunktion des Mannes dar. Therapie-assoziierte Komplikationen haben unter Umständen weitreichende und irreversible Folgen.

Der Nebenhoden (bzw. die Epididymis) ist ebenso wie Testis und Samenstrang von der Tunica vaginalis umschlossen, liegt halbmondförmig posterolateral dem Hoden an und ist der vorsichtigen Palpation gut zugänglich. Im Mediastinum testis schließen sich aus den Tubuli seminiferi die Tubuli recti zusammen und ermöglichen den Spermien den Übertritt in die Hohlräume des Rete testis. Der dortige Absorptionsdruck drainiert die Spermien in ca. 12–18 Ductuli efferentes, die den Nebenhodenkopf (Caput epididymis, Globus major der Epididymis) bilden und jeweils 20 bis 50 cm Länge aufweisen. Die Ductuli efferentes beinhalten ein resorptionsaktives und sekretorisch aktives Zellepithel mit und ohne Zilien. Dort werden die Spermien konzentriert. Die Ductuli efferentes konfluieren zum Tubulus epididymis, dem einzigen Nebenhodengang. Der Tubulus epididymis weist beim Menschen die beachtliche Länge von 5–6 m auf, ist zu einzelnen Lobuli aufrollt und bildet den Nebenhoden, der in einen Corpus und eine Cauda epididymis unterteilt wird. Das Nebenhodenepithel besteht aus Haupt- und Basalzellen mit sowohl estrogenabhängiger resorptiver als auch androgenabhängiger sekretorischer Funktion sowie Lymphozyten. Das spezifische Milieu im Nebenhoden ermöglicht den Spermien ein Überleben bis zu 14 Tagen und beeinflusst das Heranreifen der Spermien. Das wichtigste im Nebenhoden sezernierte wasserlösliche Enzym ist die neutrale alpha-Glukosidase, die in der Diagnostik der obstruktiven Azoospermie eingesetzt werden kann. Am Übergang zwischen Cauda epididymis und Ductus deferens erfolgt der Weitertransport der

Spermien. Unter der Kontrolle des sympathischen Nervensystems erfolgt die weitere Emission, die von der Kontraktion der glatten Muskulatur u. a. von Ductus deferens als auch Cauda epididymis abhängig ist (Übersicht bei Cooper und Young 2009).

Der Ductus deferens verlässt über den Samenstrang das Skrotalfach in enger Nachbarschaft zu den Arterien von Testis und Epididymis, dem Plexus pampiniformis und begleitenden Nerven. Ein Fehlen von Ductus deferens und/oder ein Verschluss von Ductus bzw. Nebenhodengang führen zu einer obstruktiven Azoospermie (Tüttelmann et al. 2010).

❯ Der Nebenhodengang ist beim Menschen 5–6 m lang und formt Nebenhodencorpus und -cauda, in denen die Spermienreifung erfolgt (Cooper und Yeung 2009).

Erkrankungen des Nebenhodens und/oder des Ductus deferens beeinflussen die Spermienfunktion und/oder ihren Weitertransport. Folgende Erkrankungen führen zu operativen Eingriffen, die mit Komplikationen assoziiert sind oder sein können. ◻ Tab. 21.1 fasst die Erkrankungen zusammen:

■ **Operative Eingriffe und ihre möglichen Risiken/Komplikationen**

Spermatozolenresektion

Spermatozelen imponieren palpatorisch als pralle Raumforderungen des Nebenhodens, sind echoarm in der Ultraschalluntersuchung und stellen Aussackungen des Ductus epididymis überwiegend im Caputbereich, aber auch im Corpus oder der Cauda epididymis dar (Behre et al. 1995). Eine operative Behandlung, insbesondere bei Patienten mit nicht abgeschlossener Familienplanung, sollte aufgrund des Risikos der permanenten Obstruktion des Caput bzw. des Ductus epididymis vermieden werden. Eine Indikation zur Operation aufgrund der Größe einer Spermatozele ist insgesamt selten. Die Operation sollte bevorzugt mik-

21

◩ **Tab. 21.1** Gründe für operative Eingriffe an Nebenhoden und/oder Samenleiter (Modifiziert nach Kliesch 2011)

Organ	Klinischer Befund	Operativer Eingriff
Nebenhoden (Epididymis)	Spermatozele	Spermatozelenresektion
	Chron. Schmerzen	Epididymektomie
	Benigne Tumoren (Adenomatoidtumoren, Leiomyome, Cystadenome (von-Hippel-Lindau-Syndrom), Lymphangiome)	(Partielle) Epididymektomie
	Bösartige Tumoren (Nebenhodenkarzinom, Lymphome, Sekundäre Metastasen)	Epididymektomie
Samenleiter (Ductus deferens)	Sterilisationswunsch	Vasektomie
	Erneuter Kinderwunsch bei Z. n. Vasektomie	Mikrochirurgische Vasovasostomie, ggf. Vasotubulostomie
	Benigne Tumoren des Samenstranges	Tumorenukleation
	Bösartige Tumoren des Samenstranges Kongenitale Aplasie des Vas deferens (bilateral, CBAVD; selten unilateral CUAVD)	Tumorexzision mit oder ohne Samenstrang-/Hodenerhalt Hodenbiopsie zur testikulären Spermiengewinnung (TESE) oder/ und mikrochirurgische epididymale Spermienaspiration (MESA)

rochirurgisch erfolgen, da dies die Chance für die Schonung der Gefäßversorgung und eine gute Versorgung des Überganges zum Nebenhoden ermöglicht (Kliesch 2014).

Epididymektomie (partiell oder komplett)
Die Epididymektomie wird bei seltenen Nebenhodentumoren und chronischen Schmerzzuständen als Ultima Ratio durchgeführt, resultiert prinzipiell in einer irreversiblen Obstruktion und ist keiner rekonstruktiven Therapie zugänglich (Kliesch 2011, 2014).

■■ Postoperative Komplikationen nach Spermatozelenresektion oder Epididymektomie
Komplikation: Postoperativer Verschluss des Nebenhodens
Häufigkeit: >90 % (Kliesch 2011, 2014).
Ursache: Narbiger Verschluss der Ductuli efferentes bzw. des Ductus epididymis.

Behandlung: Präoperative Kryokonservierung von Spermien, wenn ein (funktioneller) Einzelhoden vorliegt, ein beidseitiges operatives Vorgehen geplant und/ oder die Familienplanung noch nicht abgeschlossen ist.

Komplikation: Spermatozelenrezidiv oder Spermagranulom bei Spermatozelenresektion oder partieller Epididymektomie
Häufigkeit: Keine konkreten Angaben in der Literatur verfügbar.
Ursache: Insuffizienz im Bereich der Absetzungsstelle der Spermatozele vom Nebenhoden, z. B. bei Verzicht auf eine Ligatur.
Behandlung: Bei relevanten Beschwerden Re-Operation.

Komplikation: Nebenhodennekrose bei Spermatozelenresektion oder partieller Epididymektomie
Häufigkeit: Keine konkreten Abgaben in der Literatur verfügbar.

Ursache: Verletzung der epididymalen Gefäßversorgung mit Durchblutungsstörung des Nebenhodens.
Vorbeugung: Mikrochirurgisches operatives
Verfahren zur besseren anatomischen
Darstellung und minimal invasiver Präparation.

▪ Vasektomie

Für die sichere Kontrazeption steht auch
heute noch die Vasektomie als sog. definitives Verfahren zur Verfügung und kommt
bei der abgeschlossenen Familienplanung
des Paares, aber auch bei der individuellen
Entscheidung des Mannes gegen eine Va-
terschaft zur Anwendung und wird weltweit
von ca. 5 % der Männer in Partnerschaften
in Anspruch genommen (Dohle et al. 2011,
Kliesch 2014). Der Eingriff wird meistens
in Lokalanästhesie (LA) durchgeführt.

▪▪ Postoperative Komplikationen
Komplikation: Vasektomieversagen
Häufigkeit: 1–2 % der vasektomierten Männer (Kliesch 2014).
Ursache: Spontane Rekanalisation der Samenleiterenden oder inkompletten Resektion des Ductus deferens.
Behandlung: Re-Vasektomie, vorzugsweise
in Intubationsnarkose sowie histopathologische Untersuchung des Resektates.
Vorbeugung: Verlagerung der Ductus defe-
rens-Enden in unterschiedliche Gewebeschichten, histopathologische Beurteilung
des Resektates.

Komplikation: Hämatombildung
Häufigkeit: 2 % der vasektomierten Männer
(Kliesch 2014).
Ursache: Nachblutung im Bereich der A.
ductus deferentis oder subkutan.
Behandlung: Konservativ, in sehr seltenen
Fällen ist eine operative Hämatomaus-
räumung erforderlich.

Vorbeugung: Subtile bipolare Koagulation
bei schonender Präparation des Ductus,
Vermeiden einer Ödembildung durch
die LA und Abrutschen der Ligaturen.

Komplikation: Wundinfektion
Häufigkeit: 3–4 % der vasektomierten
Männer (Kliesch 2014).
Ursache: Insbesondere bei Risikopatienten,
z. B. Diabetiker oder immunsupprimierte
Patienten.
Behandlung: Testgerechte antimikrobielle
Therapie.
Vorbeugung: Perioperative Abschirmung bei
Risikopatienten, präoperative Ejaku-
lat-Kulturanalyse und ggf. präoperative
Antibiotikatherapie bei signifikantem
Keimnachweis.

Komplikation: Spermagranulom
Häufigkeit: Keine konkreten Abgaben in
der Literatur verfügbar.
Ursache: Insuffizienz im Bereich der epidi-
dymalen Ductusligatur.
Behandlung: Bei relevanten Beschwerden
Re-Operation und Ligatur des epididy-
malen Ductusstumpfes.

**Komplikation: Post-Vasektomie Schmerz-
syndrom**
Häufigkeit: 0,4–6 % der Patienten (Kliesch
2014).
Ursache: Nicht eindeutig geklärt – chronische, stauungsbedingte Epididymitis
bzw. chronische Testalgie, ggf. vorbestehender asymptomatische Infektion
der ableitenden Samenwege, psycho-
somatische Reaktion, nervale Irritatio-
nen bei unvollständiger Freilegung des
Ductus deferens vor Ligatur desselben.
Behandlung: Stufenanalgesie nach WHO
Schema, Samenstranginfiltration mit
Lokalanästhesie oder Kortisonprä-
paraten, mikrochirurgische inguinale

Samenstrangneurolyse oder mikrochirurgische Vasovasostomie. Ultima Ratio: Epididymektomie oder Orchiektomie.

Vorbeugung: Präoperative Ejakulat-Kultur zum Ausschluss von asymptomatischen Infektionen, sorgfältige Aufklärung (Entscheidung des Mannes?), sorgfältige Präparation des Ductus deferens.

■ Mikrochirurgische Refertilisierung

Die häufigste mikrochirurgische Refertilisierungsoperation ist die Vasovasostomie nach Sterilisationsvasektomie. Andere Gründe können z. B. eine iatrogene Obstruktion nach Hernienchirurgie oder der erworbene Verschluss des Ductus epididymis nach einer Epididymitis sind eher selten. Patienten mit einer Azoospermie stellen 12 % aller Infertilitätspatienten dar, wobei 2 % der azoospermen Patienten eine Verschlussazoospermie aufweisen (Tüttelmann et al. 2010). Als mikrochirurgische Refertilisierungsoperationen kommen zwei Verfahren zum Einsatz (Belker et al. 1991; Schroeder-Printzen et al. 2003; Schwarzer 2012).

Die Vasovasostomie (VV) ist das mikrochirurgische Standardverfahren und kann als ein-, zwei- oder dreischichtige Methode durchgeführt werden. Überwiegend wird die zwei- und dreischichtige VV heutzutage als Standard angesehen und erreicht eine Durchgängigkeit von 85–90 % bezogen

auf das Ejakulat und Schwangerschaftsraten zwischen 30 und 50 % (Schwarzer et al. 2012; Valerie et al. 2018). Die Refertilisierung erfordert ein Operationsmikroskop sowie monofiles Fadenmaterial der Stärken 10×0 und 9×0, optional auch 11×0 (◘ Abb. 21.1)

Eine Lupenbrille ist nicht ausreichend. Bei den Verfahren mit Lupenbrille sind die erreichbaren Durchgängigkeitsraten rund 10 % geringer, die Re-Stenoseraten sind deutlich höher und die Schwangerschaftsraten deutlich niedriger. Intraoperativ gilt das Vorliegen von Spermien im Samensekret als positiver prognostischer Marker im Hinblick auf den Erfolg der Operation (Kliesch 2012). Die Beurteilung erfolgt nach der Silber-Klassifikation (Silber 1977). Bei fehlendem Spermiennachweis und klarem oder opaleszierendem Aspirat werden immer noch Durchgängigkeitsraten von 91 bzw. 93 % und Schwangerschaftsraten von 49 bzw. 59 % beschrieben (Belker et al. 1983). Das Aussehen des Aspirates wird unterschieden in klar, opaleszierend, cremig oder pastös.

Ist das spermienfreie Aspirat cremig oder pastös, dann reduzieren sich die Durchgängigkeits- und Schwangerschaftsraten auf durchschnittlich 26 %.

Die Vasotubulostomie (VT) (syn.: Vasoepididymostomie, VE) wird durchgeführt, wenn eine VV nicht durchführbar

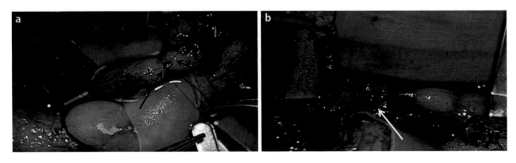

◘ **Abb. 21.1a,b** **a** Intraoperativer Situs zum Zeitpunkt der ersten Schicht zur Adaptation der Mukosa der beiden Lumina mit 10×0 monofilem Nahtmaterial zur Überbrückung von Lumendifferenzen, Pfeile markieren die präparierten Samenleiterenden. **b** Adaptation der Muskularis der Samenleiterenden mit 9×0 Nahtmaterial, die zweite Schicht ist hier bereits vollendet (Pfeilmarkiert)

oder nicht erfolgversprechend ist. Wichtige Kriterien für die Entscheidungsfindung sind das Aussehen der Samenflüssigkeit und die intraoperative Analyse derselben (Silber 1977; Belker 1991). Es gibt verschiedene Techniken (End-zu-Seit-Anastomose, Triangulartechnik, Invaginationstechnik). Die Erfolgsraten sind schlechter als bei der VV. Rund 35 % der Patienten müssen mit einer postoperativen Azoospermie rechnen (Boorjian et al. 2004).

Präoperative Komplikation: Subklinische Infektion der ableitenden Samenwege
Häufigkeit: 9–10 % urogenitale Infektionen bei Patienten mit Infertilität bzw. Azoospermie (Eisenhardt und Sperling 2008; Tüttelmann et al. 2010).
Ursache: Klinisch inapparente Samenwegsinfektion. Eine nicht erkannte Infektion der ableitenden Samenwege kann postoperativ mit einer nicht erreichten Durchgängigkeit des Ductus deferens oder einem Re-Verschluss im postoperativen Verlauf einhergehen (Eisenhardt und Sperling 2008).
Behandlung: Bei Nachweis einer Infektion (Chlamydien, Mykoplasmen, Ureaplasmen, Enterokokken, E. coli) ist eine präoperative testgerechte antibiotische Behandlung notwendig.
Vorbeugung: Präoperative Ejakulatanalyse mit mikrobiologischer Untersuchung des Seminalplasmas.

■■ Intraoperative Komplikation
Komplikation: Intraoperativer Nachweis von Bakterien im Sekretausstrich
Häufigkeit: Jeder 3. VV/VT-Patient weist intraoperativ Bakterien im Ausstrichpräparat auf (Kliesch, eigene Daten).
Ursache: Klinisch inapparente Samenwegsinfektion.
Behandlung: Bei intraoperativ pastöser Samenflüssigkeit und Bakteriennachweis im intraoperativen Ausstrich an potentieller Infektion denken und postoperativ antiphlogistisch und ggf. antibiotisch behandeln sowie zeitnahe Ejakulatkultur postoperativ.

Komplikation: Pastöses epididymales Sekret, das die mikroskopische Analyse auf Spermien erschwert
Häufigkeit: Keine konkreten Angaben in der Literatur verfügbar.
Ursache: Vermutlich Obstruktion.
Behandlung: Verdünnung des Sekretes mit Kochsalzlösung auf dem Objektträger vor der mikroskopischen Analyse, um möglichst keine Spermien oder Fragmente zu übersehen.

■■ Postoperative Komplikation
Komplikation: Postoperative Hämatombildung
Häufigkeit: <1 % (Kliesch, eigene Daten).
Ursache: Blutung.
Behandlung/Vorbeugung: Sorgfältigste bipolare Koagulation auch kleiner Blutungen während der Operation unter mikroskopischer Sicht und fortwährender Spülung.

Komplikation: Postoperative Azoospermie
Häufigkeit: Durchschnittlich 10–15 % der Patienten nach VV und mindestens 35 % der Patienten nach VT erreichen keine Durchgängigkeit der Samenleiter und bleiben azoosperm (Belker et al. 1991; Kliesch 2012; Schwarzer 2012; Valerie et al. 2018).
Ursache: Unzureichende Anastomosen-Technik, narbige Striktur oder Anastomoseninsuffizienz, testikuläre oder epididymale Vorschädigung, Schädigung des Ductus deferens durch Nekrose oder narbige Obliteration durch Devaskularisation oder Koagulationsschaden.
Behandlung: Ejakulatkontrollen postoperativ alle zwei bis drei Monate. Wenn sechs Monate nach Vasovasostomie oder bis zu zwölf Monate nach Vasotubulosto-

mie keine Spermien nachweisbar sind, war die Operation nicht erfolgreich. Erneute VV (oder VT) in Betracht ziehen. Eine zweite Vasotubulostomie ist nur in der Hand sehr erfahrener Mikrochirurgen erfolgversprechend. Das Alter der Frau sollte bei diesen Überlegungen ebenfalls Berücksichtigung finden und ggf. eine assistierte reproduktionsmedizinische Maßnahme, ggf. in Kombination mit einer TESE (oder MESA), in Betracht gezogen werden (Valerie et al. 2018).

Vorbeugung: Intraoperativ ist eine Devaskularisation der Ductusenden zu vermeiden. Bei der Präparation des Ductus darf die gefäßführende Serosa möglichst nicht zerstört werden. Wenn aufgrund von Blutungen, die die Sicht bei der Anastomosierung beeinträchtigen, koaguliert werden muss, so sollte dies ausschließlich in biopolarer Technik unter gleichzeitiger Spülung mit Kochsalz- oder Ringerlösung erfolgen, um bestmögliche Sicht zu haben und den thermischen Schaden auf ein Minimum zu reduzieren.

Postoperativ ausreichende körperliche Schonung und keine sportliche Aktivität für 3–4 Wochen nach Operation, Geschlechtsverkehr erst nach 14 Tagen (Practice Committee of the ASRM 2008) sowie postoperative antiphlogistische Therapie. Ausschluss eines Infektes der ableitenden Samenwege. Präoperative Abklärung bakterieller Seminalplasmainfekte und ggf. antibiotische Therapie sowie präoperative Abklärung der testikulären Funktion (Hormone, Hodenvolumen und Hodensonographie).

Komplikation: Erneutes Auftreten einer Azoospermie nach postoperativen positiven Spermiogrammbefunden
Häufigkeit: Re-Verschlussrate postoperativ liegt zwischen 3 und 12 % nach Vasovasostomie und ca. 21 % nach Vasotubulostomie (Belker et al. 1985; Matthews 1995).

Ursache: Meistens vermutlich narbige Strikturentwicklung im Bereich der Anastomose oder Infektion der ableitenden Samenwege, die zu einer sekundären Obstruktion der Anastomose führt.
Behandlung: Kryokonservierung bei Verschlechterung der Samenqualität. Bei Azoospermie erneute Vasovasostomie oder Vasotubulostomie, ggf. in Kombination mit einer testikulären Spermiengewinnung (TESE). Die Erfolgsraten gleichen denen im Rahmen der Behandlung einer postoperativen Azoospermie. (siehe Postoperative Azoospermie)
Vorbeugung: Nach Dokumentation eines positiven Spermiogrammbefundes sollte bis zum Eintreten der gewünschten Schwangerschaft alle 3–4 Monate eine Ejakulatuntersuchung erfolgen, um eine Verschlechterung der Samenqualität rechtzeitig zu bemerken und ggf. mittels Kryokonservierung von Spermien eine Fertilitätsreserve anzulegen. Mikrobiologische Ejakulatkultur zur Erkennung von Seminalplasmainfekten und Einleitung einer frühzeitigen antimikrobiellen sowie antiphlogistischen Therapie.

- **Kongenitale (bilaterale) Aplasie des Vas deferens (CBAVD)**

Die überwiegend bilaterale und damit klinisch durch eine Azoospermie symptomatische Aplasie des Vas deferens fällt überwiegend im Rahmen einer Kinderwunschabklärung oder als Zufallsbefund im Rahmen einer operativen Skrotalexploration auf. Da Hodenvolumen und Endokrinium vollständig unauffällig sind, ist der männliche Phänotyp letztlich durch die Auffälligkeiten der Ejakulatuntersuchung charakterisiert: Vermindertes Ejakulatvolumen (meist <1 ml), Azoospermie und eine verminderte alpha-Glukosidase (und Fructose) im Seminalplasma. Die CBAVD ist für 2 % der Azoospermiefälle verantwortlich. Genetisch lassen sich bei den Betroffenen genetische Auffälligkeiten im Sinne einer milden Form einer zystischen Fibrose mit Mutationen im CFTR Gen nachweisen, die Erkrankung wird autosomal rezessiv vererbt und die Heterozygotenfrequenz in der Bevölkerung ist mit 4 % hoch (Tüttelmann et al. 2008; Toth et al. 2019). Der unerfüllte Kinderwunsch lässt sich in nahezu allen Fällen durch eine Spermiengewinnung, entweder aus dem Hoden oder aus dem meist nur partiell angelegten Nebenhoden, mit nachfolgender ICSI Therapie behandeln (Bernie et al. 2013). Komplikationen der Spermiengewinnung können aus Komplikationen, die mit der testikulären Spermienextraktion oder epididymalen Spermienaspiration verbunden sind, resultieren. Eine Rekonstruktion der ableitenden Samenwege ist nicht möglich.

Komplikation: Nur avitale oder immotile Spermien im epididymalen Aspirat
Häufigkeit: In bis zu 20 % der Fälle lassen sich aus dem Nebenhodenrudiment keine vitalen Spermien aspirieren (Kliesch, eigene Daten).
Ursache: Unzureichende Nebenhodenfunktion im Rahmen der Fehlbildung.
Behandlung: Ergänzende testikuläre Spermiengewinnung mittels multifokaler Hodenbiopsie bei i. d. R. normaler Spermatogenese (Bernie et al. 2013).

Literatur

Behre HM, Kliesch S, Schädel F, Nieschlag E (1995) Clinical relevance of scrotal and transrectal ultrasonography in andrological patients. Int J Androl 18(Suppl 2):27–31. PMID: 8719855

Belker AM, Konnak JW, Sharlip ID, Thomas AJ Jr (1983) Intraoperative observations during vasovasostomy in 334 patients. J Urol 129:524–527

Belker AM, Thomas AJ Jr, Fuchs EF, Konnak JW, Sharlip ID (1991) Results of 1,469 microsurgical vasectomy reversals by the Vasovasostomy Study Group. J Urol 145:505–511

Bernie AM, Ramasamy R, Stember D, Stah PJ (2013) Microsurgical epididymal sperm aspiration: indicatinos, techniques and outcomes. Asian J Androl 15:40–43

Boorjian S, Lipkin M, Goldstein M (2004) The impact of obstructive interval and sperm granuloma on outcome of vasectomy reversal. J Urol 171:304–306

Cooper TG, Young CH (2009) Physiologie der Spermienreifung und Fertilisation. In: Nieschlag E, Behre HM, Nieschlag S (Hrsg) Andrologie – Grundlagen und Klinik der reproduktiven Gesundheit des Mannes, 3. Aufl. Springer, Heidelberg, S 69–90

Dohle GR, Diemer T, Kopa Z et al. (2011) European Association of Urology guideline on vasectomy. Eur Urol 61:159–163

Eisenhardt A, Sperling H (2008) Infections of the genitourinary tract and refertilisation operations. Andrologia 40:97–99

Kliesch S (2014) Hydrozele, Spermatozele und Vasektomie: Komplikationsmanagement [Hydrocele, spermatocele, and vasectomy: management of complications]. Urologe A 53(5):671–675

Kliesch S (2011) Krankheiten des Nebenhodens und Samenstranges: Fehlbildungen und Tumoren. In: Krause W, Weidner W, Sperling H, Diemer T (Hrsg) Andrologie, 4. Aufl. Thieme, Stuttgart, New York

Kliesch S (2012) Mikrochirurgische Vasovasostomie. In: Anheuser J, Steffens J (Hrsg) Risiken und Komplikationen in der Urologie. Thieme, Stuttgart, S 298–302

Matthews et al. (1995) Practice committee of the American Society for Reproductive Medicine. Vasectomy reversal. Fertil Steril 2008(90):S78–S82

Schroeder-Printzen I, Diemer Th, Weidner W (2003) Vasovasostomy. Urol Int 70:101–107

Schwarzer JU (2012) Vasectomy reversal using a microsurgical three-layer technique: one surgeon's experience over 18 years with 1300 patients. Int J Androl 35:706–713

Silber SJ (1977) Microscopic vasectomy reversal. Fertil Steril 28:1191–1202

Toth B, Baston-Büst DM, Behre HM, Bielfeld A, Bohlmann M, Bühling K, Dittrich R, Goeckenjan M, Hancke K, Kliesch S et al. (2019) Diagnosis and treatment before assisted reproductive treatments. Guideline of the DGGG, OEGGG and SGGG – part 2, hemostaseology, andrology, genetic and history of malignant disease. Geburtsh Frauenheilk 79:1293–1308

Tüttelmann F, Gromoll J, Kliesch S (2008) Genetik der männlichen Infertilität. Urologe 47:1561–1567

Tüttelmann F, Werny F, Cooper TG, Kliesch S, Simoni M, Nieschlag E (2010) Clinical experience with azoospermia: aetiology and chances for spermatozoa detection upon biopsy. Int J Androl 33:1–8

Valerie U, DeBrucker S, DeBrucker M, Vloeberghs V, Drakopoulos P, Sants-Ribeiro S, Tournaye H (2018) Pregnancy after vasectomy: surgical reversal or assisted reproduction. Hum Reprod 33:1218–1227

21

Genitale: Vagina

Christl Reisenauer

© Springer-Verlag GmbH Deutschland, ein Teil von Springer Nature 2021
J. Kranz et al. (Hrsg.), *Komplikationen in der Urologie*,
https://doi.org/10.1007/978-3-662-60625-4_22

▪ Vaginale Hysterektomie

Die vaginale Hysterektomie als einfache Operation oder als Bestandteil einer umfangreicheren Beckenbodenrekonstruktion gehört zu den häufigsten und wichtigsten Operationen der Gynäkologie.

▪▪ Intraoperative Komplikationen

Komplikation: Blutung

Häufigkeit: <2 % (Neis et al. 2015; Wallwiener et al. 2009).

Ursache: Blutungen können aufgrund des größenlimitierten Zugangs besonders unangenehm sein. Bei einer vaginalen Hysterektomie können der Scheidenrand und die parametranen Absetzungsränder zu intra- und postoperativen Blutungen führen.

Behandlung: Bei primär vaginaler Blutung ist die Blutungsquelle meist im Vaginalstumpfbereich, d. h. in der Vaginalhaut bzw. deren Rändern zu suchen. Eine intraperitoneale Blutung kann auf eine Blutung im Bereich der Adnexstümpfe oder im Bereich der Stümpfe der uterinen Gefäße zurückzuführen sein. Meistens ist eine operative Revision vom vaginalen oder vom abdominalen Zugang aus erforderlich. Einzelne Nachblutungen/Hämatome werden aber auch in einem Intervall von bis zu drei Wochen revidiert.

Vorbeugung: Hämostatische Techniken wie die zirkuläre Infiltration der Ektozervix mit einer vasokonstriktorischen Substanz (z. B. Adrenalinlösung) können Scheidenhautrandblutungen minimieren. Zur Hämostase des parametranen Absetzungsrandes gelten die Grundregeln des sorgfältigen Anklemmens und sicheren Unterbindens.

> Das Operationsgebiet muss bluttrocken sein!

Komplikation: Verletzungen von Harnorganen

Häufigkeit: <1 % (Neis et al. 2015; Wallwiener et al. 2009).

Ursache: Die Harnblase ist bei der einfachen vaginalen Hysterektomie am meisten gefährdet. Die Inzision des Peritoneums, der sogenannten vorderen Umschlagsfalte, ist erst dann vorzunehmen, wenn die Blase sicher davon differenziert werden kann. Lässt sich die vordere peritoneale Umschlagsfalte nicht leicht auffinden, wird zunächst der Douglas-Raum eröffnet. Nach Durchtrennen der Ligg. sacrouterina und Absetzen der Parametrien wird der Uterus mobiler und der Zugang zur vorderen peritonealen Umschlagsfalte leichter. Zur Läsion kommt es meist im Bereich des der Zervix anliegenden Blasenanteils, der präparatorisch abgeschoben werden muss.

Behandlung: Wird die Harnblase verletzt, wird sie soweit mobilisiert, dass das Leck spannungsfrei, vorzugsweise in zwei Schichten vernäht werden kann. Bei Ureter-nahen, oder die Ureteren involvierenden Läsionen besteht bei unsachgemäßer Versorgung die Gefahr der Harnleiterstenose. Problematischer sind unbemerkte Verletzungen z. B. thermische Verletzungen, die erst zeitversetzt symptomatisch werden. Auch Nähte des Scheidenverschlusses können zu nah an die Blase heranreichen und diese (unbemerkt) verletzen. Diese Läsionen können eine Harnblase-Scheiden-Fistel zur Folge haben. Die häufigste Ursache für Blasen-Scheiden-Fisteln in den westlichen Ländern ist die Hysterektomie (Reisenauer et al. 2015). Die häufigste Fistellokalisation ist zwischen Scheidenapex und dem trigonalen/supratrigonalen Bereich der Blasenwand (◘ Abb. 22.1).

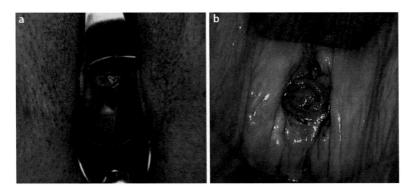

◫ Abb. 22.1a,b Blasen-Scheiden-Fistel nach vaginaler Hysterektomie. Bei der vaginalen Untersuchung ist im Bereich des Scheidenapex eine punktförmige (**a**) bzw. eine 3 cm durchmessende Fistelöffnung (**b**) sichtbar

Die Gefahr für Verletzungen der Ureteren besteht beim Absetzen des Uterus von den Ligamenten und Parametrien. Die vorsichtige Präparation nahe am Uterus verhindert Verletzungen von Nachbarorganen. Verletzungen der Harnleiter werden intraoperativ in der Regel nicht erkannt und führen erst im postoperativen Verlauf zu einem Harnaufstau oder zu einer ureteralen Nekrose und Leckage. Oft ist aufgrund der entzündlichen Prozesse eine direkte Reparatur dann schwieriger als bei sofortiger Feststellung der Verletzung. Häufig ist aufgrund ihrer Lage eine Harnleiter-Neuimplantation erforderlich. Die im postoperativen Verlauf routinemäßig durchgeführte Nierensonographie soll die Erkennung eines Harnaufstaus frühzeitig ermöglichen.

Komplikation: Verletzung des Rektums
Häufigkeit: <0,3 % (Neis et al. 2015; Wallwiener et al. 2009).
Ursache: Iatrogene Verletzung des Rektums bei z. B. schwierigen Operationsverhältnissen.
Behandlung: Sofortiger zweischichtiger Verschluss.

❯ Eine rektale Palpation am Ende des operativen Eingriffes ist zur Erkennung einer rektalen Verletzung hilfreich.

▪▪ Postoperative Komplikationen
Komplikation: Blutung, (siehe Intraoperative Komplikationen: Blutung)

Komplikation: Wundinfektion
Häufigkeit: <6 % (Neis et al. 2015; Wallwiener et al. 2009).
Ursache: Hämatombildungen im Bereich des Scheidenstumpfes.
Behandlung: Frühe Wundinfektionen können durch eine adäquate antibiotische Abdeckung (z. B. Cephalosporine der 1./2. Generation, bzw. je nach Antibiogramm) behandelt werden. Kommt es zu einer Abszedierung, handelt es sich meist um ein größeres infiziertes Hämatom. Operative Maßnahmen beinhalten in der Regel ein Eröffnen der Wunde mit Entlastung von Hämatomen und Abszessen, die Reinigung sowie die Exzision von nekrotischem Gewebe. Die postoperative Peritonitis und Sepsis sind seltene Ereignisse geworden.

Eine Sonderform postoperativer Infektionen ist die septische pelvine Thrombophlebitis, deren Inzidenz mit 0,1–0,5 % nach gynäkologischen Operationen angegeben wird. Bei Verdacht auf Bestehen dieser Diagnose kann zusätzlich zur Antibiotikatherapie eine Antikoagulation mit niedermolekularem Heparin begonnen werden.

22

Komplikation: Harnleiterverletzung, (siehe Intraoperative Komplikationen: Verletzung von Harnorganen)

Komplikation: Scheidenverkürzung
Häufigkeit: Keine konkreten Angaben in der Literatur verfügbar.
Ursache: Umschneidet man die Zervix zu hoch, kann eine verkürzte Vagina mit Beschwerden beim Geschlechtsverkehr resultieren (Wallwiener et al. 2009).
Behandlung: Eine verkürzte Scheide kann entweder durch Dehnung oder durch eine operative Korrektur behandelt werden.

- **Anteriore Kolporrhaphie (Vordere Kolporrhaphie oder vordere Scheidenplastik)**

Die anteriore Kolporrhaphie gilt als Operation der Wahl bei zentralen Defekten im anterioren Beckenbodenkompartiment (Pulsionszystozele oder Distensionszystozele). Hierbei wird eine Raffung des Stützgewebes, der Blasen-Scheiden-Faszie, unterhalb des Blasenbodens durchgeführt. Die Komplikationsraten des Eingriffs sind im Allgemeinen gering. Folgende Komplikationen können auftreten:

■■ Intraoperative Komplikationen

Komplikation: Blutungen
Häufigkeit: Keine konkreten Angaben in der Literatur verfügbar.
Ursache: Verletzungen von benachbarten Gefäßen.
Behandlung: In den meisten Fällen ist eine operative Revision erforderlich.
Vorbeugung: Oft ist die Operation insgesamt diffus blutig, ohne dass es zu relevanten Blutverlusten kommt. Gerade in solchen Situationen ist die postoperative vaginale Tamponadeneinlage für 24 h wichtig.

Komplikation: Blasen- und Ureterverletzungen
Häufigkeit: Keine konkreten Angaben in der Literatur verfügbar.
Ursache: Iatrogene Verletzungen der Harnblase und Harnleiter bei der Präparation.
Behandlung: Operative Revision intraoperativ oder im postoperativen Verlauf, je nach Zeitpunkt der Feststellung.

> Obwohl eine Zystoskopie nicht obligat ist, sollte sie beim leisesten Zweifel einer Blasenverletzung durchgeführt werden. Eine Chromozystoskopie (nach intravenöser Gabe von Indigokarminblau) verdeutlicht den Urinaustritt aus den Ureterostien.

■■ Postoperative Komplikationen

Komplikation: Miktions- bzw. Blasenentleerungsstörung
Häufigkeit: Keine konkreten Angaben in der Literatur verfügbar.
Ursache: Miktions- bzw. Blasenentleerungsstörungen bis hin zur kompletten Harnretention können durch Präparation und Raffung der Faszie zu nah am Blasenhals auftreten.
Behandlung: Oft selbstlimitierend nach einigen Tagen. Manchmal sind eine operative Revision und ein Auftrennen der dem Blasenhals nahe gelegenen Nähte erforderlich.

Komplikation: Wundheilungsstörung, Dyspareunie/Kohabitationsbeschwerden
Häufigkeit: Keine konkreten Angaben in der Literatur verfügbar.
Ursache: Bei zu ausgedehnter Resektion von Scheidenhaut kann es aufgrund von unter Spannung stehenden Wundrändern zu Dehiszenzen, Wundheilungsstörungen, Vernarbungen und Dyspareunie kommen.

Behandlung: Sparsame Resektion bzw. Verzicht auf die Resektion überschüssiger Scheidenhaut. Der strenge Verschluss der Scheidenhaut „Stoß auf Stoß" ist wichtig, da bei unvollständiger Adaptation überschüssiges Gewebe auftreten kann.

Komplikation: Neu aufgetretene Belastungsinkontinenz und überaktive Blase (OAB)
Häufigkeit: Keine konkreten Angaben in der Literatur verfügbar.
Ursache: Durch die Aufhebung des Quetschhahnphänomens nach Korrektur der Zystozele kann es zur Delarvierung einer Belastungsharninkontinenz kommen. Eine exakte präoperative Diagnostik ermöglicht es, die Patientin über die Wahrscheinlichkeit des Auftretens einer manifesten Belastungsinkontinenz aufzuklären.
Behandlung: Die Behandlung der Belastungsinkontinenz und der überaktiven Blase umfassen konservative (Belastungsinkontinenz: z. B. Beckenbodengymnastik, Pessare/Tampons etc., OAB: z. B. Blasentraining, Elektrostimulation etc.) oder operative (Belastungsinkontinenz: Suburethrale Bandeinlage, Kolposuspension nach Burch etc., OAB: Anticholinergika, Botulinumtoxin A-Injektionen etc.) Therapiemaßnahmen.

Komplikation: Rezidiv-Zystozele
Häufigkeit: 0–70 % (Baessler et al. 2016).
Ursache: Die Erfolgsraten der vorderen Kolporrhaphie variieren stark (30–100 %) und sind auch abhängig von den zusätzlich ausgeführten Operationen. Bei vorhandenen Levatordefekten (Avulsionen) scheint das Risiko für eine Rezidiv-Zystozele nach vorderer Kolporrhaphie erhöht zu sein, sodass eine vordere Netzeinlage diskutiert werden kann.

Behandlung: Der Einsatz von synthetischen Netzen im vorderen Kompartiment verringert die anatomischen und subjektiven Deszensus-Rezidivraten, allerdings ohne positive Wirkung auf die Lebensqualität (Baessler et al. 2016). De-novo-Dyspareunie und Re-Operationen wegen Netzkomplikationen und Belastungsinkontinenz sind jedoch häufiger im Vergleich zur vorderen Kolporrhaphie (Baessler 2016). Auf biologische Implantate kann aufgrund der nicht verbesserten Erfolgsraten gegenüber der vorderen Kolporrhaphie verzichtet werden (Baessler et al. 2016).

- Posteriore Kolporrhaphie (Hintere Kolporrhaphie oder hintere Scheidenplastik)

Die posteriore Kolporrhaphie dient der Defektbehandlung im posterioren Beckenbodenkompartiment und damit primär der Therapie einer Rektozele. Das Prinzip des Eingriffs besteht darin, die rektovaginale Faszie zu raffen und das Septum rectovaginale zu stabilisieren. In Ausnahmefällen kommt die Levatornaht zur Anwendung, durch die der Hiatus genitalis verkleinert wird. Die überschüssige Haut wird sparsam reseziert und spannungsfrei readaptiert.

Rektozelen und Enterozelen können sowohl Senkungsbeschwerden als auch Defäkationsprobleme verursachen. Stehen Stuhlentleerungsstörungen („obstructed defaecation", „outlet obstruction") im Vordergrund, die häufig einer manuellen transvaginalen, transanalen oder perinealen Hilfe („digitation") bedürfen, so sollte geklärt werden, ob sie durch eine Rektozele, eine Intussuszeption oder ein sogenanntes „descending perineum syndrome" verursacht werden. Auf diese Weise kann eine korrekte Therapie eingeleitet werden. Die Komplikationsraten der hinteren Kolporrhaphie sind gering. Folgende Komplikationen können auftreten.

22

■ ■ Intraoperative Komplikationen

Komplikation: Blutungen
Häufigkeit: Keine konkreten Angaben in der Literatur verfügbar.
Ursache: Verletzung von benachbarten Gefäßen.
Behandlung: In den meisten Fällen ist eine operative Revision mit Blutstillung erforderlich.
Vorbeugung: Oft ist die Operation insgesamt diffus blutig, ohne dass es zu relevanten Blutverlusten kommt. Gerade in solchen Situationen ist die postoperative vaginale Tamponadeneinlage für 24 h wichtig.

Komplikation: Rektumverletzungen
Häufigkeit: Keine konkreten Angaben in der Literatur verfügbar.
Ursache: Iatrogene Verletzung des Rektums bei der Präparation.
Behandlung: Sofortiger zweischichtiger Verschluss (Nahtmaterial 4-0, 3-0), nach Spülung des Wundgebietes mit physiologischer Kochsalzlösung. In den ersten postoperativen Tagen soll fester Stuhlgang vermieden werden. Werden Rektumverletzungen intraoperativ nicht erkannt oder kommt es zu einer Insuffizienz der Rektumwandnaht resultieren rektovaginale Fisteln.

> Eine rektale Palpation am Ende des operativen Eingriffes ist zur Erkennung einer rektalen Verletzung hilfreich. Ein Einlauf im Rahmen der OP-Vorbereitung ist dringend zu empfehlen.

■ ■ Postoperative Komplikationen

Komplikation: Wundheilungsstörung, Dyspareunie/Kohabitationsbeschwerden
Häufigkeit: Keine konkreten Angaben in der Literatur verfügbar.

Ursache: Mögliche Ursachen hierfür sind insbesondere Levatornähte, zu großzügige Scheidenhautresektionen und das Entstehen eines hohen häutigen Damms.
Behandlung: In den meisten Fällen ist eine operative Korrektur erforderlich.

Komplikation: Rezidiv-Rektozele
Häufigkeit: Bis zu ca. 15 % bei medianer Fasziennaht (Diez-Itza et al. 2007). Geringe Rezidiv-Rate beim Einsatz von synthetischen Netzen, hierzu gibt es jedoch keine vergleichenden Studien (Baessler et al. 2016).
Ursache: Vor allem jüngere Frauen und Frauen mit einem höheren BMI scheinen häufiger ein Rezidiv zu entwickeln. Auch haben Frauen mit zwei oder mehr vaginalen Geburten ein erhöhtes Risiko ein Rezidiv zu entwickeln (Fialkow et al. 2008).
Behandlung: Viele anatomische Rezidive führen nicht zu einem Leidensdruck bei den Patientinnen und bedürfen daher auch keiner speziellen Therapie. Erst wenn die Rezidiv-Rektozele Beschwerden verursacht, ist eine operative Korrektur erforderlich. In der Rezidivsituation ist die Verwendung von Gewebeersatz in Betracht zu ziehen, bei einer Rezidiv-Rektozele käme eine transischioanale Netzinterposition in Betracht.

■ Vaginale sakrospinale Fixation (Amreich-Richter-Operation)

Die vaginale sakrospinale Fixation ist das vaginale Scheidensuspensionsverfahren bei einem zentralen Beckenbodendefekt. Die Fixation des Uterus (Zervix) oder des Scheidenstumpfes am sakrospinalen Ligament erfolgt meistens einseitig rechts. Die selten praktizierte bilaterale sakrospinale Fixation stellt eine Modifikation der ursprünglichen unilateralen Beschreibung von Amreich und Richter dar. Zeigt der gegenseitige Scheidenblindsackwinkel nach einseitiger Vaginaefixation keine ausreichende Neigung zur Reposition, muss er in der geschilderten Weise ebenfalls fixiert werden (Richter 1998; Wallwiener et al. 2009, eigene Erfahrung).

Nicht auf einer Suspension durch Nähte, sondern auf den Halt, den die zielgerecht zwischen Beckenwand und Scheidenblindsackwinkel erzeugten Narben vermitteln, beruht die Wirkung der Vaginaefixatio sakrospinalis. Daher ist für den Erfolg der Operation eine ausreichend lange Scheide, die spannungsfrei an das Lig. sakrospinale herangeführt werden kann, Voraussetzung (Richter 1998; Wallwiener et al. 2009).

◻ Abb. 22.2 veranschaulicht die Gefahren, die bei der Anlage der Fixationsnähte drohen: Verletzte Vasa pudenda können erhebliche Blutungen, ligierte Stränge des Plexus lumbosacralis/N. pudendus unerträgliche Schmerzen, evtl. motorische Ausfallserscheinungen verursachen. Der N. pudendus geht aus den Sakralwurzeln S2–S4 hervor. Für die Durchführung der sakrospinalen Fixation werden unter Sicht zwei Fäden nebeneinander 1–2 fingerbreit medial von der Spina ischiadica durch die muskuloligamentäre Einheit des Lig. sacrospinale hindurchgeführt. Insgesamt sind die Komplikationsraten der Operation gering, die aufgeführten Komplikationen treten in weniger als 1 % auf (Wallwiener et al. 2009). Mit der verbreiteteren Verwendung der OP-Methode kann die Gesamtkomplikationsrate aber unterbewertet sein.

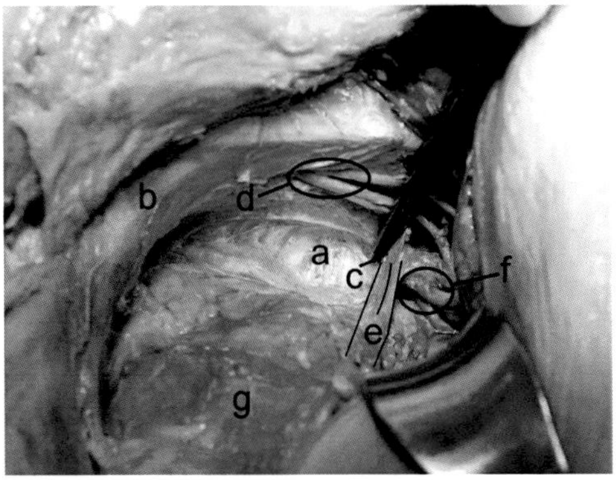

◻ **Abb. 22.2** Dissektion des retropubischen Raumes am anatomischen Präparat. Arcus tendineus fasciae pelvis (a), Symphyse (b), Spina ischiadica (c), Foramen obturatum mit dem Nervus obturatorius und der A. und V. obturatoria (d), Ligamentum sakrospinale (e), Nervus pudendus, A. und V. pudenda interna (f), Harnblase (g)

▪▪ Intraoperative Komplikationen

Komplikation: Blutungen und Hämatombildung

Häufigkeit: Keine konkreten Angaben in der Literatur verfügbar.

Ursache: Schwere Blutungen können aus der A. pudenda auftreten. Präpariert man oberhalb des sakrospinalen Ligamentes kann die A. glutealis inferior verletzt werden, insbesondere dann, wenn es sich um anatomische Variationen der Gefäßverläufe handelt.

Behandlung: Aufgrund der tiefen Lage lassen sich diese Blutungen auch von abdominal nur sehr schwer lokalisieren und behandeln. Vor einer zu weit nach lateral reichenden Präparation an der Spina und vor einer Präparation oberhalb des sakrospinalen Ligamentes wird gewarnt. In den meisten Fällen ist eine operative Revision erforderlich. Das Setzen von Gefäßclips, Tamponieren des OP-Gebietes oder die Embolisation werden in diesen schwierigen Situationen empfohlen. Hämatome begünstigen Infektionen.

Komplikation: Verletzungen benachbarter Organe (Harnblase, Rektum)

Häufigkeit: Keine konkreten Abgaben in der Literatur verfügbar.

Ursache: Im Rahmen der Präparation kann es zu Verletzungen von Nachbarorganen (Blase, Rektum) kommen. Die Fixation des Scheidenapex zu weit medial kann eine Einengung des Darms zur Folge haben.

22

Behandlung: Intraoperativ erkannt und suffizient versorgt (mit zwei spannungsfreien Nahtreihen), heilen die Verletzungen in der Regel gut ab. Von manchen Autoren werden zur Fixierung resorbierbare Nähte unter der Vorstellung bevorzugt, dass der Vernarbungsprozess dem Darm eher ausweicht als die Nähte.

■ ■ Postoperative Komplikationen

Komplikation: Blutungen und Hämatombildung
Siehe Intraoperative Komplikationen: Blutungen und Hämatombildung

Komplikation: Infektion
Häufigkeit: Keine konkreten Abgaben in der Literatur verfügbar.
Ursache: Bei Verwendung von nicht resorbierbaren Fäden können sich Abszesse und störendes Granulationsgewebe bilden (persönliche Erfahrung der Autorin).
Behandlung: Operative Revision mit kompletter Entfernung des Fremdmaterials (persönliche Erfahrung der Autorin).

Komplikation: Schmerzen
Häufigkeit: Ca. 3 % (Pemberton 2002).
Ursache: Miterfassen von Nervenfasern des N. pudendus oder des Plexus sacralis.
Behandlung: Abwartendes Vorgehen. Schmerzen, die in die Steißbeingegend oder in das rechte Bein ausstrahlen, sind nach Resorption des Fadenmaterials oft rückgängig. Bei glutealen Schmerzen und bei Neuropathie des Plexus lumbalis ist die unverzügliche Entfernung der nicht korrekt platzierten Nähte indiziert.

Komplikation: Rezidiv des zentralen Beckenbodendefektes
Häufigkeit: Ca. 4 % Rezidive im mittleren Kompartiment (Baessler et al. 2016).
Ursache: Vor allem jüngere Frauen und Frauen mit einem höheren BMI scheinen häufiger ein Rezidiv zu entwickeln. Auch haben Frauen mit zwei oder mehr vaginalen Geburten ein erhöhtes Risiko, ein Rezidiv zu entwickeln (Fialkow et al. 2008).
Behandlung: Viele anatomische Rezidive führen nicht zu einem Leidensdruck bei den Patientinnen und bedürfen daher auch keiner speziellen Therapie. Erst wenn die Rezidiv-Rektozele Beschwerden verursacht, ist eine operative Korrektur erforderlich.

■ **Beckenbodenrekonstruktion mit Implantaten**
Ziel des Geweb-Ersatzes in der Beckenbodenchirurgie ist die spannungsfreie Rekonstruktion der einzelnen Beckenbodenkompartimente, insbesondere bei Patientinnen, die wegen eines Genitalprolapses bereits operiert wurden.

Insgesamt gibt es wenig Literatur zur Behandlung von Komplikationen wie postoperativen Schmerzen, Narbenkontrakturen, Netzerosionen und -schrumpfung, sodass kaum evidenzbasierte Empfehlungen gegeben werden können (Baessler et al. 2016; Carter et al. 2020).

■ **Zu den fremdmaterialbedingten Komplikationen zählen**

Komplikation: Infektion
Häufigkeit: Ca. 3 % nach vaginalen (synthetischen) Netzeinlagen. Die Rate klinisch relevanter Infektionen liegt nach vaginaler Netzimplantation nicht über 1 % (Baessler et al. 2016).
Ursache: Die Infektionen werden durch die Einlage von Fremdmaterial begünstigt.
Behandlung: Beim Auftreten von Abszessen oder chronischen Infektionen im Bereich von synthetischen Netzen sollte die komplette Netzentfernung erwogen werden bzw. soviel Netz wie möglich entfernt

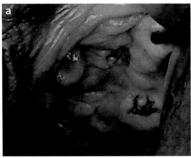

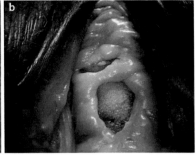

■ **Abb. 22.3a,b** **a** und **b**: Netzerosionen im Bereich der vorderen Vaginalwand

werden. Multifilamentäre Netze müssen komplett entfernt werden, ansonsten ist die Infektion nicht zu sanieren.

Vorbeugung: Aufgrund hoher Komplikationsraten sollten multifilamentäre Netze in der Deszensuschirurgie vermieden werden. Eine Kolpitis oder Harnwegsinfektion sollten aufgrund des dadurch perioperativ erhöhten Infektionsrisikos präoperativ immer ausgeschlossen bzw. testgerecht saniert werden.

Komplikation: Netzerosion, Schrumpfung

Häufigkeit: Die Netzerosion ist die häufigste Komplikation der Netzchirurgie: Vaginale Erosionsraten nach vaginaler Netzimplantation liegen zwischen 0–30 % (Baessler et al. 2016) (■ Abb. 22.3).

Ursache: Als Risikofaktoren wurden die gleichzeitige Hysterektomie, Rauchen, ein erhöhter BMI > 30 kg/m^2 und die Verwendung von Polytetrafluoethylen-Netzen ermittelt.

Behandlung: Eine lokale Östrogenisierung wird empfohlen, ist aber häufig nicht ausreichend und eine Netzteilexzision notwendig. Die Erfolgsrate für eine lokale Östrogenbehandlung bei vaginaler Erosion liegt bei 24 % (Baessler et al. 2016). Das Ausmaß der Exzision richtet sich nach der Größe des Defektes. Späte viszerale Netzerosionen kommen selten vor und wurden bislang lediglich als Fallberichte veröffentlicht (Baessler et al. 2016). In ■ Abb. 22.4 ist eine Netzerosion in die Blase rechts lateral des Ureterostiums und in ■ Abb. 22.5 eine Netzerosion in das Rektum sichtbar. Eine Erosion in die umliegenden Organe kann eine Fistelbildung zur Folge haben (■ Abb. 22.6)

Komplikation: Organverletzungen

Häufigkeit: Über Blasen-, Urethra- und Ureterenverletzungen wird in der Literatur seltener berichtet (Baessler et al. 2016).

Ursache: Intraoperative akzidentelle Verletzung, meist Perforation, benachbarter Organe.

Behandlung: Nach einer intraoperativen Blasenverletzung kann nach adäquater Versorgung ein Netz wie geplant eingesetzt werden. Publikationen über vermehrte vesikovaginale Fisteln nach diesem Management liegen nicht vor. Wird dagegen das Rektum intraoperativ eröffnet, sollte auf das Einsetzen eines synthetischen Netzes verzichtet werden.

Komplikation: Schmerzen, sexuelle Dysfunktion

Häufigkeit: Die De-novo-Dyspareunie-Rate nach vaginaler Netzeinlage liegt bei 7 % (Baessler et al. 2016).

Ursache: Jede Deszensusoperation kann eine Dyspareunie beseitigen, aber auch eine Dyspareunie durch Narbenbildung, Überkorrekturen, Hämatombildung, nervale Reizung oder Beschädigung

22

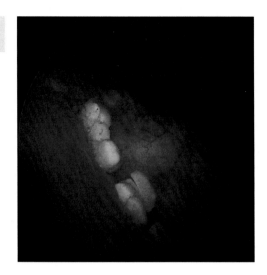

◘ Abb. 22.4 Implantat-Erosion in die Blase nach Zystozelenkorrektur

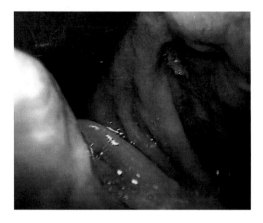

◘ Abb. 22.5 Implantat-Erosion in das Rektum nach Rektozelenlorrektur

verursachen. Leider gibt es wenige prospektive Untersuchungen mit validierten Fragebögen. Diese werden erst seit einiger Zeit regelmäßig eingesetzt, demzufolge sind in der Literatur mehr Angaben zu Schmerzen und Dyspareunie nach Deszensuseingriffen mit Netzeinlagen zu finden als Angaben nach Deszensuseingriffen mit Nativgewebe.

Behandlung: Wird ein „unter Spannung" stehendes Netz bzw. dessen Fixationsarme als Ursache eruiert, kann eine Mobilisation oder Inzision des Netzes oder der Netzarme bzw. von Netzanteilen weiterhelfen. Die komplette Entfernung des Netzes ist seltener indiziert, insbesondere dann, wenn eine Teilresektion des Netzes nicht zu dem von der Patientin erwarteten Erfolg führt. Sowohl die partielle als auch die komplette Netzentfernung können schwierige Operationen sein, die nicht immer die Beschwerden der Patientinnen beseitigen oder lindern und zu weiteren Komplikationen führen können.

Die vaginale Einlage eines synthetischen, nicht-resorbierbaren Netzes sollte nur nach sorgfältiger Abwägung der Vor- und Nachteile für die Patientin erfolgen. Die Indikationen können derzeit noch nicht klar definiert werden. Mögliche Indikationen sind ein Rezidiv- oder Totalprolaps mit Risikofaktoren wie Adipositas, chronisch-obstruktiver Lungenerkrankung und Zeichen einer generellen Bindegewebsschwäche. Bestehen Levatordefekte (Levatoravulsionen), hat die Patientin ein erhöhtes Risiko für ein Rezidiv im vorderen Kompartiment und die synthetische Netzeinlage kann dieses reduzieren. Die Patientin muss individuell über die Erfolgsraten der Operation mit und ohne Netz, über Behandlungsalternativen und vor allem über mögliche Komplikationen aufgeklärt werden. Es sollte auch auf die fehlenden Langzeitdaten der vaginalen Netzanwendungen hingewiesen werden.

▪ Perivaginale Raumforderungen
Perivaginale Raumforderungen sind seltene Erkrankungen, die uni- oder multilokulär auftreten und Zystozelen- oder Entero-/Rektozelen vortäuschen können (Liaci et al. 2017)

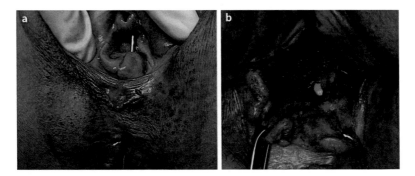

Abb. 22.6a,b   Rektovaginale Fistel nach Rektozelenkorrektur mit Implantateinlage; **a** Rektovaginale Untersuchung mit Fistelsondierung. **b** Intraoperative Darstellung der rektovaginalen Fistel nach einer posterioren Kolpotomie und Netzdarstellung

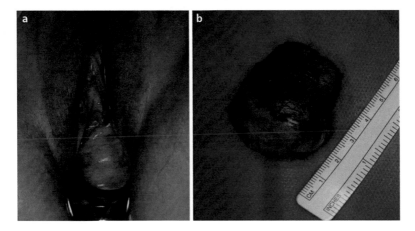

◘ **Abb. 22.7a, b**   Perivaginale Raumforderung; **a** ein Myom täuscht eine Zystozele vor. **b** Bild des exzidierten Myoms

(◘ Abb. 22.7). Sie umfassen: Zysten, Myome, Angiolipome, Divertikel oder weisen eine maligne Dignität auf (Angiomyxom) (◘ Abb. 22.8).

Die perivaginalen Raumforderungen werden über eine anteriore oder posteriore Kolpotomie exzidiert und sind daher mit den Komplikationen vergleichbar, die bei einer vorderen oder hinteren Kolporrhaphie auftreten können. Suburethrale bzw. periurethrale Zysten müssen von Urethradivertikeln unterschieden werden, was eine gute präoperative Diagnostik voraussetzt.

Es von größter Bedeutung, den Ursprung der Raumforderung zu bestimmen, um weiteren Komplikationen als Folge der Operation, z. B. einer Fistelbildung, vorzubeugen. Daher ist es wichtig, die Ätiologie und die verschiedenen Arten von perivaginalen Raumforderungen zu kennen und zu verstehen, um diese richtig zu diagnostizieren und zu behandeln.

- Praxistipps aus Sicht des Gynäkologen (persönliche Erfahrung der Autorin)

Hinweise zur Vermeidung von Harnblasenverletzungen:

Es ist wichtig darauf zu achten, dass in der richtigen Schicht präpariert wird.

22

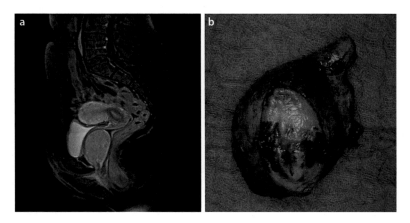

■ **Abb. 22.8a, b**   Raumforderung im Spatium vesicovaginale (Angiomyxom) dargestellt im CT (**a**) und nach operativer Exzision (**b**)

Auf eine subtile Blutstillung ist zu achten. Das passagere Einführen eines transurethralen Katheters verbessert die topographische Übersicht.

Bei unübersichtlicher Blasenpräparation ist das Auffüllen der Blase mit Kochsalzlösung evtl. unter Zusatz von Indigokarminblau hilfreich.

■ **Diagnose einer Blasenverletzung**

Eine Blasenverletzung lässt sich intraoperativ durch den ablaufenden Urin oder durch die Darstellung des Urothels feststellen.

Bei intraoperativ nicht erkannten Blasenverletzungen können Blasen-Scheiden-Fisteln entstehen. Diese werden auch begünstigt durch eine mangelhafte Nahttechnik, Wundinfektion und Wundnekrose.

Bei intraoperativ nicht erkannten Ureterverletzungen können Ureter-Scheiden-Fisteln entstehen, Ureterobstruktionen/-Stenosen und Hydronephrosen sowie Infektionen.

■ **Therapie der Blasenverletzung**

Nach einer großzügigen Freilegung wird die Blasenwand zweischichtig spannungsfrei genäht (Nahtmaterial der Stärke 3–0 oder 4–0). Blasenverletzungen in Ureternähe sind nach retrograder Harnleiterschienung zu versorgen.

Wenn die Uretermündung in den Defekt einbezogen ist, muss der Harnleiter neu implantiert werden.

Nach Abschluss der Blasennaht, muss die Dichtigkeit über eine Blasenfüllung (z. B. mit Kochsalzlösung und 1 Amp. Indigokarmin) geprüft werden.

Nach einer Blasennaht muss die Harnblase entlastet werden. Die Wahl der Urinableitung, suprapubisch oder transurethral, hängt von dem Primäreingriff und der Blasenläsion ab.

■ **Therapie der Ureterverletzung**

Bei einer Harnleiterdurchtrennung im unteren Drittel des Harnleiters ist eine Ureterozystoneostomie notwendig.

Wurde der Ureter ligiert und nicht durchtrennt, ist es meist ausreichend, die Ligatur zu lösen und den Ureter zu schienen.

Liegt eine Harnabflussstörung infolge eines Harnleiterkinkings nach Reposition eines infolge des Prolapses sehr überdehnten Ureters vor, so ist eine vorübergehende Ureterschienung ausreichend.

Die Therapie der Verletzungen der Harnwege oder des Darmes sollte in enger interdisziplinärer Abstimmung mit den Urologen und Chirurgen/Koloproktologen erfolgen.

Literatur

Baessler K et al. (2016) S2e Leitlinie Diagnostik und Therapie des weiblichen Descensus genitalis. AWMF Rg. Nr. 015-006. Zugegriffen: 30. Dez. 2019

Carter P, Fou L, Whiter F, Delgado Nunes V, Hasler E, Austin C et al. (2020) Management of mesh complications following surgery for stress urinary incontinence or pelvic organ prolapse: a systematic review. BJOG 127:28–35

Diez-Itza I, Aizpitarte I, Becerro A (2007) Risk factors for the recurrence of pelvic organ prolapse after vaginal surgery: a review at 5 years after surgery. Int Urogynecol J Pelvic Floor Dysfunct 18(11):1317–1324

Fialkow MF, Newton KM, Weiss NS (2008) Incidence of recurrent pelvic organ prolapse 10 years following primary surgical management: a retrospective cohort study. Int Urogynecol J Pelvic Floor Dysfunct 19(11):1483–1487

Liaci AL, Boesmueller H, Huebner M, Brucker SY, Reisenauer C (2017) Perivaginal benign masses: diagnosis and therapy in a series of 66 women. Arch Gynecol Obstet 295:367–374

Neis KJ et al. (2015) S3 Indikation und Methodik der Hysterektomie bei benignen Erkrankungen. AWMF Rg. Nr. 015/070. Zugegriffen: 30. Dez. 2019

Pemberton JH, Swash M, Henry MM (2002) The Pelvic Floor dysfunction and disorders. W.B. Saunders, Philadelphia

Reisenauer C (2015) Vesicovaginal fistulas: a gynecological experience in 41 cases at a German pelvic floor center. Arch Gynecol Obstet 292:245–253

Richter K, bearbeitet und herausgegeben von Franz Heinz und Volker Terruhn (1998) Gynäkologische Chirurgie des Beckenbodens. Thieme, Stuttgart

Wallwiener D, Jonat W, Kreienberg R, Friese K, Diedrich K, Beckmann MW (2009) Atlas der gynäkologischen Operationen, 7. Aufl. Thieme, Stuttgart

Unterer Harntrakt: Harnröhre

Margit Fisch, Christian Hampel und Valentin Maurer

© Springer-Verlag GmbH Deutschland, ein Teil von Springer Nature 2021
J. Kranz et al. (Hrsg.), *Komplikationen in der Urologie*,
https://doi.org/10.1007/978-3-662-60625-4_23

23

23.1 Rekonstruktive Eingriffe der Harnröhre

Valentin Maurer und Margit Fisch

- **Hintergrund**

Schätzungen zur Inzidenz der Harnröhrenstriktur gehen von 10 bis 627 Fälle pro 100.000 Männern aus (Lazzeri et al. 2016; Satucci et al. 2007).

Die Komplikationen, insbesondere die Ausbildung einer Rezidiv-Striktur, hängen von der Wahl der (korrekten) OP-Technik ab. Diese wird durch die Länge, Lokalisation und Strikturkomplexität bestimmt (Chapple et al. 2014). Zur Ersttherapie von Strikturen der bulbären Harnröhre wird das endourologische Vorgehen mittels Urethrotomia interna (UTI) nach Sachse als kosteneffizientestes Verfahren für kurze Strikturen gesehen (Wessel 2009). Allerdings weist die UTI schlechte Ergebnisse für längere Strikturen und Re-Strikturen mit Rezidivraten von 40–75 % auf (Wessels et al. 2009; Launonen et al. 2014; Blaschko et al. 2015). Daher stellt die Harnröhrenplastik mit Mundschleimhaut (in Inlay- oder Onlay-Technik) den Goldstandard bei Patienten mit längerstreckigen penilen oder bulbären Harnröhrenstrikturen (>2 cm) mit sehr guten Langzeitergebnissen dar. Die Langzeit-Rezidivfreiheit bei der bulbären Harnröhrenstriktur liegt bei ca. 74 % nach 10 Jahren (Hagedorn et al. 2017). Bei der penilen und meatalen Harnröhrenstriktur bzw. im Falle einer Striktur der Fossa navicularis urethrae sind die Ergebnisse aufgrund der meist komplexeren Striktur-Ätiologie etwas schlechter (Spilotros et al. 2017; Zumstein et al. 2019).

Bei langstreckigen Strikturen, insbesondere mit kompletter Stenose und/oder ausgeprägter Spongiofibrose wird eine zweizeitige Harnröhrenplastik mittels Mundschleimhaut oder Mesh-Graft erforderlich. Die Rezidivrate liegt hierbei bei ca. 17 %. Im Falle der Mesh-Graft-Plastik wird zudem als Komplikation die Penisdeviation (10 %) beschrieben

(Pfalzgraf et al. 2010). Strikturen der posterioren Harnröhre sind entweder traumatisch oder iatrogen bedingt. Kurzstreckige Strikturen stellen die klassische Indikation einer End-zu-End-Anastomose dar (bulboprostatische Anastomose). Zur Therapie von iatrogenen Strikturen der posterioren Harnröhre (Z.n. HIFU, Radiotherapie) oder Anastomosenstrikturen (Z.n. RRP) werden primär transurethrale Resektionen (TUR-Blasenhals, TUR-Prostata bzw. TUR-Anastomose) eingesetzt mit Erfolgsraten nach 1–2 Resektionen von 40–90 % (Kranz et al. 2017; LeBossiere et al. 2016). Im Falle eines Rezidivs können offen chirurgische Verfahren (T-Plastik bzw. perineale Reanastomose) mit exzellenten Erfolgsraten von 87–100 % (Schüttfort et al. 2017; Rosenbaum et al. 2017) angeboten werden, wobei die perineale Reanastomose mit einem sehr hohen Risiko der postoperativen Belastungsinkontinenz einhergeht.

Die Inzidenz der Hypospadie liegt bei bis zu 1 in 200 männlichen Neugeborenen und ist damit die häufigste angeborene Fehlbildung des Penis (Canon et al. 2012). Die distale Hypospadie (77,2 %) stellte hierbei die häufigste Form dar. Die Epispadie hingegen ist mit einer Inzidenz von 1 in 117.000 männlichen Neugeborenen deutlich seltener. Meist liegt eine Epispadie Grad III mit kompletter dorsaler Spaltbildung des Penis (70 %) vor (Rösch et al. 2014).

Für beide Fehlbildungen gilt, dass die distalen Befunde nach erfolgter Harnröhrenplastik die geringeren Komplikationen aufweisen. Dagegen haben Patienten mit midpenilen (11,4 %) und proximalen Hypospadien (11,4 %) mehr funktionelle Beschwerden und haben postoperativ -angesichts der deutlich komplexeren operativen, meist zweizeitigen Rekonstruktionen – ein deutlich höheres Risiko für Komplikationen. Die Hauptkomplikation bei der Hypo- und Epispadiekorrektur ist die Fistelbildung (13–20 %) (Winship et al. 2017; Winberg et al. 2019; Hernandez et al. 2010).

- Häufigkeit der Komplikationen

Frühkomplikationen (innerhalb von 30 Tagen) werden in der Literatur mit 8,6–11 % angegeben (Blaschko et al. 2015; Spilotros et al. 2017), Spätkomplikationen sind stark von der Lokalisation, Komplexität und Ätiologie der Striktur abhängig.

> **Praxistipp**
>
> Für eine Komplikationsprävention ist die korrekte präoperative Harnröhrendiagnostik inkl. Lage und Länge der Harnröhrenveränderung sowie die Wahl der adäquaten OP-Technik entscheidend. Eine suffiziente Urin- und Labordiagnostik ist unabdingbar.
>
> **Diagnostik:**
>
> Harnröhrendiagnostik:
> - Röntgendarstellung der Harnröhre: Retrograde Urethrographie (RUG) mit Miktionszysturethrogramm (MCU) (◻ Abb. 23.1)
> - Ggf. Urethrozystoskopie (Cave: 3 Monate präoperativ keine transurethrale Manipulation)
> - Uroflowmetrie mit sonographischer Restharnbestimmung
> - Ggf. MRT Becken nach komplexen Beckenverletzungen
>
> Urindiagnostik:
> - Urin-Status
> - Präoperative Urinkultur (ca. 1 Woche vor Aufnahme sowie bei Aufnahme)
> - Ggf. Urinsediment
> - Präoperative testgerechte und suffiziente antimikrobielle Therapie
>
> Labordiagnostik:
> - Standard präoperatives Labor incl. HbA1c
> - Ggf. präoperative Diabetes-Einstellung

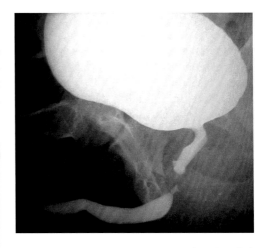

◻ **Abb. 23.1** Retrograde Urethrographie mit Miktionszysturethrogramm: Kombinierte Darstellung zur suffizienten Beurteilung der Strikturlänge

- Frühkomplikationen

Komplikation: Wundinfektion

Häufigkeit: 0,5–4,5 % (Armstrong et al. 2018; Spilotros et al. 2017; Manjunath et al. 2019).

Ursache: Bakterielle Infektion (Harnwegsinfektion; Katheter-assoziierte Keimausbreitung; Hautkeime).

Behandlung: Intra- und postoperative antibiotische Therapie (ggf. Wundabstrich mit Erregeridentifizierung und Antibiogramm).

Komplikation: Harnwegsinfektion

Häufigkeit: 15–38 % (End-zu-End 15 %, Mundschleimhautplastik 26 %, Mesh-Graft 38 %) (Kluth et al. 2013).

Ursache: Bakterielle Infektion (Harnwegsinfektion; Katheter-assoziierte Keimausbreitung; Hautkeime).

Behandlung: Intra- und postoperative antibiotische Therapie; suffiziente prä- und postoperative Urinanalytik.

Komplikation: Transplantatkontraktion/Transplantatversagen

Häufigkeit: Jeweils 3,1 % (Spilotros et al. 2017).

23

Ursache: Inadäquate Transplantatgröße bzw. insuffiziente Gefäßeinsprossung durch mangelnde Gewebedeckung (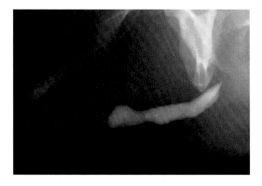 Abb. 23.2), kompromittierte Mikrozirkulation bei Diabetes mellitus.

Behandlung: Initial radiologische und funktionelle Kontrollen (Uroflowmetrie, Restharnsonographie), operative Revision nach frühestens drei Monaten.

Komplikation: Blutung/Beschwerden enoral

Häufigkeit: 1–4 % Blutungen bei Mundschleimhautplastik (Soave et al. 2017), 10–15 % enorale Beschwerden (Sensibilität, Mundöffnung, Speichelfluss) (Kluth et al. 2013; Zumstein et al. 2019).

Ursache: Insuffiziente intraoperative Blutstillung; Verletzung des Ductus parotideus bzw. Verletzung sensibler Anteile des N. mandibularis aufgrund mangelnder Darstellung (Einzeichnen) der relevanten anatomischen Strukturen.

Behandlung: Konservatives Vorgehen.

Komplikation: Blutung/Hämatom perineal

Häufigkeit: 0,7 % perineale Blutung/bulbäres Hämatom (Spilotros et al. 2017).

Ursache: Insuffiziente intraoperative Blutstillung, insuffizienter perinealer Kompressionsverband, nicht erkannte Blutgerinnungsstörung.

Behandlung: Konservativ (Kompression), i. d. R. keine operative Revision erforderlich.

■ Spätkomplikationen

Komplikation: Rezidivstriktur nach offen chirurgischen Verfahren

Häufigkeit: 0–30 % (T-Plastik 0 %, perineale Reanastomose 13 %, End-zu-End 0–9 %, bulbäre bzw. penile Mundschleimhautplastik 10–17 % bzw. 10–30 %, Meatusplastik 25 %, meatale bzw. Fossa navicularis Mundschleimhautplastik 34 %, zweizeitige Harnröhrenplastik mit Mundschleimhaut o. Mesh 12–17 %) (Rosenbaum et al. 2017; Schuettfort et al. 2017; Barbagli et al. 2007; Barbagli et al. 2005; Kluth et al. 2013; Zumstein et al. 2019; Meeks et al. 2012; Pfalzgraf et al. 2010).

Ursache: Inkomplette Resektion narbiger Areale, narbige Segelbildung, Transplantatkontraktion oder -versagen, insuffiziente Einnaht des Transplantats bzw. mangelnde Spannungsfreiheit im Anastomosenbereich mit anschließender prolongierter Extravasation (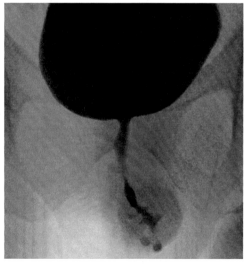 Abb. 23.3), Lichen sclerosus et atrophicus bei Meatus/Fossa navicularis Strikturen

Behandlung: Im Falle eines Lichen sclerosus et atrophicus sollte den dermatologischen S3

■ **Abb. 23.2** Distale Rezidivstriktur bei Z.n. distalem Transplantatversagen

■ **Abb. 23.3** Extravasation im Bereich des Mundschleimhauttransplantates bei Z.n. penilem Mundschleimhaut-Inlay n. Asopa

Leitlinien entsprechend postoperativ eine topische Therapie mit Glukokortikosteroiden über drei Monate erfolgen; operative Revision nach frühestens drei Monaten.

Komplikation: Fistelbildung

Häufigkeit: 3–20 % (End-zu-End 3 %, Mundschleimhaut 3,1 %, Hypospadiekorrektur proximal 20 % bzw. distal 13 %; Epispadiekorrektur 13–16 %) (Engel et al. 2015; Spilotros et al. 2017; Winship et al. 2017; Winberg et al. 2019; Hernandez et al. 2010).

Ursache: Infekte; falsche OP-Technik; hohe operative Gewebetraumatisierung mit Verschlechterung der Durchblutungsverhältnisse; insuffiziente Gewebedeckung; insuffiziente Anastomosen bzw. mangelnde Spannungsfreiheit im Anastomosenbereich.

Behandlung: Kontrolle mittels vorsichtigem Miktionszysturethrogramm; vorsichtige Wiedereinlage eines transurethralen Katheters für ca. 14 Tage; im Bereich der penilen Harnröhre können persistierende Fisteln mit dem Finger zugehalten werden, wodurch es bei kleineren Fisteln (z. B. nach Hypospadiekorrektur) in Einzelfällen zum Spontanverschluss kommt; ggf. operative Revision nach frühestens 3 Monaten.

Komplikation: Nachträufeln nach Miktion

Häufigkeit: 15–63 % (End-zu-End 15 %, Mundschleimhautplastik 17 %, Mesh-Urethroplastik 63 %) (Kluth et al. 2013).

Ursache: Traumatische Präparation des M. bulbospongiosus, ausgeprägte Spongiofibrose, offene Voreingriffe oder mangelnder Verschluss des Corpus spongiosum sowie Bildung von Harnröhrendivertikeln durch falsche Transplantatgröße bzw. Implantationsengen distal der rekonstruierten Urethra (◘ Abb. 23.4).

Behandlung: Initial konservativ; bei rezidivierenden Infekten aufgrund von Divertikeln oder Re-Strikturen ist eine operative Revision indiziert.

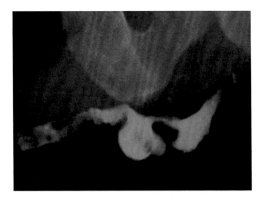

◘ **Abb. 23.4** Harnröhrendivertikel bei Z.n. Harnröhrenplastik

Komplikation: Harninkontinenz

Häufigkeit: 3–13 % (T-Plastik 3,3 %, (perineale Reanastomose: 36 % Verschlechterung der Inkontinenz bei 100 % präoperativer Inkontinenz), End-zu-End 8 %, Mundschleimhautplastik 10 %, Mesh-Urethroplastik 13 %) (Kluth et al. 2013; Rosenbaum et al. 2017; Schuettfort et al. 2017).

Ursache: Versorgung einer intrasphinktären/transsphinktären Striktur mit notwendiger Verletzung des Sphinkter externus bzw. traumatische Präparation der Nn. perineales und gleichzeitig bestehender Insuffizienz des Blasenhalses (Sphincter internus).

Behandlung: Konservativ bzw. operativ in Abhängigkeit von Befund und Voroperationen.

Komplikation: Erektile Dysfunktion, „Cold Glans"

Häufigkeit: 5–18 % (End-zu-End 5–18 %, Mundschleimhaut 1–8 %, Mesh-Urethroplastik 4 %) (Pfalzgraf et al. 2010; Engel et al. 2015; Blaschko et al. 2013; Kluth et al. 2013; Barbagli et al. 2007).

Ursache: Durchtrennung/traumatische Präparation der Nn. perineales des N. pudendus; Verletzung der Schwellkörper; ausgeprägte Spongiofibrose.

23

Behandlung: Initial konservativ (PDE-5-Hemmer, Vakuumpumpe, etc.), Operation nach Ausreizung der konservativen Therapie.

Komplikation: Ventrale Penisdeviation
Häufigkeit: 0–14 % (End-zu-End 0 %, Mundschleimhautplastik 1 %, Mesh-Urethroplastik 9–14 %) (Pfalzgraf et al. 2010; Kluth et al. 2013).
Ursache: Hautdefizit/Transplantatdefizit bei inadäquater OP-Technik zur Versorgung komplexer, langstreckiger Strikturen.
Behandlung: Bei relevanter Funktionseinschränkung operative Revision.

23.2 Urogynäkologische Eingriffe der Harnröhre

Christian Hampel

▪ **Hintergrund**
Die spannungsfreien suburethralen alloplastischen Schlingen (SFAS), die Mitte der 90iger Jahre des vergangenen Jahrhunderts von Ulf Ulmsten etabliert wurden, haben die operative Behandlung der weiblichen Belastungsinkontinenz revolutioniert. Die bis dato häufigste „Inkontinenz-Operation" – die vordere Kolporrhaphie mit und ohne Hysterektomie – wurde völlig verdrängt und auch die Kolposuspension verlor ihren Stellenwert bis nahe zur Bedeutungslosigkeit.

Die spannungsfrei im mittleren Harnröhrendrittel platzierte und retropubisch ausgeleitete alloplastische Schlinge (TVT, vorzugsweise Polypropylen) ersetzt die elongierten Pubourethralligamente und restituiert den physiologischen Winkel zwischen dieser Harnröhrenaufhängung und der sphinkterrelevanten Pubococcygealschlinge. Das alloplastische Material dient v. a. als Leitschiene für einsprossendes Narbengewebe und sollte daher großporig verflochten sein und eine lokale Entzündungs- und Vernarbungsreaktion induzieren. In dieser Weise entsteht ein Hypomochlion, um welches die Harnröhre im Fall einer abdominellen Belastungssituation abknickt und die Kontinenz wahrt.

Der wesentliche Faktor für den weltweiten Erfolg der SFAS waren neben der leichten Erlernbarkeit und den guten Langzeitergebnissen vor allem die Standardisierbarkeit des Verfahrens. Ein „definierter" Bandzug war nicht mehr nötig.

Trotz des Wissens, dass der Einsatz alloplastischen Materials grundsätzlich mit einer höheren Erosionsrate assoziiert ist (▢ Abb. 23.5), begründeten die insgesamt niedrigen SFAS-Komplikationsraten die schnelle und umfassende Etablierung der spannungsfreien Suburethralschlingen (Nilsson et al. 2001; Nilsson et al. 2004).

So haben die exzellenten Langzeitergebnisse der SFAS einerseits und die über die letzten 25 Jahre verlorengegangene Expertise im Umgang mit Alternativverfahren (Kolposuspension, Faszienzügelplastik) andererseits die spannungsfreie alloplastische Suburethralschlinge praktisch alternativlos werden lassen, was in den Empfehlungen der aktuellen interdisziplinären AWMF-Leitlinie zur Diagnostik und Therapie der weiblichen Belastungsinkontinenz (AWMF-Register-Nr. 015/005, Klasse S2e) ihren Niederschlag gefunden hat (AWMF 2013). Dort heißt es mit einem Empfehlungsgrad A, dass jeder Frau mit einer unkomplizierten Belastungsharninkontinenz eine suburethrale alloplastische Schlinge als primäre operative Therapieoption angeboten werden soll. Eine unkomplizierte Belastungsinkontinenz besteht nach Ansicht der Leitlinienkommission, wenn keine Inkontinenzoperationen in der Vorgeschichte, neurologische Symptome und kein symptomatischer Genitalprolaps oder Kinderwunsch vorliegen.

Falsche Indikationsstellungen und Verfahrensmodifikationen können die Ergebnisse des Verfahrens massiv beeinträchtigen. Darüber hinaus bieten veröffentlichte Studiendaten, die fast ausschließlich aus Exzellenz-Zentren stammen (Publikations-Bias) (▢ Abb. 23.6) eine trügerische Sicherheit für viele Neuanfänger auf dem Gebiet der Inkontinenzchirurgie.

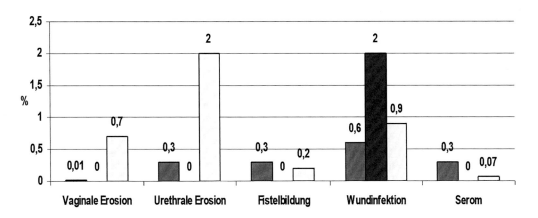

● **Abb. 23.5** Peri- und postoperative Komplikationen einer Schlingenplastik in Abhängigkeit vom verwendeten Schlingenmaterial. (Mod. nach Leach et al. 1997)

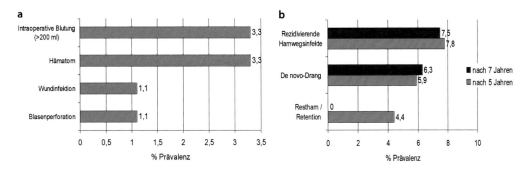

● **Abb. 23.6a,b** Früh- (**a**) und Spätkomplikationsraten (**b**) der schwedischen Arbeitsgruppe um Ulmsten für ihr SFAS-Verfahren (TVT). (Mod. nach Nilsson et al. 2001; Nilsson et al. 2004)

Im Jahr 2008 warnte die amerikanische „Food and Drug Administration" (FDA) erstmals vor mehr als 1000 gemeldeten schwerwiegenden Komplikationen im Zusammenhang mit dem urogynäkologischen Einsatz von Polypropylen-Netzen und Bändern. In den folgenden drei Jahren wurden der US-Aufsichtsbehörde weitere knapp 3000 schwerwiegende Komplikationen gemeldet, deren juristische Aufarbeitung bis heute zu Schadensersatzzahlungen in Milliardenhöhe geführt hat (Hampel 2017).

Das britische Parlament zog daraus im Juni 2018 die gravierende Konsequenz, den Einsatz von artifiziellem Netzmaterial in der Behandlung der weiblichen Belastungsinkontinenz bis auf weiteres zu untersagen. Würden die deutschen Regulierungsbehörden ähnlich auf die Klagewelle im angloamerikanischen Sprachraum reagieren, so hätte die Ausschließlichkeit der SFAS-Empfehlung als Erstlinientherapie der unkomplizierten weiblichen Belastungsinkontinenz in den aktuell gültigen AWMF-Leitlinien den Zusammenbruch der operativen Inkontinenztherapie zur Folge und verdeutlichte so das Dilemma, in das sich die deutsche Urogynäkologie mit ihrer unnötigen Fixierung auf nur ein OP-Verfahren selbstverantwortlich hineinmanövriert hat.

23

- Spannungsfreie alloplastische Schlingen (TVT, TOT)

Ein aktueller 5-Jahres-Vergleich zwischen retropubischen und transobturatorischen Schlingen zeigte prospektiv randomisiert keine signifikanten Unterschiede in Bezug auf Langzeiteffektivität und Komplikationsraten (Laurikainen et al. 2014). Aus dem Schlingenverlauf (transobturatorisch versus retropubisch) ergeben sich die eingriffsspezifischen unmittelbaren Komplikationsmöglichkeiten, die im Folgenden dargestellt werden. Die hartnäckige Therapieresistenz der postoperativen Inguinalschmerzen nach TOT-Einlage hat als eingriffsspezifische Komplikation mittlerweile zu einer Renaissance des klassischen retropubischen Verfahrens geführt.

Bei der Abklärung einer postoperativen Komplikation sollte das gesamte Spektrum der Diagnostik (◘ Abb. 23.7) zur Verfügung stehen und bedarfsgerecht auch eingesetzt werden. Schnittbildgebung ist nur in Ausnahmefällen nötig und sollte streng indiziert werden. Abhängig von den Untersuchungsergebnissen kann die Komplikationsursache identifiziert und ein individuelles Therapiekonzept aufgestellt werden (◘ Abb. 23.8).

■■ Präoperative Komplikationen

Komplikation: Falsche Indikationsstellung
Häufigkeit: Keine konkreten Angaben in der Literatur verfügbar.
Ursache: Inadäquate präoperative Diagnostik (z. B. Nichtbeachten der Basis- und weiterführenden Diagnostik), Missachtung von Kontraindikationen wie beispielsweise bestehender Kinderwunsch bei jüngeren Frauen, fehlende Kenntnis zu Alternativverfahren und deren praktischen Anwendung.
Behandlung: (Teil-)Explantation der suburethralen Schlinge. Wegen des langstreckigen Verlaufes transobturatorisch eingelegter Bänder im Bereich der Beckenbodenmuskulatur ist die Explantation eines narbig eingewachsenen, großporigen, alloplastischen Bandes besonders anspruchsvoll.
Vorbeugung: Ausreichende Kenntnis und Erfahrung in der Diagnostik von Störungen des Beckenbodens und in der Anwendung des Operationsverfahrens.

■■ Intraoperative Komplikationen
Komplikation: Blasenperforation
Häufigkeit: TVT: 1,1 % (Nilson et al. 2001, 2004); TOT: keine.

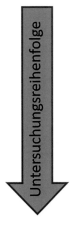
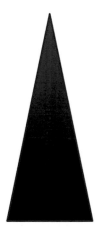

Toilettentagebuch
24-h-Vorlagentest
U-Stix, Uricult
Abdomen-Sonographie
Perinealsonographie
Vaginale Einstellung mit pH-Metrie
Freie Harnstrahlmessung
Restharnsonographie
Zystometrie
Druck-Fluss-Studie
Urethradruckprofil
Zysturethroskopie

Untersuchungsreihenfolge

◘ **Abb. 23.7** Diagnostisches Armamentarium zur Abklärung einer Komplikation nach SFAS, nach Invasivität und zeitlicher Abfolge des Einsatzes gestaffelt

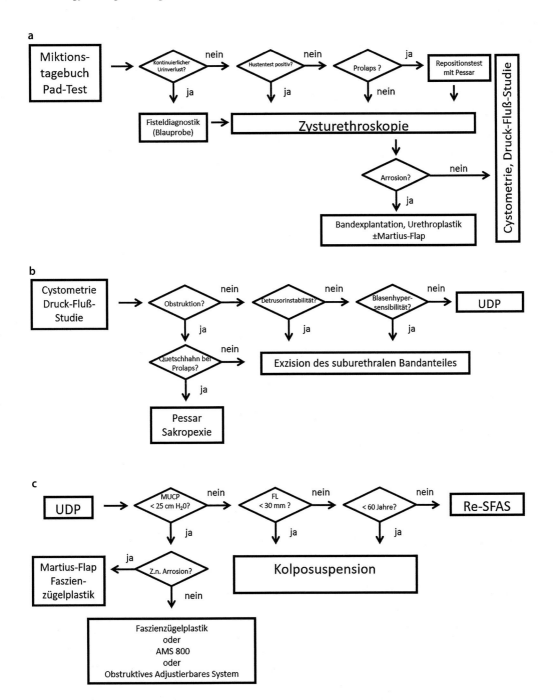

□ **Abb. 23.8a-c** Diagnostischer und therapeutischer Algorithmus zum Komplikationsmanagement nach SFAS-Implantation: nach der Basisdiagnostik (**a**), nach der Zystometrie und Druck-Fluss-Studie (**b**), nach dem Urethradruckprofil (**c**)

23

Ursache: Verwachsungen der Harnblase im Cavum retzii (Voroperationen), fehlende Hydrodissektion des prävesikalen, retrosymphysären Raumes vor der blinden Durchführung der Schlinge oder fehlender permanenten Kontakt des Spießes zum Symphysen-Hinterrand während der Durchführung. Beim TOT ist aufgrund des fast horizontalen Schlingenverlaufs in der Beckenbodenebene ohne relevante Verletzungsmöglichkeit der Harnblase eine Zystoskopie unnötig.

Behandlung: Um eine intraoperative Blasenperforation detektieren zu können, muss eine postoperative urethrozystoskopische Kontrolle durchgeführt werden. Im Falle einer Blasenperforation reichen in den meisten Fällen die Bandentfernung und Neuplatzierung mit anschließender transurethraler Katheterversorgung für einige Tage aus. Bei ausgeprägter Makrohämaturie: Verwendung eines Spülkatheters. In seltenen Fällen ist eine transurethrale Koagulation der Blase notwendig. Inkrustierte intravesikale Bandsegmente dranggepeinigter SFAS-Patientinnen beschäftigen Gutachter regelmäßig mit der Frage, ob es sich um eine sekundäre Durchwanderungsarrosion oder eine primär übersehene Blasenperforation handelt (◙ Abb. 23.9)

Vorbeugung: Entleerung der Blase vor Einlage des Bandes. Kontrollierte retropubische Durchführung des Spießes in unmittelbarer Symphysennähe.

Komplikation: Blutungen, Hämatombildung (◙ Abb. 23.10)

Häufigkeit: 3,3 % (Nilson et al. 2001, 2004).

Ursache: Gute Vaskularisierung bzw. stark ausgebildeter Venenplexus paraurethral bzw. paravaginal. Blindes Führen der Spieße zur Bandeinlage ohne Kontrolle einer möglichen Gefäßverletzung und -versorgung.

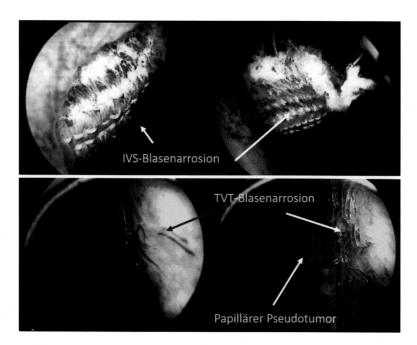

◙ **Abb. 23.9** Oben links: Zwei Jahre nach Implantation aufgrund rezidivierender Harnwegsinfektionen aufgefallene IVS-Blasenarrosion, oben rechts: Resektion mit der Elektroschlinge, unten links: TVT-Blasenarrosion, unten rechts: Primäre Einweisung zur Resektion des papillären Pseudotumors bei Blasenkarzinomverdacht

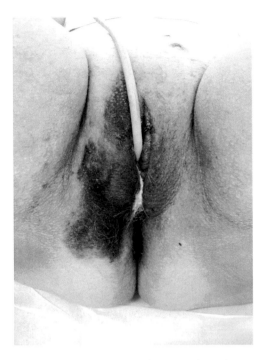

Abb. 23.10 Rechtsseitige intraoperative Blutung nach Durchzug der Schlinge durch das Foramen obturatum führte zu einem postoperativen Hämatom. (Mit freundlicher Genehmigung von Frau Priv.-Doz. Dr. med. J. Kranz)

Behandlung: Einlage einer vaginalen Tamponade (für 24 h postoperativ) zur lokalen Kompression. In aller Regel ist hierbei eine suffiziente Blutstillung erzielbar. Bei Hämatombildung ist in Abhängigkeit von der Ausdehnung ein konservatives Vorgehen möglich, bei größeren Hämatomen ist eine Revision und Hämatomausräumung notwendig.

Vorbeugung: Exakte präoperative Diagnostik (Bestimmung der (funktionellen) Harnröhrenlänge, Detektion möglicher Begleitpathologien) mit gezielter Fragestellung eines (stärker) ausgeprägten Venenkonvolutes mit der Konsequenz der Anwendung eines alternativen Verfahrens.

■ Postoperative Komplikationen

Komplikation: Inkomplette Blasenentleerung – Harnverhalt

Häufigkeit: 4,4 % (Nilson et al. 2001, 2004).

Ursache: Überkorrektur beim TVT möglich, beim TOT macht die seitliche Durchführung des Bandes durch das Foramen obturatum mit fast horizontal verlaufenden Kraftlinien der Schlinge eine Überkorrektur fast unmöglich.

Eine präoperativ unerkannte oder nicht untersuchte Detrusorhypo- oder -akontraktilität, z. B. im Rahmen einer neurologischen Systemerkrankung (Diabetes mellitus) oder einer iatrogenen Denervierung (z. B. Hysterektomie, Radiatio) ist bei beiden Schlingenformen möglich (Hampel et al. 2009).

Behandlung: Kontrolliertes Zuwarten unter antiphlogistischer Therapie, da eine operationsbedingte Gewebeschwellung ursächlich sein kann, ggf. transvaginale Sonographie zum Ausschluss eines Hämatoms. Bei Persistenz sollte eine Bandlockerung oder auch Bandentfernung innerhalb der ersten postoperativen Woche angestrebt werden. Von dieser profitiert allerdings nur die durch das Band obstruierte Patientin, während bei bestehender Hypokotraktilität eine erneute Inkontinenz eintritt oder eine Retention weiter bestehen bleibt, die mit einem intermittierenden Selbstkatheterismus behandelt werden muss.

Vorbeugung: Urodynamische Untersuchung vor Bandimplantation, hier können eine Detrusorhypokontraktilität oder -akontraktilität ausgeschlossen werden. Eine Detrusorhypokontraktilität ist per se keine Kontraindikation für die Durchführung einer Inkontinenzoperation, allerdings besteht potenziell

23

die Notwendigkeit eines intermittierenden sterilen Selbstkatheterismus oder eines Zystostomiekatheters. Hierüber muss die Patientin dezidiert aufgeklärt werden.

> Eine urodynamische Untersuchung vor Bandimplantation ist zur Detektion einer Detrusorhypokontraktilität oder -akontraktilität notwendig.

Komplikation: Wundinfektion, Bandarrosion (◘ Abb. 23.11)
Häufigkeit: Wundinfektion 1,1 % (Nilson et al. 2001, 2004); vaginale Bandarrosion: 0,7 %; urethrale Bandarrosion: 2 % (Leach et al. 1997).
Ursache: Vaginale Arrosion: Präparation der vaginalen Vorderwand in der falschen Schicht, wodurch eine insuffiziente Banddeckung resultiert, Hämatombildung und/oder Infektion, prädisponierend z. B. Bestrahlungen im kleinen Becken, Diabetes mellitus, Adipositas, vaginale Transduktion des Bandes bei tiefen Recessus (nur TOT).
a) Vaginale Arrosion: Bandeinlage mit Blasenperforation oder transvesikale Einlage (nur TVT).
b) Urethrale Arrosion: Bandeinlage mit Zug/Spannung auf die urethrale Hinter- und Seitenwand.

Behandlung:
a) Vaginale Arrosion: In diesen Fällen ist eine komplette Bandentfernung in der Regel nicht notwendig. Auf Polypropylennetze bildet sich meist nicht der bei Silikonoberflächen gefürchtete Biofilm, weshalb die Wunde nach partieller Resektion des arrodierten Netzanteils meist folgen- und infektionslos abheilen kann. Allerdings können vaginal arrodierte Bänder Ursache von Wundheilungsstörungen und Infektionen sein, weshalb nach ihrer Entdeckung eine zeitnahe operative Sanierung angestrebt werden sollte (◘ Abb. 23.12).
b) Vesikale Arrosion: Die transurethrale partielle Resektion von arrodiertem Netzmaterial mit der Endoschere oder der elektrischen Schlinge ist nicht empfehlenswert. Weder gelingt die Komplettentfernung des ins Lumen hineinragenden Materials, noch ist eine Prognose über den weiteren Verlauf möglich. Einerseits können sich Steine an persistierenden Endoluminalfäden bilden (◘ Abb. 23.13). Andererseits zieht sich die Blasen- oder Urethralmukosa wie bei der Parodontose vom Fremdmaterial zurück und bewirkt so ein Wiederauftauchen des alloplastischen Materials im Hohlorgan. Deshalb ist eine abdominovaginale Komplettexzision sämtlicher Bandanteile indiziert, es zeigen sich

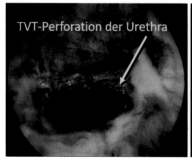
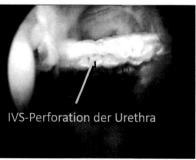

◘ **Abb. 23.11**   Zystoskopisch verifizierte Urethralarrosion der großporigen SFAS (links), gleiches Bild einer urethralen IVS-Arrosion (multifilamentäres mikroporöses Polypropylen) (rechts)

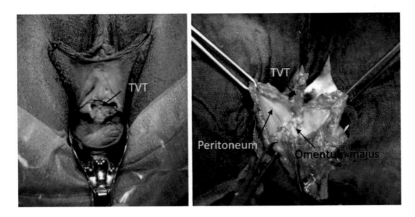

▣ Abb. 23.12   Vaginaler Inspektionsbefund (links) einer 55-jährigen TVT-Patientin nach TVT-Durchtrennung und Explantation des linken Schenkels wegen De-novo-Drangsymptomatik (der rechte Schenkel wurde anamnestisch nicht gefunden) – der rechte TVT-Schenkel ist nach vaginal arrodiert. Intraoperativ verläuft der rechte Schenkel über eine Strecke von 10 cm transperitoneal (rechts), ist von Omentum majus ummantelt und verliert sich subfaszial im M. rectus abdominis auf halber Strecke zwischen Symphyse und Bauchnabel

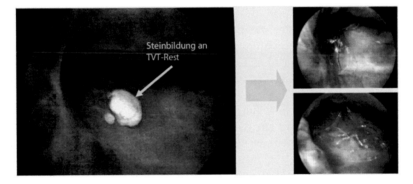

▣ Abb. 23.13   Steinbildung an urethralen Polypropylenbandresten nach frustranem Versuch der Exzision mit der Endoschere (gleiche Patientin wie in Abb. 23.11 links), definitive Versorgung durch abdominovaginale Komplettentfernung des TVT, Urethralrekonstruktion unter Zuhilfenahme eines Martius-Lappens und einzeitige Faszienzügelplastik. (Aus Hampel et al. 2014)

nicht selten atypische (transperitoneale) Bandverläufe. Die nicht zu vermeidende Blasenläsion bei Bandentfernung kann aufgrund ihrer Lage meist nur unzureichend retrosymphysär versorgt werden. Eine einwöchige, bevorzugt transurethrale Katheterableitung ist notwendig.

c) Urethrale Arrosion:
Urethral arrodierte Netze stellen den Operateur oft vor die Herausforderung einer Urethralrekonstruktion mit Einschätzung der postoperativen Konti-

nenz ohne die Durchführung einer weiteren Inkontinenzoperation in gleicher Sitzung. Da die Hauptwirkung der SFAS über die Entzündungsreaktion und einsprossendes Narbengewebe erfolgt, bleibt die Fixierung der hypermobilen Harnröhre meist auch nach Exzision des arrodierten Segments mit der Endoschere erhalten. Anders liegt der Fall bei Patientinnen mit primär bereits vorliegender intrinsischer Spinkterinsuffienz, bei denen eine gute Indikation zur

23

SFAS nie vorlag. Hier ist eine einzeitige Urethralrekonstruktion mit Faszienzügelplastik – evtl. mit zusätzlicher Martius-Lappenunterpolsterung – angezeigt.

> Eine transurethrale Entfernung bzw. Resektion von Netzmaterial ist nicht zielführend, dessen Entfernung gelingt hierbei nicht suffizient, Defekte werden verstärkt.

Komplikation: De-novo-Drangsymptomatik (◘ Abb. 23.14).
Häufigkeit: 6,3 % (Nilson et al. 2001, 2004), bis 23,5 % (TVT) (Paraiso et al. 2005).
Ursache: Mechanische Reizung der sensiblen Nerven des Blasenhalses durch inkorrekte, zu blasenhalsnahe Bandlage, Bandarrosion in die Harnblase bzw. intraoperativ unerkannte Perforation
Behandlung: Perineal- bzw. Introitussonographie zur Abklärung einer möglichen Fehlplatzierung. Bandexplantation, hierbei allerdings Gefährdung des Kontinenzstatus und Risiko von operativen Folgekomplikationen. Eine alleinige suburethrale Banddurchtrennung hat sich nicht bewährt, da die lateral am Blasenhals verlaufenden Bandanteile weiterhin

irritierend auf die Blasensensorik wirken (Hampel et al. 2003). Erst die Exzision dieses Schlingenanteils verspricht eine Verbesserung, CAVE: Eine simultane Beckenschmerzsymptomatik und/oder Dyspareunie können allerdings persistieren.
Medikamentöse Therapie: Antimuskarinika, Beta-3-Mimetika (fehlende Beeinflussung der Blasenentleerung), Botulinumtoxin-A-Detrusorinjektionen, lokale Anwendung von Östrogenen.
Physikalische Maßnahmen: Periphere und sakrale Neuromodulation, periphere niederfrequente (10 Hz) Pudendusstimulation über Vaginal- oder Rektalsonde, alternativ perineale Klebeelektroden. Diese benötigen eine hohe Patientenmotivation: Kontinuierliche Anwendung, in der Regel zweimal täglich 20 min (Brubaker 2000).
Vorbeugung: Perineal- bzw. Introitussonographie zur Längenbestimmung der Urethra und damit Lagebestimmung des Bandes. Intraoperative Zystoskopie nach Schlingenapplikation beim TVT zum Ausschluss einer Blasenperforation.

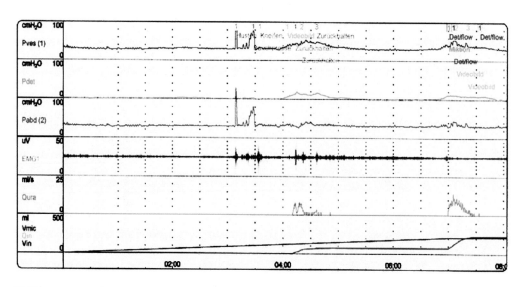

◘ **Abb. 23.14** Typische Zystometrie einer TVT-Patientin mit De-novo-Blasenüberaktivität und Dranginkontinenz (keine Belastungskomponente mehr nachweisbar). (Aus Hampel et al. 2009)

❯ Zur Behandlung einer De-novo-Drangsymptomatik ist eine suburethrale Banddurchtrennung bei dessen Fehllage nicht ausreichend. Auch die lateral am Blasenhals verlaufenden Bandanteile sind zu entfernen.

Komplikation: Therapierefraktäre- und Rezidiv-Inkontinenz

Häufigkeit: Nach fünf Jahren je nach Risiko-Profil der Patientin zwischen 20 und 50 % (Hampel et al. 2014).

Ursache: Falsche Indikationsstellung, z. B. bei urethraler Hypomobilität, Dranginkontinenz oder intrinsischer Sphinkterinsuffizienz (ISD).

Behandlung: Konservativer Therapieansatz möglich: Medikamentös mit Duloxetin, physikalisch durch periphere höherfrequente (50 Hz) Pudendusstimulation über vaginale-, rektale- oder perineale Elektroden (Hampel et al. 2014), Revisionseingriff in Abhängigkeit der erneuten diagnostischen Resultate.

Komplikation: Beckenschmerzsyndrom, Dyspareunie, Kohabitationsbeschwerden

Häufigkeit: 5–15 % (Fong and Nitti 2003).

Ursache: Inkorrekte Bandlage, Bandarrosion.

Behandlung: Medikamentös: Analgetika mit antiphlogistischer Wirkung (nichtsteroidale Antirheumatika, NSAR) ggf. in Kombination mit Opioiden, kombiniert mit trizyklischen Antidepressiva (selektive Serotonin-Wiederaufnahmehemmer, SSRI) und/oder GABAergen Antikonvulsiva zur Bekämpfung neuropathischer Schmerzen (z. B. Pregabalin). Einschleichende Dosierung und große Dosisflexibilität sind zu beachten (Hampel et al. 2009).

Medikamentös-invasive Maßnahmen: EMDA-Therapie („electromotive drug administration") oder Botulinumtoxin-A-Detrusorinjektion.

Bei Therapieresistenz ist die (Teil-) Entfernung der SFAS zu überdenken. CAVE: Je länger die Implantation zurückliegt, umso schwieriger gestaltet sich die Entfernung; die induzierte ausgeprägte Narbenreaktion kann zu einer Persistenz der Beschwerden führen. Bei TOT-Bändern ist wegen des langstreckigen Verlaufs im Bereich der Beckenbodenmuskulatur die Explantation eines narbig eingewachsenen Bandes bei Patienten mit Beckenschmerzsyndrom, Dyspareunie und/oder De-novo-Blasenüberaktivität besonders gefährlich und traumatisierend für den Beckenboden. Im Extremfall kann es bei einer Bandexplantation zu einem kompletten Harnröhrenverlust kommen, der auch mit aufwendigen Lappenplastiken nicht mehr zu rekonstruieren ist und in einer Harnableitung endet (Hampel et al. 2009).

Komplikation: Fistelbildung (urethro-, vesikovaginal und vesikointestinal)

Häufigkeit: 0,2 % (Leach et al. 1997).

Ursache: Bandarrosionen, Wundheilungsstörungen, Organverletzungen (z. B. Dünndarm) (◧ Abb. 23.15) bei Bandeinlage.

Behandlung: Nach diagnostischer Sicherung durch einen Mohntest im Falle einer vermuteten Blasendarmfistel oder einer Blauprobe bei vermuteter vesiko- oder urethro-vaginaler Fistel oder ggf. Bildgebung des kleinen Beckens mittels MRT, erfolgt eine zumeist operativ anspruchsvolle Fistelexzision. Hierbei ist ein individuelles Vorgehen vonnöten.

▪ **Kolposuspension**

Die Kolposuspension galt vor der Einführung der SFAS als zwar nicht häufigstes, aber doch langzeiteffektivstes Verfahren zur Behandlung der weiblichen Belastungsinkontinenz. Ihre Effektivität wurde von den spannungsfreien Suburethralschlingen nicht übertroffen, hier lag der Vorteil in der geringeren Invasivität. Die Fixierung der hypermobilen Scheidenvorderwand mit mehreren Nähten am Cooper'schen Ligament

23

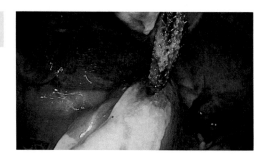

□ **Abb. 23.15** Akzidentelle Dünndarmperforation bei TVT-Einlage. (Mit freundlicher Genehmigung von Frau Dr. med. S. Schönburg, Universitätsklinikum Halle [Saale])

(Lig. ileopectineum) führt zu einer Angulierung und Streckung der darauf liegenden Harnröhre, ohne sie passiv zu komprimieren oder überhaupt zu tangieren. Beim Hustenstoß knickt die Blase an der proximalen Kolposuspensionskante ab und verhindert so den unfreiwilligen Harnverlust.

Das Hängemattenprinzip der Scheidenaufhängung birgt auch schon ihr größtes Problem, nämlich den nicht standardisierten und wohl auch nicht standardisierbaren Grad der Vaginalanhebung.

■ ■ Präoperative Komplikationen
Komplikation: Falsche Indikationsstellung
Häufigkeit: Keine konkreten Angaben in der Literatur verfügbar.
Ursache: Siehe Spannungsfreie alloplastische Schlingen. Vorangegangene transvaginale SFAS-Operationen und bestehender Kinderwunsch stellen keine Kontraindikationen dar.
Vorbeugung: Siehe Spannungsfreie alloplastische Schlingen

■ ■ Intraoperative Komplikationen
Komplikation: Blutung, Hämatom
Häufigkeit: Da die Kolposuspension praktisch nicht mehr durchgeführt wird, finden sich keine aktuellen Häufigkeitsangaben zum Blutungsrisiko der Operation (8 % 1995, [Alcalay et al. 1995]).

Da aber das Verfahren unter Sicht und nicht wie bei den SFAS blind durchgeführt wird, ist eine sofortige Versorgung einer Blutung aus den vaginalen Venenplexus besser möglich, das Hämatomrisiko dürfte daher heute niedriger als das der SFAS-Implantation sein
Ursache: Gute Vaskularisierung der Vaginalhaut mit Venenplexus kann intraoperativ zu unangenehmen Blutungen führen.
Behandlung: Blutstillung unter Sicht durch Koagulation oder Umstechung. Bei Hämatombildung ist in Abhängigkeit von der Ausdehnung ein konservatives Vorgehen möglich, bei größeren Hämatomen ist eine Revision und Hämatomausräumung notwendig.

■   Postoperative Komplikationen
Komplikation: Überkorrektur mit Ausbildung eines Harnverhaltes
Häufigkeit: 8 % (Ward und Hilton 2002).
Ursache: Zu nahe am Blasenhals ansetzende oder überkorrigierende Suspensionsnähte.
Behandlung: Entfernung von überschüssigen oder zu stark angezogenen Suspensions-Nähten (nicht resorbierbares, vorzugsweise geflochtenes Material). Neuanlage der Suspensionsfäden mit geringerem Zug, sonst droht die vorbestandene Inkontinenz. Intraoperativ ist dies praktisch nicht zu entscheiden, sodass der Erfolg der Revision zunächst abgewartet und nur ggf. erneut interveniert werden muss. Wenn möglich sollte das Intervall zwischen den Revisionen drei Monate betragen. Findet die Korrektur dagegen in großem zeitlichem Abstand zur Primäroperation statt, kann analog zur SFAS-Implantation eine durch Narbenbildung elevierte Fixierung der Scheidenvorderwand eingetreten sein, die kein Absinken der vorderen Vaginalwand und damit eine Aufhebung der Überkorrektur nicht zulässt.

Vorbeugung: Ausreichend Erfahrung des Operateurs im Hinblick auf die Straffheit der anzulegenden Suspensionsnähte.

Komplikation: De-novo-Drangsymptomatik
Häufigkeit: Bis 34,5 % (Paraiso et al. 2005).
Ursache: Zu nahe am Blasenhals ansetzende oder überkorrigierende Suspensionsnähte.
Behandlung: Entfernung von überschüssigen oder zu stark angezogenen Suspensions-Nähten (nicht resorbierbares, vorzugsweise geflochtenes Material).
Vorbeugung: Eine Harntraktverletzung durch die Suspensionsnähte lässt sich durch eine ausreichende intraoperative Visualisierung der weißlich imponierenden Scheidenvorderwand, der durch den einliegenden Katheter geschienten Harnröhre und dem durch den tastbaren Katheterballon demarkierten Blasenhals vermeiden.

Komplikation: Therapierefraktäre und Rezidiv-Inkontinenz
Häufigkeit: Nach 5 Jahren 15 % (Alcalay et al. 1995).
Ursache: Siehe Spannungsfreie alloplastische Schlingen
Behandlung: Siehe SFAS
Vorbeugung: Siehe SFAS

Komplikation: Beckenschmerzsyndrom; **Dyspareunie, Kohabitationsbeschwerden**
Häufigkeit: Praktisch nicht existent (Surkont et al. 2015).
Ursache: Mechanische Reizung der sensiblen Nerven des Blasenhalses durch inkorrekte Lage der Nähte. Fixationspunkte der Nähte am Cooper-Ligament mit persistierender Reizung.
Behandlung: Siehe SFAS
Vorbeugung: Siehe SFAS

Literatur

Alcalay M, Monga A, Stanton SL (1995) Burch colposuspension: a 10-20 year follow up. Br J Obstet Gynaecol. 102(9):740–745. Erratum in: Br J Obstet Gynaecol (1996) 103(3):290

Armstrong BN, Renson A, Zhao LC et al. (2018) Development of novel prognosic models for predicting complications of urethroplasty. World J Urol 37(3):553–559

AWMF (2013) Interdisziplinäre S2e-Leitlinie für die Diagnostik und Therapie der Belastungsinkontinenz der Frau. AWMF-Leitlinien. AWMF, Düsseldorf, AWMF

Barbagli G, De Angelis M, Romano G et al. (2007) Long-term followup of bulbar end-to-end anastomosis: a retrospective analysis of 153 patients in a single center experience. J Urol 178(6):2470–2473

Barbagli G, Palminteri E, Guazzoni G et al. (2005) Bulbar urethroplasty using buccal mucosa grafts placed on the ventral, dorsal or lateral surface of the urethra: are results affected by the surgical technique? J Urol 174(3):955–958

Blaschko SD, Harris CR, Zaid UB et al. (2015) Trends, utilization, and immediate perioperative complications of urethroplasty in the United States: data from the national inpatient sample 2000–2010. Urology 85(5):1190–1194

Blaschko SD, Sanford MT, Cinman NM, McAninch JW, Breyer BN (2013) De novo erectile dysfunction after anterior urethroplasty: a systematic review and meta-analysis. BJU Int 112(5):655–663

Brubaker L (2000) Electrical stimulation in overactive bladder. Urology 55(5A Suppl):17–23; discussion 31–12

Canon S, Mosley B, Chipollini J, Purifoy JA, Hobbs C (2012) Epidemiological assessment of hypospadias by degree of severity. J Urol 188:2362–2366

Chapple C, Andrich D, Atala A et al. (2014) SIU/ICUD consultation on urethral strictures: the management of anterior urethral stricture disease using substitution urethroplasty. Urology 83:31

Engel O, Fisch M (2015) Unsuccessful outcomes after posterior urethroplasty. Arab J Urol 13(1):57–59

Hagedorn JC, Voelzke BB (2017) Patient selection for urethroplasty technique: excision and primary reanastomosis versus graft. Urol Clin North Am 44:27

Hampel C (2017) Genitalprolaps – Mesh-OP: Contra. Urologe A 56(12):1583–1590

Hampel C, Roos F et al. (2014) Komplikationsmanagement bei der Deszensus- und Inkontinenzchirurgie. Urologe A 53(7):1017–1029

Hampel C, Naumann G et al. (2009) Komplikationsmanagement nach Band- und Netzimplantationen. Urologe A 48(5):496–509

23

Hampel C, Gillitzer R, et al. (2003) Urodynamische Erfahrungen zur Identifizierung präoperativer Risikofaktoren und postoperativen Erfolgskontrolle bei spannungsfreien Schlingenoperationen. Extracta Urologica 26(5):30 (Abstr. V24)

Hernandez DJ, Gaerhart JP (2010) In complications of urologic surgery (4. Aufl.), W. B. Saunders, Philadelphia, S 643–655. ISBN 9781416045724

Kluth LA, Dahlem R, Reiss P et al. (2013) Short-term outcome and morbidity of different contemporary urethroplasty techniques—a preliminary comparison. J Endourol 27(7):925–929

Kranz J, Reiss PC, Salomon G et al. (2017) Differences in recurrence rate and De Novo incontinence after endoscopic treatment of vesicourethral stenosis and bladderneck stenosis. Front Surg 4:44

LaBossiere JR, Cheung D, Rourke K (2016) Endoscopic treatment of vesicourethral stenosis after radical prostatectomy: outcomes and predictors of success. J Urol 195:1495

Launonen E, Sairanen J, Ruutu M (2014) Role of visual internal urethrotomy in pediatric urethral strictures. J Pediatr Urol. 10(3):545–549

Laurikainen E, Valpas A et al. (2014) Five-year results of a randomized trial comparing retropubic and transobturator midurethral slings for stress incontinence. Eur Urol 65(6):1109–1114

Lazzeri M, Sansalone S, Guazzoni G et al. (2016) Incidence, causes, and complications of urethral stricture disease. Eur Urol 15:2

Leach GE, Dmochowski RR et al. (1997) Female stress urinary incontinence clinical guidelines panel summary report on surgical management of female stress urinary incontinence. The American urological association. J Urol 158(3 Pt 1):875–880

Manjunath A, Chen L, Welty LJ et al. (2019) Antibiotic prophylaxis after urethroplasty may offer no benefit. World J Urol

Meeks JJ, Barbagli G, Mehdiratta N, Granieri MA, Gonzalez CM (2012) Distal urethroplasty for isolated fossa navicularis and meatal strictures. BJU Int 109:616–619

Nilsson CG, Falconer C et al. (2004) Seven-year follow-up of the tension-free vaginal tape procedure for treatment of urinary incontinence. Obstet Gynecol 104(6):1259–1262

Nilsson CG, Kuuva N et al. (2001) Long-term results of the tension-free vaginal tape (TVT) procedure for surgical treatment of female stress urinary incontinence. Int Urogynecol J Pelvic Floor Dysfunct 12(2):S5–S8

Paraiso MF, Walters MD et al. (2005) Laparoscopic burch colposuspension versus tension-free vaginal tape: a randomized trial. Obstet Gynecol Surv 60(3):166–167

Pfalzgraf D, Olianas R, Schreiter F et al. (2010) Two-staged urethroplasty: buccal mucosa and mesh graft techniques. Aktuel Urol 41:5–9

Rösch WH, Stein R (2014) Epispadie, Blasenekstrophie. In: Michel M, Thüroff J, Janetschek G, Wirth M (Hrsg) Die Urologie. Springer Reference Medizin, Berlin

Rosenbaum CM, Dahlem R, Maurer V et al. (2017) The T-plasty as therapy for recurrent bladder neck stenosis: success rate, functional outcome, and patient satisfaction. World J Urol 35(12):1907–1911

Santucci RA, Joyce GF, Wise M (2007) Male urethral stricture disease. J Urol 177:1667

Schuettfort VM, Dahlem R, Kluth L et al. (2017) Transperineal reanastomosis for treatment of highly recurrent anastomotic strictures after radical retropubic prostatectomy: extended follow-up. World J Urol 35(12):1885–1890

Soave A, Dahlem R, Pinnschmidt HO et al. (2017) Substitution urethroplasty with closure versus nonclosure of the buccal mucosa graft harvest site: a randomized controlled trial with a detailed analysis of oral pain and morbidity. Eur Urol 73(6):910–922

Spilotros M, Sihra N, Malde S et al. (2017) Buccal mucosal graft urethroplasty in men – risk factors for recurrence and complications: a third referral centre experience in anterior urethroplasty using buccal mucosal graft. Transl Androl Urol 6(3):510–516

Surkont G, Wlaźlak E, Petri E, Suzin J (2015) Standardized modified colposuspension--mid-term results of prospective studies in one centre. Ann Agric Environ Med. 22(2):293–296

Ward K, Hilton P (2002) United Kingdom and Ireland Tension-free Vaginal Tape Trial Group. Prospective multicentre randomised trial of tension-free vaginal tape and colposuspension as primary treatment for stress incontinence. BMJ 325(7355):67

Wessells H (2009) Cost-effective approach to short bulbar urethral strictures supports single internal urethrotomy before urethroplasty. J Urol 181:954

Winberg H, Arnbjörnsson E, Anderberg M et al. (2019) Pediatr Surg Int 35:1301

Winship BB, Rushton HG, Pohl HG (2017) In pursuit of the perfect penis: hypospadias repair outcomes. J Pediatr Urol

Wu JM, Gandhi MP et al. (2011) Trends in inpatient urinary incontinence surgery in the USA, 1998–2007. Int Urogynecol J 22(11):1437–1443

Zumstein V, Dahlem R, Kluth LA et al. (2019) A critical outcome analysis of Asopa single-stage dorsal inlay substitution urethroplasty for penile urethral stricture. World J Urol

Unterer Harntrakt: Prostata

Petra Anheuser, Florian Hartmann, Axel Heidenreich und David Pfister

© Springer-Verlag GmbH Deutschland, ein Teil von Springer Nature 2021
J. Kranz et al. (Hrsg.), *Komplikationen in der Urologie*,
https://doi.org/10.1007/978-3-662-60625-4_24

24.1 Prostataadenom

Petra Anheuser

24

■ Hintergrund

Die offene Adenomenukleation ist das älteste Operationsverfahren zur Behandlung einer obstruktiv wirksamen benignen Prostatavergrößerung. Diese ursprüngliche Variante einer transvesikalen Enukleation wurde 1905 erstmalig von Freyer beschrieben (Freyer 1905), 40 Jahre später wurde dieses operative Verfahren um einen transkapsulär-extravesikalen Zugang von Millin erweitert (Millin 1945). Beiden gemeinsam ist eine manuelle Enukleation des Prostata-Adenoms, welches mit diesem Verfahren vollständig entfernt werden kann. Hieraus resultiert eine relevante Reduktion der Miktionssymptome. Prospektiv-randomisierte Studien zeigten eine signifikante Verbesserung des IPSS (International Prostate Symptom Score) und der Lebensqualität (Kuntz et al. 2008; Naspro 2006; Skolarikos et al. 2008). Die Re-Interventionsrate des Verfahrens ist gering, die Dauerhaftigkeit der Symptomreduktion konnte über Jahre nachgewiesen werden (Kuntz et al. 2008). Nachteilig zeigen sich jedoch vor allem das höhere Blutungsrisiko und die häufigere Notwendigkeit einer Transfusion (Varkarakis et al. 2004; Naspro et al. 2006; Gratzke et al. 2007; Skolarikos et al. 2008)

Mit der Entwicklung und dem heute standardmäßig angewandten Einsatz verschiedener transurethraler Resektionsverfahren und lasergestützter Therapieoptionen wurden schonendere Verfahren der Prostata-Adenom-Behandlung etabliert, die gegenüber dem offenen Vorgehen viele Vorteile bieten und die offen-operative Variante aus ihrer Position des Standardeingriffes bei größeren Adenomen über 80 ml (de la Rosette et al. 2001) nahezu verdrängt haben. Insbesondere die verschiedenen Laserverfahren bieten neben der möglichen Geweberesektion und -vaporisation

bei kleineren Adenomen die Möglichkeit einer vergleichbaren Enukleation (Bach et al. 2012), sodass auch größere Adenome ≥80 ml weit weniger invasiv und nebenwirkungsärmer vollständig entfernt werden können.

So können vor allem der schmerzhafte Zugang über die Bauchdecke, der größere Blutverlust und dessen Folgen sowie eine prolongierte Katheter-Verweildauer vermieden werden.

Die offene Adenomenukleation ist von den aktuell angewandten instrumentellen Therapieverfahren dasjenige mit der höchsten Invasivität und wird deshalb in Fällen mit Begleitpathologien wie Blasensteinen und zu therapierenden Blasendivertikeln empfohlen (Oelke et al. 2015).

■■ Präoperative Komplikationen

Komplikation: Falsche Indikationsstellung
Häufigkeit: Keine konkreten Abgaben in der Literatur verfügbar.
Ursache: Inkorrekte oder fehlerhafte sonographische Größenbestimmung der Prostata.
Vorbeugung: Transrektale Größenbestimmung der Prostata, Referenzmessung.

▶ Die Indikation zu einer offenen Prostata-Adenomenukleation ist bei einem Prostatavolumen ≥80 ml und dem simultanen Vorliegen von Begleitpathologien (große Blasensteine oder -divertikel) gegeben.

■■ Intraoperative Komplikationen

Komplikation: Blutung
Häufigkeit: Klinisch relevante Blutungen mit Transfusionspflicht: 12,8–13,3 % in prospektiv-randomisierten Studien; 6,8–7,5 % in größeren Kohortenstudien (Gratzke et al. 2007; Kuntz et al. 2008; Naspro et al. 2006; Skolarikos et al. 2008; Varkarakis et al. 2004).
Ursache: Eröffnung größerer Kapsel- oder Plexusgefäße, insuffiziente Gerinnung

(Medikamenten-induziert oder als Folge von Gerinnungspathologie).

Behandlung: Einlage eines transurethralen Spülkatheters und kontinuierliche Blasendauerspülung, ggf. Volumen des Katheterblocks erhöhen, leichter Zug am Katheter zur Blutstillung im Bereich der Prostataloge, Substitution von Erythrozytenkonzentraten bei Bedarf, ggf. transurethrale oder selten offen-operative Revision.

Vorbeugung: Umstechung der Plexus- und Kapselgefäße, zeitgerechtes Absetzen von gerinnungshemmenden Substanzen.

Komplikation: Verletzung der Ureterostien (◘ Abb. 24.1)

Häufigkeit: Keine konkreten Angaben in der Literatur verfügbar.

Ursache: Intraoperativer Verschluss durch Übernähung, z. B. i. R. der Anlage blutungsstillender Logen-Nähte oder Koagulation, insbesondere bei Vorhandensein eines größeren Mittellappens mit Ausdehnung in die (unmittelbare) Nachbarschaft der Ureterostien.

Behandlung: Bei relevanter, also symptomatischer Obstruktion ist eine Sicherstellung des Urinabflusses über einen Nie-

renfistelkatheter, alternativ über eine intrakorporale Harnableitung durch Anlage einer Ureterschiene zu gewährleisten. Diese kann antegrad als auch retrograd erfolgen, nachdem das verschlossene Ostium freireseziert wurde (◘ Abb. 24.2). Die DJ-Schienen Versorgung sollte für mindestens sechs Wochen belassen werden.

Vorbeugung: Visualisierung der Ostien und Schonung bei der Enuklation. Bei großem Mittellappen zusätzliche Sicherung durch Ureterschienung möglich. Die Schienung kann temporär belassen werden, z. B. durch Versorgung mit einer DJ-Schiene, besser ausgeleiteten Mono-J-Schiene.

■■ Postoperative Komplikationen

Komplikation: Nachblutung, Koagel- und Tamponadenbildung

Häufigkeit: Klinisch relevante Blutungen mit Transfusionspflicht: 12,8–13,3 % in prospektiv-randomisierten Studien; 6,8–7,5 % in größeren Kohortenstudien (Gratzke et al. 2007; Kuntz et al. 2008; Naspro et al. 2006; Skolarikos et al. 2008; Varkarakis et al. 2004)

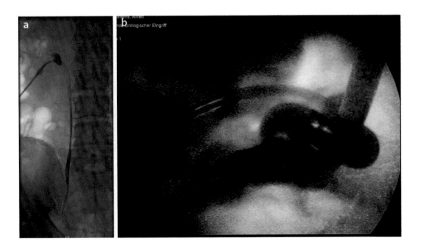

◘ **Abb. 24.1a,b   a** Antegrade Fistelfüllung sowie Drahtvorlage bei symptomatischer, infizierter Harnstauungsniere nach offener Adenomenukleation (nach Freyer). **b** Naht im Bereich der Harnleitermündung als Ursache für die infizierte Harnstauungsniere. (Mit freundlicher Genehmigung von Frau Priv.-Doz. Dr. med. J. Kranz

24

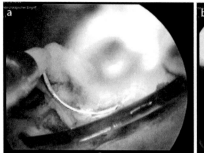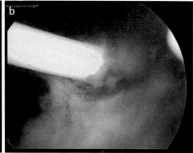

◨ **Abb. 24.2a,b** **a** Durchtrennung der Naht mittels Resektionsschlinge. **b** Geschientes, freireseziertes Ostium. (Mit freundlicher Genehmigung von Frau Priv.-Doz. Dr. med. Jennifer Kranz)

Ursache: Persistierende Blutungen aus nicht oder insuffizient versorgten Gefäßen, Eröffnung von Gefäßen infolge Überdehnung der Blase/Prostataloge durch fehlenden oder inkompletten Abfluss durch den Blasenkatheter, hypertensive Kreislaufsituation, insuffiziente Gerinnung infolge von Pathologien des Gerinnungssystems oder Medikamenten-induziert.

Behandlung: Freien Ablauf über den Katheter sichern, evtl. Koagel oder Tamponade manuell evakuieren, bei stärkeren Blutungen blutstillende Revisionsoperation transurethral oder offen-operativ, Verabreichung von Erythrozytenkonzentraten bei (klinisch) relevantem HB-Abfall.

Vorbeugung: Suffiziente, gezielte Blutstillung, Dauerspülung und Katheterablauf kontrollieren, rechtzeitiges Pausieren von gerinnungshemmenden Substanzen.

Komplikation: Wundheilungsstörung
Häufigkeit: 4,3 % (Kuntz et al. 2008; Varkarakis et al. 2004).

Ursache: Infektion von Wunden, herabgesetzte Immunität, Diabetes mellitus, Adipositas, nicht therapierte präexistente Harnwegsinfektion.

Behandlung: Je nach Ausmaß der Infektion: Lokal abschwellende Maßnahmen, antibiotische Therapie, Eröffnung der Wunde und ggf. offene Wundbe-

handlung oder klassische Vakuumtherapie (Vacuum Assisted Closure-Therapy (VAC)-Verband).

Vorbeugung: Ausschluss bzw. Therapie einer Harnwegsinfektion vor der operativen Maßnahme, perioperative antimikrobielle Prophylaxe nach Leitlinie. Bei ausgeprägter Adipositas kann eine präventive Versorgung mit einem Unterdruckverband sinnvoll sein.

Komplikation: Urin-Paravasat
Häufigkeit: Keine konkreten Abgaben in der Literatur verfügbar.

Ursache: Inkompletter Verschluss der Harnblase (OP-Verfahren nach Freyer) bzw. der Prostatakapsel (OP-Verfahren nach Millin), Aufreißen der Naht bei Überdehnung von Harnblase oder Prostatakapsel, bedingt durch einen fehlenden Abfluss der Spülflüssigkeit.

Behandlung: In Abhängigkeit vom Ausmaß und dem Zeitpunkt des Auftretens: verlängerte Katheter-Verweildauer und Befundkontrolle bis hin zur offen-operativen Revision bei größeren, symptomatischen Paravasaten.

Vorbeugung: Erstellen eines suffizienten Verschlusses mit intraoperativer Dichtigkeitsprüfung, postoperativ Sicherstellen des Ablaufs von Urin und Spülflüssigkeit über den transurethralen/suprapubischen Katheter.

Komplikation: Harninkontinenz
Häufigkeit: 8,8 % (Yang et al. 2001; Madersbacher et al. 2005; Kuntz et al. 2008; Ou et al. 2010).
Ursache: Verletzung des Spinkter externus bei Enukleation der Prostata.
Behandlung: In Abhängigkeit vom Ausmaß der Inkontinenz und evtl. Begleiterkrankungen sowie dem persönlichen Leidensdruck: Konservative Maßnahmen, alloplastische Bänder (Elevation/Kompression) oder artifizielle Sphinkter.
Vorbeugung: Vorsichtige apikale Entwicklung und Entfernung des Adenoms.

Komplikation: Blasenhalssklerose
Häufigkeit: 1,8 % (Madersbacher et al. 2005; Yang et al. 2001; Tubaro et al. 2001) bis 5,7 % innerhalb 5 Jahren (Ou et al. 2010; Kuntz et al. 2008; Skolarikos et al. 2008).
Ursache: Narbenbildung und Sklerosierung mit Lumeneinengung am Blasenauslass und/oder der Urethra.
Behandlung: Blasenhalsinzision nach Turner-Warwick mittels elektrischem Dorn oder Laser.
Vorbeugung: Vermeidung einer nahtbedingten Einengung des Blasenhalses. Hier ist auf ausreichende Weite zu achten.

Komplikation: Urethrastriktur
Häufigkeit: 2,6 %, geringste Rate von allen ablativen Verfahren (Madersbacher et al. 2005; Yang et al. 2001; Tubaro et al. 2001).
Ursache: Läsionen durch begleitende Katheterversorgung.
Behandlung: Urethrotomia interna nach Sachse, ggf. End-zu-End-Anastomosierung oder bei langstreckigen Harnröhrenstrikturen Einsatz von Mundschleimhaut-Urethroplastik.
Vorbeugung: Vermeidung von Läsionen der Urethra bei Kathetereinlage und Manipulation.

Komplikation: Adenomrezidiv
Häufigkeit: Selten, bis 2,9 % (Madersbacher et al. 2005; Gilfrich 2016).
Ursache: Inkomplette Adenomentfernung mit Rezidivbildung.
Behandlung: Entfernung mit transurethralen Verfahren (TUR-P, Laserverfahren).
Vorbeugung: Vollständige Enukleation des Adenoms.

❯ Die offene Prostata-Adenomenukleation zeichnet sich gegenüber den Alternativverfahren durch eine höhere intraoperative Morbidität, jedoch geringere Re-Interventions- und Rezidiv-Rate im postoperativen Verlauf aus.

Komplikation: Retrograde Ejakulation
Häufigkeit: 80 % (de la Rosette et al. 2001; Varkarakis et al. 2004; Madersbacher et al. 2005; Kuntz et al. 2008).
Ursache: Destruktion des Blasenhalses bei Entfernung des Adenoms.
Behandlung: Keine kausale Behandlung möglich, hier kommt der präoperativen Patientenaufklärung eine besondere Rolle zuteil.
Vorbeugung: Keine Prävention bei vollständiger Adenomentfernung möglich.

24.2 Prostatakarzinom

Florian Hartmann, Axel Heidenreich und David Pfister

▪ Hintergrund
Die radikale Prostatovesikulektomie ist eine kurative Therapieoption beim lokal begrenzten Prostatakarzinom. Im Jahr 2017 wurden 14.106 dieser Operationen in DKG-zertifizierten Prostatakarzinomzentren durchgeführt (DKG Jahresbericht 2018). Der Eingriff kann sowohl offen, Roboter-assistiert als auch laparoskopisch erfolgen. Unabhängig von der Operationstechnik dieser für die meisten Kliniken

24

Standardoperation, können Komplikationen beobachtet werden, die entweder den unmittelbar perioperativen Verlauf oder langfristig die Lebensqualität des Patienten negativ beeinflussen. Insbesondere die seltenen, operationsassoziierten Komplikationen stellen aufgrund fehlender standardisierter rekonstruktiver Operationstechniken und fehlender chirurgischer Expertise ein Problem für eine dauerhafte, den Patienten zufriedenstellende therapeutische Lösung dar. So werden Anastomosenstrikturen bzw. rekto-urethrale Fisteln in ca. 2–5 % bzw. <2 % der Patienten beschrieben (Elliott et al. 2007; Heidenreich et al. 2010). Behandlungsbedürftige Lymphozelen hingegen werden bei ca. 10 % der Patienten nach extendierter pelviner Lymphadenektomie diagnostiziert und sind bei entsprechender Expertise einfach und schnell zu beheben (Eden et al. 2012; Fossati et al. 2017; Heidenreich et al. 2002; Khoder et al. 2012). Hier steht die Frage nach Präventionsmöglichkeiten im Vordergrund.

Im Folgenden sollen die Häufigkeiten, Ursachen und Behandlungskonzepte der drei herausfordernden perioperativen Komplikationen beschrieben werden.

Komplikation: Rekto-urethrale Fistel

Zu den Hauptsymptomen zählen rezidivierende Infekte, Pneumaturie, Fäkalurie oder rektaler Urinabgang. Diese treten zwischen drei und vier Wochen nach Katheterentfernung auf (Dal Moro et al. 2006). Als maximale Infektvariante sind intrapelvine Abszesse und ein Übergreifen auf die Symphyse im Sinne einer Symphisitis zu nennen und stellen komplexe Befunde dar. Diagnostisch stehen folgende Optionen zur Verfügung: Urethrographie, Zystogramm sowie Zystoskopie und Rektoskopie. MRT des Beckens zur Darstellung der Fistel und Erfassung von Begleitinfektionen.

Häufigkeit: Selten, ca. 0,5 % bei primärer Prostatektomie (Thomas et al. 2010), nach Strahlentherapie 1,58 % und 2,02 % (Gontero et al. 2019), nach Sal-

vage-Prostatektomie 1 % bis 17 % (Heidenreich et al. 2010; Matei et al. 2015).

Ursache: Intraoperative Verletzung des Rektums.

❯ Pneumaturie, rezidivierende Harnwegsinfektionen oder wässrige Diarrhoen stellen ein Leitsymptom einer rekto-urethralen Fistel dar.

Behandlung: Die Größe der Fistel korreliert mit der weiteren Vorgehensweise. Die Therapie der rekto-urethralen Fistel richtet sich nach der Vortherapie und der Symptomatik:

- Bei Fisteln nach zusätzlicher Strahlentherapie oder bestehender Infektion ist eine operative Therapie zumeist unumgänglich.
- Eine intraoperativ erkannte Rektumläsion im Rahmen der primären radikalen zweischichtig verschlossen.
- Eine intraoperativ erkannte Rektumläsion im Rahmen der Salvage-Prostatektomie erfordert den zweischichtigen Verschluss sowie eine temporäre Kolostomie.
- Eine verzögert diagnostizierte Rektumläsion erfordert einen zweischichtigen Fistelverschluss mit plastischer Fisteldeckung durch einen Omentummajus- oder einen M.-gracilis-Lappen (◘ Abb. 24.3) sowie eine temporäre Kolostomie.

Der Vorteil des transperinealen Zugangs liegt in der einfachen anatomischen Exposition der Fistel durch Separation von Rektum, Urethra und Blase. Je nach Lage der Fistel zu den beiden Ostien kann eine protektive präoperative DJ-Katheter-Einlage erfolgen.

Neben der M.-gracilis-Interposition als häufigste Technik kommen Tunica-vaginalis-Lappen oder Mundschleimhauttransplantate zur Anwendung (Thomas et al. 2010; Spahn und Vergho 2009; Hechenbleikner et al. 2013). Die Katheter-

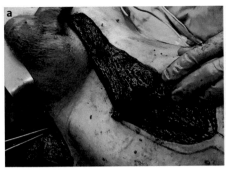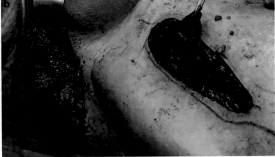

◻ Abb. 24.3a,b **a** Transposition eines gestielten Gracilislappen. **b** Deckung der Rektumfistel mittels gefächertem Gracilislappen

ableitung erfolgt für drei Wochen. Eine eventuelle Kolostomie wird in der Regel nach drei Monaten rückverlegt. Mit einem gestielten Gracilis-Lappen können rekto-vesikale oder rekto-urethrale Fisteln in 82–100 % saniert werden. Im Falle von anderen Interpositionen, die in geringerer Anzahl beschrieben werden, liegt die Rate an dauerhafter Heilung zwischen 75–100 %. Im Falle einer vorherigen Strahlentherapie wird der Erfolg mit 61,5 % etwas niedriger angegeben (Voeltzke et al. 2013). Problematisch können funktionelle Ergebnisse sein. Daten zur Kontinenz nach Fistelchirurgie sind rar. Verglichen mit den hohen Raten an kontinenten Miktionsverhältnissen nach primärer Prostatektomie muss nach einer Fistelchirurgie mit schlechteren Ergebnissen gerechnet werden. Diese liegen zwischen 25 und 62 %. Bei der Entstehung von Blasenhalssklerosen muss in etwa 16 % der Patienten mit einer dauerhaften externen Urinableitung gerechnet werden (Ghoneim et al. 2008; Thomas et al. 2010; Samplaski et al. 2011). Interessante Ansätze mit einer endoskopischen minimal-invasiven Technik, die aus der gastrointestinalen Fisteltherapie in Fallbeispielen angewendet wurde, können aktuell nicht die Heilungsraten erzielt werden, die durch offen-operative Rekonstruktionen erreicht werden können

und sollten daher als experimentell angesehen werden (Brodak et al. 2015).

Vorbeugung: Anatomisch adäquate Präparation der Grenzschicht zwischen Rektumvorderwand und dorsaler Prostata bei guter Übersicht und minimaler/fehlender Blutung. Ausreichende chirurgische Expertise besonders bei der radikalen Salvage- Prostatektomie.

Komplikation: Anastomosenstriktur

Postoperative Anastomosenstrikturen und Blasenhalssklerosen nach radikaler Prostatektomie bzw. perkutaner Strahlentherapie eines Prostatakarzinoms stellen den Urologen bezüglich der optimalen Behandlung immer wieder vor eine therapeutische Herausforderung.

Häufigkeit: Die Inzidenz von Blasenhalssklerosen und Anastomosenstrikturen liegt je nach durchgeführter Therapie, Radiotherapie oder radikaler Prostatektomie, zwischen 1,1 und 8,4 % (Mundy und Andrich 2012; Jacobsen et al. 2016). Nach lokaler Salvagetherapie aufgrund eines Lokalrezidivs nach operativer oder radiotherapeutischer Primärtherapie liegen die Strikturraten nach der perkutanen Salvage-Strahlentherapie der Prostataloge oder der radikalen Salvage-Prostatektomie mit 12–32 % deutlich höher als nach einer primären radikalen Prostatektomie (Heidenreich et al. 2010; Marra et al. 2019).

24

In aktuellen Serien der radikalen Salvage-Prostatektomie nach moderner Strahlentherapie liegt die Häufigkeit der Anastomosenstriktur mit ca. 8 % deutlicher niedriger als in den älteren Publikationen (Heidenreich et al. 2010; Stephenson et al. 2004).

Ursache: Die Ursache der Anastomosenstriktur ist weitestgehend unklar. Die folgenden Risikofaktoren werden diskutiert: Hoher intraoperativer Blutverlust, Anastomoseninsuffizienz mit langer transurethraler Katheterliegedauer, Harnwegsinfektionen, Strahlentherapie mit Ausbildung von Keloid.

Behandlung: Es werden endoskopische von offen-operativen Behandlungsoptionen unterschieden.

— Endoskopische Verfahren:

Die primäre Therapie der Anastomosenstriktur mittels Turner-Warwick oder Blasenhalsresektion unterscheidet sich nicht von der Therapie der anterioren Urethrastriktur oder der Blasenhalssklerose. Da die Rezidivrate jedoch 50–60 % (Pansadoro und Emiliozzi 1996) beträgt, ist eine erneute endoskopische Intervention meist nicht mehr indiziert und es sollte eine offen-chirurgische rekonstruktive Therapie angestrebt werden. Endoskopische, nicht rekonstruktive Ansätze bei Rezidiven stellen die Laser-Urethrotomie in Kombination mit einer HDR-(High-dose-rate-) Brachytherapie dar, deren hohe initiale Erfolgsrate von 80 % nach längerer Nachbeobachtung von 22 (13–38) Monaten auf 50 % absank (Kröpfl und Olschewski 2004; Mazdak et al. 2007). Die Platzierung von urethralen Stents zeigte bei kurzem Follow-up zwar einen guten Therapieeffekt bei bis zu 84 % der Patienten, der bei einer Nachbeobachtung von 10 Jahren auf <30 % absank und mit nicht wenigen lokalen unspezifischen Komplikationen verbunden war (Milroy 1993; Shah et al. 2003; De Vocht 2003).

Die submuköse Applikation von Mitomycin C (MMC) nach interner Urethrotomie wurde aufgrund der antiproliferativen Eigenschaften von MMC durch Inhibierung der Fibroblasteneinsprossung und der damit verbundenen Kollagenformation beschrieben (Mazdak et al. 2007). In einer ersten Studie konnte bei einem kurzem Follow-up von 15 (6–24) Monaten ein signifikanter Benefit bezüglich der Rezidivfreiheit im MMC-Arm (10 % versus 50 %) gezeigt werden.

❯ Die endoskopische Therapie der Anastomosenstriktur ist mit einer hohen Rezidivrate von 50–60 % assoziiert. Bereits das erste Rezidiv sollte einer rekonstruktiven Operation zugeführt werden:

— Offene-operative Verfahren:

a) Anastomosenresektion und Re-Anastomosierung:
Verschiedene Arbeitsgruppen beschreiben die retropubische oder perineale Resektion der strikturierten Anastomose mit nachfolgend neuer Anastomose mittels verschiedener Operationstechniken (Elliott et al. 2006; Rocco und Zuckerman 2017). Der transperineale Zugang in Analogie zur Operationstechnik nach Harnröhrenrupturen auf dem Boden von Beckenfrakturen bietet den prinzipiellen Vorteil der Präparation und Rekonstruktion der Anastomose unter direkter Sicht (Browne und Vanni 2017).
Die Erfolgsrate in Bezug auf ein strikturfreies Überleben wird mit 90 % und die Patientenzufriedenheit wird mit 80–90 % angegeben (Pfalzgraf et al. 2011; Reiss et al. 2014; Theodoros et al. 2000; Elliott et al. 2006; Nikolavsky et al. 2014; Giúdice et al. 2019). Bis zu 50 % der Patienten benötigen einen zweiten endoskopischen oder offenen Eingriff zur Korrektur des Rezidivs (Simonato et al. 2007; Schuettfort et al. 2017). Trotz der hohen Erfolgsraten muss davon ausgegangen werden, dass die Kon-

tinenzraten ungünstig sind und zwischen perinealem (0 %) und retropubischem (70–90 %) Zugang variieren. Verschiedene Arbeitsgruppen berichten deshalb über die Implantation eines artifiziellen Sphinkters in gleicher Sitzung und in einer nachfolgenden zweiten Sitzung, der jedoch nur eine Erfolgsrate von nur 74 % aufweist (Simonato et al. 2007; Schuettfort et al. 2017).

b) Kontinente Appendiko- oder Intestinovesikostomie:
Bei einem ausgewählten Patientenkollektiv mit rezidivierenden Anastomosenstrikturen ist ein offen-operatives, rekonstruktives Vorgehen mit einem Blasenhalsverschluss (◘ Abb. 24.4) und einer kontinenten Appendiko-/Intestinostomie abzuwägen (Pfister et al. 2011).
Der Zugang erfolgt kombiniert perineal und transperitoneal. Über einen peri-

nealen Zugang wird der Bereich der vesikourethralen Anastomose identifiziert, die Urethra wird ca. 1–2 cm distal der meist fibrosierten Anastomose abgesetzt, um gut vaskularisiertes Gewebe für den zweischichtigen Harnröhren- bzw. Blasenhalsverschluss zu gewinnen. Nachfolgend wird die Harnblase über einen transperitonealen Zugang komplett mobilisiert. Im Fall einer noch vorhandenen Appendix wird diese für die kontinente Vesikostomie favorisiert.
Bei bereits erfolgter Appendektomie wird ein 5–10 cm langes, distales Ileumsegment ausgeschaltet, antimesenterial inzidiert und über einem 14- bis 16-Ch-Katheter im Sinne eines Monti-Manövers Seit-zu-Seit retubularisiert. In beiden klinischen Situationen wird das Stoma antirefluxiv durch einen submukösen Tunnel in der Mitrofanoff-Technik in die Blase implantiert und in der Regel in den rechten Unterbauch ausgeleitet. Die Harnblase wird über den einliegenden Stomakatheter und einen zusätzlichen suprapubischen 12-Ch-Katheter für 2 Wochen abgeleitet. Die Anleitung zum intermittierenden Selbstkatheterismus (ISK) erfolgt ab dem 15. postoperativen Tag unter Anleitung durch erfahrenes Pflegepersonal. Erst nach problemlosem ISK wird der suprapubische Blasenkatheter entfernt.
Vorbeugung: Sanierung präoperativ bestehender Bakteriurien oder Harnwegsinfektionen, blutungsarme Operation, Bildung einer wasserdichten Anastomose, sorgfältige Präparation des Blasenhalses zur Vermeidung einer weiten Eröffnung, keine Blasenhalsverkleinerungsnaht.

Komplikation: Lymphozele
Häufigkeit: Dass Lymphozelen mit 47–69,5 % sehr häufig auftreten, lässt sich anhand von Serien nachweisen, bei denen postoperativ aktiv gescreent wurde (Grande et al. 2017; Khoder et al. 2012).

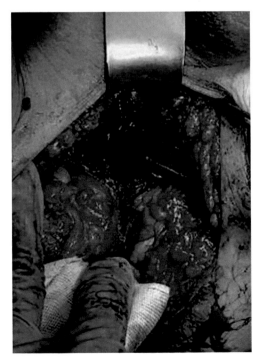

◘ **Abb. 24.4** Kompletter Blasenhalsverschluss nach RPE und Radiatio

24

Dennoch entwickeln sich bei bis zu 9 % der Patienten behandlungsbedürftige symptomatische Lymphozelen (SLC) (Khoder et al. 2011).

Ursache: Die Datenlage ist nicht eindeutig hinsichtlich der Frage, ob die Operationstechnik (offen-retropubisch/Roboter-assistiert oder laparoskopisch) Einfluss auf die Inzidenz hat. Es kann postuliert werden, dass durch die verbleibende Verbindung nach intraperitoneal bei der Roboter-assistierten Operation seltener Lymphozelen auftreten als bei einer extraperitonealen Operationsmethode. Gestützt wird diese These beispielsweise durch die Arbeit von Eden et al., die in ihrer Single-Center-Analyse von einer 0,5 %igen Häufigkeit symptomatischer Lymphozelen berichten (Eden et al. 2012). Jedoch können diese Daten in vergleichenden retrospektiven Studien häufig nicht reproduziert werden, in denen die Raten einer SLC zwischen 1,5 und 11,6 % liegen und häufig keine signifikanten Unterschiede zwischen den verschiedenen Therapiemodalitäten zeigen (Tsaur und Thomas 2017).

Behandlung: Ob eine Lymphozele therapiert werden muss, hängt von zahlreichen Faktoren ab. Die Indikation und Modalität ergibt sich aus Symptomatik, Lokalisation, Größe und aus Patientenfaktoren wie dem Allgemeinzustand, Komorbiditäten, einer potenziell bestehenden Infektion sowie dem Rezidivstatus (◘ Abb. 24.5). Die überwiegende Anzahl asymptomatischer und mild symptomatischer Lymphozelen wird spontan kleiner und bedarf in der Regel keiner Therapie. Lediglich persistierend symptomatische Lymphozelen oder solche, bei denen relevante Komplikationen wie eine tiefe Venenthrombose drohen, müssen behandelt werden.

Grundsätzlich hängt die Behandlungsart von der Schwere der Symptomatik und patientenimmanenten Faktoren wie der Lymphozelenlage, Voroperationen, dem Allgemeinzustand und dem evtl.

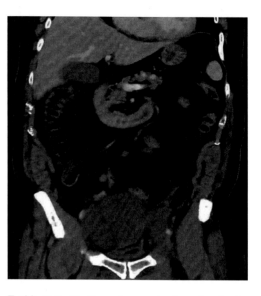

◘ **Abb. 24.5** Große, gekammerte Lymphozele im kleinen Becken nach radikaler Prostatektomie und extendierter pelviner Lymphadenektomie bei PCA pT2c pN0 GS 9 (4 + 5) R0, BMI 38 kg/m2

Wunsch nach kurzfristiger definitiver Lösung ab (Tsaur und Thomas 2017). Als einfach durchzuführende Primäroption steht die Sonographie- oder CT-gesteuerte Drainageneinlage zur Verfügung, die zur sofortigen Dekompression und nachfolgend zum Sistieren sekundärer Symptome wie Ödemen und Fieber sowie zu einer Schmerzlinderung führt (◘ Abb. 24.6). Der eingelegte Drainagekatheter verbleibt in der Regel bis die sezernierte Menge minimal (<50 ml/d) ist. Bei persistierenden hohen Drainagemengen kann ein sklerosierendes Agens wie Doxycyclin, Bleomycin, Alkohol, Fibrinkleber oder Povidon-Iod über den einliegenden Drainageschlauch in die Lymphozele eingebracht werden. Je nach verwendetem Agens beträgt die Heilungsrate 70–90 % und die Rezidivrate 20–25 % (Chin et al. 2003; Alago et al. 2013; Caliendo et al. 2001; Akhan et al. 2007; Kim et al. 1999; Gilliland et al. 1989). Wenn dieser Therapieversuch fehlschlägt, ist die minimal-invasive Marsupialisation der Lymphozele die Therapiemethode der Wahl (Liss

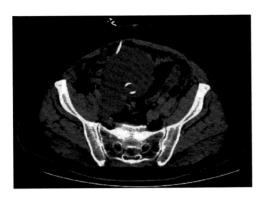

Abb. 24.6 Perkutane Drainage der Lymphozele; bei Sekretion >300 ml/Tag über 3 konsekutive Tage und gekammerter Lymphozele erfolgte die laparoskopische Marsupialisation

et al. 2013; Raheem et al. 2012). Die offene Lymphozelenresektion sollte lediglich der sehr seltenen Rezidivsituation nach minimal-invasivem Vorgehen oder dem Zustand nach großen abdominalen Eingriffen vorbehalten bleiben.

> Symptomatische Lymphozelen (Schmerz, Entzündung, Thrombose) müssen einer zielgerichteten Therapie zugeführt werden. Die alleinige symptomatische Therapie ist nicht ausreichend.

Lymphozelen mit einer Fördermenge >200 ml/Tag über 2–3 Tage trotz perkutaner Ableitung sollten der frühzeitigen laparoskopischen Marsupialisation zugeführt werden, um eine langwierigen Verlauf und weitergehende Komplikationen zu vermeiden.

Vorbeugung: Adäquate Indikationsstellung zur extendierten pelvinen Lymphadenektomie entsprechend der EAU Leitlinien (Mottet et al. 2019; Heidenreich et al. 2007; Mohler et al. 2009). Keine Koagulation der Lymphgefäße, sondern Ligatur oder Clipversorgung. Perkutane Drainage nach offener retropubischer Prostatektomie. Bei Vorliegen von Risikofaktoren und offener retropubischer RPE bereits intraoperative peritoneale Fensterung.

Literatur

Akhan O, Karcaaltincaba M, Ozmen MN, Akinci D, Karcaaltincaba D, Ayhan A (2007) Percutaneous transcatheter ethanol sclerotherapy and catheter drainage of postoperative pelvic lymphoceles. Cardiovasc Intervent Radiol 30:237–240

Alago W, Deodhar A, Michell H, Sofocleous CT, Covey AM, Solomon SB, Getrajdman GI, Dalbagni G, Brown KT (2013) Management of postoperative lymphoceles after lymphadenectomy: percutaneous catheter drainage with and without povidone-iodine sclerotherapy. Cardiovasc Intervent Radiol 36:466–71

Bach T, Muschter R, Sroka R et al. (2012) Laser treatment of benign prostatic obstruction: basics and physical differences. Eur Urol 61:317–325

Brodak M, Kosine J, Tacheci I et al. (2015) Endoscopic treatment of a rectovesical fistula following radical prostatectomy by over-the-scope clip (OTSC) Videosurgery Miniinv 10(3):486–490

Browne BM, Vanni AJ (2017) Management of urethral stricture and bladder neck contracture following primary and salvage treatment of prostate cancer. Curr Urol Rep 18(10):76

Caliendo MV, Lee DE, Queiroz R, Waldman DL (2001) Sclerotherapy with use of doxycycline after percutaneous drainage of postoperative lymphoceles. J Vasc Interv Radiol 12:73–7

Chin A, Ragavendra N, Hilborne L, Gritsch HA (2003) Fibrin sealant sclerotherapy for treatment of lymphoceles following renal transplantation. J Urol 170:380–3

Dal Moro F, Mancini M, Pinto F et al. (2006) Successful repair of iatrogenic rectourinary fistulas using the posterior sagittal transrectal approach (York-Mason):15-year experience World J Surg 30:107

de la Rosette, Alivizatos G, Madersbacher S, Perachino M, Thomas D, Desgrandchamps F, de Wildt M (2001) European association of urology. Eur Urol 40(3):256–63; discussion 264

De Vocht TF, van Venrooij GE, Boon TA (2003) Self-expanding stent insertion for urethral strictures: a 10-year follow-up. BJU Int 91:627–630

Deutsche Krebsgesellschaft (2018) Kennzahlenauswertung 2018, Jahresbericht der zertifizierten Prostatakarzinomzentren

Eden CG, Zacharakis E, Dundee PE, Hutton AC (2012) Incidence of lymphoceles after robot-assisted pelvic lymph node dissection. BJU Int 109:E14

24

Elliott J, Meng M, Elkin E et al. (2007) Investigators incidence of urethral stricture after primary treatment for prostate cancer. Data from CaPSURE. Urol 178(2):529–534

Elliott SP, McAninch JW, Chi T et al. (2006) Management of severe urethral complications of prostate cancer therapy. J Urol 176:2508–2513

Fossati N, Willemse PM, Van den Broeck T, van den Bergh RCN, Yuan CY, Briers E, Bellmunt J, Bolla M, Cornford P, De Santis M, MacPepple E, Henry AM, Mason MD, Matveev VB, van der Poel HG, van der Kwast TH, Rouvière O, Schoots IG, Wiegel T, Lam TB, Mottet N, Joniau S (2017) The benefits and harms of different extents of lymph node dissection during radical prostatectomy for prostate cancer: a systematic review. Eur Urol 72:84–109

Freyer PJ (1905) Total enucleation of the prostate for radical cure of enlargement of that organ: with a review of 206 cases of the operation. Br Med J 2:871–875

Ghoneim G, Elmissiry M, Weiss E et al. (2008) Transperineal repair of complex rectourethral fistula using gracilis muscle flap interposition- can urinary and bowel functions be preserved? J Urol 179(5):1882–6

Gilfrich C, Leicht H, Fahlenbrach C, Jeschke E, Popken G, Stolzenburg JU, Weißbach L, Zastrow C, Günster C. (2016) Morbidity and mortality after surgery for lower urinary tract symptoms: a study of 95 577 cases from a nationwide German health insurance database. Prostate Cancer Prostatic Dis. 19(4):406–411

Gilliland JD, Spies JB, Brown SB, Yrizarry JM, Greenwood LH (1989) Lymphoceles: percutaneous treatment with povidone-iodine sclerosis. Radiology 171:227–9

Giúdice CR, Lodi PE, Olivares AM, Tobia IP, Favre GA (2019) Safety and effectiveness evaluation of open reanastomosis for obliterative or recalcitrant anastomotic stricture after radical retropubic prostatectomy. Int Braz J Urol 45(2):253–261

Gontero P, Marra G, Alession et al. (2019) Salvage radical prostatectomy of recurrent prostate cancer: morbidity and functional outcomes from a large multicenter series of open versus robotic approaches J Urol 10:101097JU0000000000000327

Grande P, Battista di Pierro G, Mordasini L, Ferrari M, Würnschimmel C, Danuser H, Mattei A (2017) Prospective randomized trial comparing titanium clips to bipolar coagulation in sealing lymphatic vessels during pelvic lymph node dissection at the time of robot-assisted radical prostatectomy. Eur Urol 71:155–158

Gratzke C, Schlenker B, Seitz M et al. (2007) Complications and early postoperative outcome after open prostatectomy in patients with benign prostatic enlargement: results of a prospective multicenter study. J Urol 177:1419–1422

Hechenbleikner E, Buckley J, Wick E (2013) Acquired rectorethral fistulas in adults: a systematic review of surgical repair techniques and outcomes. Dis Colon Rectum 56:374–4383

Heidenreich A, Ohlmann CH, Polyakov S (2007) Anatomical extent of pelvic lymphadenectomy in patients undergoing radical prostatectomy. Eur Urol 52(1):29–37

Heidenreich A, Richter S, Thüer D, Pfister D (2010) Prognostic parameters, complications, and oncologic and functional outcome of salvage radical prostatectomy for locally recurrent prostate cancer after 21st-century radiotherapy. Eur Urol 57(3):437–43

Heidenreich A, Varga Z, Von Knobloch R (2002) Extended pelvic lymphadenectomy in patients undergoing radical prostatectomy: high incidence of lymph node metastasis. J Urol 167(4):1681–6

Jacobsen A, Berg KD, Iversen P, Brasso K, Røder MA (2016) Anastomotic complications after robot-assisted laparoscopic and open radical prostatectomy. Scand J Urol. 50(4):274–9

Khoder WY, Gratzke C, Haseke N, Herlemann A, Stief CG, Becker AJ (2012) Laparoscopic marsupialisation of pelvic lymphoceles in different anatomic locations following radical prostatectomy. Eur Uol 62:640–648

Khoder WY, Trottmann M, Buchner A, Stuber A, Hoffmann S, Stief CG, Becker AJ (2011) Risk factors for pelvic lymphoceles post-radical prostatectomy. Int J Urol 18:638–34

Kim JK, Jeong YY, Kim YH, Kim YC, Kang HK, Choi HS (1999) Postoperative pelvic lymphocele: treatment with simple percutaneous catheter drainage. Radiology 212:390–4

Kröpfl T, Olschewski MH (2004) Seegenschmiedt Endoluminale Brachytherapie zur Vorbeugung von rezidivierenden Strikturen nach Urethrotomia interna. Urologe 43:1254–1261

Kuntz RM, Lehrich K, Ahyai SA (2008) Holmium laser enucleation of the prostate versus open prostatectomy for prostates greater than 100 grams: 5-year follow-up results of a randomised clinical trial. Eur Urol 53:160–166

Liss MA, Palazzi K, Stroup SP, Jabaji R, Raheem OA, Kane CJ (2013) Outcomes and complications of pelvic lymph node dissection during robotic-assisted radical prostatectomy. World J Urol 31:481–8

Madersbacher S, Lackner J, Brössner C, Röhlich M, Stanicik I, Willinger M et al. (2005) Reoperation, myocardial infarction and mortality after transurethral and open prostatectomy: a nation-wide, long-term analysis of 23123 cases. Eur Urol 47:499–504

Marra G, Valerio M, Emberton M, Heidenreich A, Crook JM, Bossi A, Pisters LL (2019) Salvage local treatments after focal therapy for prostate cancer. Eur Urol Oncol 2(5):526–538

Matei D, Ferro M, Jereczek-Fossa BA et al. (2015) Salvage radical prostatectomy after external beam radiation therapy: a systemic review of current approaches. Urol Int 94:373–382

Mazdak H, Meshki I, Ghassami F (2007) Effect of mitomycin C on anterior urethral stricture recurrence after internal urethrotomy. Eur Urol 51:1089–1092

Millin T (1945) Retropubic prostatectomy; a new extravesical technique; report of 20 cases. Lancet 2:693–696

Milroy E (1993) Treatment of sphincter strictures using permanent UroLume stent. J Urol 150:1729–1733

Mohler JL, Srinivas S, Antonarakis ES, Armstrong AJ, D'Amico AV, Davis BJ, Dorff T, Eastham JA, Enke CA, Farrington TA, Higano CS, Horwitz EM, Ippolito JE, Kane CJ, Kuettel MR, Lang JM, McKenney J, Netto G, Penson DF, Plimack ER, Pow-Sang JM, Pugh TJ, Richey S, Roach, M, Rosenfeld S, Schaeffer E, Shabsigh A, Small EJ, Spratt DE, Tward J (2019) NCCN Guidelines Version 4.2019 Prostate Cancer

Mottet N, van den Bergh RCN, Briers E, Cornford P, De Santis M, Fanti S, Gillessen S, Grummet J, Henry AM, Lam TB, Mason MD, van der Kwast TH, van der Poel HG, Rouvière O, Tilki D, Wiegel T, Van den Broeck T, Cumberbatch M, Fossati N, Gross T, Lardas M, Liew M, Moris L, Schoots IG, Willemse PPM (2019) Prostate cancer guideline. ▶ https://uroweb.org/guideline/prostate-cancer/

Mundy AR, Andrich DE (2012) Posterior urethral complications of the treatment of prostate cancer. BJU Int 110:304–325

Naspro R, Suardi N, Salonia A et al. (2006) Holmium laser enucleation of the prostate versus open prostatectomy for prostates >70 g: 24-month follow-up. Eur Urol 50:563–568

Nikolavsky D, Blakely SA, Hadley DA et al. (2014) Open reconstruction of recurrent vesicourethral anastomotic stricture after radical prostatectomy. Int Urol Nephrol 46:2147–2152

Noguera RS, Rodriguez RC (2008) Open adenomectomy: past, present and future. Curr Opin Urol 18:34–40

Oelke M, Bachmann A, Descazeaud A, Emberton M, Gravas S, Michel MC et al. (2015) EAU-Guidelines on the treatment anfdfollow-up of non-neurogenic male lower urinary tract symptoms including benign prostate obstruction. Eur Urol 64:118–140

Ou R, You M, Tang P (2010) A randomized trial of transvesikal prostatectomy versus transurethral resection of the prostatefor prostate greater than 80 ml. Urology 76:958–961

Pansadoro V, Emiliozzi P (1996) Internal urethrotomy in the management of anterior urethral strictures: long term follow-up. J Urol 156:73–76

Pfalzgraf D, Beuke M, Isbarn H et al. (2011) Open retropubic reanastomosis for highly recurrent and complex bladder neck stenosis. J Urol 186:1944–1947

Pfister D, Epplen R, Porres-Knoblauch D, Heidenreich A (2011) Possibilities for surgical correction of an anastomotic stricture after radical prostatectomy.Urologe A 50(11):1392–1395

Raheem OA, Bazzi WM, Parsons JK, Kane CJ (2012) Management of pelvic lymphoceles following robot-assisted laparoscopic radical prostatectomy. Urol Ann 4:111–4

Reiss CP, Pfalzgraf D, Kluth LA et al. (2014) Transperineal reanastomosis for the treatment for highly recurrent anastomotic strictures as a last option before urinary diversion. World J Urol 32:1185–1190

Rocco NR, Zuckerman JM (2017) An update on best practice in the diagnosis and management of post-prostatectomy anastomotic strictures. Ther Adv Urol 9(5):99–110

Samplaski MK, Wood HM, Lane BR et al. (2011) Functional and quality-of life outcomes in patients undergoing transperineal repair with gracilis muscle interposition for complex rectourethral fistula. Urology 177:736–741

Schuettfort VM, Dahlem R, Kluth L, Pfalzgraf D, Rosenbaum C, Ludwig T, Fisch M, Reiss CP (2017) Transperineal reanastomosis for treatment of highly recurrent anastomotic strictures after radical retropubic prostatectomy: extended follow-up. World J Urol 35(12):1885–1890

Shah DK, Paul EM, Badlani GH (2003) North American study group: 11-year outcome analysis of endourethral prosthesis for the treatment of recurrent bulbar urethral stricture. J Urol 170(pt 1):1255–1258

Simonato A, Gregori A, Lissiani A et al. (2007) Two-stage transperineal management of posterior urethral strictures or bladder neck contractures associated with urinary incontinence after prostate surgery and endoscopic treatment failures. Eur Urol 52:1499–1504

Skolarikos A, Papachristou C, Athanasiadis G et al. (2008) Eighteen-month results of a randomized prospective study comparing transurethral photoselective vaporization with transvesical open enucleation for prostatic adenomas greater than 80 cc. J Endourol 22:2333–2340

24

Spahn M, Vergho D (2009) Riedmiller H Iatrogenic rectourethral fistula: perineal repair and buccal mucosa interposition. BJU Int 103:242

Stephenson AJ, Scardino PT, Bianco FJ et al. (2004) Morbidity and functional outcomes of salvage radical prostatectomy for locally recurrent prostate cancer after radition therapy. J Urol 172:2239–2243

Theodoros C, Katsifotis C, Stournaras P et al. (2000) Abdomino-perineal repair of recurrent and complex bladder neck-prostatic urethra contractures. Eur Urol 38:734–740

Thomas C, Jones J, Jäger W, Hampel C, Thüroff JW, Gillitzer R (2010) Incidence, clinical symptoms and management of rectourethral fistulas after radical prostatectomy. J Urol 183(2):608–612

Tsaur I, Thomas C (2017) Risk factors, complications and management of lymphocele formation after radical prostatectomy: a mini review. Int J Urol 26:711–16

Tubaro A, Carter S, Hind A, Vicentini C, Miano L (2001) A prospective study of the safety and efficacy of suprapubic transvesical prostatectomy in patients with benign prostatic hyperplasia. J Urol 166:172–176

Varkarakis I, Kyriakakis Z, Delis A et al. (2004) Long-term results of open transvesical prostatectomy from a contemporary series of patients. Urology 64:306–310

Voeltzke B, McAninch J, Breyer B et al. (2013) Transperineal management for postoperative and radiation rectourethral fistulas. J Urol 189(3):966–971

Yang Q, Peters TJ, Donovan JL, Wilt TJ, Abrams P (2001) Transurethral incision compared with transurethral resection of the prostate for bladder outlet obstructtion: a systematic review and meta-analysis of randomised controlled trials. J Urol 165:1526–1532

Unterer Harntrakt: Harnblase

Georgios Gakis, Christian Hampel, Claudia Neissner und Carsten Ohlmann

© Springer-Verlag GmbH Deutschland, ein Teil von Springer Nature 2021
J. Kranz et al. (Hrsg.), *Komplikationen in der Urologie*,
https://doi.org/10.1007/978-3-662-60625-4_25

25.1 Benigne Erkrankungen der Harnblase bei Kindern

Claudia Neissner

▪ Hintergrund

Eingriffe an der Harnblase sind im Säuglings- und Kindesalter zumeist angeborenen Fehlbildungen oder Reifestörungen von Harnblase und Harnleiter geschuldet. Der vesikoureterorenale Reflux sowie der obstruktive Megaureter zählen hierbei zu den häufigsten Krankheitsbildern. Aber auch anatomische oder neurogene Defekte, wie beispielsweise Harnröhrenklappen oder eine Spina bifida, können eine Blasenfunktionsstörung verursachen.

▪ Vesikoureterorenaler Reflux (VUR)

Der primäre VUR wird durch einen insuffizienten Antirefluxmechanismus bedingt. Ursächlich hierfür sind u. a. ein unzureichender intramuraler Verlauf in Verbindung mit einer Lage-/Formanomalie des Harnleiters und ein Strukturdefekt der trigonalen Muskulatur.

Während der primär angeborene VUR abhängig vom Schweregrad eine hohe Spontan-Maturationsrate (30–80 %) aufweist, ist bei den sekundär erworbenen Formen hingegen die Behandlung der kausal ursächlichen Erkrankung (siehe Komplikation: Blasenfunktionsstörung) maßgeblich für den Therapieerfolg (Elder et al. 1997; Radmayr 2019).

Einer operativen Intervention bedarf es bei Persistenz eines höhergradigen VUR, bei VUR mit nachweislichen Nierenparenchymnarben oder partieller Nierenfunktionseinschränkung sowie rezidivierenden Durchbruchsinfekten trotz infektvorbeugender Maßnahmen (Zirkumzision, antibiotischer low-dose-Prophylaxe).

Die operative Therapie des VUR hat zum Ziel, aufsteigende fieberhafte Harnwegsinfekte, durch welche irreversible Nierenparenchymschädigungen/-funktionseinschränkungen verursacht werden können, zu verhindern.

Bei allen offen chirurgischen Verfahren wird dabei der intramurale Harnleiterverlauf durch submuköse Einbettung verlängert. Unabhängig vom Verfahren weisen alle offen chirurgischen Antirefluxplastiken eine Erfolgsrate von 92–98 % auf (Duckett et al. 1992; Radmayr et al. 2019).

Bei unilateralem Reflux bietet sich die Antirefluxplastik (ARP) nach Lich-Gregoir, bei beidseitigem Reflux die ARP nach Cohen oder Politano-Leadbetter an. Im Falle eines refluxiven Megaureters oder zusätzlich bestehenden unilateralen Begleitpathologien (z. B. Ureterozele, paraostiales Divertikel (Hutch-Divertikel) ist die Ureterozystoneostomie (UCN) in Psoas-Hitch-Technik zu favorisieren.

▪ Megaureter

Ein Megaureter kann refluxiv (siehe VUR), obstruktiv oder kombiniert refluxiv-obstruktiv sein. Der obstruktive Megaureter wird durch eine Mündungsstenose in die Harnblase verursacht. Diese kann primär angeboren (intramurale Reifestörung, ektope Harnleiterposition) oder sekundär bedingt sein (siehe Komplikation: Blasenfunktionsstörung). In 85 % der Fälle maturiert der primär obstruktive Megaureter spontan; eine Ausnahme bildet der ektop-mündende Megaureter (Radmayr et al. 2019).

Eine Operationsindikation besteht in allen Fällen mit einer Nierenfunktionseinschränkung (Nierenfunktion >10 %), bei Vorhandensein von Nierenparenchymnarben oder beim rezidivierenden Auftreten fieberhafter Harnwegsinfekte.

Das Operationsverfahren der Wahl ist dabei die UCN in Psoas-Hitch-Technik. Diese ermöglicht auch bei ausgeprägtem Megaureter oder langstreckig engem Mündungssegment eine spannungsfreie, antirefluxive Harnleiterneueinpflanzung, ggf. mit Harnleiterverjüngung. Das Verfahren eignet sich ebenfalls zur zeitgleichen Korrektur von möglichen Begleitpathologien, z. B. Ureterozele, Harnleiterektopie, paraostiales Divertikel (Stein et al. 2013).

■■ Präoperative Komplikationen

Komplikation: Operationseinwilligung
Häufigkeit: Keine konkreten Angaben in der Literatur verfügbar.
Ursache: Nichtbeachtung der in der Kinderurologie besonderen Situation der Einwilligungsfähigkeit und -notwendigkeit.
Vorbeugung: Stets müssen beide Elternteile mit dem Eingriff einverstanden sein; dabei vertritt in Abwesenheit der eine Elternteil den anderen; dies ist entsprechend zu dokumentieren; bei schweren Eingriffen wird mindestens eine telefonische Ermächtigung des nicht anwesenden Elternteils gefordert. Vorsicht ist geboten bei getrennt lebenden Eltern mit gemeinsamem Sorgerecht. Jugendliche ab 14 Jahren sind zwar gemäß BGH teilgeschäftsfähig, aber abhängig von ihrer geistigen Reife mitunter nicht einwilligungsfähig; somit wird bei operativen Eingriffen die Unterschrift der Eltern bis zum 18. Lebensjahr dringend empfohlen (Schelling und Gaibler 2012).

Komplikation: Falsche Indikationsstellung bei Blasenfunktionsstörung
Häufigkeit: Keine konkreten Angaben in der Literatur verfügbar.
Ursache: Ein erhöhter intravesikaler Druck oder eine verdickte Blasenwand bedingt durch eine Blasenfunktionsstörung kann zu VUR oder obstruktivem Megaureter führen (Sillen et al. 2010). Die Blasenfunktionsstörung kann obstruktiver (Harnröhrenklappen/Syringozele), funktioneller (Blasenekstrophie, Detrusor-Sphinkter-Dyssynergie) oder neurogener (Spina bifida) Genese sein.
Vorbeugung: Ein Miktionszystourethrogramm (MCU) zur Beurteilung der Harnblasen- und Harnröhrenkonfiguration sollte zwingend vor einem Eingriff durchgeführt werden. Eine Zystomanometrie (CMM), ggf. eine Urethrozystoskopie, können zusätzliche Informationen liefern. Bei nachweislicher Blasenfunktionsstörung ist deren Behandlung vorrangig. Bei nicht erfolgter Therapie der Blasenfunktionsstörung besteht ein erhöhtes OP-Rezidivrisiko von 16 % (Radmayr et al. 2019; Engel et al. 1997).

❯ Die Funktion des oberen Harntraktes ist u. a. maßgeblich von der Blasenfunktion abhängig. Die Behandlung einer vorliegenden Blasenfunktionsstörung hat damit Vorrang.

Komplikation: Falscher Therapiezeitpunkt
Häufigkeit: Keine konkreten Angaben in der Literatur verfügbar.
Ursache: Die Harnblase obliegt in den ersten Lebensjahren einem steten Reifungsprozess; dies begünstigt u. a. die Spontanmaturation des VUR. Eine verfrühte Operation kann bei fehlender Berücksichtigung der Maturationsfähigkeit zu nachhaltigen Blasenentleerungsstörungen führen.
Vorbeugung: Eine operative Korrektur sollte, wenn möglich, nicht im Säuglingsalter erfolgen (Elder et al. 1997; Radmayr et al. 2019).

Komplikation: Falsche Indikationsstellung bei Begleitpathologien
Häufigkeit: Keine konkreten Angaben in der Literatur verfügbar.
Ursache: VUR und obstruktiver Megaureter können mit einem Doppelharnleiter, einem ektopem Harnleiter, einer Ureterozele oder einem Hutch-Divertikel einhergehen.
Vorbeugung: Ein Doppelharnleiter ist bei allen ARP- und UCN-Techniken prinzipiell unproblematisch; aber stets sind beide Harnleiter in common-sheet-Technik ohne Trennung der Waldeyer-Scheide einzubetten. Die Korrektur eines Hutch-Divertikels ist mittels ARP nach Cohen und Politano-Leadbetter möglich. Andernfalls ist die UCN in Psoas-Hitch-Technik sinnvoll (Heidenreich et al. 2004).

❯ Eine sorgfältige Verifizierung der präoperativen Diagnostik (Sonographie, MCU, Szintigraphie) ist zum Ausschluss von Blasenfunktionsstörungen und Begleitpathologien entscheidend.

■ **Speziell – extravesikale Antirefluxplastik nach Lich-Gregoir**

Das extravesikale Verfahren nach Lich-Gregoir wird bei isoliertem vesikoureterorenalen Reflux über einen Gibson-Zugang mit einer Erfolgsrate von 98 % angewandt. Der distale Harnleiter wird ohne Abtrennung von der Harnblase bis zur Mündung dargestellt. Durch Spaltung des Detrusormuskels wird ein submuköser Tunnel präformiert, in welchen der Harnleiter eingebettet wird.

■■ **Intraoperative Komplikationen**

Komplikation: Distale Ureterobstruktion
Häufigkeit: 1 % (Riedmiller und Löser 2018).
Ursache: Hypomochlion-Bildung durch persistierendes Lig. umbilicale laterale; enger submuköser Tunnel; Harnleiter-Kinking am Neohiatus.
Behandlung: Durchtrennung Lig. umbilicale laterale, Mobilisation des Samenstranges; ausreichende Tunnelweite, lotrechter Harnleitereintritt und Tunnelverlauf (◘ Abb. 25.1).

Komplikation: Läsion des Ductus deferens
Häufigkeit: <1 % (Riedmiller und Löser 2018).
Ursache: Fehlende Identifizierung des Ductus deferens.
Behandlung: Mikrochirurgische Rekonstruktion.
Vorbeugung: Sichere Identifizierung des Ductus deferens, ggf. Anschlingen.

Komplikation: Mukosa-Läsion
Häufigkeit: Keine konkreten Angaben in der Literatur verfügbar.
Ursache: Unzureichend gefüllte Harnblase während der submukösen Tunnelpräparation; ausgeprägte Blasentrabekulierung.
Behandlung: Mukosanaht.
Vorbeugung: Adäquate Füllung der Harnblase vor Tunnelpräparation (abhängig vom Alter ca. 50–100 ml).

Komplikation: Submuköses Tunnelhämatom
Häufigkeit: Keine konkreten Angaben in Literatur verfügbar.
Ursache: Insuffiziente Blutstillung bei submuköser Tunnelpräparation mit möglicher Folge einer Harnleiterobstruktion.
Behandlung: Subtile Blutstillung; passagere Harnleiterschienung; ggf. Revision.

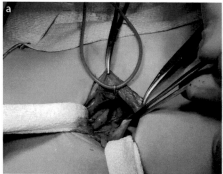 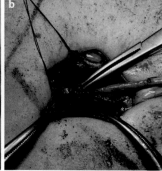

◘ **Abb. 25.1 a** Identifikation von Ductus deferens (Loop) und Lig. umbilicale laterale (Pinzette). **b** Überprüfung des Tunneleingangs auf Durchgängigkeit für den Harnleiter mit der Lungenklemme

■■ Postoperative Komplikationen

Komplikation: Mündungsstenose

Häufigkeit: Keine konkreten Angaben in Literatur verfügbar.

Ursache: Schädigung der Arteria ureterica posterior (trophische Störung des Ostiums); Tunnelhämatom; unzureichende Tunnelweite.

Behandlung: Erhalt des dorsolateralen Detrusorgefüges an der Harnleitermündung, Vermeidung der zirkulären Freipräparation an der Harnleiter-Mündung, subtile Blutstillung, ausreichende Tunnelpräparation.

Komplikation: Refluxpersistenz

Häufigkeit: <2 % (Riedmiller und Löser 2018).

Ursache: Technisch: Unzureichende submuköse Tunnellänge, Funktionell: Blasenfunktionsstörung.

Behandlung: Abhängig vom Alter/Harnleiterweite/Blasenwanddicke, mind. 3 (<2 LJ) bis 4 cm Tunnellänge, Überprüfung der Behandlungsindikation.

Komplikation: Paraostiales Divertikel

Häufigkeit: Keine konkreten Angaben in Literatur verfügbar.

Ursache: Unzureichende Detrusor-Adaptation an der Harnleitermündung.

Behandlung: Ausreichend adaptierende Detrusornähte im Harnleiter-Mündungsbereich.

Komplikation: Blasenentleerungsstörung

Häufigkeit: 2,5 % (Riedmiller und Löser 2018).

Ursache: Schädigung von Plexus pelvicus-Fasern im Bereich der Harnleiter-Mündung, deutlich erhöhtes Risiko bei synchronem bilateralem Eingriff.

Behandlung: Bei bilateralem Reflux zweizeitige Refluxbehandlung – primär funktionsführende Niere, primär höhergradiger Reflux bei ausgeglichener Funktion, besser transvesikale OP-Techniken bei

bilateralem Reflux, muskelschonendes Vorgehen an dorsolateraler Harnleitermündung, u. a. keine tief greifende Detursornaht, Zurückhaltung mit monopolarer Diathermie.

❯ Die ARP nach Lich-Gregoir ist ein ideales operatives Konzept für die Behandlung des einseitigen VUR. Es besteht eine relevante Gefahr von Blasenentleerungsstörungen bei zeitgleicher beidseitiger VUR-Korrektur.

■ **Speziell – transtrigonale Antirefluxplastik nach Cohen**

Über einen intravesikalen Zugangsweg werden die Harnleiter via Pfannenstielschnitt aus ihrer intramuralen Verankerung ausgelöst und paravesikal mobilisiert. Dann werden zwei transtrigonal verlaufende, submuköse Tunnel, ausgehend vom originären Ostium, zur Gegenseite präpariert. Beide Harnleiter werden nun gegenläufig zueinander durch den jeweiligen präformierten Tunnel durchgezogen und pexiert. Das Verfahren eignet sich zur zeitgleichen Korrektur eines bilateralen Refluxes, auch bei Doppelharnleiter.

■■ Intraoperative Komplikationen

Komplikation: Paravesikales Hämatom

Häufigkeit: Keine konkreten Angaben in Literatur verfügbar.

Ursache: Insuffiziente Blutstillung bei paravesikaler Harnleitermobilisation mit möglicher Harnleiterobstruktion.

Behandlung: Subtile Blutstillung, passagere Harnleiterschienung, ggf. Revision.

Komplikation: Peritoneumläsion, Ductus deferens-Verletzung

Häufigkeit: Keine konkreten Angaben in Literatur verfügbar.

Ursache: Unkontrolliertes Abschieben von Peritoneum und paraureteralem Gewebe bei paravesikaler Harnleiter-Mobilisation.

25

Behandlung: Kontrolliertes Abschieben des Peritoneums, Identifizierung des Ductus deferens.

Komplikation: Perforation des submukösen Tunnels
Häufigkeit: Keine konkreten Angaben in Literatur verfügbar.
Ursache: Erschwerte Präparation des submukösen Tunnels durch verdickte oder ausgedünnte Blasenwand, ungünstiger Präparationswinkel.
Behandlung: Erleichterte Präparation durch Unterspritzen der Mukosa mit NaCl 0,9 %, ggf. evertierende Blasenhaltenähte.

Komplikation: Distale Harnleiterstenose
Häufigkeit: 5 % (Silay et al. 2018).
Ursache: Denudierung der Harnleiterwand bei Freipräparation, Harnleitertorquierung.
Behandlung: Spannungs- und torsionsfreier Harnleiterdurchzug, dabei ist auf eine ausreichende paravesikale Harnleitermobilisation und Fadenmarkierung des Harnleiters achten. Überprüfung von Tunnelweite und -verlauf (Durchgängigkeitsprüfung mit Overholt-Klemme, Sondierung mit Nährsonde).

Komplikation: Paraostiales Divertikel
Häufigkeit: Keine konkreten Angaben in Literatur verfügbar.
Ursache: Unzureichende/fehlende Detrusor-Einengungsnaht am intramuralen Harnleiterdurchtritt nach paravesikaler Mobilisation.
Behandlung: Adaptierende Detrusornähte im Bereich des iatrogen erweiterten, intramuralen Harnleiterdurchtritts.

■■ Postoperative Komplikationen
Komplikation: Stenose des Neoostiums
Häufigkeit: Keine konkreten Angaben in Literatur verfügbar.
Ursache: Trophische Störung durch Harnleiterdenudierung, ausbleibende/unzureichende Harnleiterspatulierung.

Behandlung: Schonende Harnleiterpräparation durch Erhalt der versorgenden Adventitia, ausreichende Spatulierung, ggf. Kürzung des Harnleiters bei enger Harnleitermündung.

Komplikation: Refluxpersistenz
Häufigkeit: <2 % (Silay et al. 2018).
s. ARP nach Lich-Gregoir

Komplikation: Erschwerte Endoskopie
Häufigkeit: Keine konkreten Angaben in Literatur verfügbar.
Ursache: Kontralateral   mündendes Neo-Ostium.
Behandlung: Flexible Harnleiterspiegelung, antegrade Behandlungsmethode.

❯ Die UCN nach Cohen ist ein ideales operatives Konzept für die zeitgleiche Korrektur eines beidseitigen VUR. Eine spätere Harnleiterendoskopie wird hierdurch jedoch deutlich erschwert.

■ **Speziell – transvesikale Antirefluxplastik nach Politano-Leadbetter**
In der Technik nach Politano-Leadbetter wird der Harnleiter über einen Pfannenstielschnitt von intravesikal aus seinem Hiatus exzidiert. Nach paravesikaler Mobilisation wird der Harnleitereintritt transvesikal nach weiter kranial verlagert. Von dort ausgehend wird ein submuköser Tunnel in Richtung des ursprünglichen Ostiums präpariert. Der Harnleiter wird anschließend am ehemaligen Ostium reimplantiert. Das Verfahren eignet sich ebenso wie die ARP nach Cohen zur simultanen Korrektur eines bilateralen VUR bei Einzel- oder Doppelsystem (Steffens et al. 2006).

■■ Intraoperative Komplikationen
Komplikation: Paravesikales Hämatom
s. ARP nach Cohen

Komplikation: Ductus-deferens-Läsion
s. ARP nach Cohen

Komplikation: Perforation des submukösen Tunnels
s. ARP nach Cohen

Komplikation: Peritoneum- u./o. Darmperforation (◪ Abb. 25.2)
Häufigkeit: <1 % (Steffens et al. 2006).
Ursache: Transvesikale Blasenperforation und Harnleiterverlagerung ohne Sicht.
Behandlung: Ausreichende Mobilisation und Darstellung des distalen Harnleiters paravesikal; sichere Identifizierung des dorsolateralen Harnleiterverlaufes vor transvesikaler Verlagerung.

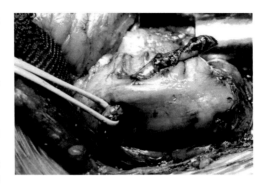

◪ **Abb. 25.2** Darmperforierender Harnleiter (Loop-markierter Harnleiter)

Komplikation: Distale Harnleiterstenose
Häufigkeit: 2 % (Steffens et al. 2006).
s. ARP nach Cohen

Komplikation: Paraostiales Divertikel
s. ARP nach Cohen

■ **Postoperative Komplikationen**
Komplikation: Neoostium-/distale Harnleiterstenose
s. ARP nach Cohen

Komplikation: Refluxpersistenz
s. ARP nach Lich-Gregoir

❯ Die transvesikale Antirefluxplastik nach Politano-Leadbetter ist ein ideales operatives Konzept zur zeitgleichen Korrektur eines beidseitigen VUR. Die Gefahr einer Darmperforation sollte dabei nicht unterschätzt werden.

■ **Speziell – Ureterozystoneostomie in Psoas-Hitch-Technik**
Die transvesikale Harnleiterneueinpflanzung in Psoas-Hitch-Technik erfolgt über eine erweiterte Gibson-Inzision oder einen Pfannenstielschnitt. Der Harnleiter wird extravesikal mobilisiert und ostiumnah abgesetzt.
Nach Darstellung des Psoasmuskels und der dorsolateralen Blasenwand wird die Blase längs eröffnet. Nach Definition des „Blasenohrs" und Vorlage von drei

nicht-resorbierbaren Psoas-Hitch-Nähten an der seitlichen Blasenhinterwand mit der distalen Psoasfaszie, wird der submuköse Detrusortunnel an der Blasenhinterwand in Richtung des ursprünglichen Ostiums präpariert. Nach Durchzug des Harnleiters durch den präformierten Tunnel werden die vorgelegten Psoas-Hitch-Nähte geknotet und der Harnleiter in seiner Länge angepasst und eingenäht.

■■ **Intraoperative Komplikationen**
Komplikation: Urinom
Häufigkeit: Keine konkreten Angaben in Literatur verfügbar.
Ursache: Leckage am Harnleiterstumpf, Anastomoseninsuffizienz und Urinfistel am Tunneleintritt.
Behandlung: Ligatur des refluxiven Harnleiterstumpfes, inkl. deckende Detrusornaht, Pexienähte am Tunneleintritt, nicht-resorbierbares Psoas-Hitch-Nahtmaterial, ggf. Revision.

Komplikation: Unzureichende Blasenmobilisation
Häufigkeit: Keine konkreten Angaben in Literatur verfügbar.
Ursache: Persistierender Urachus (nicht Durchtrennung des Urachus), kleinkapazitäre Harnblase.
Behandlung: Ligatur des Urachus, ggf. Boari-Lappenplastik, Queröffnung der Harnblase und Längsverschluss.

Komplikation: Distale Ureterobstruktion
Häufigkeit: <2 % (Riedmiller et al. 1984).
Ursache: Enger Tunnel, Harnleiter-Kinking am Neohiatus, ungenügend weites Neoostium.
Behandlung: Ausreichend weiter Harnleitertunnel, lotrechter Harnleiterverlauf, Harnleiterspatulierung, ggf. kürzung oder Revision. (◘ Abb. 25.3)

Komplikation: Läsion des Nervus genitofemoralis
Häufigkeit: <1 % (Riedmiller et al. 1984).
Ursache: Verletzung des N. genitofemoralis bei Psoas-Hitch-Manöver (Sensibilitätsstörung, Neuralgien „Reithosenanästhesie").
Behandlung: Vermeidung von tiefen Muskelnähten bei Psoas-Naht, ggf Revision.

Komplikation: Läsion des Ductus deferens
Siehe ARP nach Lich-Gregoir

Komplikation: Perforation des submukösen Tunnels
Siehe ARP nach Cohen

Komplikation: Zusätzliche Begleitpathologie – Ureterozele
Häufigkeit: Keine konkreten Angaben in Literatur verfügbar.

Ursache: Exstirpation der Ureterozele birgt das Risiko einer Blasenhals- und Sphinkterläsion oder Blasenscheidenfistel, ggf. Mitbeteiligung des Gegenharnleiters, damit erhöhtes Risiko von Blasenhalsdefekt, Inkontinenz, Blasenscheidenfistel, ggf. Blasenhalsrekonstruktion notwendig.
Vorbeugung: Subtile diagnostische Beurteilung präoperativ (MCU, Sonographie), ggf Zystoskopie.

■ ■ **Postoperative Komplikationen**
Komplikation: Harnleiter-/Tunnel-Ausriss
Häufigkeit: Keine konkreten Angaben in Literatur verfügbar.
Ursache: Zu dünnes oder resorbierbares Nahtmaterial für Psoas-Hitch-Nähte.
Behandlung: Revision, Verwendung von kräftigem, nicht-resorbierbaren Fadenmaterial.

Komplikation: Refluxpersistenz
Siehe ARP nach Lich-Gregoir

Komplikation: Stenose des Neoostiums
Häufigkeit: Keine konkreten Angaben in Literatur verfügbar.
Ursache: Trophische Störung des Neoostiums durch Spannung auf Anastomose oder devaskularisiertem Harnleiter.
Behandlung: Erhalt der längsverlaufenden Harnleiterversorgung, spannungsfreier Harnleiterverlauf, ggf. Revision.

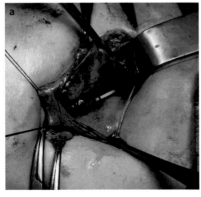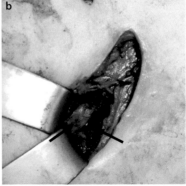

◘ **Abb. 25.3a,b**   **a** Lotrechter Harnleiter-Tunnelverlauf (Faden-markiertes „Blasenohr"; geschienter Harnleiter). **b** Lotgerechter Harnleitereintritt in den Detrusortunnel (Psoas-Hitchnehte und Harnleiter pfeilmarkiert)

❯ Die UCN in Psoas-Hitch-Technik ist ein ideales Konzept zur zeitgleichen Korrektur komplexer Begleitpathologien des Harnleiters, jedoch stellt sie einen invasiven Eingriff für Harnleiter und Harnblase dar.

■ Speziell – „tiefes" Ureterokutaneostoma

Das Ureterhautstoma entlastet den oberen Harntrakt bei relevant obstruktivem Megaureter. In Ausnahmefällen wird es auch bei VUR einhergehend mit komplizierten fieberhaften Harnwegsinfekten angelegt. In allen Fällen ist es nur eine vorübergehende Harnableitung, die zeitlichen Spielraum für die ggf. später notwendige operative Korrektur verschafft (Balster et al. 2005).

Die Besonderheit des „tiefen" Ureterhautstomas ist seine inguinale Lage. Über einen inguinalen Pararektalschnitt wird der Harnleiter extraperitoneal in Höhe der Gefäßkreuzung identifiziert, angeschlungen und nach Längseröffnung als doppelläufiges Stoma an Muskelfaszie und Haut fixiert. Der Eingriff kann bereits ab frühestem Säuglingsalter durchgeführt werden. Strenge Indikationsstellung in Abhängigkeit von: Nierenpartialfunktion <40 %, komplizierte Harnwegsinfekte, keine voreilige Operation (Spontanmaturation; Folgeeingriffe).

■ ■ Intraoperative Komplikationen

Komplikation: Harnleiternekrose
Häufigkeit: Keine konkreten Angaben in Literatur verfügbar.
Ursache: Aggressives Skelettieren des Harnleiters.
Behandlung: Gefäßschonende Harnleiterpräparation, ggf. Revision und endständiges Ureterhautstoma.

Komplikation: Blasen-/Darmläsion
Häufigkeit: Keine konkreten Angaben in Literatur verfügbar.
Ursache: Inadäquate Identifizierung des Harnleiters.

Behandlung: Sichere Identifizierung des Harnleiters durch Anschlingen, ggf. Vorpunktion und Urin-Aspiration.

■ ■ Postoperative Komplikationen
Komplikation: Stomastenose
Häufigkeit: Keine konkreten Angaben in Literatur verfügbar.
Ursache: Zu enge Faszienlücke, zu kurze Harnleiterinzision, Schleimhaut-Ödem.
Behandlung: Ggf. kurzfristige extrakorporale Harnleiterschienung, Revision.

Komplikation: Stomaprolaps
Häufigkeit: Keine konkreten Angaben in Literatur verfügbar.
Ursache: Zu große Faszienlücke, zu großzügige Harnleitereröffnung.
Behandlung: Stomadurchmesser entsprechend dem Harnleiterdurchmesser wählen, ggf. Revision.

■ Speziell – Vesikokutaneostoma nach Blocksom

Das Vesikokutaneostoma nach Blocksom ist ein inkontinentes Blasenhautstoma, das bevorzugt im Säuglings- und Kleinkindalter angelegt wird. Durch die Anlage in Höhe des Blasendoms fungiert es als Überlauf und entlastet so die Harnblase und den oberen Harntrakt. Zeitgleich ist aber eine transurethrale Spontanmiktion noch möglich.

Eine Indikation ist gegeben bei subvesikaler Obstruktion durch Harnröhrenklappen und neurogenen Blasenentleerungsstörungen. Bei beidseitig symptomatischen, hochgradigen VUR-Formen kann es ein passageres Therapiekonzept vor einer verfrühten ARP sein (Prudente et al. 2009).

Für das Blocksom-Stoma wird die Haut in Medianlinie ca. ein Querfinger unterhalb des Nabels quer und die Linea alba längs inzidiert und der Urachus aufgesucht. Dieser wird exzidiert, und an gleicher Stelle die Harnblase eröffnete und diese an der Haut als Vesikokutaneostoma fixiert. Die

Urinentleerung erfolgt in die Windel (Duckett et al. 1974).

Das Verfahren eignet sich für Säuglinge und Kleinkinder, die noch windelversorgt sind. Sobald die Kinder aber „trocken" sind, gestaltet sich die Stomaversorgung, z. B. mit Stomabeutel, aufgrund der subumbilikalen Lage des Stomas und der begrenzten Klebefläche am Unterbauch oft schwierig.

■■ Intraoperative Komplikationen

Komplikation: Peritoneumläsion

Häufigkeit: Keine konkreten Angaben in Literatur verfügbar.

Ursache: Unzureichendes Abschieben des Blasenperitoneums.

Behandlung: Identifizierung und Anschlingen des Urachus, ausreichendes Abschieben des Peritoneums, ggf. Peritoneumnaht.

■■ Postoperative Komplikationen

Komplikation: Stomaprolaps (◘ Abb. 25.4)

Häufigkeit: 15 % (Prudente et al. 2009).

Ursache: Zu großer Faziendurchtritt, zu tief angelegtes Stoma, ggf. hoher intraabdominaler Druck durch Obstipation.

Behandlung: Fasziendurchtritt nur fingerdurchgängig, Anlage des Stomas auf Urachusniveau, ggf. Revision.

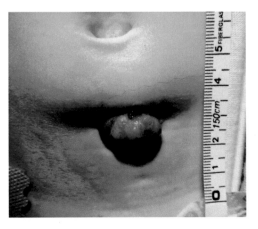

◘ **Abb. 25.4** Prolabierende Blasenhinterwand aus Stomaöffnung

Komplikation: Stomastenose

Häufigkeit: Keine konkreten Angaben in Literatur verfügbar.

Ursache: Zu kleine Faszienlücke, Stomaverengung ödematös/narbig.

Behandlung: Auf Fingerdurchgängigkeit des Stomaeinganges achten, ggf. passagere Stomasondierung i. S. Einmalkatheterismus, ggf. Revision.

Komplikation: Rezidivierende symptomatische Harnwegsinfekte

Häufigkeit: Keine konkreten Angaben in Literatur verfügbar.

Ursache: Verschmutzung durch Stuhlgang, Stomaokklusion, Verwendung von Stomabeuteln.

Behandlung: Häufigerer Windelwechsel, Verwendung von nichtadhärenten Wundauflagen, „widerstandsarme" Stomaentleerung in Windel sicherstellen, ggf. Stomabeutel mit Ablauf.

❯ Das Vesikokutaneostoma nach Blocksom ist ein ideales passageres Konzept zum Schutz des oberen Harntraktes. Ein Augenmerk sollte auf die Stomapositionierung gelegt werden, denn der Blasendom im Kindesalter steht höher als bei Erwachsenen.

25.2 Benigne und maligne Erkrankungen der Harnblase bei Erwachsenen

Georgios Gakis und Carsten Ohlmann

■ Blasenteilresektion

Die Blasenteilresektion kann bei benignen und malignen Grunderkrankungen indiziert sein. Bei benigner Grunderkrankung stehen Divertikel, eine infiltrierende Endometriose oder ein persistierender Urachus mit Nabelsekretion als Indikation im Vordergrund. Die klassische Indikation bei maligner Grunderkrankung ist das Adenokarzinom des Urachus (Owyong et al.

2019). Seltener wird eine Blasenteilresektion bei infiltrierenden Kolonkarzinomen durchgeführt. Komplikationsraten der Blasenteilresektion sind in der Literatur nur selten dezidiert aufgeführt, sodass hier die Komplikationsraten der aktuellsten Publikation beschrieben werden.

■■ Präoperative Komplikationen

Komplikation: Falsche Indikationsstellung

Grundsätzlich besteht bei Blasentumoren mit entsprechender lokaler Ausbreitung die Indikation einer vollständigen Blasenentfernung (siehe Radikale Zystektomie). Für eine Blasenteilresektion bei maligner Grunderkrankung eignen sich nur Patienten mit einem solitären Blasentumor, der mit einem Sicherheitsabstand von 1–2 cm exzidiert werden kann und bei denen kein Carcinoma in situ vorliegt (Gakis et al. 2013) sowie bei Blasentumoren, die auf ein Divertikel beschränkt bleiben. Diese werden ebenfalls mit entsprechendem Sicherheitsabstand durch Exzision des Divertikels entfernt.

■■ Intraoperative Komplikationen

Komplikation: Harnleiterverletzung/Harnleiterresektion

Häufigkeit: 22–33 % (Ebbing et al. 2018).

Ursache: Fehlende intraoperative Identifikation des Harnleiterverlaufs mit konsekutiver Verletzung bzw. bei Ostium-naher Tumorlage mit Notwendigkeit der Harnleiterneuimplantation im Rahmen der Operation. Diagnostisch durch Nachweis von Kreatinin/Harnstoff im Drainage-Sekret, eine retrograde Darstellung oder ein (CT-) Urogramm verifizierbar.

Behandlung: Abhängig vom Ausmaß der Harnleiterverletzung: Übernähung mit monofilem, resorbierbaren Faden 5-0 in Einzelknopftechnik oder Harnleiterneuimplantation in direkter Technik oder alsUreterozystoneostomie in Form eines Psoas-Hitch oder Boari-Flap

jeweils mit zusätzlicher intraoperativer Harnleiterschienung.

■■ Postoperative Komplikationen

Komplikation: Nahtinsuffizienz und Ausbildung eines Urinoms

Häufigkeit: 18,5 % (Ebbing et al. 2018).

Ursache: Technisch fehlerhafte Naht, falsches Nahtmaterial, Blasenwandnekrose.

Behandlung: Bei Ausbildung eines Urinoms sollte die perkutane Einlage einer Drainage und ggf. Niederdruckableitung mittels Mono-J-Katheter oder Nephrostomie je nach Befund erfolgen, zudem Einleitung einer antibiotischen Prophylaxe. Bei Persistenz sollte eine operative Revision erfolgen.

Komplikation: Symptomatische Harnstauungsniere

Häufigkeit: 11,1 % (Ebbing et al. 2018).

Ursache: Ostium-nahe Resektion, Ostium- oder Harnleiterverschluss durch Naht, perivesikales Hämatom/Serom, diagnostisch durch eine Nephrosonographie, Bestimmung des Serum-Kreatinins und/oder (CT-) Urographie verifizierbar.

Behandlung: Ante- oder retrograde Einlage einer Harnleiterschiene. Bei frustranem Versuch der Harnleiterschienung, Anlage einer perkutanen Nephrostomie mit anschließender operativer Revision je nach Befund.

Komplikation: Drangsymptomatik

Häufigkeit: Keine konkreten Angaben in der Literatur verfügbar.

Ursache: Schleimhautirritation oder verminderte Blasenkapazität, diagnostisch durch Bestimmung der Blasenkapazität verifizierbar, ggf. urodynamische Dokumentation in unklaren Fällen.

Behandlung: Meist selbstlimitierend im kurzfristigen Verlauf, ggf. Einsatz anticholinerger Medikation.

25

> Eine Harnleiterschienung vor Blasenteil-resektion bei Ostium-naher Lage redu-ziert das Risiko für eine intraoperative Harnleiterverletzung.

■ **Radikale Zystektomie**

Die radikale Zystektomie stellt den Grund-pfeiler in der Therapie des muskelinvasi-ven Harnblasenkarzinoms dar. Das chirur-gische Ausmaß der Resektion umfasst beim Mann die en bloc-Entfernung der tumor-tragenden Harnblase und distalen Harn-leiterabschnitte sowie der angrenzenden Strukturen (Prostata und Samenblasen). Bei der Frau werden klassischerweise Harn-blase, distale Harnleiteranteile, Uterus, die proximalen Zweidrittel der vaginalen Vor-derwand sowie beide Ovarien entfernt. Je nach Lage des Tumors und Alter der Pati-entin kann auf die Resektion der vaginalen Vorderwand bzw. auf die Entfernung eines der Ovarien verzichtet werden. Im Rahmen des radikal-chirurgischen Vorgehens wird eine Entfernung der pelvinen Lymphab-stromgebiete empfohlen (Gakis et al. 2013). Die kraniale Grenze der Lymphadenekto-mie markiert nach gegenwärtiger Daten-lage die Kreuzung der Vasa iliaca mit bei-den Ureteren. Nach erfolgter Zystektomie kann die Harnableitung in kontinenter oder inkontinenter Form erfolgen. Die häufigs-ten Formen stellen kontinente ortho- und heterotope Ersatzblasen, das Ileumkon-duit und die Ureterokutaneostomie dar. Die radikale Zystektomie kann sowohl of-fen als auch in konventionell- oder Robo-ter-assistiert-laparoskopischer Technik er-folgen. Die vorliegenden Daten zeigen, dass die Gesamtkomplikationsrate der verschie-denen Techniken keine signifikanten Un-terschiede aufweisen (Satkunasivam et al. 2019; Venkatramani et al. 2019). Sie vari-ieren je nach Publikation und hängen vom Allgemeinzustand, der Wahl der Harnablei-tung und der Erfahrung des Zentrums mit der jeweiligen Methode ab. Die postope-rative Mortalitätsrate nach radikaler Zys-tektomie bzw. Beckenexenteration beträgt nach 30 Tagen 0,4 % und nach 60 bzw. 90 Tagen 2–2,6 % (Leitlinienprogramm Onko-logie, Deutsche Krebsgesellschaft 2019).

■ ■ **Intraoperative Komplikationen**
Komplikation: Gefäßverletzung/Blutungen
Häufigkeit: <1 % (Shabsigh et al. 2009).
Ursachen: Operative Technik, anatomische Verhältnisse, schlechte Sicht.
Behandlung:

- Präemptiv: Anästhesiologische Maß-nahmen im Sinne einer „norephri-ne-low volume" Strategie zur Verhin-derung eines hohen, venösen, pelvi-nen Drucks (Wuethrich et al. 2015)
- Überprüfung des intraabdominel-len „Packings", insbesondere bei dif-fusem Blutverlust (Wuethrich et al. 2015)
- Gezielte Umstechungen
- Bei größeren Blutverlusten: Substi-tution mittels Infusionen und Trans-fusionen (Erythrozyten-/Throm-bozytenkonzentrate, Fresh Frozen Plasma)
- Bei konventionell nicht beherrsch-baren Blutungen im kleinen Becken, z. B. bei Tumorinfiltration der Be-ckenwand, diffusen Blutungen kann ein „Packing" des OP-Gebietes mit Tüchern und einem „second-look" erfolgen

> Eine intraoperative „norepinephrine-low volume" Strategie ist im Gegensatz zu ei-nem liberalen Volumenersatz mit gerin-geren Komplikationsraten nach radikaler Zystektomie vergesellschaftet.

Komplikation: Darmverletzung (◘ Abb. 25.5)
Häufigkeit: <1 % (Shabsigh et al. 2009).
Ursachen: Anatomische Verhältnisse, z. B. Verwachsungen nach Voroperationen.
Behandlung:

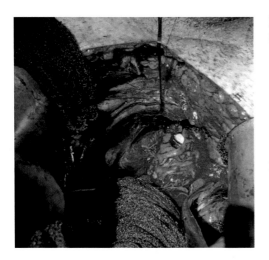

◘ Abb. 25.5 Rektumläsion mit Sicht auf den einliegenden Rektalkatheter bei fortgeschrittenem Lokalbefund. (Mit freundlicher Genehmigung von Frau Priv.-Doz. Dr. med. J. Kranz)

– Bestimmung der Art und Lokalisation der Darmverletzung
– Übernähung oder Darmresektion mit Neuanastomosierung bzw. in seltenen Fällen Anlage eines Anus praeter

Komplikation: Nervenverletzung
Häufigkeit: Keine konkreten Angaben in der Literatur verfügbar.
Lokalisation: N. genitofermoralis, N. obturatorius.
Ursachen: Anatomische Verhältnisse, voroperierter Situs, chirurgisches „Handling".
Behandlung:
– Bei intaktem Perineurium: Selbstlimitierend, da Aussprossung von Nervenfasern entlang einer intakten Perineuralscheide möglich
– Bei Durchtrennung: Rekonstruktion des Perineuriums unter Lupenvergrößerung mit 10-0 monofilem, resorbierbaren Faden

▪▪ Postoperative Komplikationen
Komplikation: Ileus (paralytisch, mechanisch)

Häufigkeit: Bis ca. 27 % (Nutt et al. 2018).
Ursachen: Peritoneale Reizung bei Peritonitis oder Urin-Leckage, Bridenbildung, Hernierung von Darmschlingen (◘ Abb. 25.6, 25.7 und 25.8). Diagnostisch steht die klinische Untersuchung, eine Röntgenübersichtsaufnahme des Abdomens sowie eine CT-Abdomen im Vordergrund.
Behandlung: Anlage einer nasogastralen Sonde, forcierte Darmstimulation mittels intravenöser Applikation von Cholinesterasehemmern. Je nach Höhe des Ileus, ggf. spezifische Maßnahmen erwägen (z. B. bei tiefem Kolonileus endoskopische Anlage einer Dekompressionssonde). Offene Revision bei klinischem Verdacht auf Durchwanderung oder Kompartment oder ausbleibender Besserung. Mechanischer Ileus: Offene Revision mit Behebung der mechanischen Ursache.
Vorbeugung: Fast-track-Konzept (Pruthi et al. 2010).

> Ein „Fast-track" -Konzept reduziert das Risiko eines postoperativen Ileus nach radikaler Zystektomie.

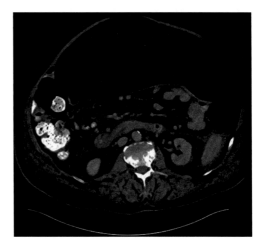

◘ Abb. 25.6 CT-morphologisch ausgeprägter Dünndarmileus nach radikaler Zystektomie und ilealer Neoblase

25

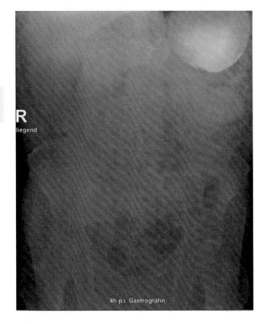

🔳 **Abb. 25.7** Röntgenübersicht des Abdomens nach Gastrographin-Gabe mit Nachweis eines hohen Dünndarmileus nach radikaler Zystektomie mit Ileumkonduit-Anlage

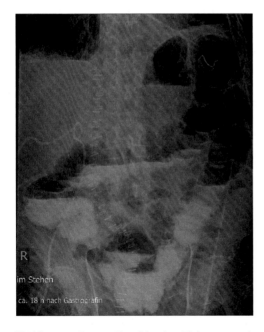

🔳 **Abb. 25.8** Röntgenübersicht des Abdomens nach Gastrographingabe mit Nachweis einer Kolonpassagestörung nach radikaler Zystektomie

Komplikation: Darm-Anastomoseninsuffizienz
Häufigkeit: Bis zu 9 % (Gakis et al. 2013).
Ursachen: Operative Technik, Nahtmaterial, Infektion, Durchblutungsstörung, diagnostisch durch Sekretion von Darminhalt über Drainage und/oder CT-Abdomen verifizierbar.
Behandlung: Explorative Laparotomie, in Abhängigkeit vom Ausmaß der Insuffizienz und begleitenden Peritonitis bzw. vom Zustand des Patienten: ggf. Neuanlage der Anastomose bzw. Anlage eines Anus präter.

Komplikation: Ureteroileale Leckage
Häufigkeit: Bis ca. 8 % (Gakis et al. 2013).
Ursachen: Operative Technik, Nahtmaterial, Infektion, Durchblutungsstörung; diagnostisch durch Nachweis einer Urin-Sekretion über die einliegende Drainage bzw. Bildgebung verifizierbar.
Behandlung: In Abhängigkeit von der Art der Harnableitung und dem Ausmaß der Leckage:
  – **Ileumkonduit:**
    Präemptiv: Durchführung eines Conduitogramm bei liegenden Mono-J-Kathetern frühestens am 9. postoperativen Tag und Entfernung der Harnleiterschienen erst nach röntgenologischem Nachweis einer kompetenten ureteroilealen Anastomose.
    Frühphase: Bei Nachweis einer Leckage an der ureteroilealen Anastomose, Belassen der Mono-J-Schienen und Überprüfung auf korrekte Lage im Nierenbeckenkelchsystem sowie Durchgängigkeit, ggf. Nephrostomie-Anlage bei massiver Urinleckage, ggf. zusätzliche Positionierung eines Dauerkatheters, insbesondere bei langem Conduit oder Verdacht auf begleitende Conduitstenose. Bei symptomatischen Patienten Durchführung einer Schnittbildgebung zum Ausschluss retroperitonealer Verhaltformationen, ggf. Drainagenanlage. Bei

Nahtinsuffizienz oft spontane Rückbildung der Leckage im längerfristigen Verlauf unter Ausschöpfung konservativer Maßnahmen (Harnableitung über Harnleiterschienung oder Nephrostomie), jedoch erhöhtes Risiko für Strikturbildung. Bei Ureternekrose als Ursache und längerfristiger Persistenz oder Zunahme der Insuffizienz nach Ausschöpfung konservativen Maßnahmen ist eine operative Revision mit Neuimplantation notwendig.

– **Neoblase/heterotopes Reservoir** (◘ Abb. 25.9)
Präemptiv: Durchführung eines Pouchogramms bei liegenden Mono-J-Kathetern frühestens am 14. postoperativen Tag zur Überprüfung der ureteroilealen als urethroilealen Anastomose bei Neoblasenanlage.
Frühphase: Bei Nachweis einer Leckage an der ureteroilealen Anastomose, Belassen der Mono-J-Schienen und Überprüfung auf korrekte Lage im Nierenbeckenkelchsystem und Durchgängigkeit.

Meist spontane Rückbildung im längerfristigen Verlauf unter Ausschöpfung konservativer Maßnahmen (Harnableitung über Harnleiterschienung oder Nephrostomie), jedoch erhöhtes Risiko für Strikturbildung.
Fortsetzung der Niederdruckableitung durch Belassen des transurethralen Dauerkatheters.
Entfernung der Harnleiterschienen erst nach röntgenologischem Nachweis einer kompetenten ureteroilealen und urethroilealen Anastomose.

> Bei urothelial-intestinalen Anastomoseninsuffizienzen ist eine Niederdruckableitung anzustreben.

Komplikation: Lymphozele
Häufigkeit: Bis zu 5 % (symptomatische Lymphozelen) (Gakis et al. 2013).
Ursache: Operative Technik, Clip- oder Ligatur-Dislokation.
Behandlung:
– Bei symptomatischer und/oder ausgeprägter Formation: Primär sonographisch- oder radiologisch-gesteuerte Anlage einer perkutanen Drainage
– Im Verlauf laparoskopische oder offene Lymphozelenfensterung, (siehe ▶ Kap. 32) (◘ Abb. 25.10 und 25.11)

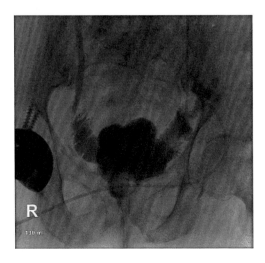

◘ **Abb. 25.9** Retrogrades Pouchogramm mit Nachweis einer ureteroilealen Anastomosenleckage links nach ilealer Neoblasenanlage

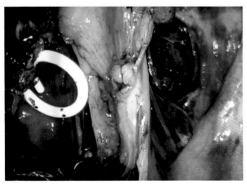

◘ **Abb. 25.10** Intraoperative Darstellung einer laparoskopisch gefensterten Lymphozele links iliakal bei einliegender Pigtail-Drainage nach ilealer Neoblase

25

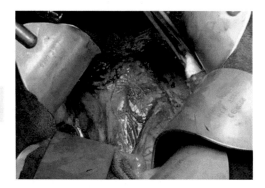

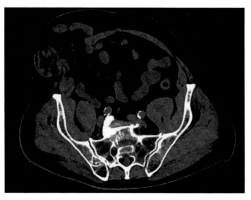

● **Abb. 25.11** Offene Lymphozelenfensterung bei Rezidiv-Lymphozele nach Neoblase

● **Abb. 25.13** CT-graphischer Nachweis einer ausgedehnten paraconduitalen Hernie nach radikaler Zystektomie

❯ In Abhängigkeit vom zeitlichen Intervall nach Zystektomie sind häufig ausgeprägte Verwachsungen im Bauchraum zu erwarten, daher Indikation zum laparoskopischen Vorgehen kritisch stellen!

Komplikation: Conduitnekrose
Häufigkeit: Bis zu 1,7 % (Gakis et al. 2013).
Ursache: Perfusionsstörung (Makro- und/ oder Mikrozirkulation), häufiger bei adipösen Patienten mit langstreckiger subkutaner Passage des Conduits
Behandlung:
– Bei Nekrose im Hautniveau konservatives Vorgehen, ggf. Resektion des nekrotischen Anteils
– Bei langstreckiger Nekrose operative Revision und ggf. Neuanlage notwendig (s. ● Abb. 25.12)

Komplikation: Parastomale Hernie/Narbenhernie
Häufigkeit: Bis zu 5 % (Gakis et al. 2013).
Ursache: Operative Technik mit inkorrekter Anlage neben und nicht durch den M. rectus abdominis (● Abb. 25.13 und 25.14).
Behandlung:
– Operative Versorgung und ggf. Netzimplantation
– Bei ausgedehnter Hernierung ggf. Verlagerung des Conduit auf die Gegenseite notwendig

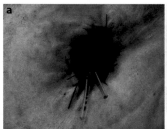
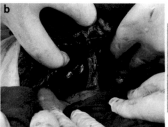
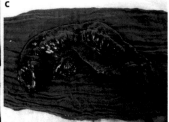

● **Abb. 25.12a–c** **a** Postoperative Conduitnekrose. **b** Intraoperativer Nachweis einer langstreckigen Nekrose. **c** Reseziertes Ileumconduit. (Mit freundlicher Genehmigung von Frau Priv.-Doz. Dr. med. J. Kranz)

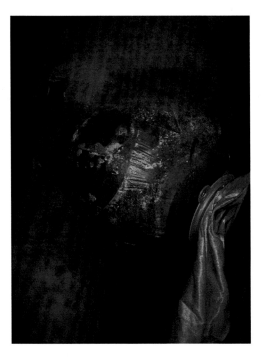

◘ Abb. 25.14 Große parastomale Hernie. (Mit freundlicher Genehmigung von Frau Priv.-Doz. Dr. med. J. Kranz)

25.3 Urogynäkologische Eingriffe an der Harnblase

Christian Hampel

▪ Hintergrund

In den letzten Jahrzehnten wurde intensiv an einer Symptom-orientierten Indikationsstellung und einer Pathophysiologie-adaptierten individuellen Therapie des Descensus genitalis gearbeitet. Der prolabierende Anteil der Scheide wurde drei verschiedenen Kompartimenten zugeordnet und auch terminologisch distinkt klassifiziert (◘ Tab. 25.1).

Die Zystozelen wurden darüber hinaus in Pulsionszystozelen mit einer bindegewebigen Relaxation und Überdehnung der vaginalen Vorderwand als Ursache und Traktionszystozelen mit einem lateralen Ausriss der Scheidenaufhängung am Levatortrichter als Ursache unterteilt (◘ Abb. 25.15).

◘ Tab. 25.1 Defektlokalisation und korrelierende medizinische Fachtermini bei Patientinnen mit Genitalprolaps

Defektlokalisation	Medizinischer Fachausdruck des Defektes
Vorderes Kompartiment	Zystozele (Traktionszystozele bei lateralem Defekt oder Pulsionszystozele bei zentralem Defekt)
Mittleres Kompartiment	Enterozele
Hinteres Kompartiment	Rektozele

Diese Unterteilung, welche inspektorisch leicht durch die verstrichenen oder erhaltenen Rugae gelingt, dient der Individualisierung der Therapie – die Pulsionszystozele lässt sich mit einer vorderen Kolporrhaphie (auch) dauerhaft korrigieren, während die Traktionszystozele eine Rekonstruktion der lateralen Vaginalaufhängung z. B. durch eine Kolposuspension nach Richardson (engl. Lateral repair) erfordert. Defekte des mittleren und hinteren Kompartiments, also Entero- und Rektozelen, sind wieder anderen Operationstechniken zugänglich, weshalb bei kombinierten Defekten die vordere Kolporrhaphie, die ja schon nur bei einem Teil der Zystozelen indiziert ist, gegenüber den transvaginalen Kunststoffnetzen einen Wettbewerbsnachteil aufweist (◘ Tab. 25.2).

Seit einigen Jahren werden alternativ zu den Pathophysiologie-adaptierten Standard-Operationen auch vaginal implantierbare mehrarmige Polypropylen-Netze vermarktet, die sowohl Defekte des vorderen Kompartimentes als auch – im Fall der 6-Punkt-fixierten Netze – des mittleren Kompartimentes versorgen. Diese vaginalen Netze waren zunächst der Rezidivsituation nach Standard-OP vorbehalten, seit der letzten Novelle der AWMF-Leitlinie zum

a
Zentraler Defekt
"Pulsionszystozele"

b
Lateraler Defekt
"Traktionszystozele"

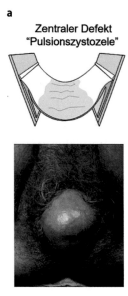

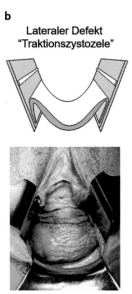

▫ **Abb. 25.15a,b a** Defekte des vorderen Kompartimentes: Pulsionszystozele als Ausdruck eines zentralen Defektes mit „Glatzenbildung" und verstrichenen Rugae. **b** Traktionszystozele als Ausdruck eines lateralen Defektes mit tiefergetretenen Sulci und erhaltenen Rugae

▫ **Tab. 25.2** Defektlokalisation und Pathophysiologie-adaptierte OP-Technik (ohne alloplastische transvaginale Netze)

Defektlokalisation	Empfohlene OP-Technik
Vorderes Kompartiment	Vordere Kolporrhaphie (Pulsionszystozele) Lateral Repair nach Richardson, Burch-Kolposuspension (Traktionszystozele)
Mittleres Kompartiment	Sakrospinale Fixation nach Amreich-Richter Sakrokolpopexie
Hinteres Kompartiment	Hintere Kolporrhaphie (Resektions-)Rektopexie

Descensus genitalis können sie aber auch nach entsprechender Aufklärung in der Primärindikation eingesetzt werden.

Analog zu den alloplastischen suburethralen Bändern verdrängten die technisch einfach und schnell zu implantierenden Vaginalnetze in rasender Geschwindigkeit die Standard-Operationen, da sie bei akzeptablen Komplikationsraten eine höhere Rezidivfreiheit als die vordere Kolporrhaphie versprachen. Viele urogynäkologisch tätige Operateure boten Alternativen zu den Vaginalnetzen gar nicht mehr an, was nicht nur im Fall einer auftretenden Komplikation ein Aufklärungsversäumnis mit weitreichenden forensischen Konsequenzen bedeutete. So wurden im klagefreudigen angloamerikanischen Raum Prozesse mit Schadensersatzforderungen in Milliardenhöhe angestrengt und gewonnen, da die Klägerinnen nachweisen konnten, dass sie zwar über die Risiken der Netze mehr oder weniger informiert waren, ihnen aber keinerlei Operationsalternativen aufgezeigt worden waren. Nachdem daraufhin mehrere Länder wie die USA, Großbritannien und Australien den Einsatz der vaginalen Polypropylen-Netze verboten haben, gehen die Implantationszahlen auch in Deutschland zugunsten der wiederentdeckten Standard-Operationen zurück.

■ Vordere Kolporrhaphie

Bei der vorderen Kolporrhaphie werden die Levatorschenkel, zwischen denen die Blase nach unten getreten ist, nach sorgfältiger Präparation des Spatium vesicovaginale zusammen mit dem Diaphragma urogenitale medial unter der Harnröhre und dem Blasenboden zusammengerafft. Bei großen Pulsionszystozelen – und nur für diese ist die Kolporrhaphie ein geeignetes Verfahren – kann der Blasenboden mit einer Tabaksbeutelnaht nach endovesikal eingestülpt und versenkt werden, um den Druck auf die Raffnähte zu reduzieren. Diese Raffnähte halten besonders gut, wenn sie als Matratzennähte gestochen werden und weit lateral in der Nähe des Ramus inferior ossis pubis ansetzen. Es sind diese Raffnähte und nicht etwa die Oberflächenverkleinerung der Scheidenvorderwand, die den Defekt des vorderen Kompartimentes korrigieren. Daher ist eine übermäßige Reduktion der Scheidenhaut zum OP-Ende eher kontraproduktiv, zeichnet sie doch für die einzige nennenswerte eingriffsspezifische Komplikation – die enge Scheide mit konsekutiven Kohabitationsstörungen – verantwortlich.

Komplikation: Tethered vagina
Häufigkeit: Keine konkreten Angaben in der Literatur verfügbar.
Ursache: Übertriebene Entfernung von Scheidenhaut mit dem Ergebnis einer zu starken Engstellung und Starrheit der Vagina, Folgen können Schmerzen und Kohabitationsbeschwerden sein.
Behandlung: Zumindest teilweise Korrekturmöglichkeit durch plastische Erweiterungsoperationen. Diese erfordern jedoch besondere Expertise und sollten nur spezialisierten Zentren in plastisch-rekonstruktiver Chirurgie durch erfahrene Operateure durchgeführt werden.
Vorbeugung: Verzicht auf Resektion überschüssiger Scheidenhaut nach operativer Korrektur der Zystozele.

Komplikation: Rezidiv
Häufigkeit: Die hohen Rezidivraten (>30 % nach 5 Jahren), die für die vordere Kolporrhaphie oft beschrieben werden, sind eher Folge einer inkorrekten Indikationsstellung (z. B. bei Traktionszystozele oder kombinierter Enterozele) und inadäquaten OP-Technik. Sie sind weniger Folge der Methode selbst. So können Exzellenzzentren mit der vorderen Kolporrhaphie nach 13,5 Jahren eine Erfolgsrate von 86 % vorweisen (Kuprasertkul et al. 2020).
Ursache: Falsche Indikationsstellung, ungenügende Darstellung der zu raffenden Strukturen und unsicherer Halt der Matratzennähte mit resultierendem Ausreißen der Nähte.
Behandlung: Revision in einem ausreichenden zeitlichen Intervall von mind. 3 Monaten unter erneuter Indikationsprüfung.
Vorbeugung: Indikation zu vorderen Kolporrhaphie nur auf den isolierten Defekt des vorderen Kompartimentes und dort auch nur auf die Pulsionszystozele beschränken. Durch die oft fehlerhafte Anwendung wurde der Aufstieg transvaginaler transobturatorischer Prolapsnetze begünstigt.

■ Paravaginaler Repair nach Richardson

Bei dieser Korrektur-Operation der Traktionszystozele als Ausdruck eines lateralen Abrisses des Scheidengewölbes handelt es sich um eine Variation der klassischen Kolposuspension nach Marshall-Marchetti-Krantz oder nach Burch mit weiteren Suspensionsnähten in Richtung Blasenhals und Blasenboden. Die Komplikationsmöglichkeiten unterscheiden sich nicht. (Siehe ▶ Abschn. 23.2)

- Sakrospinale Fixation nach Amreich-Richter

Die Fixierung des Scheidendomes am Ligamentum sakrospinale ist eine hocheffektive Korrektur-Operation für Defekte des mittleren Kompartimentes. Über einen halbmondförmigen Schnitt an der vaginalen Hinterwand wird das Spatium rektovaginale stumpf präpariert und das rechte sakrospinale Ligament dargestellt. Mit einer doppelten nicht resorbierbaren Z- oder U-Naht wird nun der Scheidendom an das Ligament approximiert und die Kolpotomie wieder verschlossen. Eine Hysterektomie ist hierbei kein obligater Bestandteil der Operation.

Komplikation: Blutungen, Harnleiter-, Rektum- und Nervenverletzungen

Häufigkeit: Transfusionspflichtige Blutungen treten nach Studienlage bei einer bis fünf pro 200 Patientinnen auf (Petri und Ashok 2011). Rektumverletzungen sind seltener (0,6–0,8 %). Zu Nerven- und Harnleiterverletzungen existieren keine validen Häufigkeitsangaben.

Ursache: Der vaginale OP-Situs ist eng und das Ziel der Fixierungsnähte sehr weit in der Tiefe gelegen. Die Übersicht im Situs ist eingeschränkt und evtl. durch (kleinere) Blutungen zusätzlich kompromittiert.

Behandlung: Passagere Versorgung mit einer vaginalen Tamponade; blinde Umstechungen dagegen können hier zu weiteren Verletzungen z. B. des rechten Harnleiters, des Rektums oder der Beckennerven führen. Harnleiterumstechungen können binnen 72 h – dann aber über einen abdominalen Zugang, etwa über einen pararektalen Hockey-Schnitt – gelöst werden. Eine spätere Revision endet in der Regel mit einer Ureterozystoneostomie. Nur selten lassen sich Harnleiterumstechungen zystoskopisch mit einer Harnleiterschienung überwinden. Gelingt dies, ist nach einem Auslassversuch 4–6 Wochen später wegen der zwischenzeitlichen Vernarbung mit einer erneuten Harnstauungsniere zu rechnen. Daher sollten solche Auslassversuche unter engmaschiger sonographischer Kontrolle und stationären Bedingungen mit der Möglichkeit einer zweizeitigen Revisionsoperation erfolgen.

Vorbeugung: Sorgfältige Patientenselektion (CAVE: anatomisch primär enge/atrophe Scheide), Sicherstellung einer ausreichenden Sicht und Verzicht auf blinde Nahtsetzung.

Komplikation: Schmerzen (Glutealregion, Dyspareunie)

Häufigkeit: Die Häufigkeiten schwanken von 6,1–13,7 % und sollten daher nicht zu schiefen Vergleichen mit Alternativ-Methoden (die aufgrund ihres jüngeren Entstehungsdatums noch nicht lang genug untersucht wurden) Anlass geben (Petri und Ashok 2011). Im individuellen Fall helfen dem Komplikationsmanager Häufigkeitsangaben ebenso wenig wie der Patientin.

Ursache: Die Auslenkung der Scheide nach hinten oben (vornehmlich rechtsseitige Fixation) kann zu einer Dyspareunie führen (Petri und Ashok 2011), ggf. unter Beteiligung erfasster Nervenstrukturen in der Fixationsnaht.

Behandlung: Zunächst konservativer Therapieversuch (medikamentös oder physiotherapeutisch: Elektrostimulation). Nicht selten hartnäckige Symptomatik (bis zu 33 %) mit der notwendigen Folge einer Revision. Unter Inkaufnahme eines Prolaps-Rezidives kann die vaginale Fixationsnaht am Lig. sakrospinale wieder entfernt werden. Bereits entstandene Narbenreizungen mindern hierbei die Erfolgsaussichten.

Vorbeugung: Sorgfältige Patientenselektion und ggf. Ausweichen auf ein alternatives Operationsverfahren (z. B. Sakrokolpopexie) bei sexuell aktiven Frauen. Patientenaufklärung.

■ Sakrokolpopexie

Die Sakrokolpopexie ist eine Standardoperation zur Behandlung höhergradiger Vorfallerkrankungen. Sie kann bei Defekten aller Kompartimente (vorderes, mittleres und hinteres) eingesetzt werden und zeichnet sich durch besonders hohe Effizienz und Dauerhaftigkeit unter Inkaufnahme einer höheren Invasivität aus (Maher und Feiner 2010). Die ihr gegenüber nur geringfügig weniger erfolgreiche sakrospinale Fixation nach Amreich-Richter (s. o.) wird gleichwohl in Deutschland aufgrund der traditionellen gynäkologischen Präferenz vaginaler Zugangswege häufiger durchgeführt, sodass die Sakrokolpopexie vor allem in der Rezidivsituation zur Anwendung kommt und besonders von Urologen wegen der größeren Vertrautheit mit dem abdominalen Zugang geschätzt wird. Das Prinzip besteht in einer Restitution des elongierten oder – im Fall eines Prolapses nach Hysterektomie – durchtrennten Sakrouterinligamentes durch Fixierung des Scheidendomes am Os sacrum. Nur in Ausnahmefällen und praktisch nie nach Hysterektomie ist eine Approximierung des Scheidengewölbes an das Kreuzbein ohne Interposition eines ligamentären Ersatzes möglich. Als Interponat bietet sich im Fall einer Ablehnung oder Unverträglichkeit gegenüber artifiziellen Materialien aus der Rektusscheide oder Externusaponeurose gewonnene Faszie an, in der Regel wird jedoch ein weiches und an den Rändern abgerundetes Polypropylennetz verwendet. Bei einer generellen Beckenbodenschwäche ist mitunter auch die laterale Aufhängung rekonstruktionsbedürftig („lateraler Abriss" oder Traktionszystozele), was unproblematisch durch eine einzeitige Kombination der Sakrokolpopexie mit einer lateralen Levatorplastik nach Richardson bewerkstelligt werden kann. Liegt eine begleitende Harninkontinenz vor, so bietet sich die Kolposuspension nach Burch als ideale Kombinationsoperation an, da sie ohne Umlagerung von abdominal durchführbar ist und ähnlich der Richardson-OP eine Rekonstruktion der lateralen Beckenbodenverankerung ermöglicht.

Sollte die Gebärmutter noch vorhanden sein, ist die Hysterektomie im Rahmen der Prolapsbehandlung nicht mehr zwingend erforderlich (AWMF-Leitlinien), sollte aber bei postmenopausalen Frauen zur Karzinomprävention empfohlen werden. Die Sakrokolpopexie kann selbstverständlich auch unter Erhalt des Uterus durchgeführt werden.

Technisch ist die Sakrokolpopexie auf verschiedenen Wegen durchführbar:

- Offen transperitoneal (Nygaard et al. 2004)
- Offen extraperitoneal (Onol et al. 2011)
- Konventionell laparoskopisch (Ganatra et al. 2009)
- Roboter-assistiert laparoskopisch (Moreno Sierra et al. 2011)

■■ Intraoperative Komplikationen

Komplikation: Blutung (transfusionspflichtig)

Häufigkeit: 4,4 % (0,18–16,9 %) (Nygaard et al. 2004).

Ursache: Blutungen können wie bei fast jedem abdominalen Eingriff vorkommen (sind aber selten und nicht eingriffsspezifisch).

Behandlung: Koagulation, Umstechungen bei Blutungen aus größeren Gefäßen und aus dem Venenplexus.

Vorbeugung: Empfehlungen außer allgemein vorsichtiger Präparationstechnik und akribischer Blutstillung können hier nicht gegeben werden.

Komplikation: Blasenverletzung

Häufigkeit: 3 % (0,4–15,8 %) (Nygaard et al. 2004).

Ursache: Ungenügende Aufspannung des Scheidengewölbes und/oder eine nicht entleerte Blase bei der Präparation des Spatium vesicovaginale analog einer möglichen Rektumverletzung bei der Präparation des Spatium rectovaginale.

25

Behandlung: Zweischichtige Übernähung des Defektes, Dauer der transurethralen Katheter-Versorgung in Abhängigkeit von der Defektgröße und ggf. Anfertigen eines Zystogramms vor Katheter-Entfernung.

Vorbeugung: Statt eines Stieltupfers sollte ein l-förmiger Bauchspatel (alternativ ein dicker Hegarstift) zur Reposition der Scheide verwendet werden. Ein zusätzlicher Vorteil hierbei ist die Vermeidung des Miterfassens des eingebrachten Stieltupfers oder der gegenüberliegenden Vaginalwand bei Platzierung der vaginalen Nähte. Sterile Einlage eines transurethralen Katheters am Beginn der Operation, damit Gewährleistung einer entleerten Blase.

Komplikation: Ureterverletzung (rechtsseitig)
Häufigkeit: 1 % (0,8–1,9 %) (Nygaard et al. 2004).
Ursache: Ungenügende Darstellung des rechten Ureters und ggf. fehlende Zügelanlage, v. a. bei transperitonealem Vorgehen und adipösen Patienten. Vernarbung und Verlagerung des Harnleiters nach stattgehabter Hysterektomie. Ureterläsion während der Präparation des Spatium vesicovaginale möglich (Ansatz für das Interponat).
Behandlung: Übernähung kleinerer Defekte mit intraoperativer Schienung des Ureters. Bei größeren Defekten oder einer kompletten Durchtrennung wird eine spannungsfreie End-zu-End-Anastomosierung, ebenfalls mit Schienung des Ureters notwendig.
Vorbeugung: Bei transperitonealem Vorgehen ist die sorgfältige Präparation und Anzügelung des rechten Harnleiters, Verfolgung nach kaudal bis zur Einmündung in die Blase und die vorsichtige Präparation des Spatium vesicovaginale (feine Instrumente, zur Blutstillung eher Umstechungen als Koagulation, CAVE: A. uterina, die auch nach Hysterektomie noch stark bluten kann) notwendig.

Komplikation: Rektumverletzung
Häufigkeit: <1 % (Fallberichte) (Demirci et al. 2014).
Ursache: Ungenügende Aufspannung des Scheidengewölbes. Verwachsungen und Narbenbildungen nach vorangegangener Operation. Insgesamt ist aufgrund einer guten Übersichtlichkeit des OP-Situs im Vergleich zur Amreich-Richter-Operation das intraoperative Risiko einer Rektumverletzung verschwindend gering.
Behandlung: Intraoperativ unmittelbare Versorgung der Läsion durch mehrschichtige Naht, invertierend, mit möglichst monofilem und resorbierbarem Fadenmaterial. Postoperativ sichergestellte Rektumverletzungen erfordern in der Regel eine sofortige operative Revision, auch hier gelingt wegen des beengten Operationssitus eine suffiziente Übernähung meist nicht von vaginal. In beiden Fällen sollte auch aus forensischen Gründen frühzeitig abdominalchirurgische Hilfe in Anspruch genommen werden. In Extremfällen kann sogar die Anlage eines protektiven doppelläufigen Kolostomas notwendig sein.
Vorbeugung: Allgemeine Maßnahmen einer sorgfältigen Präparation.

■ **Postoperative Komplikationen**
Komplikation: Wundinfektion, Netzinfektion
Häufigkeit: 4,6 (0,4–19,8 %) (Nygaard et al. 2004).
Ursache: Wundkontamination mit infiziertem Urin bei nicht testgerecht behandelter Harnwegsinfektion.
Behandlung: Antimikrobielle Therapie nach Abstrichgewinnung bzw. Urinkultur, Ableitung evtl. Verhalte. Bei Infektionen des Netzes kann eine (Teil)Explantation notwendig werden.
Vorbeugung: Präoperative Infektdiagnostik, Urinuntersuchung inklusive Urinkultur und Antibiogramm. In Unkenntnis der potenziellen Uropathogene sollte keine Operation durchgeführt werden.

Komplikation: Harnleiterarrosion, Harnstauung
Häufigkeit: 1 % (0,8–1,9 %) (Nygaard et al. 2004).
Ursache: Prinzipiell kann es bei der Verwendung artifizieller Materialien immer zu Arrosionen von Nachbarstrukturen kommen. Bei einer zu engen Lagebeziehung zwischen elongiertem rechten Harnleiter und artifiziellem Interponat besteht diese Gefahr, insbesondere bei zu einem breit ausgelegten Netzinterponat oder ungenügender Harnleiterpräparation. Narbenbildung und Strikturierung des Ureters können die Folge sein.
Behandlung: Kurzfristig Sicherstellung der Harnableitung durch Einlage einer Ureterschiene oder perkutane Ableitung (Nephrostomie), zweizeitige Revisionsoperationen mit Ureterolyse oder gar Ureterozystoneostomie sind sehr selten. (▶ Siehe Kap. 26)
Vorbeugung: Begrenzung der Breite des verwendeten Interponats (max. zwei Zentimeter breiter Polypropylen-Netzstreifen) mit einer 3-Punkt-Fixierung am Kreuzbein. Zusätzliche Taillierung durch Naht (sanduhrförmige Taillierung des Interponats) und hierdurch Kontaktvermeidung zum Harnleiter. Der Harnleiter sollte bis über die Gefäßkreuzung nach kranial präpariert werden, wodurch er zusätzlich Distanz zum sakral fixierten Interponat gewinnt. Eine präoperative oder intraoperative DJ-Anlage rechts und verhindert eine meanderförmige Verlagerung des Ureters mit der Gefahr einer narbigen Knickstenosenbildung bei intraoperativer Reposition der Blase.

Komplikation: Thrombembolische Ereignisse
Häufigkeit: 3,3 % (0,4–5 %) (Nygaard et al. 2004).
Ursache: Gezielte Kompression der Gefäßversorgung der Unterschenkel durch die notwendige Steinschnittlage.
Behandlung: Entsprechend der S2k-Leitlinie „Diagnostik und Therapie der Ve-

nenthrombose und der Lungenembolie" (AWMF Leitlinien-Register Nr. 065/002).
Vorbeugung: Allgemeine Maßnahmen wie Vermeidung langer Operationszeiten in Steinschnittlagerung und adäquate Thromboseprophylaxe. Schlingenlagerung der Beine.

Komplikation: Harninkontinenz
Häufigkeit: Ca. 20 % (Brubaker et al. 2006).
Ursache: Unerkannte, durch ein Quetschhahnphänomen larvierte Harninkontinenz
Behandlung: Sekundäre Therapie im Intervall. (▶ Siehe Kap. 23.2)
Vorbeugung: Möglichkeit einer einzeitigen Kombination der Sakrokolpopexie mit einer Inkontinenzoperation (Kolposuspension nach Burch, suburethrale Schlingenplastik). Zur Aufdeckung einer larvierten Harninkontinenz sollte eine präoperative Urodynamik mit und ohne Reposition mit einem Pessar erfolgen. Optional kann auch eine Urethradruckprofilometrie mit und ohne Pessar Zusatzinformationen liefern, v. a., wenn die Wahl der Inkontinenzoperation sich nach dem Urethradruckprofil richtet.

Komplikation: De-novo-Dranginkontinenz
Häufigkeit: Vernachlässigbar (Brubaker et al. 2006).
Ursache: In der Regel zeigt sich eine Verbesserung einer präoperativ bestehenden Drangsymptomatik durch Aufhebung des Zuges am Blasenboden.
Behandlung: Konservativ medikamentös und physiotherapeutisch. (▶ Siehe Kap. 23.2)

Komplikation: Defäkationsstörungen, Obstipation
Häufigkeit: 5,8 % (Christmann-Schmid et al. 2018).

25

Ursache: Folgen einer Narbenfesselung und Einengung des Rektums durch ein zu breites Interponat.

Behandlung: Allgemeine Maßnahmen der Stuhlregulation.

Vorbeugung: Begrenzung der Interponatbreite, Breitenreduktion durch Naht (sanduhrförmige Taillierung des Interponats) und damit Verlagerung aus der unmittelbaren Umgebung des Rektums.

Komplikation: Rezidiv

Häufigkeit: 0–42 % der Fälle, abhängig von der Rezidivprolapsdefinition und -lokalisation (Nygaard et al. 2004).

Ursache: Ausriss des Interponats vaginal oder sakral. Ausreißen der Scheidenähte als Folge einer Genitalatrophie aufgrund eines altersbedingten Hormonmangels und/oder Totalprolaps mit Austrocknung der Scheidenhaut. Reißen die Nähte am Kreuzbein aus, so liegt meist eine zu hohe Spannung auf dem Interponat oder eine zu frühe körperliche Belastung postoperativ zugrunde, auch eine zu oberflächliche Verankerung der Nähte am Os sacrum kann Ursache sein.

Behandlung: In Abhängigkeit vom Ausmaß der Rezidivzelenbildung und der resultierenden Symptomatik bzw. klinischen Relevanz: Pessar- oder Tamponversorgung bis operative Korrektur des Rezidivs, hierbei sollte ein Intervall von mind. 3 Monaten eingehalten und die lokale Östrogenisierung fortgesetzt werden.

Vorbeugung: Präoperative Applikation östrogenhaltiger Salben vaginal, ggf. in Kombination mit einer Reposition des Prolaps (Pessar; Tampon) für mind. vier Wochen. Eine Operation darf erst nach Konsolidierung der Genitalatrophie erfolgen. Eine körperliche Schonung ist für mindestens sechs Wochen (<5 kg heben) notwendig. Spannungsfreie Applikation des Interponats, was gleichzeitig auch zur Vermeidung einer unphysiolo-

gischen Scheidenachsenauslenkung mit konsekutiven Kohabitationsbeschwerden beiträgt. Das Periost muss gut freigelegt und von Fettgewebe befreit sein (CAVE: A. mediana). Es sollten runde 5/8-Nadeln Verwendung finden, da scharfe Nadeln das Periost zerschneiden.

Komplikation: Entero- oder Rektozele

Häufigkeit: 4,4 % (0–18,2 %) (Nygaard et al. 2004).

Ursache: Das mittlere und hintere Kompartiment wird bei Straffung der Scheidenvorderwand im Rahmen der Zystozelen-Korrektur durch Sakrokolpopexie aufgezogen und bietet nun erst Raum für Rektum- und Dünndarmvorfälle.

Behandlung: In Abhängigkeit der resultierenden Symptomatik und klinischen Relevanz ggf. operative Korrektur der sekundären Zelenbildung.

Vorbeugung: Wenn möglich sollte immer eine Präparation des Spatium vesicovaginale und des Spatium rektovaginale erfolgen. Ein Interponat sollte den Scheidendom schnabelförmig einfassen, wodurch gleichzeitig Scheidenvorder- und -hinterwand gestrafft und sakral fixiert werden. Das Rektum vernarbt in diesem Fall mit dem Interponat und wird in seiner nach kranial verlagerten Position fixiert. Der „Interponatschnabel" verhindert schließlich den Vorfall von Dünndarmanteilen durch das mittlere Kompartiment.

Komplikation: Dypareunie

Häufigkeit: Widersprüchliche Angaben: Häufig Besserung von Beschwerden postoperativ in bis zu 89 % (Baessler und Schuessler 2001), De-novo-Dyspareunie-Raten bis 37,5 % (Virtanen et al. 1994).

Ursache: Unphysiologische Auslenkung der Scheidenachse nach kraniolateral – etwa durch ein zu straff gespanntes und am Promontorium fixiertes Interponat, Penetration von Fadenmaterial oder Knoten in die Scheide bei der Verwendung nicht resorbierbarer monofiler Fäden (z. B. Prolene), da kurz abgeschnittene Knotenenden starr und spitz sind und zur Scheidenpenetration neigen. Nicht resorbierbares Nahtmaterial ist aber zur Sicherstellung der dauerhaften Scheidenfixierung unabdingbar.

Behandlung: Eine Rückgängigmachung der Netzinterposition zwischen Scheidendom und Os sacrum ist im Gegensatz zur sakrospinalen Fixation weder praktikabel, noch erfolgversprechend – die Vernarbungen und konsekutiven Nervenreizungen sind meist zu ausgeprägt. Es bleiben konservative Therapieoptionen. (▶ Siehe Kap. 23.2)

Vorbeugung: Spannungsfreie Justierung des Interponats, Fixierung des Interponats nicht am, vielmehr etwas unterhalb des Promontoriums. Bei dessen Fixierung direkt am Kreuzbein (Höhe S1) besteht die Gefahr der präsakralen Nerven- und Venenplexus-Verletzung. Verwendung von geflochtenen Fäden (z. B. Stärke 1): Diese sind geschmeidiger und zeigen keine vaginale Penetrationstendenz. Überdies müssen sie für den sicheren Sitz weniger oft geknotet werden.

Komplikation: Subileus/Ileus
Häufigkeit: 3,6 (1,1–9,3) % (Nygaard et al. 2004).
Ursache: Intraperitoneale Darm-Manipulationen intraoperativ. Seltener bei transperitonealem laparoskopischen Vorgehen, allerdings lässt sich eine Kolposuspension bzw. eine laterale Richardson-Operation laparoskopisch transperitoneal nur schwer mit einer Sakrokolpopexie kombinieren, da hier eine komplette Blasenmobilisation nötig ist. Auch sind die Erfolge einer laparoskopischen Kolposuspension nach aktueller Datenlage schlechter als beim offenen Vorgehen.
Behandlung: ▶ Siehe Kap. 25.2

Vorbeugung: Extraperitoneale Vorgehensweise und Vermeiden des transperitonealen Zuganges.

Komplikation: Darmarrosion
Häufigkeit: Nur Fallberichte in der Literatur (Lin et al. 2018).
Ursache: Ein ungenügender Verschluss der dorsalen Peritoneal-Inzisionen oder eine Peritonealnekrose mit frei in der Bauchhöhle liegendem Netzinterponat können eine Darmarrosion durch das artifizielle Interponat zur Folge haben.
Behandlung: In Abhängigkeit vom Ausmaß der Arrosion und deren Folgen wie Abszessbildung oder Peritonitis, eine operative Revision ist unumgänglich.
Vorbeugung: Auch hier ist die extraperitoneale Vorgehensweise vorteilhaft. Sicherstellen eines suffizienten Verschlusses der Peritoneal-Inzisionen. Ein laparoskopisches Vorgehen bietet hier keinen Vorteil gegenüber der offenen Operation. Die Verwendung eines autologen (Faszien-) Interponats birgt keinerlei Risiko einer Darm- oder auch nur Peritonealarrosion. Das begrenzte intraoperative Gesichtsfeld und der blinde Verschluss der Trokar-Inzisionen birgt ein gewisses Risiko einer unbemerkten Darmverletzung in sich. Um diese Komplikationsmöglichkeit muss man wissen, vorbeugen kann man ihr aber nicht.

Komplikation: Vaginale oder vesikale Netzarrosion
Häufigkeit: 4 % (Nygaard et al. 2004).
Ursache: Zug durch das Netz auf benachbarte Strukturen.
Behandlung: Die nach vaginal arrodierten Netzanteile sind in der Regel von vaginal zu exzidieren, ohne dass eine erhöhte Infektionsgefahr besteht. Nach endovesikal arrodierte Netze sind im Gegensatz dazu nur schwierig zu explantieren – auch muss hier der gesamte mit der Blase in Kontakt stehende Netzschenkel entfernt werden. Da bei einer

weit nach distal durchgeführten Präparation des Spatium vesicovaginale das Netz bis unter die Harnröhre, zumindest aber bis unter den Blasenhals zu liegen kommt, kompromittiert eine vesikale Arrosion in dieser Situation auch die Ostien und würde analog der abdominalen Fistelverschluss-OP über eine Spaltung der Blase vom Dom bis zu den Ostien und der Netzexzision unter dem Schutz eingelegter Harnleiterschienen angegangen werden müssen. Solche komplexen rekonstruktiven Eingriffe sollten aber Zentren mit besonderer Erfahrung auf diesem Gebiet vorbehalten sein. Grundsätzlich gilt, dass die Entfernung des in den Harntrakt arrodierten Netzanteils immer Grundvoraussetzung für eine Rekonstruktion ist. Da Ausmaß und Lokalisation der Netzarrosionen höchst unterschiedlich ausfallen können und die Behandlungsstrategie in diesen seltenen Fällen sehr individuell gestaltet werden müssen, können diesbezüglich nur allgemeine Empfehlungen zum Komplikationsmanagement ausgesprochen werden. Die Patientin mit urethralen oder vesikalen Netzarrosionen muss allerdings weitestmöglich über Residualzustände, Folgekomplikationen und eine intraoperativ maximale Entscheidungsfreiheit des Operateurs aufgeklärt werden. In Extremfällen kann auch eine Harnableitung als Ultima Ratio notwendig werden (◘ Abb. 25.16).

Vorbeugung: Verwendung autologer Materialien.

Komplikation: Pneumoperitoneum
Häufigkeit: 100 % bei laparoskopischen Eingriffen.
Ursache: Spezifika des laparoskopischen/robotischen Vorgehens: Extreme Trendelenburg-Lagerung der Patientinnen. Die Kopftieflagerung kann in Kombination mit dem intraabdominellen Gasdruck zu Beatmungsschwierigkeiten führen. (siehe auch ▶ Kap. 17)

Behandlung: siehe ▶ Kap. 17
Vorbeugung: Alternative Anwendung des offenen Verfahrens unter dem Aspekt, dass der Vorteil einer kürzeren Operationszeit besteht und die Kombination mit einer Kolposuspension oder Richardson-Operation möglich wird. Der kosmetische Vorzug der Laparoskopie wird durch die Vielzahl der Ports und die unvorteilhafte Lage der Portinzisionen oberhalb der „Bikini-Linie" gegenüber der Pfannenstiel-Inzision relativiert. Gleichwohl ist das Verfahren in Expertenhänden praktikabel und in Bezug auf die Prolapskorrektur den offenen Verfahren ebenbürtig.

- **Vaginale transobturatorische alloplastische Netze**

Vaginale transobturatorische Netze werden über eine vordere Kolpotomie und Präparation des Spatium vesicovaginale eingebracht und durch transobturatorisch und – im Fall eines zusätzlichen Defektes des mittleren Kompartimentes – pararektal am Ligamentum sakrospinale ausgeführte Netzarme fixiert. Die darauffolgende Entzündungs- und Vernarbungsreaktion führt zu einer Straffung des Aufhänge-Apparates des Beckenbodens und ersetzt die elongierten bzw. auseinandergewichenen Strukturen. Dieses Prinzip wird von jedem Netzhersteller aus patentrechtlichen Gründen leicht modifiziert und mit einem Spezialinstrumentarium versehen, das den willkürlichen Wechsel auf ein Proplaps-Netz eines Konkurrenten erschweren soll. Durch dieses Vorgehen sind aber auch die Häufigkeiten der Komplikationen zwischen den einzelnen Produkten nur schwer zu vergleichen. Die möglichen Komplikationen des Eingriffs bestehen in Blutungen, Verletzungen der Blase und des Darmes, der Ausbildung einer De-novo-Dranginkontinenz oder einer bis dahin lavierten Belastungsinkontinenz, Defäkationsstörungen, Wundheilungsstörungen und vor allem Netzar-

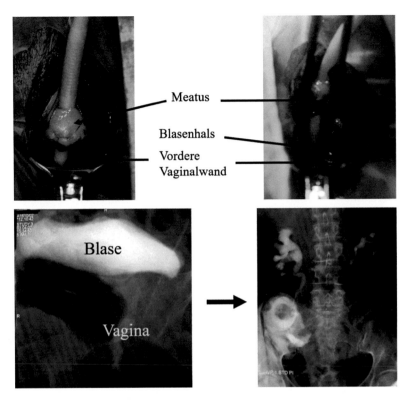

◘ Abb. 25.16   Nahezu kompletter Urethralverlust (oben) im Rahmen des Versuchs einer kompletten Netzexzision bei einer therapierefraktären 58-jährigen Patientin mit Blasenüberaktivität und Beckenschmerzsyndrom nach Implantation eines transobturatorischen vaginalen Prolaps-Netzes – der Blasenhals mündet proximal des nicht mehr vorhandenen Sphinkterapparates direkt in die Vagina (unten links), eine Urethralrekonstruktion war hier nicht mehr möglich. Die Patientin entschied sich für eine inkontinente Harnableitung (unten rechts) und musste bei rezidivierenden Zystitiden und Beckenschmerzen sekundär zystektomiert werden

rosionen und Schmerzen im Becken bzw. Dyspareunie. Die Behandlung der Komplikationen und deren Vorbeugung entspricht den entsprechen Maßnahmen im Rahmen einer Sakrokolpopexie (siehe Sakrokolpopexie). Die sehr seltenen Verletzungen von Ureter oder Rektum werden ebenfalls analog zu den Defektkorrekturen bei der sakrospinalen Fixation nach Amreich-Richter behandelt.

Noch einmal herausgestellt werden sollen die für die Methode typischen und folgeschweren Komplikationen eines persistierenden und therapierefraktären Pelvic Pain Syndroms und der Dyspareunie sowie der Netzarrosionen.

Komplikation: Pelvic pain Syndrom, Dyspareunie

Häufigkeit: Die Zahlen zu den Häufigkeiten schwanken stark und sind auch von der Konstruktion der Prolapsnetze abhängig. Im Mittel muss mit einer etwa 10 %igen Rate gerechnet werden (Toozs-Hobson et al. 2019).

Ursache: Im Vergleich zu den spannungsfreien alloplastischen Suburethralschlingen werden bei den transobturatorischen vaginalen Prolaps-Netzen wesentlich höhere Netzvolumina verwendet, was per se die Gefahr einer Arrosion (vaginal, urethral oder vesikal) steigert und zu ausgeprägten Narbenplatten füh-

25

ren kann. Die wiederum können Kohabitationsbeschwerden und Beckenschmerzen nach sich ziehen. Durch die transobturatorisch durchgeführten Netzarme kann es wie bei der transobturatorischen Schlinge zu persisterenden Inguinalschmerzen kommen, die Fixierung mancher Netzkonstruktionen (❑ Abb. 25.17) am oder die Durchführung der posterioren Netzarme in der Nähe des Ligamentum sakrospinale führt mitunter zu analogen Glutealbeschwerden wie bei der Amreich-Richter-Operation.

Behandlung: Der Netzanteil im Spatium vesicovaginale ist mit unterschiedlichem Aufwand, dennoch meistens erfolgreich zu entfernen. Die Komplettexzision der transobturatorischen vorderen und im Bereich des Ligamentum sakrospinale verlaufenden hinteren Netzarme sind praktisch unmöglich, was den Patientinnen mit persisterenden Becken-, Inguinal- und Gluteal-Schmerzen nach weitestmöglicher Entfernung des Fremdmaterials nur konservative Therapieoptionen offenlässt (siehe Sakrokolpopexie und ▶ Abschn. 23.2)

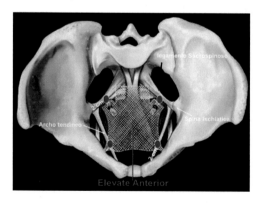

❑ **Abb. 25.17** Populäres, aber mittlerweile vom Markt genommenes transvaginales alloplastisches Prolaps-Netz Elevate™ der insolventen und aufgelösten Firma Astora Womens Health (▶ https://www.slideshare.net/GLUP2010/update-su-nuove-tecniche-chir-per-prolasso-genitale-spreafico-7685453)

Vorbeugung: Strenge Indikationsstellung, hier insbesondere symptomatischen Rezidiven vorbehalten, eingehende Aufklärung über Alternativmethoden und deren Anwendung.

Komplikation: Netzarrosionen (Abb. 25.18)
Häufigkeit: 6–8 % (Ganer Herman et al. 2019).

Ursache: Abhängig von der Durchblutungssituation der meist älteren und postmenopausalen Frauen mit Descensus genitalis kann sich die Präparation des Spatiums vesicovaginale schwierig gestalten. Die Muskulatur der prolabierten Blase kann darüber hinaus ausgedünnt sein und die Arrosionsgefahr nach vesikal weiter steigern.

Behandlung: s. ▶ Abschn. 23.3 und Abschnitt „Sakrokolpopexie"

Vorbeugung: Begrenzung der implantierten Netzmasse, Verwendung von 6-Arm-Netzen nur bei koinzidenter Enterozele. Speziell beschichtete Netze oder Netze aus Alternativ-Polymeren wie Polyvinylidenfluorid (PVDF) werben mit geringerer Vernarbung und besserer Gewebeverträglichkeit. Der Netzverlauf und die dortige mechanische Umgebungsreizung, nicht aber die Gewebekomposition, sind indes die Ursachen für die besonders gefürchteten Schmerzen nach Prolaps-Netz-Implantation. Nicht die Arrosionsrate der Netze per se hat zu Ihrem Verbot in mehreren Ländern geführt, denn diese Komplikationen haben die Patientinnen bei der Aufklärung und OP-Einwilligung billigend in Kauf genommen. Das im Fall einer Komplikation mitunter schwierige und nicht immer erfolgreiche Management wurde zusammen mit äquieffektiven Alternativmethoden oft verschwiegen oder verharmlosend dargestellt, wodurch die Schadensersatzklagen vor Gericht Erfolg haben konnten.

Da es sich bei der operativen Versorgung des Descensus genitalis praktisch nie um eine Notfall-Operation (Pessare und Katheter sind die geeigneten Instrumente der Notfallversorgung bei z. B. Harnverhalt infolge einer Quetschhahn-Situation), sondern um einen Elektiveingriff handelt, muss die Komplikationsvermeidung oberste Priorität genießen. Eine

6–12-wöchige topische Östrogenisierung (2 Wochen lang 1 mg Estriol täglich vaginal, danach 2 mal wöchentlich als Erhaltungsdosis mindestens bis zur OP) im Vorfeld der geplanten Operation erleichtert in der Regel die Präparation und das Auffinden der richtigen Schichten und Räume sowie die postoperative Wundheilung (◘ Abb. 25.18).

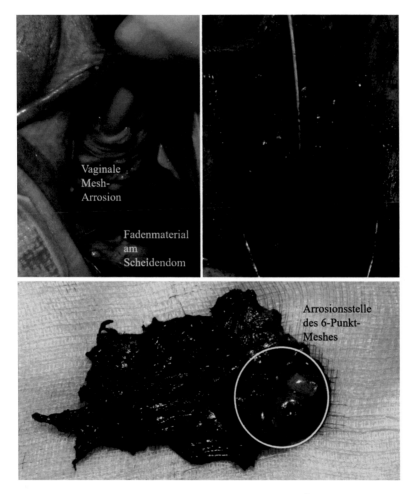

◘ Abb. 25.18 Vaginaler Inspektionsbefund einer 33-jährigen Multipara mit Überkorrektur nach vaginaler Hysterektomie mit TVT und anschließender transobturatorischer 6-Punkt-Polypropylen-Mesh-Implantation zur Korrektur eines vermuteten Quetschhahnphänomens (zeitgleich Implantation eines posterioren Netzes mit sakrospinaler Fixierung zur Korrektur einer Rektozele, **links oben**). Vorstellung 6 Monate postoperativ mit persistierendem Harnverhalt, vaginal arrodiertem Mesh und unklarem nicht resorbierbarem Nahtmaterial am Scheidendom (sakrospinale Fixationsnaht?). Operationssitus nach TVT-Exzision und Mesh-Entfernung **(oben rechts),** die transobturatorischen Netzschenkel verblieben in situ. Ansicht des exzidierten Netzes mit sparsam reseziertem Vaginalhaut im Arrosionsbereich **(unten),** die Patientin ist postoperativ kontinent, kann die Blase restharnfrei entleeren und steht wegen einer persistierenden Drangsymptomatik z. Zt. unter anticholinerger Therapie

Literatur

Baessler K, Schuessler B (2001) Abdominal sacrocolpopexy and anatomy and function of the posterior compartment. Obstet Gynecol 97(5 Pt 1):678–684

Balster S, Schiborr M, Brinkmann OA, Hertle L (2005) Obstructive uropathy in childhood. Aktuelle Urol 36:317–328

Brubaker L, Cundiff GW et al. (2006) Abdominal sacrocolpopexy with Burch colposuspension to reduce urinary stress incontinence. N Engl J Med 354(15):1557–1566

Christmann-Schmid C, Koerting I et al. (2018) Functional outcome after laparoscopic nerve-sparing sacrocolpopexy: a prospective cohort study. Acta Obstet Gynecol Scand 97(6):744–750

Demirci F, Demirci O et al. (2014) Perioperative complications in abdominal sacrocolpopexy, sacrospinous ligament fixation and prolift procedures. Balkan Med J 31(2):158–163

(DGGG), D. G. f. G. u. G., D. G. f. U. (DGU), et al. (2008) „Descensus genitalis der Frau – Diagnostik und Therapie." AWMF-Leitlinien-Register Nr. 015/006, Entwicklungsstufe: 1 + IDA.

Duckett JW (1974) Cutaneous vesicostomy in childhood. The Blocksom technique. Urol Clin North Am 1:485–95

Duckett JW, Walker RD, Weiss R (1992) Surgical results: International Reflux Study in Children-United States branch. J Urol 148:1674

Ebbing J, Heckmann RC, Collins JW, Miller K, Erber B, Friedersdorff F, Fuller TF, Busch J, Seifert HH, Ardelt P, Wetterauer C, Hosseini A, Jentzmik F, Kempkensteffen C (2018) Oncological outcomes, quality of life outcomes and complications of partial cystectomy for selected cases of muscle-invasive bladder cancer. Sci Rep 8(1):8360

Elder JS, Peters CA, Arant BS, Ewalt DH, Hawtrey CE, Hurwitz RS, Parrott TS, Snyder HM, Weiss RA, Woolf SH, Hasselblad V (1997) Pediatric vesicoureteral reflux guidelines panel summary report on the management of primary vesicoureteral reflux in children. J Urol 157:1846

Engel JD, Palmer LS, Cheng EY, Kaplan WE (1997) Surgical versus endoscopic correction of vesicoureteral reflux in children with neurogenic bladder dysfunction. J Urol 157:2291–2294

Gakis G et al. (2013) ICUD-EAU International Consultation on Bladder Cancer 2012: Radical cystectomy and bladder preservation for muscle-invasive urothelial carcinoma of the bladder. Eur Urol 63(1):45–57

Ganatra AM, Rozet F et al. (2009) The current status of laparoscopic sacrocolpopexy: a review. Eur Urol 55(5):1089–1103 Epub 2009 Feb 1084

Ganer Herman H, Raz N et al. (2019) Risk of mesh erosion after pelvic organ prolapse repair with or without concomitant vaginal hysterectomy. Isr Med Assoc J 21(6):399–403

Heidenreich A, Özgur E, Becker T, Haupt G (2004) Surgical management of vesicoureteral reflux in pediatric patients. World J Urol 22:96–106

Kuprasertkul A, Christie AL et al. (2020) Very long-term follow-up of the anterior vaginal wall suspension procedure for incontinence and/or prolapse repair. World J Urol 6(10):020–03190

Leitlinienprogramm Onkologie (Deutsche Krebsgesellschaft, D. K., AWMF) (2019) „S3-Leitlinie Früherkennung, Diagnose, Therapie und Nachsorge des Harnblasenkarzinoms, Langversion 2.01 (Konsultationsfassung)." AWMF-Registrierungsnummer 032/038OL

Lin X, Du P et al. (2018) A case of mesh erosion to the sigmoid after laparoscopic sacrocolpopexy and a literature review of mesh related complications. Female Pelvic Med Reconstr Surg 24(4):e12–e15

Maher C, Feiner B et al. (2010) Surgical management of pelvic organ prolapse in women. Cochrane Database Syst Rev (4): Art. No.: CD004014. 004010.001002/14651858.CD14004014.pub14651854

Moreno Sierra J, Ortiz Oshiro E et al. (2011) Long-term outcomes after robotic sacrocolpopexy in pelvic organ prolapse: prospective analysis. Urol Int 2011:24

Nutt M, Scaief S, Dynda D, Alanee S (2018) Ileus and small bowel obstruction after radical cystectomy for bladder cancer: analysis from the Nationwide Inpatient Sample. Surg Oncol 27(3):341–345

Nygaard IE, McCreery R et al. (2004) Abdominal sacrocolpopexy: a comprehensive review. Obstet Gynecol 104(4):805–823

Onol FF, Kaya E et al. (2011) A novel technique for the management of advanced uterine/vault prolapse: extraperitoneal sacrocolpopexy. Int Urogynecol J Pelvic Floor Dysfunct 2011:22

Owyong M, Koru-Sengul T, Miao F, Razdan S, Moore KJ, Alameddine M, Punnen S, Parekh DJ, Ritch CR, Gonzalgo ML (2019) Impact of surgical technique on surgical margin status following partial cystectomy. Urol Oncol 37(12):870–876

Petri E, Ashok K (2011) Sacrospinous vaginal fixation–current status. Acta Obstet Gynecol Scand 90(5):429–436

Prudente A, Reis LO, França Rde P, Miranda M, D'ancona CA (2009) Vesicostomy as a protector of upper urinary tract in long-term follow-up. Urol J 6:96–100

Pruthi RS, Nielsen M, Smith A, Nix J, Schultz H, Wallen EM (2010) Fast track program in patients undergoing radical cystectomy: results in 362 consecutive patients. J Am Coll Surg 210(1):93–99

Radmayr C, Bogaert G, Dogan HS, Kocvara R, Nijman RJM, Stein R, Tekgül S (2019) Guidelines on paediatric urology. EAU Guidelines ▶ https://uroweb.org/guideline/paediatric-urology/

Riedmiller H, Löser A (2018) Kinderurologie – Antirefluxplastik nach Lich-Gregoir. Aktuell Urol 4:358–365

Riedmiller H, Becht E, Hertle L, Jacobi G, Hohenfellner R (1984) Psoas-Hitch ureteroneocystoneostomy: experience with 181 cases. Eur Urol 10:145–150

Satkunasivam R, Tallman CT, Taylor JM, Miles BJ, Klaassen Z, Wallis CJD (2019) Robot-assisted radical cystectomy versus open radical cystectomy: a meta-analysis of oncologic, perioperative, and complication-related outcomes. Eur Urol Oncol 2(4):443–447

Schelling P, Gaibler T (2012) Aufklärungspflicht und Einwilligungsfähigkeit: Regeln für diffizile Konstellationen. Dtsch Ärztbl 109:476

Shabsigh A, Korets R, Vora KC, Brooks CM, Cronin AM, Savage C, Raj G, Bochner BH, Dalbagni G, Herr HW, Donat SM (2009) Defining early morbidity of radical cystectomy for patients with bladder cancer using a standardized reporting methodology. Eur Urol 55(1):164–174

Silay MS, Turan T, Kayalı Y, Başıbüyük İ, Gunaydin B, Caskurlu T, Karaman Mİ (2018) Comparison of intravesical (Cohen) and extravesical (Lich-Gregoir) ureteroneocystostomy in the treatment of unilateral primary vesicoureteric reflux in children. J Pediatr Urol 14:65

Sillen U, Brandström P, Jodal U, Holmdahl G, Sandin A (2010) Sjöberg I the Swedish reflux trial in children: v Bladder dysfunction. J Urol 184:298

Steffens J, Stark E, Haben B, Treiyer A (2006) Politano-Leadbetter ureteric reimplantation. BJU Int 98:695–712

Stein R, Rubenwolf P, Ziesel C, Kamal MM, Thüroff JW (2013) Psoas hitch and Boari flap ureteroneocystostomy. BJU Int 112:137–155

Toozs-Hobson P, Cardozo L et al. (2019) Managing pain after synthetic mesh implants in pelvic surgery. Eur J Obstet Gynecol Reprod Biol 234:49–52

Venkatramani V et al. (2019) Predictors of recurrence, progression-free and overall survival following open versus robotic radical cystectomy: analysis from the razor trial with a 3-year follow-up. J Urol. 101097JU0000000000000565

Virtanen H, Hirvonen T et al. (1994) Outcome of thirty patients who underwent repair of posthysterectomy prolapse of the vaginal vault with abdominal sacral colpopexy. J Am Coll Surg 178(3):283–287

Wuethrich PY, Burkhard FC, Thalmann GN, Stueber F, Studer UE (2015) The impact of pelvic venous pressure on blood loss during open radical cystectomy and urinary diversion: results of a secondary analysis of a randomized clinical trial. J Urol 194(1):146–152

Oberer Harntrakt: Harnleiter

Niklas Harland und Arnulf Stenzl

© Springer-Verlag GmbH Deutschland, ein Teil von Springer Nature 2021
J. Kranz et al. (Hrsg.), *Komplikationen in der Urologie*,
https://doi.org/10.1007/978-3-662-60625-4_26

■ Nierenbeckenplastik

Die Nierenbeckenabgangsstenose ist eine der häufigsten Ursachen für eine chronische Harnstauungsniere. Im pränatalen Routine-Ultraschall zeigt sich eine Prävalenz von 1:500, wobei nicht in allen Fällen auch eine operative Therapie notwendig ist. In einigen Fällen kann sich die Obstruktion auch erst deutlich später klinisch manifestieren.

Ursächlich kommen sowohl intrinsische Faktoren wie eine proximale Harnleiterenge, als auch extrinsische Auslöser wie kreuzende Gefäße infrage.

In der Folge kann es zu Schmerzen, Steinbildung, Infektionen oder Nierenfunktionseinschränkung kommen. In diesen Situationen besteht die Indikation zur operativen Therapie. Die am häufigsten verwendete Technik ist das Vorgehen nach Anderson und Hynes. Hierbei wird das verengte Segment sowie das überschüssige Gewebe des dilatierten Nierenbeckens reseziert. Anschließend wird der Harnleiter nach Spatulierung reanastomisiert. Dies kann offen, laparoskopisch oder Roboter-assistiert mit vergleichbaren Erfolgsraten von über 90 % durchgeführt werden (■ Abb. 26.1).

Die Komplikationsrate bei offenem wie laparoskopischem Vorgehen ist mit insgesamt 2,9–12,2 % gering (Rassweiler et al. 2008; Austin et al. 2000). Die meisten Komplikationen können konservativ oder endourologisch beherrscht werden, eine erneute offene Revision ist nur selten notwendig.

Komplikation: Rezidiv-Striktur
Häufigkeit: 4,8 % (Rassweiler et al. 2008).
Ursache: Narbenbildung im Bereich der Anastomose, unzureichende Spatulierung des proximalen Harnleiters oder unvollständige Resektion von hypoperfundierten Arealen, verminderte Perfusion.

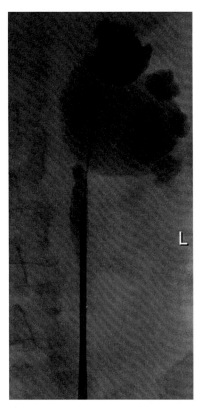

■ **Abb. 26.1** Retrograde Darstellung bei Nierenbeckenabgangsenge links

Behandlung: Als minimal-invasiver Therapieversuch kommen die Endo-Pyelotomie sowie Ballondilatation in Frage (■ Abb. 26.2).
Ist der Abfluss weiterhin unzureichend, sollte eine erneute Nierenbeckenplastik nach Anderson-Hynes erfolgen. Bei stark reduzierter Partialfunktion (<15 %) ist eine Nephrektomie indiziert (Rassweiler et al. 2008).

Komplikation: Urin-Leckage
Häufigkeit: 7,8–9 % (Tal et al. 2005; Austin et al. 2000).
Ursache: Sowohl eine insuffiziente Anastomosen-Naht als auch Wundheilungsstörungen aufgrund einer Minderperfusion, z. B. im Rahmen von Vorerkrankungen wie Diabetes mellitus, können

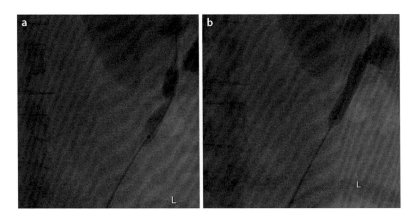

◧ **Abb. 26.2a,b** **a** Rezidivenge im proximalen Harnleiter vor Ballondilatation. **b** Nach Ballondilatation

zu einer Urinleckage im Bereich der Anastomose führen.

Behandlung: In den meisten Fällen kommt es unter einer Niederdruckableitung mittels DJ-Schiene und Blasenkatheter oder Nephrostomie über einen Zeitraum von bis zu zwölf Wochen zu einer spontanen Ausheilung.

Komplikation: Pyelonephritis

Häufigkeit: 1,5–12,6 % (Tal et al. 2005; Austin et al. 2000).

Ursache: Eine perioperative Bakteriurie, welche durch eine bestehende Ableitung mittels Nephrostomie oder DJ-Schiene begünstigt wird, kann postoperativ eine symptomatische Harnwegsinfektion auslösen.

Behandlung: Testgerechte antibiotische Therapie. Zusätzlich sollte ein Wechsel des DJ- bzw. Blasenkatheters erfolgen, um das Reservoir infolge Biofilm-Bildung und daraus resultierende rezidivierende Infektionen zu beseitigen.

■ **Uretero-Ureteroneostomie**

Bei kurzstreckigen Engen im mittleren Harnleiter kann nach Resektion des obstruktiven Anteils eine End-zu-End-Anastomose durchgeführt werden. Hierbei ist

es essenziell, dass durch Mobilisation des Harnleiters ausreichend Strecke gewonnen wird, um das resezierte Segment spannungsfrei überbrücken zu können. Es ist dabei entscheidend, den zusätzlichen Verlust an Länge durch die beidseitig notwendige Spatulierung einzuplanen, sowie die Durchblutung an den spatulierten Enden sicherzustellen.

> Aufgrund der Limitationen sollte bei der OP-Vorbereitung bereits eine Alternative wie eine Ureterozystoneostomie oder ein Ileuminterponat als Ausweichlösung geplant werden.

■ **Häufigkeit der Komplikationen**

Wenn eine spannungsfreie Anastomosierung der gut durchbluteten Enden möglich ist, sind postoperative Komplikationen selten.

Komplikation: Rezidiv-Striktur

Häufigkeit: 0–5 % (Paick et al. 2006; Ou et al. 2005; Lee et al. 2015).

Ursache: Unzureichende Spatulierung beider Enden, überschießende Narbenbildung.

26

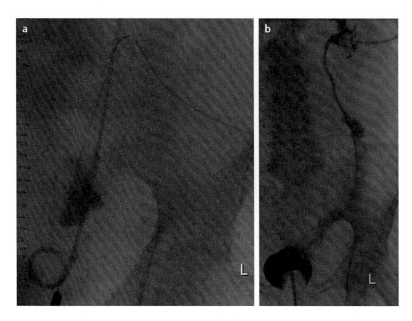

⊡ Abb. 26.3a,b   **a** Paravasat nach End-zu-End-Anastomose. **b** Ileum Harnleiterersatz nach Paravasat

Behandlung: Als minimal-invasiver Therapieversuch kommt eine Ballondilatation oder Endo-Pyelotomie in Frage. Bei Vorliegen einer eher distalen Enge ist die Ureterozystoneostomie, bei langstreckiger oder mittlerer Enge ein Ileuminterponat das Mittel der Wahl. Eine erneute End-zu-End-Anastomose ist in der Regel nicht spannungsfrei möglich.

Komplikation: Infektion
Häufigkeit: 0–5 % (Lee et al. 2015; Paick et al. 2006; Ou et al. 2005).
Ursache: Präoperative Bakteriurie oder Harnwegsinfektion, aszendierende Infektion.
Behandlung: Testgerechte antibiotische Therapie. Ein Wechsel der Ureterschiene ist hier gegen einen Schutz der Anastomose durch Verzicht auf eine Manipulation abzuwägen.

Komplikation: Anastomoseninsuffizienz
Häufigkeit: Sehr selten, keine konkreten Angaben in der Literatur verfügbar.

Ursache: Eingeschränkte Wundheilung z. B. aufgrund einer Minderperfusion nach Radiatio, insuffiziente Naht.
Behandlung: Ein konservativer Therapieansatz besteht in der verlängerten Niederdruckableitung. Bei persistierendem Paravasat sollte eine Resektion des betroffenen Segmentes erfolgen und ein Ileuminterponat zur Therapie genutzt werden (⊡ Abb. 26.3).

▪ **Ileuminterponat**
Bei langstreckigen Engstellen, welche nicht mit einer End-zu-End-Anastomosierung behoben werden können, besteht die Möglichkeit des Harnleiterersatzes durch ein Ileum-Segment. Hierbei wird der Harnleiter stets proximal der Stenose durchtrennt und nach distal vollständig ersetzt. Mit dieser Technik ist auch die Möglichkeit eines vollständigen Ureterersatzes gegeben. Insbesondere bei Patienten nach Strahlentherapie mit Einbeziehung des Harnleiters wird so die verminderte Blutversorgung im Operationsgebiet umgangen.

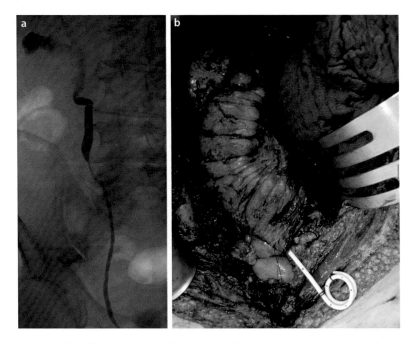

Ein „Reflux-Schutz" der Niere wird ab einer Interponat-Länge von 15 cm angenommen. Das Segment kann isoperistaltisch anastomosiert (◘ Abb. 26.4) oder nach Yang-Monti rekonfiguriert werden (◘ Abb. 26.5). Bei letzterem Vorgehen wird der Refluxschutz auf den retroperitoneal einwirkenden Druck reduziert.

Für ältere oder geschwächte Patienten aber auch nach Radiatio kann die erforderliche Darm-Anastomose ein zusätzliches Risiko darstellen.

❯ Postradiogene Perfusionstörungen haben durch die unabhängige Blutzufuhr des Darmsegmentes einen geringeren Einfluss.

▪ **Häufigkeit der Komplikationen**

Der Ersatz des Harnleiters durch ein Darmsegment birgt ein zusätzliches Komplikationsrisiko. In Publikationen wird eine Gesamtkomplikationsrate von 20,5–42,9 % (Chung et al. 2006; Armatys et al. 2009) beschrieben. Hiervon sind jedoch die meisten konservativ beherrschbar und nur eine Minderheit erfordert eine erneute chirurgische Intervention. Die hohe Zahl an Komplikationen ist zum Teil auch durch das Patientenkollektiv begründet: Die Entscheidung für ein Ileuminterponat erfolgt zumeist bei Patienten mit Voroperationen im Retroperitoneum und/oder Strahlentherapie in diesem Gebiet. Dies birgt ein deutlich erhöhtes Risiko für Komplikationen wie Wundheilungsstörungen oder Infektionen.

Komplikation: Anastomosenstriktur
Häufigkeit: 3,3 % (Armatys et al. 2009).
Ursache: Wundheilungsstörung z. B. nach Radiatio, initial enge Anastomose, unzureichende Resektion der Striktur.
Behandlung: Bei den zumeist kurzstreckigen Engen im Bereich der Anastomose kann zunächst ein endoskopischer Therapieversuch unternommen werden. Hierbei sind sowohl eine Ballondilatation

26

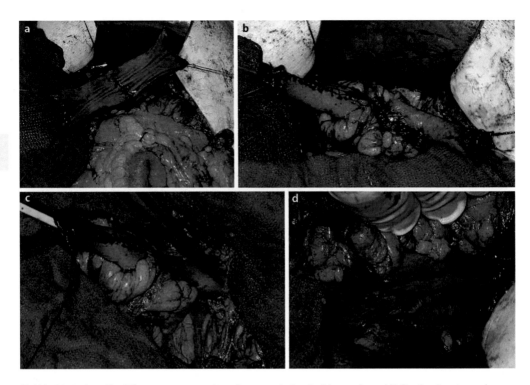

◙ **Abb. 26.5a-d   a** Zwei Ileumsegmente nach antimesenterischer Inzision und anschließender Anastomosierung. **b** Ileumsegment nach Retubularisierung um einen 22-Charrière Katheter. **c** Retubularisiertes Segment nach proximaler Anastomose am pyeloureteralen Übergang. **d** Retubularisiertes Segment nach proximaler und distaler Anastomose

als auch eine Inzision der Enge möglich. Bei eher langstreckigen Engen oder nach frustranen endoluminalen Versuchen empfiehlt sich eine offene Resektion der Enge mit Reimplantation.

Komplikation: Akute Harnwegsinfektion
Häufigkeit: 15,3 % (Armatys et al. 2009).
Ursache: Präoperative Bakteriurie, aszendierende Infektion.
Behandlung: Testgerechte antibiotische Therapie. Bei Vorliegen eines insuffizienten Harnabflusses sollte eine Nephrostomie oder DJ-Schiene eingelegt werden. Bei Mukus-Okklusion des Ureters bzw. des Interponats kann eine Spülung retrograd über einen Mono-J oder antegrad über eine Nephrostomie erfolgen.

Komplikation: Rezidivierende Harnwegsinfektion

Häufigkeit: 2 % (Armatys et al. 2009).
Ursache: Refluxives Interponat.
Behandlung: Vergleichbar mit sonstigen rezidivierenden Harnwegsinfektionen. Nach Infektsanierung kann prophylaktisch ein nicht antibiotischer Therapieversuch mit beispielsweise gesteigerter Trinkmenge und immunsupportiven Maßnahmen erfolgen. Sollte dies keine Besserung erzielen, empfiehlt sich eine antimikrobielle Prophylaxe, beispielsweise mit Nitrofurantoin 50 mg einmal täglich über 3 Monate.

Komplikation: Kurzdarmsyndrom
Häufigkeit: 1 % (Armatys et al. 2009).
Ursache: Vorangegangene Darmresektionen, Verwendung von zu langen Darmsegmenten als Interponat.

Behandlung: Entsprechend der Leitlinie zum chronischen Darmversagen wird in der initialen hypersekretorischen Phase eine vollständige parenterale Ernährung empfohlen. Zur Reduktion der Sekretionsmenge können motilitätsreduzierende Medikamente wie Tinctura opii normata oder Loperamid eingesetzt werden, alternativ kann die Sekretion mit Clonidin gesenkt werden. Wenn die Ausscheidungsmenge in der Adaptationsphase rückläufig ist, kann die enterale Ernährung wieder begonnen werden und die parenterale Ernährung nur bei unzureichender enteraler Nährstoffaufnahme weitergeführt werden (Lamprecht et al. 2014). Ob dies im Rahmen der chronisch adaptierten Phase möglich ist, kann erst im Verlauf evaluiert werden.

Komplikation: Fistelbildung
Häufigkeit: 6,6 % (Armatys et al. 2009).
Ursache: Wundheilungsstörung.
Behandlung: Bei kleinen Fistelgängen kann ein minimal-invasiver Therapieversuch mit Niederdruck-Harnableitung mittels Nierenfistel für mindestens sechs Wochen erfolgen. In den meisten Fällen ist jedoch eine offene Sanierung mit Resektion des betroffenen Anteils, Reanastomosierung und wenn möglich Ummantelung mit Omentum majus notwendig. Eine Besonderheit stellen Fistelgänge zu Blutgefäßen wie der Vena iliaca dar, hier kann ein die interventionelle Einlage eines gecoverten Stents in das betroffene Blutgefäß Abhilfe schaffen.

Komplikation: Metabolische Azidose
Häufigkeit: 3–9 % (Verduyckt et al. 2002; Armatys et al. 2009).
Ursache: Rückresorption von Chlorid im Austausch mit Bicarbonat aus dem Urin im verwendeten Ileum-Segment.
Behandlung: Orale Zufuhr von Bicarbonat mit regelmäßiger Blutgasanalyse zur Verlaufskontrolle bis zu einem Base Exzess in der venösen Blutgasanalyse (BGA) über −2,5 mmol/l.

Komplikation: Schleimtamponade
Häufigkeit: Selten, keine konkreten Angaben in der Literatur verfügbar.
Ursache: Schleimbildung im verwendeten Ileum-Segment mit konsekutiver Verlegung des Lumens zumeist im Bereich der uretero-vesikalen Anastomose.
Behandlung: Endoskopische Schleimausräumung, zur Prävention kann Acetylcystein 600 mg einmal täglich eingenommen werden.

Komplikation: Funktionsverlust der betroffenen Niere
Häufigkeit: 2–4,5 % (Armatys et al. 2009; Verduyckt et al. 2002).
Ursache: Postrenales Nierenversagen infolge akuter und/oder chronischer Abflussbehinderung.
Behandlung: Im Akutfall kann eine Harnableitung und anschließende Therapie der Striktur erfolgen. Bei einem chronischen Funktionsverlust, mit einer Partialfunktion <15 %, besteht die Indikation zur Nephrektomie.

▪ **Antireflux-Plastiken**
Ein vesiko-ureteraler Reflux kann Ursache von rezidivierenden fieberhaften Harnwegsinfektionen sein. Durch den intramuralen Verlauf des Harnleiters besteht ein physiologischer Refluxschutz. Sollte dieser aufgrund von angeborenen Fehlbildungen nicht vorhanden sein, kann dieser operativ nachgebildet werden. Dies wird auch dann notwendig, wenn durch eine Harnleiterneuimplantation der bestehende Mechanismus aufgehoben wird.

Die Techniken nach Politano-Leadbetter, Lich-Gregoir sowie Cohen sind bei Reflux indiziert. Hierbei wird je nach Vorgehen der Harnleiter entweder extravesikal oder transvesikal präpariert und der intramurale Anteil mit oder ohne Neuimplantation des Ureters verlängert.

- **Häufigkeit der Komplikationen**

Die beschriebenen Techniken sind insgesamt mit wenigen schweren Komplikationen verbunden. In der Literatur unterscheiden sich die Zahlen zum Teil sehr deutlich. Dies liegt am ehesten an den unterschiedlichen Patientengruppen, einem einseitigen oder beidseitigen Vorgehen sowie der Genauigkeit der Erfassung. Beschrieben sind Raten zwischen 0,7–39 % (Soulier et al. 2017; Kasturi et al. 2012).

Komplikation: Blasenentleerungsstörung
Häufigkeit: 8–15 % (Soulier et al. 2017; Fung et al. 1995).
Ursache: Insbesondere nach bilateraler Reflux-Operation ist eine hohe Rate von Entleerungsstörungen publiziert. Dies ist am ehesten auf die Verletzung der Detrusor-Innervation zurückzuführen.
Behandlung: Die Entleerungsstörung ist oftmals nur vorübergehend und eine Rekonvaleszenz im Verlauf kann zunächst abgewartet werden. Für die Übergangsphase kommen eine passagere Harnableitung mittels suprapubischen Blasenkatheter oder auch ein intermittierender Selbstkatheterismus in Betracht. Letzterer bleibt vor allem im Kindesalter, dem typischen Zeitpunkt einer antirefuxiven Plastik, eher eine theoretische Option. Um dieses Problem zu reduzieren wurden verschiedene nervenschonende Operationstechniken beschrieben (Kasturi et al. 2012).

❯ Postoperative Blasenentleerungsstörungen heilen meist spontan aus und eine Harnableitung ist nur vorübergehend notwendig.

Komplikation: Persistierender Reflux
Häufigkeit: 1,7–7,6 % (Soulier et al. 2017; Sriram und Babu 2016).
Ursache: Unzureichend langer intramuraler Verlauf.
Behandlung: Zunächst kann ein endoskopischer Versuch mit Unterspritzung des Ostiums mit einer Dextranomer/Hyaluronsäure-Mischung erfolgen. Sollte dieser frustran verlaufen, ist eine erneute chirurgische Reflux-Therapie indiziert.

Komplikation: Harnwegsinfektion
Häufigkeit: 14,5 % (Soulier et al. 2017).
Ursache: Präoperative Bakteriurie oder Harnwegsinfektion, aszendierende Infektion.
Behandlung: Testgerechte antibiotische Behandlung, bei rezidivierenden fieberhaften Infektionen empfiehlt sich der Ausschluss eines persistierenden Refluxes.

Komplikation: Harnleiterverletzung
Häufigkeit: 2–6 % (Bayne et al. 2012; Kasturi et al. 2012).
Ursache: Akzidentielle Inzision, thermische Schädigung oder intensive Traktion am Ureter.
Behandlung: Wenn eine Verletzung noch intraoperativ festgestellt wird, kann eine unmittelbare Übernähung oder Neuimplantation erfolgen. Bei verzögerter Diagnosestellung kann ein endoskopischer Therapieversuch mit DJ-Schienenversorgung oder Nephrostomie-Anlage durchgeführt werden. Alternativ ist es bei größeren Verletzungen empfohlen, das betroffene Segment zu resezieren und eine Neuimplantation des Harnleiters zu unternehmen.

- **Harnleiterneuimplantation mit Boari-Plastik und Psoas-Hitch**

Bei distalen Harnleiterstenosen oder lowgrade Urothelkarzinomen des Ureters kann eine Resektion des betroffenen Segmentes indiziert sein. Anschließend muss die fehlende Strecke bis zur Harnblase für eine spannungsfreie Anastomose überbrückt werden.

Bei einer Psoas-Hitch-Plastik wird die Blase am Dom quer inzidiert, einseitig mobilisiert, am Musculus psoas fixiert, das distale Ende des Harnleiters neu implantiert und die quere Blaseninzision längs wieder

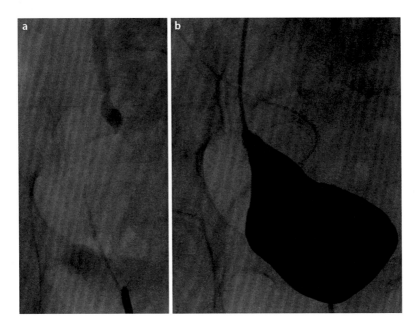

■ **Abb. 26.6a,b** a Distale Harnleiterenge rechts. **b** Psoas-Hitch-Plastik nach distaler Harnleiterenge rechts

verschlossen. Somit ist die Überbrückung von bis zu 8 cm möglich (■ Abb. 26.6). Für längere Strecken bis ca. 15 cm kann im Rahmen der Boari-Plastik zusätzlich ein Blasenwand-Lappen erstellt und tubularisiert werden. Beide Vorgehensweisen werden zumeist durch einen Refluxschutz nach dem Vorgehen von Leadbetter-Politano ergänzt (Stühler et al. 2019).

• Häufigkeit der Komplikationen

In den veröffentlichten Operationsserien sind mit 45,6–52 % insgesamt hohe Komplikationsraten publiziert (Manassero et al. 2012; Wenske et al. 2013). Die Zahl der Komplikationen mit mindestens Grad-III-Komplikationen nach Clavien-Dindo sind mit 3 % jedoch sehr gering (Wenske et al. 2013).

Komplikation: Urge-Symptomatik
Häufigkeit: 24 % (Wenske et al. 2013).
Ursache: Reizung durch einliegende Harnleiterschiene.

Behandlung: Bis zur Abheilung der Anastomose sollte primär ein medikamentöser Therapieversuch mit Analgetika, ggf. erweitert um einen Alpha-Blocker, unternommen werden. Alternativ kann die Ableitung durch eine Nephrostomie ersetzt werden.

Komplikation: Harnwegsinfektion
Häufigkeit: 4 % (Wenske et al. 2013).
Ursache: Präoperative Bakteriurie oder Harnwegsinfektion, längerfristige Katheterversorgung.
Behandlung: Testgerechte antibiotische Therapie, Katheterentfernung wenn möglich, andernfalls ggf. Katheterwechsel.

Komplikation: Urin-Leckage
Häufigkeit: 2–24 % (Wenske et al. 2013; Van den Heijkant et al. 2017).
Ursache: Insuffiziente Anastomosennaht, insuffiziente Wundheilung.
Behandlung: Die Mehrzahl der Insuffizienzen kann mit einer verlängerten Harn-

ableitung durch einen transurethralen Katheter und/oder eine Harnleiterschiene therapiert werden. Bei großen Leckagen oder nach frustranem konservativem Versuch sollte eine Reanastomisierung erwogen werden. Sollte auch dies nicht möglich sein, bleibt im letzten Schritt die Anlage eines Ileumkonduits.

Komplikation: Harnleiterstriktur
Häufigkeit: 8,5 % (Van den Heijkant et al. 2017).
Ursache: Unvollständige Resektion der vorbestehenden Enge, Anastomosenstriktur.
Behandlung: Bei kurzstreckigen Strikturen kann eine endoskopische Therapie mit Ballondilatation durchgeführt werden. Im Falle eines Rezidivs oder langstreckiger Stenose ist eine offene Resektion empfohlen.

Komplikation: Harnleiterverletzung
siehe Antireflux-Plastiken

Literatur

Armatys SA, Mellon MJ, Beck SD, Koch MO, Foster RS, Bihrle R (2009) Use of ileum as ureteral replacement in urological reconstruction. J Urol 181:177–181

Austin PF, Cain MP, Rink RC (2000) Nephrostomy tube drainage with pyeloplasty: is it necessarily a bad choice? J Urol 163:1528–1530

Bayne AP, Shoss JM, Starke NR, Cisek LJ (2012) Single-center experience with pediatric laparoscopic extravesical reimplantation: safe and effective in simple and complex anatomy. J Laparoendosc Adv Surg Tech 22:102–106

Chung BI, Hamawy KJ, Zinman LN, Libertino JA (2006) The use of bowel for ureteral replacement for complex ureteral reconstruction: long-term results. J Urol 175:179–83; discussion 183–4

Fung LC, Mclorie GA, Jain U, Khoury AE, Churchill BM (1995) Voiding efficiency after ureteral reimplantation: a comparison of extravesical and intravesical techniques. J Urol 153:1972–1975

Kasturi S, Sehgal SS, Christman MS, Lambert SM, Casale P (2012) Prospective long-term analysis of nerve-sparing extravesical robotic-assisted laparoscopic ureteral reimplantation. Urology 79:680–683

Lamprecht G, Pape U-F, Witte M, Pascher A, Committee DDS (2014) S3-Leitlinie der Deutschen Gesellschaft für Ernährungsmedizin e. V. in Zusammenarbeit mit der AKE, der GESKES und der DGVS. Aktuelle Ernährungsmedizin 39:e57–e71

Lee NG, Corbett ST, Cobb K, Bailey GC, Burns AS, Peters CA (2015) Bi-institutional comparison of robot-assisted laparoscopic versus open ureteroureterostomy in the pediatric population. J Endourol 29:1237–1241

Manassero F, Mogorovich A, Fiorini G, Di Paola G, de Maria M, Selli C (2012) Ureteral reimplantation with psoas bladder hitch in adults: a contemporary series with long-term followup. Sci World J 2012:379316

Ou CS, Huang IA, Rowbotham R (2005) Laparoscopic ureteroureteral anastomosis for repair of ureteral injury involving stricture. Int Urogynecol J Pelvic Floor Dysfunct 16:155–157; discussion 157

Paick JS, Hong SK, Park MS, Kim SW (2006) Management of postoperatively detected iatrogenic lower ureteral injury: should ureteroureterostomy really be abandoned? Urology 67:237–241

Rassweiler JJ, Teber D, Frede T (2008) Complications of laparoscopic pyeloplasty. World J Urol 26:539–547

Soulier V, Scalabre AL, Lopez M, Li CY, Thach S, Vermersch S, Varlet FO (2017) Laparoscopic vesico-ureteral reimplantation with Lich-Gregoir approach in children: medium term results of 159 renal units in 117 children. World J Urol 35:1791–1798

Sriram K, Babu R (2016) Extravesical (modified Gregoir Lich) versus intravesical (Cohen's) ureteric reimplantation for vesicoureteral reflux in children: a single center experience. Indian J Urol 32:306–309

Stühler V, Bedke J, Stenzl A (2019) Rekonstruktionsmoglichkeiten des Harnleiters. Urologe A 58:651–657

Tal R, Bar-Sever Z, Livne PM (2005) Dismembered pyeloplasty in children: a review of 5 years single center experience. Int J Urol 12:1028–1031

Van den Heijkant F, Vermeer T, Vrijhof E, Nieuwenhuijzen G, Koldewijn E, Rutten H (2017) Psoas hitch ureteral reimplantation after surgery for locally advanced and locally recurrent colorectal cancer: complications and oncological outcome. Eur J Surg Oncol (EJSO) 43:1869–1875

Verduyckt FJ, Heesakkers JP, Debruyne FM (2002) Long-term results of ileum interposition for ureteral obstruction. Eur Urol 42:181–187

Wenske S, Olsson CA, Benson MC (2013) Outcomes of distal ureteral reconstruction through reimplantation with psoas hitch, Boari flap, or ureteroneocystostomy for benign or malignant ureteral obstruction or injury. Urology 82:231–236

26

Oberer Harntrakt: Niere

Ulrich Humke

© Springer-Verlag GmbH Deutschland, ein Teil von Springer Nature 2021
J. Kranz et al. (Hrsg.), *Komplikationen in der Urologie*,
https://doi.org/10.1007/978-3-662-60625-4_27

27

- **Hintergrund**

Die Entwicklung der Chirurgie hin zu minimaler Invasivität hat dazu geführt, dass heute nahezu alle ablativen und rekonstruktiven Prozeduren an der Niere auf diese Weise durchführbar sind. Eine Reihe ehemaliger Indikationen zur offenen Nierenchirurgie, wie z. B. die Steinchirurgie, Nephropexie und Zystenabtragungen sind weitestgehend verschwunden, weil sie sich entweder als unnötig erwiesen haben oder sie durch andere operative Techniken verdrängt wurden. Einschränkungen für das minimal-invasive Vorgehen können sich potenziell ergeben durch ungewöhnliche Organ- oder Tumorgröße, akut infektiöse oder auch eitrige Prozesse und narbige Gewebeschädigungen nach Strahlentherapie oder Voroperationen. Nach wie vor entscheidend für die Anwendung der minimal-invasiven Chirurgie ist die Verfügbarkeit von Instrumenten und aufwendiger, technischer Ausstattung, besonders aber die Expertise des Operateurs bzw. des Operationsteams. Sind die Voraussetzungen für minimal-invasive Verfahren nicht gegeben, so verbleibt als Standard das offene Operieren. Aber auch hier entscheidet grundlegend die Erfahrung des Operateurs über Komplikationsrate und Ergebnisqualität.

Die heute häufigste Indikation offen-operativer Eingriffe an der Niere sind Tumoren, wobei es sich in der Mehrzahl um Malignome handelt. Während für die radikale Nephrektomie im Wesentlichen das pathologische Tumorstadium den Schwierigkeitsgrad der Operation voraussagt, reicht dies für die organerhaltende Nierentumoroperation nicht aus. Über den Größendurchmesser des Tumors hinaus spielen weitere Faktoren eine Rolle, welche die Komplexität bei organerhaltendem Eingriff mitbestimmen. Zu diesen Faktoren gehören die Lage des Tumors innerhalb der Niere, seine Lagebeziehung zu Hilusgefäßen und Nierenhohlsystem, sowie die

Unterscheidung zwischen exophytischem und endophytischem Wachstum. Die systematische Bewertung dieser anatomischen Details wird durch die beiden Scoring-Systeme, die „PADUA-Klassifikation" (Ficarra et al. 2009) und den RENAL-Score (Kutikov und Uzzo 2009) ermöglicht. Der resultierende Komplexitäts-Level sagt die Wahrscheinlichkeit intra- und postoperativer Komplikationen vorher. Nachfolgend wird auf die Komplikationsmöglichkeiten der offenen Nierenchirurgie am Beispiel von Nephrektomie und Nierenteilresektion eingegangen.

❯ Vor Planung eines nierenerhaltenden Eingriffes werden die PADUA-Klassifikation und der RENAL-Score zum präoperativen Assessment empfohlen.

- **Klassifikation von Komplikationen**

Weltweit hat sich zur Bewertung von Komplikationen während und nach operativen Eingriffen die Klassifikation von Clavien und Dindo (Dindo et al. 2004) durchgesetzt. Diese ermöglicht, alle Abweichungen eines normalen Verlaufes nach Operation standardisiert zu erheben und einzuteilen. Hierdurch wird eine Auswertbarkeit und Vergleichbarkeit von Komplikationsdaten auch zwischen unterschiedlichen Operateuren und Institutionen möglich.

■ ■ **Intraoperative Komplikationen**

Allgemeine Komplikationen der operativen Zugangswege

Nierenteilresektion und Nephrektomie können als offene Operation über einen lumbalen Zugang (Flankenschnitt) mit direktem Zugang ins Retroperitoneum oder, insbesondere bei großen Nierentumoren, Cava-Thromben oder polyzystischen Nieren, transperitoneal erfolgen. Die Wahl des Zuganges hängt auch von der Erfahrung des Operateurs ab.

Komplikation: Verletzung der Interkostalnerven (Flankenschnitt)

Häufigkeit: Zwischen 15–57 % (Heidenreich A 2018; Chatterjee et al. 2004; Crouzet et al. 2014). Hier muss zwischen einer für den Patienten symptomatischen Relaxation (z. B. Schmerzen, Leidensdruck wegen kosmetischer Einbuße) und einer asymptomatischen Relaxation (z. B. keine Schmerzen, kein Leidensdruck) unterschieden werden.

Ursache: Bei der Durchtrennung der Muskelschichten in der Flanke kann der am Unterrand der Rippen verlaufende Interkostalnerv verletzt oder durchtrennt werden. Hierdurch entsteht eine Relaxatio, die klinisch als weiche Vorwölbung der Flanke erkennbar und von einer Hernie zu unterscheiden ist (◘ Abb. 27.1). Typischerweise besteht bei einer Relaxatio keine tastbare Bruchlücke, vielmehr sind alle 3 Muskelschichten (meist ausgedünnt) nachweisbar.

Behandlung: Eine postoperative Relaxatio sollte überwiegend konservativ mit aktivem Beüben und wegen Förderung der Muskelatrophie nicht mit Stützkorsett behandelt werden. Eine operative Versorgung gelingt nur mit Rekonstruktion eines normalen Rippenabstandes und Netzeinlage, hat aber eine unsichere Erfolgsrate bei Gefahr für zusätzliche Morbidität (Schmerz durch Fremdmaterial).

Vorbeugung: Präparation der Muskulatur am Rippenunterrand vermeiden. Die kaudalen Interkostalnerven verlaufen zwischen Musculus transversus und Musculus obliquus internus nach ventral und medial. An dieser Stelle Vorsicht bei der Durchtrennung der Muskulatur (möglichst kurze elektrokaustische Impulse) und bei der Naht zum Wundverschluss.

> ❯ Über das Risiko einer Bauchwandrelaxation bei Flankenschnitt muss präoperativ unbedingt aufgeklärt werden.

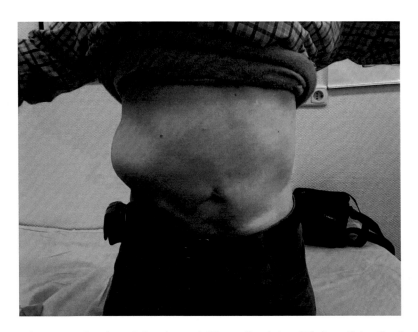

◘ **Abb. 27.1** Ausgeprägte Bauchwandrelaxation nach Nierenteilresektion. (Mit freundlicher Genehmigung von Frau Priv.-Doz. Dr. med. J. Kranz)

Komplikation: Verletzung der Pleura (Flankenschnitt)

Häufigkeit: 2,3 % (0,5–6,9 %) (Porpiglia et al. 2008).

Ursache: Bei Präparation der Interkostalmuskulatur vom Rippenoberrand nach dorsal erreicht man die schräg oder quer zur Schnittrichtung verlaufende Pleurakante. Wird die Pleurakante nicht erkannt, so kommt es zur Inzision und akzidentellen Pleuraeröffnung.

Behandlung: Fortlaufender Nahtverschluss der Pleura unter abschließend manueller Überblähung der Lunge. Dadurch wird der Unterdruck in der Thoraxhöhle wiederhergestellt und die Entstehung eines Pneumothorax verhindert. Die Einlage einer Thoraxdrainage ist nur selten notwendig, wenn die Pleura sich aufgrund eines großen Defektes nicht komplett verschließen lässt.

Vorbeugung: Vermeidung der Inzision durch vorsichtige Inzision der Interkostalmuskulatur von ventral nach dorsal. Nach Freilegung der Rippenkante Abschieben der Muskulatur von der Innenseite der Rippe. Hierbei wird die Pleura ebenfalls abgeschoben und lässt sich dann mobilisieren, sodass die weitere Eröffnung des Interkostalraumes ohne Pleuraeröffnung vorgenommen werden kann.

Komplikation: Rippenfraktur (Flankenschnitt)

Häufigkeit: Selten, keine konkreten Angaben in der Literatur verfügbar.

Ursache: Nach Eröffnung eines Interkostalraumes und Einsetzen eines Wundsperrers kann es durch starken Zug oder Verkanten des Sperrers zur Fraktur meistens der kaudalen Rippe kommen. Begünstigender Faktor ist eine verminderte Knochendichte in höherem Alter.

Behandlung: Wichtig ist das Vorhandensein einer Fraktur zu erkennen. Wird die gebrochene Rippe belassen, so leidet der Patient unter einem prolongierten Schmerzsyndrom. Das distale Ende der frakturierten Rippe wird mobilisiert, vorsichtig ausgelöst und entfernt. Bei der Auslösung ist strikt auf eine Schonung von Interkostalgefäßen und -nerven zu achten. Die Bruchkante des verbleibenden Rippenendes muss mit kräftiger Schere oder Luer-Zange entgratet, der offene Markraum zur Blutstillung elektrokaustisch versorgt werden. Ein funktionelles Defizit entsteht durch die Entfernung des Rippenstückes nicht.

Komplikation: Verletzung von Nachbarorganen (retroperitonealer und transperitonealer Zugang)

Häufigkeit: Darm (0,8 %), Milz (1,4 %), Nebenniere (3,5 %) und Pankreas (0,4 %).

Ursache: Beim retroperitonealen Zugang können während der Mobilisation des Oberpols der Niere und des Gefäßstieles beidseits die Nebennieren, rechts das Duodenum sowie links der Pankreasschwanz erfasst und verletzt werden. Folge kann ein Austritt von Pankreassekret mit langwieriger Fistelbildung sein.

Beim transperitonealen Zugang kann bei linksseitigen Tumoren eine Milzverletzung durch Quetschung oder Zug mit nachfolgendem Einriss des Organs und Blutung entstehen.

Behandlung: Nebennieren können durch fortlaufende Naht übernäht und somit erhalten werden. Bei multiplen Segmenten oder tiefer Zerreißung kann die primäre Adrenalektomie zur Blutstillung notwendig werden. Bei Pankreasverletzungen sollte eine Übernähung nur oberflächlich und mit feinen Nähten (4–5 × 0) erfolgen. Die Einlage einer Drainage und fettarme Ernährung des Patienten über einen Zeitraum von 1–3- Wochen ist obligatorisch, um eine prolongierte Sekretion abzuleiten und ein Sistieren zu erzielen. Im Falle einer ausgeprägten Sekretion kann eine vollständig intravenöse Ernährung und die Gabe von Somatostatin im postoperativen Verlauf notwendig werden.

Darmverletzungen werden direkt nach Identifizierung zweischichtig mit monofiler Naht verschlossen. Selten ist eine Segmentresektion mit Reanastomose erforderlich. Eine Verletzung des Duodenums sollte, wie auch eine Pankreasverletzung, intraoperativ chirurgisch mitbeurteilt werden. Eine Milzverletzung macht sich durch eine Blutung bemerkbar. Umstechungen sind hier unzureichend, da das sehr weiche Milzgewebe leicht einreißt. Klebung mit Fibrin-imprägniertem Vlies kann deutlich erfolgreicher angewendet werden. Auch die Auflage eines Vicrylnetzes auf die verletzte Milz kann eine geeignete Methode zur Blutstillung sein. Wegen der infektiologischen Konsequenzen sollte der Erhalt der Milz angestrebt werden und die Entscheidung zur Splenektomie interdisziplinär unter Hinzuziehen eines Viszeralchirurgen getroffen werden. Im Falle einer Splenektomie ist eine die Pneumokokkenimpfung postoperativ obligat.

- Spezifische Komplikationen der Nierenteilresektion

Eine Metaanalyse der offenen Nierenteilresektion mit 2765 Patienten zeigt eine Gesamt-Komplikationsrate von 21,3 % auf (Porpiglia et al. 2008).

■■ Intraoperative Komplikationen

Komplikation: Tumorruptur, positiver chirurgischer Schnittrand

Häufigkeit: 3–7 % (Leitlinie Nierenzellkarzinom 2017).

Ursache: Die Ruptur eines zystischen oder weitgehend nekrotischen Tumors während seiner Entfernung mit Austreten von Tumormaterial in die Umgebung („Spilling") kann durch punktuell zu hohen mechanischen Druck auf das Gewebe während der Freilegung der

Niere und des Tumorareals entstehen. Eine weitere Gefahr ist das Berühren oder Fassen der Tumorkapsel mit scharfen Pinzetten. Dieses Risiko ist auch der Grund für die weitverbreitete Praxis, solche Tumoren mit riskanten Instrumenten nicht minimal-invasiv, sondern offen zu operieren.

Während der Exzision von soliden Tumoren kann mangelnde Übersicht (z. B. Teilresektion ohne Ischämie) zur unerkannten Verletzung der Tumorkapsel und Belassung von Resttumor im Resektionsgebiet führen. Auch eine hochkomplizierte Tumorlage in der Umgebung multipler Gefäße (z. B. intrahilär) oder eine atypische Tumorkonfiguration mit zapfenartiger Ausbreitung in verschiedenen Richtungen birgt ein erhöhtes Risiko, Tumorgewebe nach der Resektion zurückzulassen.

Behandlung: Sind zystische oder nekrotische Nierentumoren in der Bildgebung beschrieben, so können diese umso schonender präpariert und exzidiert werden, je großzügiger der Zugang zum OP-Gebiet ist. Es sollte also eher ein längerer Schnitt gewählt werden, um die Chirurgie als bislang einzige kurierende Therapie für das Nierenzellkarzinom effektiv anzuwenden.

Wichtigste Voraussetzung zur Vermeidung eines positiven Tumorabsetzungsrandes ist eine intraoperativ gute Sicht auf Tumor und Tumorbett. Dies wird de facto nur bei Anwendung einer passageren Ischämie der Niere durch Abklemmen von Nierenarterie und Nierenvene gewährleistet (◘ Abb. 27.2). Ein makroskopisches Verbleiben von Tumor (R2) erfordert, falls eine sofortige Nachresektion nicht möglich ist, die Nephrektomie in gleicher Sitzung. Ein (postoperativer) histopathologischer Befund eines positiven Absetzungsrandes (R1) sollte nicht zur sekundären Nephrektomie führen, sondern zur engmaschigen Beobachtung der Niere mit Bildgebung (Marszalek et al. 2012).

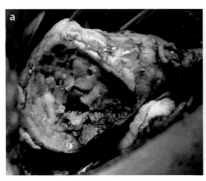
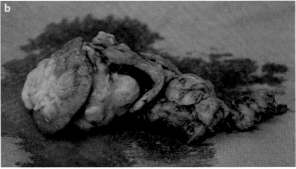

◻ Abb. 27.2a,b **a** Oberpol der rechten Niere: gut beurteilbarer Resektionsgrund unter Ischämie. **b** Resektat mit intaktem Absetzungsrand

Ein zusätzlicher Vorteil der Ischämie ist die bessere Übersicht auf den Resektionsgrund zur schonenderen Platzierung der Nähte im Rahmen des Verschlusses des Resektionstrichters. Hierdurch können Nachbargefäße und gesundes Nierenparenchym geschont werden. Eine warme Ischämie sollte so kurz wie möglich, auf keinen Fall länger als 30 min Dauer sein (Leitlinie Nierenzellkarzinom 2017).

■ ■ Postoperative Komplikationen
Komplikation: Nachblutung
Häufigkeit: 3,2 % (1,5–7,5 %) (Porpiglia et al. 2008).
Ursache: In Abhängigkeit von Tumorlage und -konfiguration: Intrahilär sind die gefährdeten Gefäße größer als peripher, was aber auch hier Nachblutungen nicht ausschließt. Außerdem können intrahilär Umstechungen nur oberflächlich vorgenommen werden, um benachbarte Segmentgefäße mit Bedeutung für die Perfusion der Restniere nicht zu schädigen.
Behandlung: Blutungen, die zu perirenaler oder subkaspulärer Hämatombildung führen, haben eine hohe Wahrscheinlichkeit, durch Kompression zu sistieren. Eine akute postoperative Blutung sollte mittels Bildgebung (in Abhängigkeit der Nierenfunktion) abgeklärt werden. Bei Nachweis eines Kontrast-

mittelaustrittes ist von einer noch aktiven Blutung auszugehen. Diese kann im Rahmen einer Angiographie mit interventionellen Techniken (Angioembolisation) durch effektiv behandelt und gestoppt werden (◻ Abb. 27.3). Eine operative Revision ist definitiv nur die Therapie der zweiten Wahl, da hierbei die Wahrscheinlichkeit einer Nephrektomie deutlich erhöht ist. Perirenale Hämatome werden im Verlauf heute ebenfalls außer bei septischer Komplikation nicht mehr operativ ausgeräumt, analog zu den modernen Standards beim Nierentrauma.

Komplikation: Nierenfunktionsverschlechterung
Häufigkeit: 1,4 % (Porpiglia et al. 2008).
Ursache: Prinzipiell hat die organerhaltende Nierentumorchirurgie im Gegensatz zur Tumornephrektomie den maximalen Funktionserhalt der betroffenen Niere zum Ziel. Die operative Technik birgt jedoch Risiken: Eine lange warme Ischämiezeit von >30 min reduziert die postoperative Nierenfunktion. Selten kann es durch das Anlegen der Gefäßklemme zu einem Intima-Schaden der Nierenarterie kommen, was zu arterieller Thrombose und unerkannt zu Nierenverlust führt. Auch die Resektionstechnik des Tumors sowie der

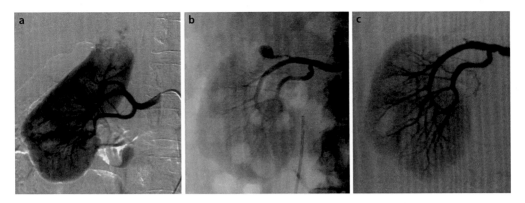

Abb. 27.3a-c **a** Angiographie der rechten Niere mit Blutung nach Tumorresektion am Oberpol. **b** Pseudoaneurysma als Blutungsursache. **c** Angio-Kontrolle nach Embolisation: vollständiger Verschluss des Segmentgefäßes

Verschluss des Resektionstrichters mit Nähten können durch unnötigen Parenchymverlust zu signifikanten Funktionseinbußen der Niere führen.

Behandlung: Postoperativ gute Hydrierung, Ausgleich einer Azidose, Kreatinin-/GFR-Kontrollen. Dopplersonographische Prüfung der Nierenperfusion: Bei guter Perfusion abwarten, bei schlechter Perfusion Kontrastmittel-Darstellung der Nierengefäße. Bei Gefäßläsion umgehende radiologische Intervention zur Dilatation und Stenteinlage.

Vorbeugung: Verminderung eines Ischämieschadens durch intravenöse Hydrierung 12–24 h präoperativ zur Prävention einer eingeschränkten Diurese und damit vermehrten Ischämieempfindlichkeit der Tubuluszellen zum OP-Zeitpunkt. Intraoperativ präischämische Gabe von Mannitol (20 % 1–1,5 ml/kg) und eines Konversionsenzym-Hemmers (z. B. Enalaprilat 1,25 mg i. v. nach Narkoseeinleitung), beide gleichen diesen Effekt zusätzlich aus und verbessern die Ischämie-Toleranz der Niere (Behnia et al. 1996; Humke 1999). Primär gilt der operative Grundsatz, die Ischämie so spät wie möglich zu beginnen und so früh wie möglich zu beenden.

Bei bekannter arteriosklerotischer Veränderung der Nierenarterie (Bildgebung), sollte die Nierenarterie separiert werden, um sie dann isoliert mit einer Bulldog-Klemme oder einer Gel-gepolsterten Klemme zu verschließen. Hierdurch wird das seltene Risiko eines Intimaschadens verhindert. Bei unauffälliger Gefäßanatomie reicht das Unterfahren der Hilusgefäße en bloc und die Applikation einer Gefäßklemme, z. B. Satinsky-Klemme, über alle Gefäße samt Hilusfett. Aber auch hier gilt es, so wenig wie möglich Druck auszuüben.

Die Resektion sollte bis auf kleine, periphere Tumoren regelhaft in Ischämie angewendet werden. Nur so kann bei optimaler Sicht mit möglichst geringem Abstand zum Tumor präpariert und dieser vollständig entfernt werden, dabei das Maximum an intaktem Nierenparenchym erhalten werden. Gefäße und eröffnete Hohlraumstrukturen lassen sich bei Blutleere besser identifizieren und mit gezielten, sparsamen Nähten versorgen, ohne benachbartes Parenchym unnötigerweise zu schädigen. Bei unbeabsichtigtem Verschluss von Segmentarterien kommt es zum funktionellen Ausfall des nachgeschalteten

Parenchymareals in der Peripherie und somit je nach Versorgungsgebiet zu einer Funktionsverminderung der Niere.

Es sei noch einmal betont, dass im Gegensatz zu früheren Ansichten das funktionelle postoperative Ergebnis nach Nierenteilresektion nicht nur durch die Ischämie und ihre Dauer determiniert wird. In gleicher Weise als funktionell relevant beachtet werden müssen das im Rahmen der Resektion entfernte Volumen an funktionellem Nierenparenchym sowie die mögliche Kompromittierung der Parenchymränder des Resektionstrichters durch Nähte bei der Rekonstruktion (Mir et al. 2015).

Komplikation: Urinfistel

Häufigkeit: 3,9 % (0,7–17,4 %) (Porpiglia et al. 2008).

Ursache: Die unbemerkte oder nicht ausreichend versorgte Eröffnung des Hohlsystems (Kelch, Kelchhals oder Nierenbecken) während der Tumorresektion kann zur Ausbildung einer Urinfistel und zur Ausbildung eines perirenalen Urinoms (◘ Abb. 27.4) führen. Diese kann zunächst klinisch stumm bleiben und sich in der späteren postoperativen Phase in Form von Wundheilungsstörung und schließlich Urinfistelbildung zur Haut bemerkbar machen. Schmerzen, Fieber, erhöhte Entzündungsparameter und reflektorisch reduzierte Darmmotilität bis hin zur Paralyse können frühe klinische Zeichen sein.

Behandlung: Herstellung einer Niederdruckableitung durch Einlage einer Harnleiterschiene für mindestens 4 Wochen und parallele Ableitung der Harnblase für mindestens 2 Wochen durch einen Katheter. Eine antibiotische Behandlung erfolgt zusätzlich bei entsprechenden Entzündungszeichen oder Nachweis einer Bakteriurie bzw. einer Harnwegsinfektion. Ein bereits entstandenes, großes perirenales Urinom sollte durch perkutane Punktion entleert werden, ohne jedoch eine Drainage einzulegen, da hierdurch der Abfluss über den Fistelkanal eher gefördert als zurückgedrängt wird. Der größte Teil der postoperativen Urinfisteln lässt sich so erfolgreich behandeln.

Auch bei breiten Urinfisteln nach Nierenteilresektion sollte zunächst die

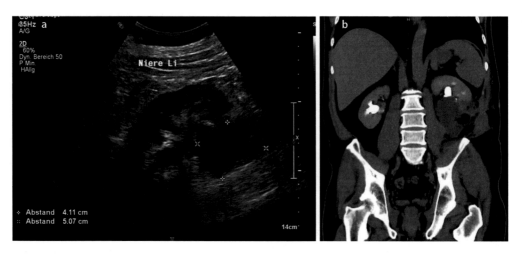

◘ **Abb. 27.4a,b   a** Sonographischer Nachweis eines Urinoms nach Nierenteilresektion links. **b** CT-graphische Bestätigung des $9 \times 7 \times 6$ cm großen Urinoms. (Mit freundlicher Genehmigung von Frau Priv.-Doz. Dr. med. J. Kranz)

Harnableitung über eine Ureterschiene versucht werden, evtl. mit primärer transurethraler Ausleitung nach extern. Eine operative Revision der Niere zur Durchführung eines Fistelverschlusses hat selten Erfolg und ist somit nur eine Ultima Ratio, um die Niere zu erhalten. Das Nierenparenchym des Resektionstrichters ist aufgeweicht und gibt kaum Widerlager für eine erfolgreiche Nahtversorgung. Die eigentliche Leckstelle am Hohlsystem ist kaum identifizierbar, sodass operativ der intrarenale Fistelkanal nur durch entsprechende Parenchymnähte versorgt werden kann. Eine Kombination von Naht und Klebung kann für die Abdichtung von Vorteil sein (◘ Abb. 27.5). Die weitere Abheilung erfolgt postoperativ unbedingt unter weiterem Belassen der Ureterschiene für mindestens 4 Wochen.

Komplikation: Kardiovaskuläre Ereignisse

Häufigkeit: An den Gesamtkomplikationsraten nach offener Nierenchirurgie haben die internistischen Komplikationen einen erheblichen Anteil. Beinvenenthrombosen und/oder Lungenembolien werden mit 2–10 % angegeben (Porpiglia et al. 2008).

Ursache: Es besteht eine deutliche Altersabhängigkeit: Über 80 % aller Nierentumorpatienten sind älter als 60 Jahre.

Behandlung: Die Behandlung kardiovaskulärer Ereignisse sollte in enger Abstimmung mit den internistischen Kollegen erfolgen. Für den Operateur geht es vor allem um die Prävention internistischer Komplikationen, sodass auf die Behandlung hier nicht weiter eingegangen wird.

Vorbeugung: Präoperatives Assessment mit Definition von Komorbiditäten, um das Risiko perioperativ auftretender Komplikationen abzuschätzen. Die zu erwartenden internistischen, anästhesiologischen und operativen Komplikationen müssen Gegenstand der Aufklärung des Patienten sein. Dabei sollten Therapiealternativen diskutiert werden. Gerade bei kleinen Nierentumoren und Hochrisiko-Patienten sind Active surveillance oder thermoablative Therapien (Radiofrequenz, Mikrowelle) alternativ zu erwägen. Bei vorbestehender koronarer Herzerkrankung ist das Auftreten einer Myokardischämie gegeben, insbesondere im Rahmen eines intra- oder postoperativen Hb-Abfalls. Das Risiko eines relevanten Blutverlustes ist darüber hinaus beeinflusst durch die vorbestehende Therapie mit Antikoagulantien, welche in der Altersgruppe der über 60-jährigen kontinuierlich zunimmt. Es muss über perioperatives Auslassmanöver oder Bridging

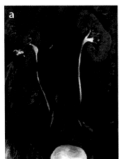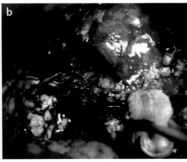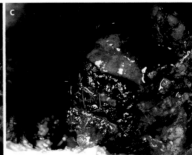

◘ **Abb. 27.5a-c** **a** MRT-Urographie mit Darstellung einer Urinfistel am Oberpol rechts nach Nierentumorresektion. **b** Intraoperative Fisteldarstellung mit Blaulösung über DJ nach Blasenfüllung. **c** Operativer Fistelverschluss mit Fibrinklebung und gepolsterten Parenchymnähten

entschieden werden, um das operative Blutungsrisiko zu begrenzen. Alter, Arteriosklerose, Diabetes mellitus und metabolisches Syndrom sind relevante Ursachen für eine Reduktion der Nierenfunktion. Einerseits ist es ein Argument, gerade unter diesen Einflussfaktoren die nierenerhaltende Chirurgie der Nephrektomie vorzuziehen. Andererseits ist bei großen Tumoren und komplizierter Lage eine lange Ischämiezeit und ein relevantes Nierentrauma durch die Resektion nicht mehr zufriedenstellend zu kompensieren und ein zusätzlicher Funktionsverlust möglich.

Komplikation: Pulmonale Ereignisse
Häufigkeit: Keine konkreten Angaben in der Literatur verfügbar.
Ursache: Schmerzbedingt (reflektorisch) flachere Atmung durch direkte Affektion bzw. anatomische Nähe des Operationsgebietes zu Zwerchfell, Pleura und Rippen, besonders beim Flankenschnitt. Es resultiert eine Belüftungsstörung, die nachfolgend Ursache einer Pneumonie sein kann.
Behandlung: Eine hoch wirksame Schmerztherapie sowie Atemgymnastik, aber auch frühe Mobilisation gehören zum festen Standard in der postoperativen Betreuung der Patienten.

- Spezifische Komplikationen der Nephrektomie

Häufigkeit der Komplikationen
Die Gesamtkomplikationsrate der offenen radikalen Nephrektomie liegt in der Literatur zwischen 3,3 % und 49 % (Stephenson et al. 2004; Corman et al. 2000). In einer der letzten Publikationen zu postoperativen Komplikationsraten nach offener Tumornephrektomie (SEER-Datenbank 2001 bis 2011, 10,739 Patienten, mittleres Alter 74

Jahre, 30 % mit mehr als fünf signifikanten Begleiterkrankungen) wird eine Rate von 30 % beschrieben (Golombos et al. 2017).

■ ■ Intraoperative Komplikationen
Komplikation: Blutung
Häufigkeit: 2 % (Corman et al. 2000).
Ursache: Anders als bei der Nierenteilresektion sind die Tumoren, die mit einer Nephrektomie behandelt werden, im Durchschnitt wesentlich größer. Ihre Lage und ihre lokale Ausbreitung sind daher komplizierter. Insbesondere auch die intravasale Tumorthrombus-Bildung mit Ausbreitung über die Nierenvene in die Vena cava, selten auch bis in den rechten Vorhof, verursacht erhöhte Komplikationsraten. Überwiegend handelt es sich um Blutungskomplikationen, welche durch Verletzungen der unmittelbar in der Nachbarschaft lokalisierten, großen Gefäße zu erklären sind und besonders die Vena cava und ihre Seitenäste betreffen.
Behandlung: Lumbalgefäße, die sehr fragil sind und leicht ein- oder abreißen, können in der Tiefe mit einer Allis-Klemme noch gefasst und mit feinen monofilen Nähten umstochen werden. Es gilt der Grundsatz einer Versorgung von kleineren Venen an der V. cava und anderen größeren Venen mit einer Umstechungsligatur (nicht resorbierbare monofile Naht). Die postoperative Blutung mit Hämatombildung erfordert eine Schnittbildgebung zu Definition von Herkunft, Lage und Ausdehnung. Je nach Geschwindigkeit und Menge des Blutverlustes muss zur Blutstillung revidiert oder evtl. embolisiert werden. Die sekundäre Ausräumung eines Hämatoms ist abhängig von der Größe und ggf. dem Auftreten von Infektzeichen.

Vorbeugung: Insbesondere beim rechtsseitigen Nierentumor ist die Vena cava im Zentrum des OP-Gebietes. Die Präparation paracaval muss unbedingt die lumbalen Gefäße berücksichtigen. Ebenso empfindlich sind die Mündungsstellen der Gonadalvene sowie der rechten Nebennierenvene in die Vena cava. Eine Freipräparation und gezieltes Absetzen nach Anbringen von Klemmen und Ligaturen erspart potenziellen Blutverlust. Schließlich muss dorsal der Nierenvene nicht selten mit weiteren akzessorischen Venen gerechnet werden, die vor Absetzen der Niere identifiziert und ligiert werden sollten.

Arterielle intraoperative Blutungen sind wesentlich seltener. Bei der Präparation der Nierenarterien ist auf die Verfügbarkeit guter Gefäßklemmen und nach Setzen derselben auf die doppelte Gefäßversorgung mit kräftigem Faden zur achten. Die Ligatur sollte mit dosierter Kraft erfolgen, um ein Durchschneiden der Gefäßwand mit dem Faden zu verhindert.

Ein Tumornephrektomie sollte nicht ohne die Bereitstellung einer adäquaten Anzahl von Blutkonserven erfolgen, selbst wenn deren Einsatz selten ist. Bei erhöhten Blutungsrisiko sollte eine präoperative Abstimmung mit der Anästhesie zur Sicherstellung ausreichend (großlumiger) venöser Zugänge erfolgen.

■ ■ Postoperative Komplikationen

Komplikation: Kardiovaskuläre Ereignisse
Siehe Spezifische Komplikationen der Nierenteilresektion.

Komplikation: Pulmonale Ereignisse
Siehe Spezifische Komplikationen der Nierenteilresektion.

Literatur

Behnia R, Koushanpour E, Brunner EA (1996) Effects of hyperosmotic mannitol infusion on hemodynamics of dog kidney. Anesth Analg 82:902–908

Chatterjee S, Nam R, Fleshner N, Klotz L (2004) Permanent flank buldge is a consequence of flank incision for radical nephrectomy in one half of patients. Urol Oncol 22(1):36–39

Corman JM, Penson DF, Hur K, Khuri SF, Daley J, Henderson W, Krieger JN (2000) Comparison of complications after radical and partial nephrectomy: results from the national veterans administration surgical quality improvement program. BJUInt 86:782–789

Crouzet S, Chopra S, Tsai S, Kamoi K, Haber GP, Remer EM, Berger AK, Gill IS, Aron M (2014) Flank muscle volume changes after open and laparoscopic partial nephrectomy. J Endourol 28(10):1202–1207

Dindo D, Demartines N, Clavien PA (2004) Classification of surgical complications: a new proposal with evaluation in a cohort of 6336 patients and results of a survey. Ann Surg 240:205

Ficarra V, Novara G, Secco S, Macchi V, Porzionato A, De Caro R, Artibani W (2009) Preoperative Aspects and Dimensions Used for an Anatomical (PADUA) classification of renal tumours in patients who are candidates for nephron-sparing surgery. Eur Urol 56:786–793

Golombos D, Chughtai B, Trinh QD, Thomas D, Mao J, Te A, O'Malley P, Scherr DS, Del Pizzo J, Hu JC, Sedrakyan A (2017) Minimally invasive vs open nephrectomy in the modern era: does approach matter? World J Urol 35:1557–1568

Heidenreich A (2018) Radikale retroperitoneale Nephrektomie. Aktuelle Urol 49:275–288

Humke U (1999) Die pharmakologische Blockade des Renin-Angiotensin-Systems in der Prävention des postischämischen akuten Nierenversagens. Akt Urol 30:476–491

Kutikov A, Uzzo RG (2009) The R.E.N.A.L. nephrometry score: a comprehensive standardized system for quantitating renal tumor size, location and depth. J Urol 182:844–853

Leitlinienprogramm Onkologie (Deutsche Krebsgesellschaft, Deutsche Krebshilfe, AWMF): Diagnostik, Therapie und Nachsorge des Nierenzellkarzinoms, Langversion 1.2, 2017, AWMF Registernummer: 043/017OL

Marszalek M, Carini M, Chlosta P, Jeschke K, Kirkali Z, Knüchel R, Madersbacher S, Patard JJ, Van Poppel H (2012) Positive surgical margins after nephron-sparing surgery. Eur Urol 61(4):757–763

Mir MC, Ercole C, Takagi T, Zhang Z, Velet L, Remer EM, Demirjian S, Campbell SC (2015) Decline in renal function after partial nephrectomy: etiology and prevention. J Urol 193:1889–1898

Porpiglia F, Volpe A, Bilia M, Scarpa RM (2008) Laparoscopic versus open partial nephrectomy: analysis of the current literature. Eur Urol 53:732–743

Stephenson AJ, Hakimi AA, Snyder ME, Russo P (2004) Complications of radical and partial nephrectomy in a large contemporary cohort. J Urol 171:130–134

27

Oberer Harntrakt: Nierentransplantation

Paolo Fornara, Sandra Schönburg und Michael Stöckle

© Springer-Verlag GmbH Deutschland, ein Teil von Springer Nature 2021
J. Kranz et al. (Hrsg.), *Komplikationen in der Urologie*,
https://doi.org/10.1007/978-3-662-60625-4_28

- **Hintergrund**

Medizinhistorisch ist die Transplantationsmedizin noch sehr jung und war zu Beginn insbesondere vom Organ Niere, dem „Leitorgan" der Transplantation, geprägt. Die Entwicklung begann um 1900 mit Alexis Carell, einem französischen Chirurg, Anatom und Physiologen, welcher die Gefäßanastomose entwickelte und erste Transplantationsversuche an Tieren vornahm. Carell's experimentelle Chirurgie konzentrierte sich dabei vor allem auf die Transplantation von Nieren und demonstrierte sehr früh die ersten, erfolgsversprechenden Ergebnisse einer Organtransplantation. Ein weiterer Meilenstein gelang René Küss, welcher 1951 die Technik der extraperitonealen Nierentransplantation, wie sie heute noch erfolgt, beschrieb. Die Geschichte der Nierentransplantation ist jedoch auch die Geschichte der Lebendspende. Denn die erste erfolgreiche Nierentransplantation wurde 1954 durch Joseph E. Murray zwischen eineiigen Zwillingen in Boston durchgeführt. Es folgten allogene Nierentransplantationen zwischen heterozygoten Zwillingen sowie auch nicht-verwandten Individuen. Ermöglicht wurde dies zum einen durch ein reifendes Verständnis für die immunologischen Prozesse im Rahmen einer Transplantation, zum anderen durch die ständige Weiterentwicklung geeigneter Immunsuppressiva, durch die mittlerweile auch Lebendspenden zwischen ABO-inkompatiblen (Blutgruppen-ungleichen) Individuen möglich sind (Mühlstädt et al. 2016, 2018).

- **Häufigkeit der Komplikationen**

Eine chirurgische und/oder immunologische Komplikation nach Nierentransplantation exponiert den Empfänger zu einer höheren Morbidität und Mortalität und verringert das Nierentransplantatüberleben (Alberts et al. 2014; Tavakoli et al. 2007; Lorenz et al. 2010; Ariza-Heredia et al. 2013; Hwang et al. 2013; Habicht et al. 2011).

Insbesondere durch die Dopplersonographie des Transplantats lassen sich die chirurgischen, aber auch die immunologischen Komplikationen, frühzeitig erkennen, sodass die Dopplersonographie in der frühen postoperativen Phase routinemäßig zu Anwendung kommen sollte, um eventuelle Komplikationen zuverlässig zu erkennen und zu behandeln.

■ ■ **Chirurgische Komplikationen**

Komplikation: Nachblutung und Hämatombildung

Häufigkeit: 0,2–25 %   (EAU-Guideline 2019; Dimitroulis et al. 2009; Pawlicki et al. 2011).

Ursache: Diffuse Blutungsneigung infolge vorbekannter Gerinnungsstörungen, therapeutischer Antikoagulation oder der Wirkung spezifischer Immunsuppressiva, arterielle und/oder venöse chirurgische Blutung im Wundgebiet.

Behandlung: Sonographische Beobachtung kleinerer, asymptomatischer Hämatome; operative Revision größerer, gefäß- und organkomprimierender Hämatome bzw. bei Hämoglobin-relevanter Nachblutung (EAU-Guideline 2019; Dimitroulis et al. 2009).

Komplikation: Nierenarterienthrombose

Häufigkeit: 0,5–3,5 % (EAU-Guideline 2019; Rouvière et al. 2002).

Ursache: Technisch fehlerhafte arterielle Anastomose, vorbestehende Arteriosklerose, Intimaruptur im Rahmen der Organentnahme beim Spender oder Präparation der Iliakalgefäße beim Empfänger, extrinsische Gefäßkompression durch Hämatom und/oder Lymphozele, Hypotension, Hyperkoagulation, akute Abstoßungsreaktion sowie Toxizität durch Immunsuppressiva (EAU-Guideline 2019; Domagala et al. 2009).

Behandlung: Therapeutische Antikoagulation. In der frühen postoperativen Phase operative Revision mit Thrombektomie, ggf. erneuter kalter Perfusion/Ischämie der Transplantatniere. Bei Unmöglichkeit zur Reperfusion der Transplantatniere: Notwendigkeit zur Transplantatnephrektomie. Zu späterem postoperativen Zeitpunkt: Interventionelle Thrombektomie (EAU-Guideline 2019; Dimitroulis et al. 2009; Ammi et al. 2016).

Komplikation: Nierenarterienstenose/Arterienanastomosenstenose

Häufigkeit: 1–25 % (EAU-Guideline 2019; Hurst et al. 2009; Willicombe et al. 2014).

Ursache: Technisch fehlerhafte arterielle Anastomose, fehlerhafte Nahttechnik der arteriellen Anastomose, kleines arterielles Lumen der Spenderarterie, Verletzung des arteriellen Patches im Rahmen der Organentnahme beim Spender, Verletzung der Iliakalgefäße im Rahmen der Präparation beim Empfänger (EAU-Guideline 2019; Ghazanfar et al. 2011; Seratnahaei et al. 2011).

Behandlung: Konservatives Vorgehen bei Nierenarterien-/Anastomosenstenosen ohne hämodynamische Relevanz, bei hämodynamischer Relevanz kommen eine perkutane transluminale Angioplastie (PTA)/Stent oder operative Revision in Betracht (EAU-Guideline 2019; Ghazanfar et al. 2011; Seratnahaei et al. 2011).

Komplikation: **Nierenvenenthrombose** (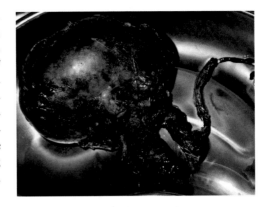 Abb. 28.1)

Häufigkeit: 0,5–4 % (EAU-Guideline 2019; Giustacchini et al. 2002).

Ursache: Technisch fehlerhafte venöse Anastomose, Hypotension, Hyperkoagulation, akute Abstoßungsreaktion sowie Toxizität durch Immunsuppressiva (EAU-Guideline 2019; Dimitroulis et al. 2009; Wuthrich 2001; Parajuli et al. 2016).

◘ Abb. 28.1 Nierenvenenthrombose mit Notwendigkeit zur Transplantatnephrektomie

Behandlung: Therapeutische Antikoagulation; in der frühen postoperativen Phase operative Revision mit Thrombektomie, ggf. erneuter kalter Perfusion/Ischämie der Transplantatniere, bei Unmöglichkeit zur Reperfusion der Transplantatniere ggf. mit Notwendigkeit zur Transplantatnephrektomie; zu späterem postoperativen Zeitpunkt interventionelle Thrombektomie (EAU-Guideline 2019; Dimitroulis et al. 2009; Hogan et al. 2015; Musso et al. 2016)

Komplikation: Ureterleckage (◘ Abb. 28.2)

Häufigkeit: 0–9,3 % (EAU-Guideline 2019; Kayler et al. 2010).

Ursache: Ureternekrose, insuffiziente Nahttechnik der ureteralen Anastomose (EAU-Guideline 2019; Dinckan et al. 2007; Kumar et al. 2000).

Behandlung: Konservatives Vorgehen bei kleineren, asymptomatischen Ureter-/Anastomosenleckagen; bei Versagen der konservativen Therapie oder größerer, symptomatischer Leckage operative Revision mit Ureterneoimplantation (EAU-Guideline 2019; Suttle et al. 2016; Sabnis et al. 2016).

Vorbeugung: Schonung der arteriellen Perfusion des distalen Ureters, DJ-Endoureterkathetereinlage (EAU-Guideline 2019; Dinckan et al. 2007; Kumar et al. 2000; Davari et al. 2019).

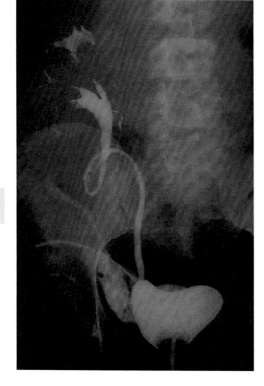

Abb. 28.2 Leckage der ureterovesikalen Anastomose, Darstellung mittels Zystogramm

Komplikation: Ureterstenose
Häufigkeit: 0,6–10,5 % (EAU-Guideline 2019; Breda et al. 2006).
Ursache: Frühzeitige Ureterstenose nach Transplantation: Kompromittierte Ureterperfusion mit konsekutiver Narbenbildung, fehlerhafte Nahttechnik der ureteralen Anastomose (EAU-Guideline 2019; Dinckan et al. 2007; Kumar et al. 2000). Ureterstenose im Langzeitverlauf nach Transplantation (> 6 Monate post-Transplantation): Infektion, Narbenbildung, progrediente vaskuläre Grunderkrankung und/oder Abstoßungsreaktion (EAU-Guideline 2019; Dinckan et al. 2007; Helfand et al. 2011).
Behandlung: Je nach Zeitpunkt nach Transplantation, Transplantatfunktion, Lokalisation und Länge der Ureterstenose sowie nach Allgemeinzustand und

Habitus des Patienten zunächst überbrückende, ggf. auch dauerhafter DJ-Endoureterkathetereinlage bzw. endoskopische oder operative Revision (EAU-Guideline 2019; Osman et al. 2005; Lucewicz et al. 2011).

Komplikation: Lymphozele
Häufigkeit: ca. 1–26 % (EAU-Guideline 2019; Atray et al. 2004).
Ursache: Eröffnung von Lymphgefäßen im Rahmen der Präparation der Iliakalgefäße beim Empfänger bzw. im Rahmen der Präparation des Transplantathilus; weiterhin ist eine positive Korrelation mit Diabetes mellitus, der Einnahme von „mammalian Target of Rapamycin" (mTOR)-Inhibitoren sowie dem Auftreten von akuten Abstoßungsreaktionen beschrieben (EAU-Guideline 2019; Ulrich et al. 2010).
Behandlung: Sonographische Beobachtung kleinerer, asymptomatischer Lymphozelen; überbrückende Drainageeinlage und operative Revision größerer, gefäß- und organkomprimierender Lymphozelen (EAU-Guideline 2019; Osman et al. 2005; Lucewicz et al. 2011).

Komplikation: Urolithiasis
Häufigkeit: 0,2–1,7 % (EAU-Guideline 2019; Abbott et al. 2003; Verrier et al. 2012).
Ursache: Hyperfiltration, renal tubuläre Azidose, exzessiv alkalischer Urin, rezidivierende Harnwegsinfektionen, Hypozitraturie, Hyperoxalurie, Hyperurikämie, tertiärer Hyperparathyreoidismus, Ureter-/Anastomosenstenosen (EAU-Guideline 2019; Verrier et al. 2012; Oliveira et al. 2011; Silva et al. 2010).
Behandlung: Je nach Steingröße und -lokalisation bzw. Harnabflussstörung und begleitender (systemischer) Harnwegsinfektion ggf. zunächst Akutbehandlung mit DJ-Schiene- oder Nephrostomie-Einlage und testgerechter antimikrobieller Therapie; Steinsanierung mittels ESWL, Ureterorenoskopie oder

28

PCNL im Intervall (EAU-Guideline 2019; Verrier et al. 2012; Challacombe et al. 2005; Basiri et al. 2006).

Komplikation: Narbenhernie
Häufigkeit: 4 % (EAU-Guideline 2019; Yannam et al. 2011).
Ursache: Adipositas, Diabetes mellitus, operative Revisionen, Abstoßungsreaktionen, Immunsuppression (mTOR-Inhibitor).
Behandlung: Narbenhernienrepair mit Netzimplantation (EAU-Guideline 2019; Yannam et al. 2011).

■ ■ Immunologische Komplikationen
Komplikation: Hyperakute Abstoßung
Häufigkeit: Sehr selten (Dreikorn et al. 2007).
Ursache: Sofortige durch präformierte Antikörper vermittelte Endothelschädigung mit konsekutiver Thrombose.
Behandlung: Behandlung nicht möglich, Präventionsstrategien maßgeblich.
Vorbeugung: Negatives Crossmatch (Kreuzprobe) vor der Transplantation, bei positivem Crossmatch verbietet sich eine Transplantation.

Komplikation: Akute Abstoßung
Häufigkeit: 10–15 % (Segoloni et al. 2006).
Ursache: T-Zell-vermittelte Endothelschädigung über Tage bis Wochen nach der Transplantation, mit konsekutiver Endothelitis.
Behandlung: Bei Verdacht auf eine Abstoßung umgehende Nierenbiopsie anstreben sowie Donor-spezifische Antikörper im Patientenserum bestimmen, Einleitung einer Rejektionstherapie, Durchführung der Therapie entsprechend des histologischen und laborchemischen Befundes.

Komplikation: Chronische Abstoßung
Häufigkeit: 10–15 % (Pascual M et al. 2002).
Ursache: Spätere zelluläre und/oder antikörpervermittelte Reaktion, die zur Proliferation der Endothelzellen führt, mit konsekutivem Gefäßverschluss; weitere nicht-immunologische Faktoren mit nachfolgender Arteriosklerose und Fibrose und klinisch Transplantatdysfunktion.
Behandlung: Bei Verdacht auf eine Abstoßung umgehende Nierenbiopsie anstreben sowie Donor-spezifische Antikörper im Patientenserum bestimmen, Einleitung einer Rejektionstherapie, Durchführung der Therapie entsprechend des histologischen und laborchemischen Befundes; Optimierung nicht-immunologischer Faktoren (u. a. Diabetes- und Hypertonieeinstellung, Reduktion der nephrotoxischen Immunsuppression, Behandlung der ggf. rekurrierenden Grunderkrankung).

■ ■ Infektiöse Komplikationen
Komplikation: Bakterielle Infektion
Häufigkeit: Dominierend in der frühen postoperativen Phase (Morath et al. 2007).
Ursache: Noch starke Immunsuppression in der frühen postoperativen Phase (u. a. Entwicklung von Wundinfektionen, Harnwegsinfektionen, Pneumonien, Katheter-assoziierten Infektionen möglich).
Behandlung: Spezifische antibiotische Therapie der jeweiligen Infektion (Breitspektrum-Penicilline und Cephalosporine).

Komplikation: Virale Infektion
Häufigkeit: Dominierend im Langzeitverlauf nach Transplantation (Morath et al. 2007).
Ursache: Reaktivierung vorbestehender Infektionen, Neuinfektion durch die Transplantation, Neuinfektion nach der Transplantation (Beispiel: HSV, Varizellen, CMV, EBV, HHV8, Hepatitis B/C/D, BK-Virus u. a.).
Behandlung: Spezifische antivirale Therapie der jeweiligen Infektion, soweit möglich.
Vorbeugung: Impfung, Chemoprophylaxe, präemptive Therapie.

■ **Tumorrisiko nach Transplantation**

Häufigkeit: Bis 25 % (Mühlstädt et al. 2018; Agraharkar et al. 2004; Hoshida Y et al. 2004).

Ursache: Obligate artifizielle Immunsuppression, chronische Antigenstimulation, reduzierte Immunregulation, genetische Prädisposition, Umwelteinflüsse (übermäßige UV-Strahlung, Analgetika-Abusus, Nikotinabusus), virale Infektion, Rezidiv-Risiko vorbestandener Tumorerkrankungen.

Vorbeugung: Ein interdisziplinäres, zumindest jährliches Tumorscreening für die häufigsten soliden Tumore ist anzustreben, Reduktion der Immunsuppression im Langzeitverlauf nach Transplantation.

Behandlung: Spezifische Therapie des jeweiligen Malignoms.

Literatur

Abbott KC, Schenkman N, Swanson SJ, Agodoa LY (2003) Hospitalized nephrolithiasis after renal transplantation in the United States. Am J Transplant 3(4):465–470

Agraharkar ML, Cinclair RD, Kuo YF, Daller JA, Shahinian VB (2004) Risk of malignancy with long-term immunosuppression in renal transplant recipients. Kidney Int 66(1):383–389

Alberts VP, Idu MM, Legemate DA, Laguna Pes MP, Minnee RC (2014) Ureterovesical anastomotic techniques for kidney transplantation: a systematic review and meta-analysis. Transpl Int 27(6):593–605

Ammi M et al. (2016) Evaluation of the vascular surgical complications of renal transplantation. Ann Vasc Surg 33:23

Ariza-Heredia EJ, Beam EN, Lesnick TG, Kremers WK, Cosio FG, Razonable RR (2013) Urinary tract infections in kidney transplant recipients: role of gender, urologic abnormalities, and antimicrobial prophylaxis. Ann Transplant 18:195–204

Atray NK, Moore F, Zaman F, Caldito G, Abreo K, Maley W, Zibari GB (2004) Post transplant lymphocele: a single centre experience. Clin Transplant 12:46–49

Basiri A, Nikoobakht MR, Simforoosh N, Hosseini Moghaddam SM (2006) Ureteroscopic management of urological complications after renal transplantation. Scand J Urol Nephrol 40(1):53–56

Breda A, Bui MH, Liao JC, Gritsch HA, Schulam PG (2006) Incidence of ureteral strictures after laparoscopic donor nephrectomy. J Urol 176(3):1065–1068

Challacombe B, Dasgupta P, Tiptaft R, Glass J, Koffman G, Goldsmith D, Khan MS (2005) Multimodal management of urolithiasis in renal transplantation. BJU Int 96(3):385–389

Dimitroulis D, Bokos J, Zavos G, Nikiteas N, Karidis NP, Katsaronis P, Kostakis A (2009) Vascular complications in renal transplantation: a single-center experience in 1367 renal transplantations and review of the literature. Transplant Proc 41(5):1609–1614

Dinckan A, Tekin A, Turkyilmaz S, Kocak H, Gurkan A, Erdogan O, Tuncer M, Demirbas A (2007) Early and late urological complications corrected surgically following renal transplantation. Transpl Int 20(8):702–707

Domagala P, Kwiatkowski A, Wszola M, Czerwinski J, Cybula K, Trzebicki J, Chmura A (2009) Complications of transplantation of kidneys from expanded-criteria donors. Transplant Proc 41(8):2970–2971

Dreikorn K, Andreas J, Werdin R (2007) Nierentransplantation. In: Jocham D, Miller K (Hrsg) Praxis der Urologie, vol II, 3. Aufl. Thieme, Stuttgart, S 496–518

EUA-Guidelines on Renal Transplantation (2019) ► https://uroweb.org/guideline/renal-transplantation/

Ghazanfar A, Tavakoli A, Augustine T, Pararajasingam R, Riad H, Chalmers N (2011) Management of transplant renal artery stenosis and its impact on long-term allograft survival: a single-centre experience. Nephrol Dial Transplant 26(1):336–343

Giustacchini P, Pisanti F, Citterio F, De Gaetano AM, Castagneto M, Nanni G (2002) Renal vein thrombosis after renal transplantation: an important cause of graft loss. Transplant Proc 34(6):2126–2127

Habicht A, Bröker V, Blume C, Lorenzen J, Schiffer M, Richter N, Klempnauer J, Haller H, Lehner F, Schwarz A (2011) Increase of infectious complications in ABO-incompatible kidney transplant recipients – a single centre experience. Nephrol Dial Transplant 26(12):4124–4131

Helfand BT, Newman JP, Mongiu AK, Modi P, Meeks JJ, Gonzalez CM (2011) Reconstruction of late-onset transplant ureteral stricture disease. BJU Int 107(6):982–987

Hogan JL, Rosenthal SJ, Yarlagadda SG, Jones JA, Schmitt TM, Kumer SC, Kaplan B, Deas SL, Nawabi AM (2015) Late-onset renal vein thrombosis: a case report and review of the literature. Int J Surg Case Rep. 6C:73–76

Hoshida Y, Aozasa K (2004) Malignancies in organ transplant recipients. Pathol Int 54(9):649–658

Hurst FP, Abbott KC, Neff RT, Elster EA, Falta EM, Lentine KL, Agodoa LY, Jindal RM (2009) Incidence, predictors and outcomes of transplant renal artery stenosis after kidney transplantation: analysis of USRDS. Am J Nephrol 30(5):459–467

Hwang JK, Kim YK, Kim JM, Chung BH, Choi BS, Yang CW, Kim YS, Moon IS, Kim JI (2013) Comparative analysis of ABO-incompatible living donor kidney transplantation with ABO-compatible grafts: a single-center experience in Korea. Transplant Proc 45(8):2931–2936

Kayler L, Kang D, Molmenti E, Howard R (2010) Kidney transplant ureteroneocystostomy techniques and complications: review of the literature. Transplant Proc 42(5):1413–1420

Kumar A, Verma BS, Srivastava A, Bhandari M, Gupta A, Sharma R (2000) Evaluation of the urological complications of living related renal transplantation at a single center during the last 10 years: impact of the Double-J* stent. J Urol 164(3Pt1):657–660

Lorenz EC, Cosio FG (2010) The impact of urinary tract infections in renal transplant recipients. Kidney Int 78(8):719–721

Lucewicz A, Wong G, Lam VW, Hawthorne WJ, Allen R, Craig JC, Pleass HC (2011) Management of primary symptomatic lymphocele after kidney transplantation: a systematic review. Transplantation 92(6):663–673

Morath C, Sommerer C, Schmidt J, Krastel H, Schwenger V, Zeier M (2007) Infektionen nach Nierentransplantation. Der Nephrologe 2(3):167–174

Mühlstädt S, Heynemann H, Weigand K, Fornara P (2018) Tumorscreening bei Transplantationspatienten vor und nach Transplantation. J Urol Urogynäkol 25:78–82

Mühlstädt S, Weigand K, Mohammed N, Schumann A, Kawan F, Göllert C, Theil G, Fischer F, Fornara P (2016) Living donor nephrectomy: low surgical risk for high quality grafts. Eur Urol Suppl

Musso D, Robaina GI, Figueroa Córdoba AV, Martini GD, Albertini RA, Chiurchiu C, Tabares AH (2016) Symptomatic venous thromboembolism and major bleeding after renal transplantation: should we use pharmacologic thromboprophylaxis? Transplant Proc 48(8):2773–2778

Oliveira M, Branco F, Martins L, Lima E (2011) Percutaneous nephrolithotomy in renal transplants: a safe approach with a high stone-free rate. Int Urol Nephrol 43(2):329–335

Osman Y, Ali-El-Dein B, Shokeir AA, Kamal M, El-Din AB (2005) Routine insertion of ureteral stent in live-donor renal transplantation: is it worthwhile? Urology 65(5):867–871

Parajuli S, Lockridge JB, Langewisch ED, Norman DJ, Kujovich JL (2016) Hypercoagulability in kidney transplant recipients. Transplantation 100(4):719–726

Pascual M, Theruvath T, Kawai T, Tolkoff-Rubin N, Cosimi AB (2002) Strategies to improve long-term outcomes after renal transplantation. N Engl J Med 346(8):580–590

Pawlicki J, Cierpka L, Król R, Ziaja J (2011) Risk factors for early hemorrhagic and thrombotic complications after kidney transplantation. Transplant Proc 43(8):3013–3017

Rouvière O, Berger P, Béziat C, Garnier JL, Lefrançois N, Martin X, Lyonnet D (2002) Acute thrombosis of renal transplant artery: graft salvage by means of intraarterial fibrinolysis. Transplantation 73(3):403–409

Sabnis RB, Singh AG, Ganpule AP, Chhabra JS, Tak GR, Shah JH (2016) The development and current status of minimally invasive surgery to manage urological complications after renal transplantation. Indian J Urol. 32(3):186–191

Segoloni GP, Quaglia M (2006) New immunosuppressive drugs for prevention and treatment of rejection in renal transplant. J Nephrol 19(5):578–586

Seratnahaei A, Shah A, Bodiwala K, Mukherjee D (2011) Management of transplant renal artery stenosis. Angiology 62(3):219–224

Silva A, Rodig N, Passerotti CP, Recabal P, Borer JG, Retik AB, Nguyen HT (2010) Risk factors for urinary tract infection after renal transplantation and its impact on graft function in children and young adults. J Urol 184(4):1462–1467

Suttle T, Fumo D, Baghmanli Z, Saltzman B, Ortiz J (2016) Comparison of urologic complications between ureteroneocystostomy and ureteroureterostomy in renal transplant: a meta-analysis. Exp Clin Transplant 14(3):276–281

Tavakoli A, Surange RS, Pearson RC, Parrott NR, Augustine T, Riad HN (2007) Impact of stents on urological complications and health care expenditure in renal transplant recipients: results of a prospective, randomized clinical trial. J Urol 177(6):2260–2264

Ulrich F, Niedzwiecki S, Fikatas P, Nebrig M, Schmidt SC, Kohler S, Weiss S, Schumacher G, Pascher A, Reinke P, Tullius SG, Pratschke J (2010)

Symptomatic lymphoceles after kidney transplantation – multivariate analysis of risk factors and outcome after laparoscopic fenestration. Clin Transplant 24(2):273–280

Verrier C, Bessede T, Hajj P, Aoubid L, Eschwege P, Benoit G (2012) Decrease in and management of urolithiasis after kidney transplantation. J Urol 187(5):1651–1655

Willicombe M, Sandhu B, Brookes P, Gedroyc W, Hakim N, Hamady M, Hill P, McLean AG, Moser S, Papalois V, Tait P, Wilcock M, Taube D (2014) Postanastomotic transplant renal artery stenosis: association with de novo class II donor-specific antibodies. Am J Transplant 14(1):133–143

Wuthrich RP (2001) Factor V Leiden mutation: potential thrombogenic role in renal vein, dialysis graft and transplant vascular thrombosis. Curr Opin Nephrol Hypertens 10(3):409–414

Yannam GR, Gutti TL, High R, Stevens RB, Thompson JS, Morris MC (2011) Experience of laparoscopic incisional hernia repair in kidney and/or pancreas transplant recipients. Am J Transplant 11(2):279–286

28

Nebenniere

Frank Kunath

© Springer-Verlag GmbH Deutschland, ein Teil von Springer Nature 2021
J. Kranz et al. (Hrsg.), *Komplikationen in der Urologie,*
https://doi.org/10.1007/978-3-662-60625-4_29

■ Hintergrund

Die Nebenniere ist ein Hormon-produzierendes Organ und besteht aus der Nebennierenrinde und dem Nebennierenmark. In der Nebennierenrinde findet die Mineralkortikoid- (Zona glomerulosa: Aldosteron), Glukokortikoid- (Zona fasciculata: Cortisol) und Androgensynthese (Zona reticularis: Dehydroepiandrosteron, Androstendion) statt. Im Nebennierenmark werden die Katecholamine produziert. Primäre Nebennierentumore können nach Dignität (maligne oder benigne), Hormonaktivität (hormonaktiv oder -inaktiv) oder dem Ursprungsort (Nebennierenrinde oder -mark) eingeteilt werden. Hormonaktive Tumore können zu einem Hormonexzess mit charakteristischer Symptomatik führen (z. B. Cushing-Syndrom, primärer Hyperaldosteronismus, Phäochromozytom). Zu den Tumoren des Nebennierenmarks zählen das Phäochromozytom, Neuroblastom und Ganglioneurom. Nicht-primär adrenale Tumore sind Metastasen oder Lymphome. Ein Nebennereninzidentalom ist eine zufällig im Rahmen einer Bildgebung entdeckte, klinisch inapparente Raumforderung ≥ 1 cm. Nebennierenadenome zeigen in der Computertomographie einen relativ hohen Fettanteil mit niedrigen Houndsfield- Einheiten (<10 HU) und eine schnelle Kontrastmittelausscheidung (KM „wash-out").

❯ − Zur Diagnostik sollte eine Computertomographie mit Spätaufnahme oder eine chemical-shift MRT durchgeführt werden. Bei Metastasenverdacht sollte die Bildgebung durch eine FDG-PET/CT ergänzt werden.

− Bei asymptomatischen Myelolipomen und asymptomatische Nebennierenzysten ist eine Adrenalektomie nicht indiziert. Dies ist unabhängig vom Tumordurchmesser (S2k-Leitlinie 2017).

− Bei Hormon-aktiven Nebennierentumoren ist eine Adrenalektomie unabhängig von der Tumorgröße indiziert (S2k-Leitlinie 2017).

− Bei einem subklinischen Cushing-Syndrom wird die Entscheidung zur Adrenalektomie individuell getroffen (S2k-Leitlinie 2017).

− Ist das Hormon-inaktive Inzidentalom <4 cm, erfolgt eine Kontrolluntersuchung innerhalb von 3–9 Monaten. Bei einem fehlenden Wachstum innerhalb von zwei Jahren ist keine weitere Bildgebung, aber eine jährliche Hormondiagnostik über vier Jahre notwendig. Bei einem Größenprogress ist die Adrenalektomie indiziert.

− Ist das Hormon-inaktive Inzidentalom 4–6 cm groß und weist es eine Röntgendichte >10 HU vor KM-Gabe sowie eine KM „wash-out" <40 % auf, dann ist eine Adrenalektomie indiziert.

− Bei einem Hormon-inaktiven Inzidentalom >6 cm ist eine Adrenalektomie indiziert.

■ Häufigkeit der Komplikationen

Das Risiko von Clavien-Dindo vier oder fünf Komplikationen (lebensgefährliche Komplikationen oder Versterben) lag in einer retrospektiven Auswertung von 492 Patienten, die eine offene Adrenalektomie erhielten, bei 7,6 % (Eichhorn-Wharry et al. 2012).

■■ Präoperative Komplikationen

Komplikation: Hormonexzess

Häufigkeit: Die Inzidenz Katecholamin-produzierender Nebennierentumore liegt bei 1/100.000 (Beard et al. 1983). Im Scandinavian Quality Register for Thyroid, Parathyroid and Adrenal Surgery (SQRTPA) lag die Rate der Phäochromzytome an den operierten Nebennierentumore bei 19 % (Thompson et al. 2017).

Ursache: Eine Operation ohne präoperative endokrine Funktionsdiagnostik kann schwerwiegende Auswirkungen für den Patienten haben.

Behandlung: Die Indikation zur offenen Adrenalektomie kann anhand der Tumorgröße (>6 cm) getroffen werden. Es darf aber nicht auf eine präoperative Hormondiagnostik verzichtet werden. Jeder Nebennierentumor sollte präoperativ endokrinologisch abgeklärt werden. Ein rein klinischer Ausschluss eines Hormonexzesses ist nicht ausreichend. Je nach Hormonaktivität muss eine prä- und perioperative Therapie durchgeführt werden (z. B. alpha-1-Rezeptorenblockade beim Phäochromozytom, Aldosteronantagonist beim primären Hyperaldosteronismus).

■■ Intraoperative Komplikationen

Komplikation: Hormonexzess

Häufigkeit: Primärer Hyperaldosteronismus (Conn-Syndrom): 45 % mit medikamentenpflichtigem Hypertonus, 29 % Blutdruckspitzen von >200 mmHg (>1 min) (Gockel et al. 2005).

Ursache: Fehlende prä- und perioperative antihypertensive Therapie bei einem endokrin-aktiven Tumor (z. B. Conn-Syndrom, Phäochromozytom).

Behandlung: Endokrinologische Mitbetreuung mit evtl. perioperativer medikamentöser Therapie mittels Aldosteronantagonisten (z. B. Spironolacton) beim primären Hyperaldosteronismus oder alpha-1 Rezeptorenblockade beim Phäochromozytom, Kommunikation mit der Anästhesie, invasives Monitoring mit arterieller Blutdruckmessung, möglichst geringe Manipulation an der Nebenniere, Bereitstellung einer Notfallmedikation zur Behandlung einer hypertonen Krise (z. B. Nitroprussid) bzw. einer Hypotonie (z. B. Noradrenalin) (S2k-Leitlinie 2017).

Komplikation: Blutung

Häufigkeit: Transfusionspflichtige Blutung: Ca. 2–3 % (Thompson et al. 2017), bei Patienten mit maligner Neoplasie erhöht (Beck et al. 2018).

Ursache: Die Nebenniere liegt in unmittelbarer Nachbarschaft der Vena cava inferior (rechts) und der Aorta abdominalis (links). Beide Nebennieren haben mehrere versorgende Arterien und Venen.

Behandlung: Anatomische Kenntnisse sind notwendig, sorgfältige Präparation und Ligatur der Gefäße, Blutprodukte in ausreichender Menge bereitstellen.

Komplikation: Organverletzung

Häufigkeit: Pneumothorax: 0,5 %, intraabdominale Organverletzung: 0,8 % (Thompson et al. 2017).

Ursache: Iatrogene Organverletzung infolge der Topographi der Nebenniere (z. B. Leber, Peritoneum, Pleura, Lunge, Milz, Ileum, Kolon, Niere mit folgender Niereninsuffizienz, Pankreas, Nerven).

Behandlung: In Abhängigkeit von der Verletzung, ggf. interdisziplinäre Versorgung.

Vorbeugung: Ausreichend chirurgische Expertise, ggf. interdisziplinäre Operationsplanung/-durchführung.

■■ Postoperative Komplikationen

Komplikation: Blutung

Häufigkeit: Postoperative Nachblutungen (≤72 h) treten bei ca. 4–5 % der Patienten auf (Elfenbein et al. 2013; Barreca et al. 2003; Fossa et al. 2013).

Ursache: Beide Nebennieren haben mehrere versorgende Arterien und Venen, die sorgfältig versorgt werden müssen.

Behandlung: Engmaschige Laborkontrollen, Verfügbarkeit von Blutprodukten sicherstellen.

Komplikation: Morbidität

Häufigkeit: Ca. 19 % Wund- oder Organ-Komplikationen, Infektionen, Nachblutungen oder operative Revisionen (Elfenbein et al. 2013). Das Risiko einer postoperativen Wiedereinweisung in ein Krankenhaus oder auf die Intensivstation liegt bei 3,0–3,5 % (Elfenbein et al. 2013; Eichhorn-Wharry et al. 2012) bis ca. 8 % (Beck et al. 2018).

Ursache: Eine offene Adrenalektomie kann den Allgemeinzustand Eingriffs- und Hormonell-bedingt verschlechtern (Elfenbein et al. 2013; Barreca et al. 2003; Fossa et al. 2013; Eichhorn-Wharry et al. 2012).

Behandlung: Multimodale perioperative Patientenversorgung inklusive frühzeitiger physiotherapeutischer Mitbetreuung, professionelle stationäre Betreuung und gutes Entlassmanagement, enge Kommunikation mit dem behandelnden Hausarzt, professionelle Rehabilitation.

Komplikation: Nebennierenunterfunktion

Häufigkeit: Betrifft alle Patienten mit Unterfunktion der verbliebenen Nebenniere oder nach Entfernung beider Nebennieren, keine konkreten Abgaben in der Literatur verfügbar.

Ursache: Durch eine Nebennierenunterfunktion kann es in einer Stresssituation (z. B. Trauma, Operation, Infektion) zu einem lebensbedrohlichen Zustand kommen (Addison-Krise). Typische Symptome: Hypoglykämie mit endokrinem Koma, hypotone Dehydratation, Hypotonie, Muskelschwäche, Krämpfe, Schocksymptomatik, Nierenversagen, metabolische Azidose.

Behandlung: Postoperative Mitbetreuung durch einen Endokrinologen, Instruktion der Patienten, Notfallausweis, Substitution von Glukokortikoiden mit stressadaptierter Dosiserhöhung.

Komplikation: Mortalität

Häufigkeit: Die Mortalität nach 30 Tagen liegt zwischen 0–2,2 % (Eichhorn-Wharry et al. 2012; Elfenbein et al. 2013; Beck et al. 2018; Thompson et al. 2017).

Ursache: Aufgrund der Hormon-abhängigen Nebenwirkungen betrifft dies vor allem Patienten mit einem Cushing-Syndrom oder einem Phäochromozytom.

Behandlung: Engmaschiges Monitoring des Blutdrucks und Elektrolytkontrollen, Bilanzierung des Flüssigkeitshaushaltes, endokrinologische Mitbetreuung.

Komplikation: Rezidiv

Häufigkeit: Die Häufigkeit wird kontrovers diskutiert, keine konkreten Angaben in der Literatur verfügbar.

Ursache: Der mögliche Vorteil der offenen Adrenalektomie bezüglich des Risikos einer postoperativen Peritonealkarzinose oder eines schnelleren Erkrankungsrezidivs im Vergleich zur laparoskopischen Therapie wird kontrovers diskutiert. Es liegen nur kleinere, retrospektive Studien mit erheblichem Risiko für einen Selektionsbias vor. Es gibt Studien, die einen Vorteil der offenen Adrenalektomie bezüglich der Rate an postoperativen Peritonealkarzinosen zeigen (Leboulleux et al. 2010; Mir et al. 2013; Gonzalez et al. 2005; Miller et al. 2010; Cooper et al. 2013). Andere Studien konnten keinen Unterschied bei den onkologischen Zielgrößen feststellen, wie der Rate an Peritonealkarzinosen (Brix et al. 2010), dem rezidivfreien Überleben (Brix et al. 2010; Porpiglia et al. 2010; Lombardi et al. 2012; Mir et al. 2013; Donatini et al. 2014), dem progressionsfreien Überleben (Fossa et al. 2013), dem karzinomspezifischen Überleben (Brix et al. 2010; Lombardi et al. 2012; Donatini et al. 2014) und dem allgemeinen Überleben (Lombardi et al. 2012; Mir et al. 2013; Fossa et al. 2013).

Behandlung: Entsprechende Aufklärung, Anpassung der Operationsmethode an die Dignität (maligne versus benigne) und Tumorgröße.

Literatur

Barreca M, Presenti L, Renzi C, Cavallaro G, Borrelli A, Stipa F, Valeri A (2003) Expectations and outcomes when moving from open to laparoscopic adrenalectomy: multivariate analysis. World J Surg 27:223–228

Beard CM, Sheps SG, Kurland LT, Carney JA, Lie JT (1983) Occurrence of pheochromocytoma in Rochester, Minnesota, 1950 through 1979. Mayo Clin Proc 58:802–804

Beck AC, Goffredo P, Hassan I, Sugg SL, Lal G, Howe JR, Weigel RJ (2018) Risk factors for 30-day readmission after adrenalectomy. Surgery 164:766–773

Brix D, Allolio B, Fenske W, Agha A, Dralle H, Jurowich C, Langer P, Mussack T, Nies C, Riedmiller H, Spahn M, Weismann D, Hahner S, Fassnacht M, Group German Adrenocortical Carcinoma Registry (2010) Laparoscopic versus open adrenalectomy for adrenocortical carcinoma: surgical and oncologic outcome in 152 patients. Eur Urol 58:609–615

Cooper AB, Habra MA, Grubbs EG, Bednarski BK, Ying AK, Perrier ND, Lee JE, Aloia TA (2013) Does laparoscopic adrenalectomy jeopardize oncologic outcomes for patients with adrenocortical carcinoma? Surg Endosc 27:4026–4032

Donatini G, Caiazzo R, Do Cao C, Aubert S, Zerrweck C, El-Kathib Z, Gauthier T, Leteurtre E, Wemeau JL, Vantyghem MC, Carnaille B, Pattou F (2014) Long-term survival after adrenalectomy for stage I/II adrenocortical carcinoma (ACC): a retrospective comparative cohort study of laparoscopic versus open approach. Ann Surg Oncol 21:284–291

Eichhorn-Wharry LI, Talpos GB, Rubinfeld I (2012) Laparoscopic versus open adrenalectomy: another look at outcome using the Clavien classification system. Surgery 152:1090–1095

Elfenbein DM, Scarborough JE, Speicher PJ, Scheri RP (2013) Comparison of laparoscopic versus open adrenalectomy: results from American College of Surgeons-National Surgery Quality Improvement Project. J Surg Res 184:216–220

Fossa A, Rosok BI, Kazaryan AM, Holte HJ, Brennhovd B, Westerheim O, Marangos IP, Edwin B (2013) Laparoscopic versus open surgery in stage I–III adrenocortical carcinoma – a retrospective comparison of 32 patients. Acta Oncol 52:1771–1777

Gockel I, Heintz A, Kentner R, Werner C, Junginger T (2005) Changing pattern of the intraoperative blood pressure during endoscopic adrenalectomy in patients with Conn's syndrome. Surg Endosc 19:1491–1497

Gonzalez RJ, Shapiro S, Sarlis N, Vassilopoulou-Sellin R, Perrier ND, Evans DB, Lee JE (2005) Laparoscopic resection of adrenal cortical carcinoma: a cautionary note. Surgery 138:1078–1085 (discussion 85–86)

Leboulleux S, Deandreis D, Al Ghuzlan A, Auperin A, Goere D, Dromain C, Elias D, Caillou B, Travagli JP, De Baere T, Lumbroso J, Young J, Schlumberger M, Baudin E (2010) Adrenocortical carcinoma: is the surgical approach a risk factor of peritoneal carcinomatosis? Eur J Endocrinol 162:1147–1153

Lombardi CP, Raffaelli M, De Crea C, Boniardi M, De Toma G, Marzano LA, Miccoli P, Minni F, Morino M, Pelizzo MR, Pietrabissa A, Renda A, Valeri A, Bellantone R (2012) Open versus endoscopic adrenalectomy in the treatment of localized (stage I/II) adrenocortical carcinoma: results of a multiinstitutional Italian survey. Surgery 152:1158–1164

Miller BS, Ammori JB, Gauger PG, Broome JT, Hammer GD, Doherty GM (2010) Laparoscopic resection is inappropriate in patients with known or suspected adrenocortical carcinoma. World J Surg 34:1380–1385

Mir MC, Klink JC, Guillotreau J, Long JA, Miocinovic R, Kaouk JH, Simmons MN, Klein E, Krishnamurthi V, Campbell SC, Fergany AF, Reynolds J, Stephenson AJ, Haber GP (2013) Comparative outcomes of laparoscopic and open adrenalectomy for adrenocortical carcinoma: single, high-volume center experience. Ann Surg Oncol 20:1456–1461

Porpiglia F, Fiori C, Daffara F, Zaggia B, Bollito E, Volante M, Berruti A, Terzolo M (2010) Retrospective evaluation of the outcome of open versus laparoscopic adrenalectomy for stage I and II adrenocortical cancer. Eur Urol 57:873–878

S2k-Leitlinie (2017) Operative Therapie von Nebennierentumoren. AWMF online, 17. Dezember 2017

Thompson LH, Nordenstrom E, Almquist M, Jacobsson H, Bergenfelz A (2017) Risk factors for complications after adrenalectomy: results from a comprehensive national database. Langenbecks Arch Surg 402:315–322

Darm

Rainer Hofmann

■ **Hintergrund**

Rekonstruktive Eingriffe nach Zystektomie erfordern die Verwendung verschiedener Darmabschnitte. Dabei ist Dünndarm im Vergleich zum Kolon einfacher zu präparieren und eignet sich insbesondere zur Rekonstruktion einer orthotopen Neoblase oder auch als Harnleiterersatz. Pouches dagegen werden meist in Form sog. gemischter Pouches konstruiert. Dabei kann für den efferenten Schenkel, der die Kontinenz gewährleisten soll, Dick- oder Dünndarm (Mainz-Pouch, (modifizierter) Indiana-Pouch) verwendet werden. So kommen getapertes terminales Ileum, invaginiertes Ileum oder seltener, da mit einer größeren Komplikationsrate verbunden (32 %), die Appendix zum Einsatz (Wiesner et al. 2006).

Wichtig für die Verwendung von Darmabschnitten ist generell, dass sie gut mobilisierbar sind, um die gewünschte Position zur Anastomosierung von Harnröhre oder Haut (z. B. Nabelbereich oder rechten Unterbauch) spannungsfrei erreichen zu können. Hierzu sollten die Abschnitte des Mesenteriums eine entsprechende Länge aufweisen und gut mobilisiert werden.

Bei abdominal voroperierten Patienten und insbesondere Patienten mit entzündlichen Darmerkrankungen (M. Crohn, Colitis ulcerosa oder Sigmadivertikulitis) sind Verwachsungen von Darmschlingen auch in ausgeprägter Form keine Seltenheit. Hier ist für die Identifizierung der entsprechenden Darmabschnitte meist eine vollständige Adhäsiolyse erforderlich.

■ ■ **Präoperative Komplikationen**

Komplikation: Falsche Indikationsstellung bei Vorerkrankungen des Darmes

Häufigkeit: Keine konkreten Angaben in der Literatur verfügbar.

Ursache: Patienten mit chronisch entzündlichen Darmerkrankungen oder nach Radiatio mit Einbeziehung des abdominellen Bereiches eignen sich in der Regel nicht für rekonstruktive Eingriff unter Verwendung von (längeren) Darmabschnitten, da die Gefahr einer Anastomoseninsuffizienz deutlich erhöht ist.

Bei stattgehabten Voroperationen ist in aller Regel nur abschätzbar, in welcher Ausprägung Darmabschnitte reseziert wurden.

Behandlung: Neben guten anatomischen Kenntnissen sollte der Operateur verschiedene Formen der Harnableitung beherrschen, um im Bedarfsfall von der vorab geplanten Strategie abweichen zu können.

Vorbeugung: Bei radiierten Patienten sollte vor einem Darmeingriff das Strahlenfeld bekannt sein, damit ein Darmabschnitt möglichst weit vom Strahlenfeld entfernt Verwendung findet. Vorbestrahlte Darmabschnitte, die man auch intraoperativ nicht an der rarefizierten Durchblutung und Fibrose erkennen kann, sollten wegen der Gefahr einer Anastomoseninsuffizienz oder Fistelbildung nicht verwendet werden.

Tipp

Multipel voroperierte Patienten profitieren ebenfalls nicht von einer Resektion größerer Darmabschnitte, da der Verlust von etwa einem Meter Darm häufig mit einem Gallensäureverlustsyndrom und chronischem Durchfall einhergeht.

Komplikation: Falsche Indikationsstellung bei Niereninsuffizienz

Häufigkeit: Eine frühe postoperative Nierenschädigung tritt in 11 % aller operierten Patienten ein (Furrer et al. 2018). Risikofaktoren sind lange OP-Zeiten (>400 min), intraoperativer Blutverlust und eine vorbestehende Nierenschädigung.

Ursache: Patienten mit chronischer Nierenfunktionseinschränkung (Kreatinin >2 mg/dl) eignen sich nicht zu einer Harnableitung mit Reservoir-Funktion (Pouch, Neoblase), da durch

Rückresorption von Urin eine Veränderung der Serumelektrolyte (hyperchlorämische metabolische Azidose) (Gilbert et al. 2013) und Verschlechterung der Nierenfunktion eintreten kann (Gondo et al. 2017).

Vorbeugung: Wahl der geeigneten Form der Harnableitung unter Berücksichtigung der genannten Parameter.

> **Tipp**
>
> Intraoperatives Flüssigkeitsmanagement, Vermeidung der intraoperativen Verabreichung von Kristalloiden, Minimierung des Blutverlustes, kurze OP-Zeiten sowie Vermeidung nephrotoxischer Substanzen perioperativ (z. B. Vermeidung nephrotoxischer Antibiotika, Dosisanpassung an Nierenfunktion) können helfen, eine postoperative Nierenschädigung zu minimieren.

■ **Intraoperative Komplikationen**

Komplikation: Verwechslung/Torsion von Darmabschnitten bei der Rekonstruktion

Häufigkeit: Eher selten, abhängig von der Operationsdauer und der Erfahrung des Teams; keine konkreten Angaben in der Literatur verfügbar.

Ursache: Unkonzentriertheit und/oder Müdigkeit des Operationsteams nach langwierigen oder schwierigem Operationsabschnitten.

Behandlung: Korrektur der Positionierung bzw. der Anastomose mit Neuerstellung.

Vorbeugung: Für die Harnableitung zu verwendende Darmabschnitte werden fadenmarkiert, dabei z. B. auch der orale bzw. aborale Abschnitt gekennzeichnet. Abdecken der jeweils nicht verwendeten Darmanteile mit feuchten Bauchtüchern. Vermeidung von Verwechslungen oder Torsion des ausgeschalteten Darmsegmentes durch korrekte Positionierung

vor Detubularisierung oder Erstellen der Darmanastomose.

Komplikation: Gefäßverletzung bei Adhäsiolyse

Häufigkeit: Keine konkreten Angaben in der Literatur verfügbar.

Ursache: Unzureichende anatomische Kenntnisse oder ausgedehnte Verwachsungen nach Voroperationen, Mobilisation des Duodenums (Kocher-Manöver).

Behandlung: Bei Verletzung des Truncus coeliacus oder der A. mesenterica superior: Rekonstruktion, im Bedarfsfall durch Gefäßchirurgen, andernfalls ist mit einer Darmischämie zu rechnen.

Vorbeugung: Palpieren der versorgenden Gefäße, sorgfältige Präparation und Sicherstellung anatomischer Kenntnisse. Die A. mesenterica inferior kann im Bedarfsfall ligiert, sollte jedoch nach Möglichkeit geschont werden. Beschränkung der Adhäsiolyse auf das notwendige Maß.

Komplikation: Darmverletzung

Häufigkeit: Abhängig von Vorerkrankungen (Radiatio) und massiven Verwachsungen können Serosa-Läsionen oder Darmperforationen in bis zu 10 % übersehen werden (Di Saverio et al. 2018).

Ursache: Voroperationen, stattgehabte Entzündungen.

Behandlung: Jede Serosa-Läsion sollte bei der Adhäsiolyse unverzüglich versorgt werden, da sie nachfolgend übersehen und/oder in Vergessenheit geraten kann.

Vorbeugung: Sorgfältige Inspektion des gesamten Darmes vor dem Wundverschluss.

> **Tipp**
>
> Es sollte nur eine Präparation der benötigten Darmanteile erfolgen, eine vollständige Adhäsiolyse aller Darmabschnitte ist nicht notwendig.

Komplikation: Darmischämie

Häufigkeit: Selten, keine konkreten Angaben in der Literatur verfügbar.

Ursache: Vorbestehende Risikofaktoren einer verminderten Perfusion wie beispielsweise Arteriosklerose, Nikotinkonsum, vorangegangene Radiatio (Gurakar et al. 2019).

Behandlung: Eventuelle Nachresektion livide verfärbter Darmabschnitte oder des distalen Endes des Conduits.

Vorbeugung: Erstellen der Darmanastomose mit einer seromuskulären Einzelknopfnaht, keine Verwendung von Darmklemmen, Reinigung lediglich der Enden der verwendeten Darmabschnittes mit Betaisodonna-getränktem Tupfer, Anpassung ungleicher Lumina durch Inzision der Taenien (Kolon) oder antimesenterial (Dünndarm).

> **Tipp**
>
> Vermeiden von zu starkem Zug am Darm (z. B. beim Durchführen des Ileum-konduits durch die Bauchdecke) oder von Spannung bei der Anastomosierung.

Komplikation: Gefäßverletzung im Mesenterium

Häufigkeit: Selten, keine konkreten Angaben in der Literatur verfügbar.

Ursache: Adipöse Patienten mit intraabdominellen Fettdepots, abdominelle Voroperationen oder Radiatio.

Behandlung: Einblutungen sollten zur Vermeidung eines Hämatoms sofort komprimiert und gestillt werden. Kleine Gefäße selektiv (bipolar) koagulieren, etwas größere Gefäße können ligiert bzw. umstochen werden. Die Durchblutung des Darmabschnittes muss dabei sichergestellt werden, ggf. kurzstreckige Darmresektion.

Vorbeugung: Diaphanoskopie zur Darstellung der versorgenden Gefäße. Am Dickdarm ist das Mesenterium insgesamt kräftiger ausgebildet im Vergleich zum Dünndarm, hier besonders auf versorgende Gefäße und Arkaden achten.

> **Tipp**
>
> Eine Diaphanoskopie kann bei der Detektion der Gefäße und Gefäßarkaden sehr hilfreich sein.

Komplikation: Zu kurz ausgeschalteter Darmabschnitt bzw. versorgendes Mesenterium

Häufigkeit: Selten (dos Reis et al. 2011).

Ursache: Zu kurz ausgeschaltetes Interponat (z. B. beim Erstellen eines Harnleiterinterponates) oder zu kurzes Mesenterium des Darmabschnittes (z. B. des Ileums beim Erstellen einer Neoblase).

Behandlung: Inzidieren des peritonealen Überzugs bei zu kurzem Mesenterium, dabei ist ein Streckengewinn von bis zu 2 cm möglich. Alternativ Konstruktion eines Flaps zur Interposition, nach Tubularisierung ist hierdurch ein Längengewinn von bis zu 2 cm zu erwarten. Dies ist auch bei zu kurz bemessenem Darmsegment möglich, alternativ hier Ausschaltung eines längenangepassten Segmentes.

Vorbeugung: Beim Ausschalten des Darmsegmentes ist auf eine ausreichende Länge des Darminterponates zu achten (Bao et al. 2017).

Bei Verwendung im Rahmen eines Uretererersatzes, sollte das distale Ende des Darminterponates auf das Blasendach verbracht werden. Am einfachsten ist dies, wenn ein kurzer Darmabschnitt detubularisiert und bogenförmig aneinandergenäht wird und anschließend das distale Ende als „Darmplatte" auf das Blasendach genäht wird. Hierdurch lässt sich auch die Darmlänge anpassen. Die Technik nach Yang-Monti ist ebenfalls dazu geeignet, ein entsprechend langes Segment zum Harnleiterersatz zu konstruieren (Steffens et al. 2010).

Bei einem zu kurzen Darminterponat als Ureterersatz kann die distale Anastomose unter Verwendung eines Psoas-Hitch-Verfahrens erreicht werden.

Komplikation: Obstruktion bzw. Verdrehen des Darminterponat-Mesenteriums
Häufigkeit: Selten, keine konkreten Angaben in der Literatur verfügbar.
Ursache: Verdrehen oder Retroperitonealisierung des ausgeschalteten Darmabschnittes, z. B. bei kürzeren Segmenten zur Verwendung als Ileumkonduit oder Ureterersatz.
Behandlung: Auflösen der erstellten Anastomosen. Identifizierung der richtigen Darmabschnitte bzw. der korrekten Position von Darmabschnitten.
Vorbeugung: Anbringen von Markierungen oder Haltenähten. Abdecken der Darmanteile, die im operativen Geschehen aktuell keine Verwendung finden.

■■ **Postoperative Komplikationen**
Komplikation: Nachblutung
Häufigkeit: 14 % (Roghmann et al. 2014).
Ursache: Blutungskomplikationen durch unbemerkte Organ- oder Gefäßverletzungen.
Behandlung: Bei unklarer Lokalisation ist eine Bildgebung erforderlich, es besteht die Möglichkeit des angiographischen Gefäßverschlusses mittels Coiling. Revision und operative Versorgung, ggf. Substitution des Blutverlustes.
Vorbeugung: Kontrolle auf Bluttrockenheit des Situs am Ende des Eingriffes, insbesondere Kontrolle von Blutungsquellen, die während des Eingriffes versorgt wurden und von Resektionsflächen, auch der Einstichstellen von Drainagen. Spülung der Bauchhöhle.

Komplikation: Urinom
Häufigkeit: 4 % (Regalado et al. 1997).

Ursache: Anastomoseninsuffizienz, Nekrose von Darmabschnitten.
Behandlung: Verlängerte Liegedauer der Harnableitung, z. B. von Ureterschienen und Nephrostomie-Kathetern, Sicherstellung der Harnableitung durch Schaffung eines „Niederdrucksystems", Punktion bzw. Drainage des Urinoms.
Vorbeugung: Sorgfältige Präparation der Ureteren mit Erhalt der Adventitia zur Sicherstellung der Perfusion. Überprüfung der Dichtigkeit mit Füllung des Conduits oder der Ersatzblase mit Kochsalz

Komplikation: Anastomosenstriktur, Anastomoseninsuffizienz
Häufigkeit: Strikturen der Harnleiter-Darm-Anastomose bei offen chirurgischer Harnableitung 7 %, bei robotischer Zystektomie 12 % (Goh et al. 2020).
Ursache: Meist bedingt durch unzureichende Vaskularisation der Gewebeabschnitte im Bereich der Anastomose, z. B. durch Gewebespannung oder anatomisch insuffiziente Gefäßversorgung.
Behandlung: Endoskopische Schlitzung mit oder ohne permanenter Schienung oder offene Revision.
Vorbeugung: Allgemein gilt: Erstellen einer spannungsfreien Anastomose unter Verwendung von Einzelknopfnähten. Schienung und damit Entlastung der Anastomose, Harnableitung über ein „Niederdrucksystem".
Bezüglich der Darmsegmente gilt: Sicherstellen einer ausreichenden Perfusion durch gefäßschonende Präparation und einer ausreichenden Länge des Interponates.
Bezüglich des Ureters gilt: Sorgfältige und schonende Präparation unter Beachten einer ausreichenden Blutversorgung, Belassen der Adventitia, sparsame Spatulierung, Ummantelung mit Peritoneum oder Omentum majus.

Komplikation: Parastomale Hernienbildung (Abb. 30.1 und 30.2)
Häufigkeit: Bis zu 17 % (Narang et al. 2017).

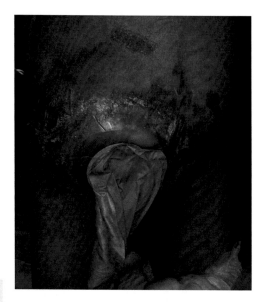

◘ Abb. 30.1 Ausgeprägte parastomale Hernie bei Ileumkonduit. (Mit freundlicher Genehmigung von Frau Priv.-Doz. Dr. med. J. Kranz)

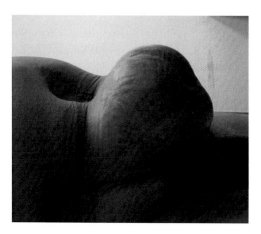

◘ Abb. 30.2 Große parastomale Hernie bei kontinenter Ileovesikostomie. (Mit freundlicher Genehmigung von Frau Priv.-Doz. Dr. med. J. Kranz)

Ursache: Schaffung einer zu großen Inzision der Faszie und des Peritoneums.

Behandlung: Operative Hernienversorgung mit Netz. Bei komplettem Verlust der Faszie, Verlagerung des Conduits zur anderen Seite. Meist ist in diesen Fällen jedoch eine Neukonstruktion erforderlich.

Vorbeugung: Angepasste kreuzförmige Inzision der Faszie und Fixation des Ileumkonduits an dieser. Hierbei ist auf das Mesenterium bzw. Gefäßverletzungen und -läsionen zu achten.

Komplikation: Narbenhernie (Abb. 30.3 und 30.4)

Häufigkeit: 9,0–14,3 % (Edwards et al. 2018).

Ursache: Inkomplettes Erfassen der Faszie beim Wundverschluss, wiederholte und ausgeprägte intraabdominelle Druckerhöhung, z. B. durch Pressen oder Husten.

Behandlung: Operative Hernienversorgung mit Netz.

Vorbeugung: Bauchdeckenverschluss bei gut relaxiertem Patienten.

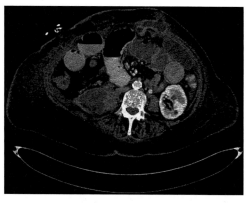

◘ Abb. 30.3 Inkarzerierte Dünndarmschlinge, welche subkutan bei Adipositas nicht palpabel war

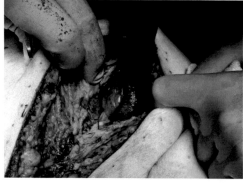

◘ Abb. 30.4 Intraoperativer Situs: Darstellung der Faszienlücke mit inkarzerierter Dünndarmschlinge

Komplikation: Mechanischer Ileus
Häufigkeit: Selten (3,6 %) (Hautmann et al. 2011).
Ursache: Intraabdominelle „Ileus-Fallen", Bridenbildung, Verwachsungen.
Behandlung: Sicherung der Diagnose mittels Bildgebung, zügige Revision.
Vorbeugung: Verschluss von mesenterialen Schlitzen, die durch Ausschaltung der/des Darmsegmente/s entstehen. Fixierung des Ileumkonduits und des Colon ascendens (Taenie) an der lateralen Bauchwand (Harnsberger et al. 2019).

Komplikation: Paralytischer Ileus
Häufigkeit: Bis zu 23 % aller Patienten mit längerer transabdominaler Operation (Nazzani et al. 2019).
Ursache: Längere Operations- und Narkosezeiten, ausgedehnte „Manipulation" des Darmes, nervale Beeinflussung durch Anästhesieagentien. Retroperitoneales Hämatom.
Behandlung: Verabreichung von prokinetischen Medikamenten, Darmstimulation durch orale Gabe von Megluminamidotrizoat (in Verbindung mit einer Dokumentation der Magen-Darm-Passage), Ausgleich der Elektrolyte und Regulation des Säure-Basen-Haushaltes.
Vorbeugung: Einlage einer Magensonde, Fast Track-Protokoll, Gabe von Erythromycin zur Stimulation der Magenperistaltik, Ausgleich des Elektrolythaushaltes, Einlage eines Periduralkatheters, Mobilisation.

Komplikation: Durchblutungsstörungen des Ileumkonduits
Häufigkeit: 0,7 % (Kouba et al. 2007).
Ursache: Venöse Stauung oder Ischämie des Ileumkonduits als Folge eines zu engen Fasziendurchtritts, einer Verletzung des Mesenteriums, einer Verdrehung des Conduits oder eines langen Verlaufs im subkutanen Fett.
Behandlung: Stomaischämie (blass-graues Conduit) führt häufig zu einer distalen Stomastenose. Im Gegensatz dazu erholt sich eine venöse Stauung (blau-violette Verfärbung) meist nach einigen Stunden.
Vorbeugung: Schaffung eines ausreichend weiten Fasziendurchtritts bzw. eines ausreichend weiten Kanals im subkutanen Fett. Kreuzförmige Inzision der Faszie mit Ankernähten, Platzierung des Mesenteriums kranial bei Durchtritt durch die Bauchdecke.

Komplikation: Kompartmentsyndrom
Häufigkeit: Die Inzidenz beträgt auf einer bauchchirurgischen Intensivstation etwa 1 % bei traumatologisch operierten Patienten etwa 15 % (Wise et al. 2018).
Ursache: Nach ausgedehnter Darmchirurgie kann der normalerweise etwa 5 mmHg betragende intraabdominale Druck durch Volumenzunahme im abgeschlossenen Kompartment steigen. Bei Drücken > 20 mmHg oder Verminderung des intraabdominalen Perfusionsdruckes unter 60 mmHg kommt es nachfolgend meist zum Multiorganversagen. Der intraabdominale Druck kann indirekt über den Blasendruck gemessen werden, es zeigt sich klinisch eine Bauchumfangsvermehrung. Ein weiterer Risikofaktor ist eine massive intraoperative Flüssigkeitszufuhr (Maluso et al. 2016).
Behandlung: Günstig ist die frühzeitige Operation innerhalb von 6 h (Thabet und Ejike 2017).
Vorbeugung: Nach Exploration des Abdomens wird die Laparatomie nicht verschlossen, es erfolgt eine temporäre Abdeckung des offenen Abdomens. Das Laparostoma kann später mit einem Vakuumversiegelungsverband behandelt und sekundär operativ verschlossen werden (Wise et al. 2019).

> Tritt eine Verschlechterung der Herz-Kreislaufsituation ohne Hb-relevante Nachblutung auf, so muss unter dem Verdacht eines intraabdominellen Kompartmentsyndroms eine Relaparatomie erfolgen.

Literatur

Bao JS, He Q, Li Y, Wu G, Yue Z (2017) Yang-Monti Principle in bridging long ureteral defects: cases report and a systemic review. J Urol 14(4):4055–4061

Di Saverio S, Biridelli A, Broek RT, Davies JR, Mandrioli M, Sallinen V (2018) Laparascopic adhesiolysis: not for all patients, not for all surgeons, not in all centres. Updates Surg 70(4):557–561

Dos Reis RB, Machado RD, Faria EF, Cassini M, Kaplan S (2011) Modified technique for the creation of an orthotopic neobladder in patients with shortened mesentery: making up the difference between the bladder and the urethral stump. Urology 78(6):1430–1434

Edwards DC, Cahn DB, Reddy M, Kivlin D, Malhotra A, Li T, Chen DYT, Viterbo R, Uzzo RG, Greenberg RE, Smaldone MC, Curcillo P, Kutikov A (2018) Incisonal hernia aftr cystectomy: incidence, risk factors and anthropometric predisposition. Can J Urol 25(6):9573–9578

Furrer MA, Schneider MP, Löffel LM, Burkhard FC, Wüthrich PY (2018) Ipact of intraoperative fluid and noradrenaline administration on early postoperative function after cystectomy and urinary diversion: A retrospective observational cohort study. Eur J Anaesthesiol 35(9):641–649

Gilbert SM, Lai J, Saigal CS, Gore JL (2013) Downstream complications following urinary diversion. J Urol 190(3):916–922

Goh AC, Belarmino A, Patl NA, Sun T, Sedrakyan A, Bochner BH, Hu JC (2020) A population-based study of ureteroenteric strictures after open and robotic-assisted radical cystectomy. Urology 135:57–65

Gondo T, Ohno Y, Nakahima J, Hashimoto T, Nakagami Y, Tachibana M (2017) Preoperative determinant of early postoperative renal function following radical cystectomy and intestinal urinary diversion. Int Urol Nephrol 49(2):233–238

Gurakar M, Locham S, Alshaikh HN, Malas MB (2019) Risk factors and outcomes for bowel ischemia after open and endovascular abdominal aortic aneurysm repair. J Vasc Surg 7(3):869–881

Harnsberger CR, Maykel JA, Alavi K (2019) Postoperative Ileus. Clin Colon Retal Surg 32(3):166–170

Hautmann RE, de Petriconi RC, Volkmer BG (2011) 25 years of experience with 1,000 neobladders: long term complications. J Urol 185(6):2207–22012

Kouba E, Sands M, Lentz A, Wallen E, Pruthi RS (2007) Incidence and risk factors of stomal complications in patients undergoing cystectomy with ileal conduit urinary divrsio for bldder cancer. J Urol 178:950–954

Maluso P, Olson J, Sarani P (2016) Abdominal Compartment Hypertension and abdominal compartment syndrome. Crit Care Clin 32(2):213–222

Narang SK, Alam NN, Campain NJ, Pathak S, McGrath JS, Daniels IR, Smart NJ (2017) Parastomal hernia following cystectomy and ileal conduit urinary diversion: a systematic review. Hernia 21(2):163–175

Nazzani S, Bandini M, Preisser F, Mazzone E, Marchioni M, Tian Z, Stubinski R, Clementi MC, Saad F, Shariat SF, Montanari E, Briganti A, Carmignani L, Karakiewicz PI (2019) Postoperative paralytic ileus after major oncological procedures in the enhanced recovery after surgery era: a population based analysis. Surg Oncol 28:201–207

Regalado PR, Huguet PJ, Errando SC, Lima BX, Chechile TG, Villavicencio MH (1997) Orthotopic bladder replacement: II. Functional results and complications in patients with Studer type ileal neobladder. Arch Ep Urol 50(3):234–241

Roghmann F, Trinh QD, Braun K, von Bodman C, Brock M, Noldus J, Palisaar J (2014) Standardized assessment of complications in a contemporary series of European patients undergoing raical cystectomy. Int J Urol 21(2):143–149

Steffens JA, Anheuser P, Reisch P, Treiyer AE (2010) Ureteric reconstruction with reconfigured ileal segments according to Yang-Monti. A 4-year prospectiv report. Urologe A 49(2):26–267

Thabet FC, Ejike JC (2017) Intraabdominal hypertension and abdominal compartment syndrome in pediatrics. A review. J Crit Care 41:275–282

Wiesner C, Stein R, Pahernik S, Hähn K, Melchior SW, Thüroff JW (2006) Long term follow-up of the intussuscepted nipple valve and the in situ, submucosally embedded appendix as continence mechanisms of continent urinary diversion with the subcutaneous ileocecal pouch (Mainz pouch I). J Urol 176(1):155–159

Wise Y, Shelke U, Patil B, Padwardhan S, Kini S (2018) Use of ileum for complex ureteric reconstruction: assessment of long-term outcome, complications and impact on renal function. Urol Ann 10(4):369–374

Wise R, Ridseth R, Blaser A, Roberts D, De Waele J, Kirkpatrick A, De Keulenaer B, Malbrain M (2019) Awareness of knowledge of intraabdominal hypertension and abdominal compartment syndrome: results of a repeat, international, cross sectional survey. Anaesthesiol Intensive Ther. 51(3):186–199

30

Uterus und Adnexe

Christian Hampel

Hintergrund

Die Hysterektomie gehört national wie international zu den häufigsten gynäkologischen Eingriffen. Im Jahr 2012 wurden nach Angaben des Robert-Koch-Institutes (RKI) und des Statistischen Bundesamtes in Deutschland über 133.000 Gebärmutterentfernungen mit benigner oder maligner Indikation durchgeführt. Diese Anzahl übersteigt die Zahl sämtlicher urologischer Eingriffe an der Prostata, unterliegt dennoch aber einer längerfristigen rückläufigen Tendenz (◘ Abb. 31.1). Diese liegt in der abnehmenden Indikationsstellung zur Hysterektomie wegen Uterus myomatosus und starker bzw. unregelmäßiger Menstruationsblutungen begründet (Prütz 2014).

Maligne und benigne Hysterektomie-Indikationen fallen in unterschiedlichen Lebensabschnitten an und führen zu einer zweigipfligen Altersverteilung der Gebärmutterentfernung (◘ Abb. 31.2). Das Verhältnis von Hysterektomien aus gutartiger Indikation zu denen aus maligner Indikation beträgt etwa 9 : 1 (Prütz 2014).

Ein weiterer, noch häufigerer Eingriff an der Gebärmutter mit urologischen Komplikationsmöglichkeiten ist der Kaiserschnitt, bei dem auf eine möglichst kurze OP-Zeit und einen maximalen Schutz des Kindes fokussiert wird. Im Jahr 2017 wurde die Sectio caesarea immerhin bei über 256.661 Schwangeren angewandt (Online 2018), was bei einer Geburtenzahl von etwa 785.000 knapp einem Drittel der Entbindungen entspricht – Tendenz steigend (Online 2018).

Bei den malignen Indikationen aufgrund eines Zervix- oder Korpus-Karzinoms wird die HPV-Impfung bei Mädchen (und Jungen) perspektivisch eine Senkung der Zervix-Karzinom-Inzidenz zur Folge haben, auch wenn diese Tatsache in der RKI-Statistik bis 2013 noch keinen Ausdruck finden konnte (◘ Abb. 31.3).

31

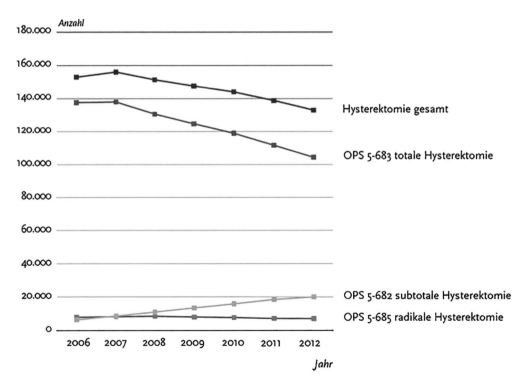

◘ **Abb. 31.1** Anzahl der Hysterektomien in Krankenhäusern in Deutschland 2006–2012. (Datenquelle: DRG-Statistik, Statistisches Bundesamt 2013 [Prütz 2014])

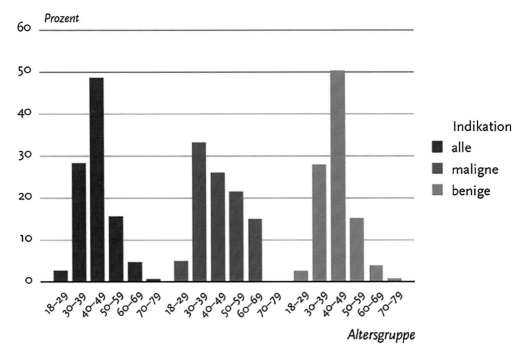

◻ Abb. 31.2 Alter bei Gebärmutterentfernung und Indikationen. (Datenquelle: DEGS1 [Prütz 2014])

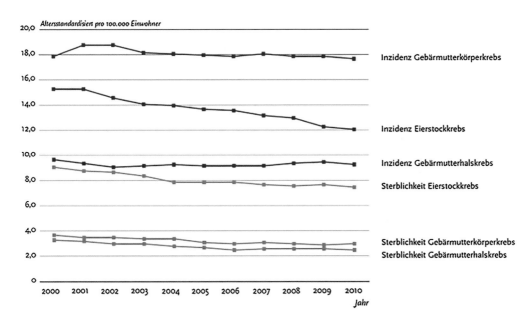

◻ Abb. 31.3 Altersstandardisierte Inzidenz- und Mortalitätsraten pro 100.000 Einwohnerinnen für Krebserkrankungen des Gebärmutterhalses (ICD-10: C53), des Gebärmutterkörpers (ICD-10: C54-55) und der Eierstöcke (ICD-10: C56); Schätzungen für Deutschland 1999–2010. (Datenquelle: Krebs in Deutschland 2009/2010, RKI, GEKID 2013 [Prütz 2014])

Die stark fallende Inzidenz des Ovarial-Karzinoms hat indes bereits zu einer deutlichen Reduktion der Ovarektomien geführt, die aber immer noch etwa 30.000-mal pro Jahr in Deutschland stattfindet, meist aus karzinomprophylaktischen Gründen bei postmenopausalen Frauen im Rahmen eines pelvinen Kombinationseingriffes.

Bei der Hysterektomie und der Ovarektomie haben laparoskopische Techniken zunehmend an Bedeutung gewonnen, was auch Implikationen für urologische Komplikationshäufigkeiten nach sich zog.

Die Hysteropexien bei Deszensus vaginalis sollen an dieser Stelle nur der Vollständigkeit halber als Operation an der Gebärmutter erwähnt werden. Bezüglich der urologischen Komplikationsmöglichkeiten und deren Management sei auf die Deszensusoperationen im verwiesen (siehe ► Abschn. 25.3).

> Die Leiomyom-Enukleation impliziert keine nennenswerten spezifisch urologischen Komplikationsmöglichkeiten.

■ **Hysterektomie**

Die für die geordnete Miktion verantwortliche parasympathische Blaseninnervation erfolgt über den Plexus pelvicus, ein organnah verschaltetes Nervengeflecht aus den Sakralsegmenten S2-S4 mit enger topographischer Lagebeziehung zur Gebärmutter. Es ist daher gut nachzuvollziehen, dass eine Gebärmutterentfernung zwar auch zu pelvinen Schmerzen, viel häufiger aber zu Denervierungsschäden mit konsekutiven Blasenentleerungsstörungen führen kann. Die räumliche Nähe des Uterus zum Harntrakt zeichnet für das Verletzungsrisiko von Blase und Harnleiter verantwortlich, was Urinome, Harnleiterstenosen mit konsekutiver Harnstauungsniere bis hin zur Niereninsuffizienz, in manchen Fällen aber auch Fisteln zwischen Harnleiter, Blase, und Vagina entstehen lassen kann. Die Anzahl spezifisch urologischer Komplikationen nach Eroberung der Wertheim-OP durch die gynäkologische Laparoskopie nimmt zu (◘ Abb. 31.4) Aber auch bei der Gebärmutterentfernung aus benigner Indikation bedingt die OP-Technik eine Veränderung im Spektrum möglicher Komplikationen.

■ ■ **Intraoperative Komplikationen**
Komplikation: Vesikovaginale Fistel
Ein kontinuierlicher unwillkürlicher Urinverlust ohne Harndrang, unabhängig von der Belastungssituation gilt als

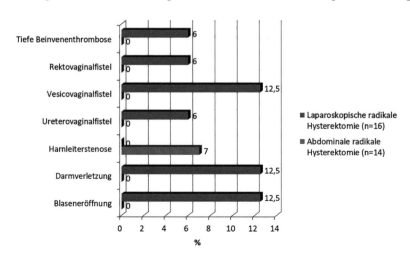

◘ **Abb. 31.4** Chirurgische Komplikationen in einer randomisierten Studie zum Vergleich offen-abdominaler und laparoskopischer radikaler Hysterektomien. (Aus Campos et al. 2013)

pathognomonisches Symptom der extraurethralen Inkontinenz, welche zum weit überwiegenden Anteil auf eine Blasen-Scheiden-Fistel zurückzuführen ist (Differenzialdiagnose: ektop mündender Harnleiter, Ureter-Scheiden-Fistel).

Häufigkeit: Die einfache Hysterektomie aus benigner Indikation stellt die fistelträchtigste gynäkologische Operation dar (Tancer 1992; Hadzi-Djokic et al. 2009). Die methodenübergreifende vesikovaginale Fistelrate beträgt 1:1250 Hysterektomien. In Abhängigkeit von der Hysterektomie-Technik: laparoskopisch: 1:455, abdominal: 1:1000 und vaginal: 1:5000 (Harkki-Siren et al. 1998).

Ursache: Ein Grund für die besonders häufig bei laparoskopischen Hysterektomien auftretenden Fisteln kann in der Koagulationsnekrose liegen, die bei der monopolaren und bipolaren Gewebekoagulation als bevorzugter Blutstillungsmethode der Laparoskopie auftritt und anders als bei der offen chirurgisch präferierten Umstechung bzw. Fadenlig-

atur in ihrer Ausdehnung intraoperativ schlechter beurteilt werden kann.

Diagnostik: Große Vesicovaginalfisteln, wie sie aber nach Uteruseingriffen nur selten auftreten, können rein inspektorisch bei der vaginalen Einstellung identifiziert und vermessen werden. Demgegenüber können die Vaginalrugae bei den viel häufigeren kleineren Fisteln eine Fistellokalisation mit bloßem Auge erschweren. In diesem Fall ist eine Zystoskopie häufig wegweisend, die auch bei einer eindeutig von vaginal zu identifizierenden Blasenscheidenfistel zum Ausschluss von Zweitfisteln und intravesikalen Pathologien (z. B. Nekrosen oder Steinbildungen) indiziert ist.

Bleibt die Diagnose auch nach vaginaler Einstellung und Zysturethroskopie noch unklar, folgt die Blauprobe zur Bestätigung kleinster Fistelkanäle und zur Differenzialdiagnostik der seltenen Ureterovaginalfistel (◘ Abb. 31.5). Hier zeigt sich bei der Auswertung der vaginal eingelegten Kugeltupfer nicht nur der

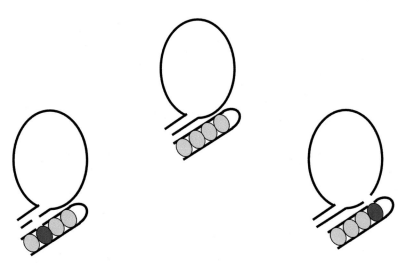

◘ **Abb. 31.5** Blauprobe zur Fistel-Differenzialdiagnostik bei nicht identifizierbarem Fistelkanal und/oder dem Verdacht auf eine Ureterovaginalfistel. Die Scheide wird hierzu mit Kugeltupfern austamponiert und die Blase mit 50 ml isotoner Kochsalzlösung, in der eine Ampulle Methylen-Blau aufgelöst wurde, befüllt. Nach 20 min normaler körperlicher Aktivität werden die Kugeltupfer entfernt und begutachtet. Bei trockenen Tupfern ist eine Vesicovaginalfistel ausgeschlossen. Farblos durchnässte Tupfer deuten auf eine Ureterovaginalfistel hin, blau durchnässte Tupfer bestätigen die Blasen-Scheidenfistel, wobei die Position des gefärbten Tupfers die ungefähre Fistellokalisation markiert und die Zahl der gefärbten Tupfer als semiquantitatives Maß für den Urinverlust gilt

31

semiquantitative Urinverlust, sondern auch die ungefähre Lokalisation sowie im Fall eines farblos eingenässten Tupfers ein Hinweis auf eine Harnleiter-Scheidenfistel.

Urologisch-radiologische Untersuchungen wie eine intravenöse Pyelographie (IVP), Miktionszysturethrogramm (MCU) oder laterales Zystogramm können im Einzelfall einen Fistelkanal oder eine ureterovaginale Fistel demaskieren, sollten aber auch angesichts der Strahlenbelastung und der exzellenten Sensitivität und Spezifität der nicht-radiologischen Diagnostik nicht zum Routineprogramm einer Fistelabklärung gehören.

Die in vielen Publikationen zur Fisteldiagnostik empfohlenen CT- und MRT-Untersuchungen sind nur in solchen Fällen einer ureterovaginalen Fistel sinnvoll (Narayanan et al. 2009). In den allermeisten Fällen jedoch werden Schnittbildverfahren keinen zusätzlichen Informationsgewinn erbringen und haben in der Regel auch keinen Einfluss auf die Therapieplanung.

Behandlung: Der Variabilität der Vesicovaginalfistel geschuldet muss auch das therapeutische Spektrum breit sein.

- Konservativ: Wegen der im zeitlichen Verlauf zunehmenden Epithelialisierung der Fistelkanals sollte ein konservativer Versuch der Fistelaustrocknung so bald wie möglich nach Bekanntwerden der Fistel erfolgen. Konservative Versuche einer passageren transurethralen Dauerableitung, evtl. komplett in Kombination mit bilateraler Einlage von DJ-Kathetern oder Mono-J-Harnleiterschienen sind zulässig, aber wenig erfolgversprechend. In der Publikation von Hilton kam es in 24 von 348 Fällen (7 %) zu einem spontanen Fistelverschluss unter Dauerableitung (Hilton 2012). Die Chancen für einen Spontanverschluss bessern sich insbesondere bei älteren Patientinnen mit Genitalatrophie unter einer begleitenden Hormonersatztherapie (wenn möglich lokal) (Goh

et al. 2001). Spontanheilungen mehr als drei Monate nach Diagnosestellung sind praktisch ausgeschlossen.

- Operativ:
  - Vaginaler Zugang: Sofern die allgemeinen Prinzipien der Fistelchirurgie (Sicherung der Ostien, Exzision des Fistelkanals, weiträumige Separation der fistulierenden Wandstrukturen (Vaginalwand und Detrusor), spannungsfreie Vernähung, Interposition von Rezidiv-präventivem Füllmaterial wie Fett oder Kollagen-Vlies beachtet werden, und die Durchblutungssituation nicht durch eine radiogene oder senile Genitalatrophie kompromittiert wird, sind die Ergebnisse des vaginalen Fistelverschlusses exzellent (Arrowsmith et al. 2013). Im Fall großer intertrigonaler Fisteln – insbesondere bei starker Vernarbung – ist die Identifikation und Schienung der Ostien oft schwierig und kann zu uni- oder bilateralem Harnstau führen. Die Vernarbung allein kann ebenfalls eine Harnstauung hervorrufen, welche von vaginal nur unzureichend korrigierbar ist. Liegen zusätzliche Blasensteine vor, kann deren transurethrale Entfernung so mühsam sein, dass ein abdominales Vorgehen sinnvoller erscheint.
  - Abdominal transperitonealer Zugang: Dieser bietet sich bei hohen Blasenscheidenfisteln ohne Harnröhrenbeteiligung (die häufigste Fistelvariante nach Uterus-Operationen) an und kann wahlweise laparoskopisch, Robotisch-assistiert laparoskopisch und offen durchgeführt werden (Loposso M et al. 2016). Dabei wird die Blase vom Dom her bis in den Fistelkanal gespalten, wobei sich die präoperative zysturethroskopische Ring-Schienung des Fistelkanals z. B. mit einem Ureterkatheter (transurethraler Eingang, transvaginaler Ausgang) besonders bei kleinen Fisteln bewährt hat. Dank der besseren Übersicht bei der transabdominellen Vorgehensweise ge-

lingt die Identifikation und Schienung der Harnleiterostien praktisch immer, wie auch beim Fistelverschluss das Mitfassen der Harnleiter besser vermeidbar erscheint als beim vaginalen Vorgehen. Die Alternativen des Interpositionsmaterials sind beim abdominalen Zugang vielfältiger, neben dem Kollagen-Vlies kommen auch Peritoneal- oder Omentum-Lappen infrage. Kombinationseingriffe wie Blasensteinentfernung oder Ureterozystoneostomie bei bereits präoperativ bestehender Harnabflussstörung sind mit diesem Zugang unproblematisch. Die etwas höhere Erfolgsrate prädestiniert den transabdominalen Fistelverschluss trotz größerer Invasivität auch für den Fall eines Fistelrezidives nach vaginaler Erstoperation.

Vorbeugung: Penible Vorsicht bei der Adhäsiolyse und der möglichst sparsame Einsatz der mono- oder bipolaren Koagulation sind die wichtigsten Präventions-Empfehlungen.

Komplikation: Darmverletzung, rektovaginale Fistel

Häufigkeit: Darmverletzungen sind stark methodenabhängig und treten sehr viel häufiger bei transperitonealen laparoskopischen Eingriffen als bei vaginalen Operationen auf (◻ Abb. 31.4)

Ursache: s. vesikovaginale Fistel, zumeist Koagulationsnekrosen.

Behandlung: Darmverletzungen und rektovaginale Fisteln werden – falls sie bei gynäkologischen Eingriffen am Uterus auftreten – in der Regel nicht urologisch vorgestellt, weshalb die Versorgung meist in allgemein- bzw. abdominalchirurgischen Händen verbleibt.

Vorbeugung: Sorgfältige und schonende Präparation, vor allem bei Verwachsungen mit dem Darm nach vorangegangenen Operationen. Verzicht auf Koagulation zur Blutstillung in der Nähe des Darmes. Inspektion des Darmes auf

evtl. Läsionen vor Beendigung der Operation, diese sollten übernaht werden, ebenso unmittelbare Nahtversorgung entstandener und sichtbarer Läsionen bei Präparation (siehe ▶ Kap. 30).

▪▪ Postoperative Komplikationen

Komplikation: Pelvines Schmerzsyndrom
Siehe ▶ Abschn. 23.2

Komplikation: Imperativer Harndrang mit/ohne Dranginkontinenz
Siehe ▶ Abschn. 23.2

Komplikation: Harnleiterverletzung
Siehe ▶ Abschn. 25.3

Vorbeugung: Da zwar der Uterus intraperitoneal liegt, 2/3 der Harnblase, Vagina und Ureteren aber retro- und subperitoneal zu finden sind, ist bei der transperitonealen Exploration vor allem auf die Peritonealeröffnung über den relevanten Strukturen und die ausreichend detaillierte Darstellung derselben zu achten. Im Zweifel empfiehlt sich die präoperative Schienung beider Harnleiter im Vorfeld einer geplanten Gebärmutter-OP.

Komplikation: Denervierungsschaden mit konsekutiver Blasenentleerungsstörung (◻ Abb. 31.6)
Tritt ein Denervierungsschaden als Folge einer Hysterektomie auf, bemerkt die Patientin das oft nicht unmittelbar. Anders als beim Mann stehen der Frau verschiedene Miktions-Modi zur Verfügung. Neben der koordinierten Detrusorkontraktion bei gleichzeitiger Beckenbodenrelaxation ist die weibliche Miktion auch per Bauchpresse und per Beckenbodenentspannung allein möglich. In letzterem Fall eines minimalen Auslasswiderstandes läuft der Urin dem hydrostatischen Druck folgend einfach aus. Es ist also auch der komplett denervierten Frau für lange Zeit möglich, eine Detrusorhypo- oder -akontraktilität restharnfrei zu kompensieren. Die regelmäßig utilisierte Bauchpresse führt aber gerade

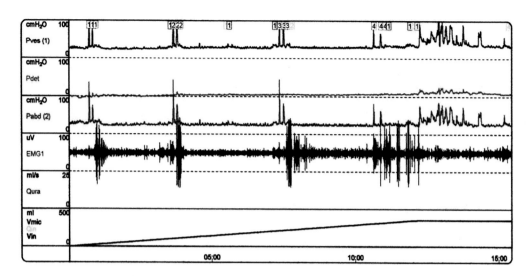

■ **Abb. 31.6** Typisches urodynamisches Bild einer kompletten Detrusorakontraktilität auf dem Boden eines Denervationsschadens, eine Detrusor-Sphinkter-Dyssynergie ist nicht zu erkennen, der insuffiziente Miktionsversuch erfolgt bei normaler Blasenfüllung ausschließlich über Bauchpresse (Pseudo-Detrusorkontraktionen [Artefakte] durch Luft im rektalen Meßkatheter)

31

nach einer Hysterektomie zur Auslösung oder Verschärfung eines Descensus genitalis mit nochmals durch Zystozele und Quetschhahn-Phänomen verschlechterter Entleerung und schlussendlicher Restharnbildung mit rezidivierenden Harnwegsinfekten. Diese Abwärtsspirale wird durch die im Altersverlauf abnehmende Bauchdeckenspannung und -muskelkraft weiter beschleunigt.

Häufigkeit: Häufigkeiten zur Denervierung der Blase im Rahmen einer Hysterektomie hängen stark von der Indikation (benigne oder maligne) ab, da die Verletzungsmöglichkeit des Plexus pelvicus mit der Radikalität des Eingriffes steigt. Bei der Wertheim´schen Operation werden Blasenfunktionsstörungen in 70–85 % beschrieben (Zullo et al. 2003).

Ursache: Verletzung der für die geordnete Miktion verantwortlichen parasympathischen Blaseninnervation bei der Präparation der Gebärmutter.

Behandlung: Vor Therapie ist aufgrund der Negativ-Dynamik des Denervationsschadens auf eine möglichst akkurate Bestimmung der aktuellen Blasenfunktion zu achten, dies gelingt durch eine urodynamische Messung inkl. Druck-Fluss-Studie. Bei der Therapie der Blasenentleerungsstörung infolge eines Denervierungsschadens geht es nicht um Restharnkosmetik, vielmehr kann bei fehlender Symptomatik Restharn bis zu 50 % der Blasenkapazität toleriert werden.

— Sakrale Neuromodulation (SNM): Eine Restkontraktilität des Blasenmuskels (mit und ohne Beckenbodenverspannung) ist Voraussetzung für den Behandlungserfolg. Im Fall einer erfolgreichen Teststimulation und permanenten Implantation eines Neuromodulators ist die langfristige Patientenzufriedenheit exzellent. Fast 80 % der SNM-Patienten sind 5 Jahre nach der Neuromodulator-Implantation therapietreu und zufrieden (van Kerrebroeck et al. 2007).

— Intermittierender Selbstkatheterismus (ISK): Alternative zur sakralen Neuromodulation. Der ISK erfordert allerdings auch einige Anforderungen an die manuelle Geschicklichkeit und Bereitwilligkeit zu genitalen Automanipulationen.

– Zystostomie: Bei Patientinnen, die weder für den Selbstkatheterismus noch für die sakrale Neuromodulation infrage kommen, bleibt die Zystostomie mit Einhand-Ventil als Dauerlösung eine veritable Option, die sicherlich besser ist als ihr Ruf. Die Vorteile des in 6-wöchigem Intervall zu wechselnden Bauchdeckenkatheters (Miktion auf natürlichem Weg weiterhin möglich, nächtliche Dauerableitung sichert Nachtruhe, dank des Ventils unauffällig unter der Kleidung zu tragen, intermittierendes Abstöpseln verhindert Kapazitätsverlust und erhält die Speicherfunktion der Blase) können der Patientin in der Regel sehr gut vermittelt werden und sind für etliche Fälle mit Denervierungsschäden die einzig praktikable Behandlungsoption.

Vorbeugung: Akribische Präparation mit guter Kenntnis anatomischer Strukturen ohne Läsion des Plexus pelvicus.

❯ Zeigt sich hierbei eine komplette Detrusorakontraktilität ohne Detrusor-Spinkter-Dyssynergie stehen die Chancen für eine erfolgreiche sakrale Neuromodulation (SNM) nicht gut, eine perkutane Neuroevaluation kann aber dennoch insbesondere bei jungen Frauen nach ausführlicher und realistischer Aufklärung über die Erfolgsaussichten erfolgen.

■ **Sectio caesarea**

Jeder, der schon einmal bei einer (Notfall-)Sectio dabei war, kennt die Dramatik des Augenblicks – die ehrfurchtgebietenden Venenplexus, die papierdünn ausgezogene und mitunter stark uterusadhärente Blase und die Uterusatonie, die aufgrund des nicht beherrschbaren Blutverlustes mitunter die Hysterektomie und/oder verzweifelte Umstechungsligaturen erzwingt. In so einem Moment, aber auch während eines Elektiveingriffes – hier allerdings mit geringerer Häufigkeit – kann es zu Blasen-

und Harnleiterverletzungen, der iatrogenen Schaffung einer Ureteroiliakalfistel, Denervierungsschäden und diversen Fisteln kommen. Die in anderen Fällen zur Prävention empfohlene präoperative Harnleiterschienung oder besonnene, gewebeschonende Präparation unter möglichst sparsamem Einsatz der Koagulation wirken im Licht einer potenziell (für Mutter und Kind) lebensbedrohlichen Situation exaltiert und deplatziert. Komplikationen obliegen hier dem zweizeitigen Komplikationsmanagement.

■■ **Intraoperative Komplikationen**

Komplikation: Harnleiterverletzung

Häufigkeit: Im Rahmen einer Sectio entstandene Harnleiterdurchtrennungen oder -ligaturen sind extrem selten und werden bestenfalls in Fallberichten publiziert (Moazin und Almousa 2020). Nichtsdestotrotz sollte wegen der Gefährdung des oberen Harntraktes vor Entlassung einer Sectio-Gebärenden immer eine Nierensonographie erfolgen.

Ursache: Unterbindung eines oder beider Harnleiter im Rahmen einer Not-Sectio durch Umstechungsligaturen.

Behandlung: Die Sicherung der Nierenfunktion ist vorrangig vor der Harntrakt-Rekonstruktion.

– Sicherung der Nierenfunktion: Der Versuch einer endourologischen Harnleiterschienung ist möglich, im Fall einer beidseitigen Harnstauung aber nur in Ausnahmefälle bilateral erfolgreich. Persönlich präferiert der Autor im Fall einer bilateralen Harnstauungsniere bei unklarem Operationsverlauf der Sectio die Einlage einer bilateralen Nephrostomie in Lokalanästhesie. Diese Variante hält alle Optionen der postoperativen Diagnostik offen (antegrade Pyelographie mit dem Versuch der antegraden Schienung, Nierenbecken-Druckmessung, Anspülbarkeit der Nephrostomien bei Verstopfung, seitengetrennte Bilanzierung bis hin zur seitengetrennten Kreatininclearance) und schont gleichzeitig die Patientin (keine Narkosepflicht).

— Harnleiter-Rekonstruktion: In der Regel wird keine End-zu-End-Anastomose möglich sein, zum einen, weil die Hektik im Rahmen einer Not-Sectio mit Blutungskomplikation oftmals zu Massenumstechungen mit massiven Vernarbungen führt, zum anderen, weil die 72-h-Frist für eine erfolgversprechende Harnleiter-End-zu-End-Anastomose bei solchen Patientinnen meist verstrichen ist. (siehe ► Abschn. 25.3 und ► Kap. 26) Harntrakt-Scheiden-Fisteln nach Sectio sind nicht selten, meist aber hoch gelegen (supratrigonal) und in ihrer operativen Versorgung eine Domäne des abdominalen Zugangs (s. o.).

Komplikation: Ureteroiliakalfistel

Typische Zeichen einer ureteroiliakalen Fistel sind periodische Verläufe mit schwallartiger, Hb-relevanter, schmerzloser Makrohämaturie, gefolgt von einer unauffälligen Zysturethroskopie. Die Verdachtsdiagnose wird immer durch eine CT-Angiographie oder eine Digitale-Subtraktions-Angiographie (DSA) in der akuten Blutung verifiziert (◘ Abb. 31.7).

Häufigkeit: Wie schon bei der Ureter-Verletzung im Rahmen eines Kaiserschnittes beschränken sich die Literaturangaben auf Fallberichte (Leone et al. 2019). Dem Autor sind allerdings in seinem über 20-jährigen Berufsleben zwei Fälle begegnet, die aufgrund ihrer Dramatik nachhaltigen Eindruck hinterlassen haben.

Ursache: Blinde Umstechungen im paravesikalen und periureteralen Raum. Mitunter auch Folge eines im Rahmen der pelvinen Lymphadenektomie bei Wertheim-Meigs-OP bis auf die Intima denudierten, mit der A. iliaca communis verwachsenen Harnleiters. Bestrahlungen im Nachgang einer radikalen Hysterektomie sind weitere Risikofaktoren.

◘ **Abb. 31.7** In der Angiographie entdeckte Ureteroiliakalfistel links. (Aus Leone et al. 2019)

Behandlung: Die offen-chirurgische Exploration und Gefäßübernähung nach Separation von Ureter und A. iliaca communis kann gelingen, ist aber extrem gefährlich, technisch selbst für gefäßchirurgisch versierte Urologen ausgesprochen anspruchsvoll und in Zeiten einer ubiquitär verfügbaren interventionellen Radiologie auch nicht mehr Mittel der ersten Wahl. Die endoluminale Stentung (PTA + Stent) des fistulierenden Gefäßes sollte vorgenommen werden, der Ureter heilt dann von selbst ab.

▪ **Ovarektomie**

Auch bei der Ovarektomie determiniert die regionale Topographie die Komplikationsmöglichkeiten. Die bilaterale Ovarektomie kann bei ausgedehnter Präparation ebenfalls die Blaseninnervation beeinträchtigen und zu Entleerungsstörungen führen. Im Vordergrund stehen allerdings Verletzungen des Harnleiters.

■ ■ Intraoperative Komplikationen

Komplikation: Harnleiterverletzung

Häufigkeit: In der Literatur finden sich lediglich Fallberichte (Vetere und Apostolis 2010), weswegen eine Häufigkeitsangabe lediglich in falscher Sicherheit wiegen würde und zu schiefen Vergleichen Anlass gäbe.

Ursache: Topographisch enge Lagebeziehung des Harnleiters zum Ovar. Der Ureter verläuft direkt hinter dem Ovar, jedoch schlecht sichtbar extraperitoneal. Hierdurch ist der Harnleiter nicht nur infolge von Koagulationsschäden, sondern im Fall einer unübersichtlichen Blutungssituation z. B. aus den venösen Ovarialgefäßen besonders gefährdet.

Behandlung: Die Behandlung einer Harnleiterverletzung oder -unterbindung im Gefolge einer Ovarektomie gestaltet sich nicht anders als bei einer Verletzung im Rahmen einer Prolapsoperation oder Hysterektomie, weshalb hierfür auf den ▶ Abschn. 25.3 verwiesen sei.

Vorbeugung: Präoperative Schienung des ipsilateralen Ureters mittels Mono-J oder DJ-Schiene.

■ ■ Postoperative Komplikationen

Komplikation: Denervierungsschaden mit konsekutiver Blasenentleerungsstörung
Siehe Hysterektomie.

Literatur

Arrowsmith SD, Barone MA et al. (2013) „Outcomes in obstetric fistula care: a literature review." Curr Opin Obstet Gynecol 25(5):399-403

Campos LS, Limberger LF, Stein AT, Kalil AN (2013) Postoperative pain and perioperative outcomes after laparoscopic radical hysterectomy and abdominal radical hysterectomy in patients with early cervical cancer: a randomised controlled trial. Trials. 12;14:293

De Ridder D, Abrams P et al. (2013) Fistula. Incontinence. P. Abrams, L. Cardozo, S. Khoury and A. Wein, ICUD-EAU: 1529-1580

Goh JT, Howat P et al. (2001) „Oestrogen therapy in the management of vesicovaginal fistula." Aust N Z J Obstet Gynaecol 41(3):333-334

Hadzi-Djokic J, Pejcic TP et al. (2009) „Vesico-vaginal fistula: report of 220 cases." Int Urol Nephrol 41(2):299-302

Harkki-Siren P, Sjoberg J et al. (1998) „Urinary tract injuries after hysterectomy." Obstet Gynecol 92(1):113-118

Hilton P (2012) „Urogenital fistula in the UK: a personal case series managed over 25 years." BJU Int 110(1):102-110

van Kerrebroeck PE, van Voskuilen AC et al. (2007) „Results of sacral neuromodulation therapy for urinary voiding dysfunction: outcomes of a prospective, worldwide clinical study." J Urol 178(5):2029–2034

Leone L, Scarcella S et al. (2019) Uretero-iliac artery fistula: a challenge diagnosis for a life-threatening condition: monocentric experience and review of the literature. Int Urol Nephrol 51(5):789–793

Loposso M, Hakim L, Ndundu J, Lufuma S, Punga A, De Ridder D (2016) Predictors of Recurrence and Successful Treatment Following Obstetric FistulaSurgery. Urology. 97:80–85

Moazin M, Almousa S et al. (2020) Management of iatrogenic ureteral injury: Ureteral reimplantation with a bilateral Boari flap. Urol Case Rep 31(101136):101136

Narayanan P, Nobbenhuis M et al. (2009) „Fistulas in malignant gynecologic disease: etiology, imaging, and management." Radiographics 29(4):1073-1083

Online S (2018) „Das sind die häufigsten OPs in Deutschland." ▶ https://www.spiegel.de/gesundheit/diagnose/operationen-das-sind-die-haeufigsten-eingriffe-in-deutschland-a-1232131.html

Online S (2018) „Leichter Rückgang bei der Geburtenzahl." ▶ https://www.spiegel.de/gesundheit/schwangerschaft/deutschland-die-zahl-der-geburten-sinkt-minimal-a-1218322.html

Prütz F, von der Lippe E (2014) „Hysterektomie: Hrsg. Robert-Koch-Institut Berlin." GBE kompakt 5(1):1–11.

Tancer M L (1992). „Observations on prevention and management of vesicovaginal fistula after total hysterectomy." Surg Gynecol Obstet 175(6):501–506

Vetere PF, Apostolis C (2010) Ureteral injury due to a Harmonic scalpel during laparoscopic salpingo-oophorectomy. Jsls 14(1):115–119

Zullo MA, Manci N et al. (2003) Vesical dysfunctions after radical hysterectomy for cervical cancer: a critical review. Crit Rev Oncol Hematol 48(3):287–293

Lymphknoten

Petra Anheuser, Niklas Klümper und Manuel Ritter

© Springer-Verlag GmbH Deutschland, ein Teil von Springer Nature 2021
J. Kranz et al. (Hrsg.), *Komplikationen in der Urologie*,
https://doi.org/10.1007/978-3-662-60625-4_32

■ Hintergrund

Die Entfernung regionaler Lymphknoten im Rahmen einer Tumoroperation ist in ihrer Indikation und ihrem Umfang von der jeweiligen Tumorentität abhängig und erfolgt meist simultan, kann aber auch zweizeitig durchgeführt werden. Sie ist häufig integraler Bestandteil eines standardisierten Procedere, um ein akkurates Staging zu erlangen. Darüber hinaus kann eine regionale Lymphadenektomie ein verbessertes krebsspezifisches Überleben bedeuten (Zhai et al. 2019; Seisen et al. 2017). Des Weiteren kann die Entfernung von Lymphknotenmetastasen auch als eigenständiger Eingriff, beispielsweise bei retroperitoneal metastasierten Hodentumoren, erfolgen.

Die möglichen Komplikationen des Eingriffs resultieren aus Verletzungen unmittelbar benachbarter Strukturen, z. B. von Blutgefäßen und Nerven und benachbarten Organen. Am häufigsten sind sie Folge eines insuffizienten Verschlusses der eröffneten Lymphgefäße selbst. In dessen Folge resultiert eine regionale Ansammlung von Lymphflüssigkeit, besonders im Becken und Retroperitoneum, aber auch in anderen Regionen (Anheuser et al. 2010). In Abhängigkeit vom Ausmaß, der Lokalisation und einer möglichen Infektion können frühzeitig oder auch deutlich verzögert Symptome auftreten. So kann sich beispielsweise eine große Lymphozele im kleinen Becken als palpabler Tumor mit oder ohne abdominellen oder pelvinen Schmerzen bemerkbar machen. Aber auch Schmerzen im Bein, eine Ödembildung oder eine tiefe Venenthrombose des Beins der betroffenen Seite können Folge einer Lymphozele sein, wenn eine venöse Kompression vorliegt (Naselli et al. 2010; Capitanio et al. 2011). Kompressionen des Ureters können sich als (symptomatische) Harnstauung äußern, die eine Einschränkung der Nierenfunktion nach sich ziehen können. Bei einer solchen primär oder sekundär symptomatischen Lymphozele besteht grundsätzlich die Indikation zu einer therapeutischen

Maßnahme. Die Therapie einer Lymphozele ist dabei von verschiedenen Faktoren wie deren Ausmaß und Lokalisation sowie dem Infektionsrisiko abhängig. Trotz einer hohen Erfolgsrate sollte das chirurgische Vorgehen abgewogen werden, denn es erfordert eine erneute Anästhesie, bedingt ein chirurgisches Trauma und eine längere Hospitalisation. Die Wahl des Verfahrens hängt also auch von der klinischen Situation bzw. Symptomatik des Patienten ab.

Symptomatische Lymphozelen, die von außen gut zugängig sind, können zunächst punktiert und aspiriert werden. Dabei kann in gleicher Sitzung ein sklerosierendes Agens, z. B. Tetracycline oder Povidone-Iodine (PVP-I), appliziert werden. Allerdings ist die Rezidivrate nach einer solchen Therapie ausgesprochen hoch: 50–100 % nach einer einfachen Aspiration und 10–25 % nach einer Sklerosierungsbehandlung (siehe ▶ Abschn. 16.3). Ein fehlgeschlagener Sklerosierungsversuch erfordert aufgrund der fibrosierenden Gewebereaktion und resultierenden Wandverdickung ein chirurgisches Vorgehen. Bereits infizierte Lymphozelen bedürfen einer perkutanen oder offen chirurgischen Drainagenversorgung. Die Rezidivrate beträgt 16–22 % (siehe ▶ Abschn. 16.3). Sterile Lymphozelen eignen sich dagegen für eine chirurgische Sanierung über einen laparoskopischen Zugang. Ein Vergleich der laparoskopischen Technik gegenüber dem offen chirurgischen Verfahren zeigte, dass die laparoskopische transperitoneale Marsupialisation ein effektives und minimal-invasives Verfahren ist, das eine schnelle Genesung des Patienten und damit eine verkürzte Hospitalisation ermöglicht. So kann das laparoskopische Verfahren als bevorzugte Therapie bei sterilen Lymphozelen angesehen werden (Treiyer et al. 2009; Anheuser et al. 2010; Tsaur und Thomas 2019).

Generell lässt sich die Ausbildung einer Lymphozele durch die chirurgische Technik der Lymphknotenexstirpation beeinflussen. Vielmehr ist eine Ligatur oder Clippung, insbesondere der distalen Lymphgefäße notwendig, um einen sicheren Verschluss zu erreichen und damit einer Lymphozele vorzubeugen (Thomas et al. 2019), es gibt aber auch Hinweise auf eine ausreichende bipolare Koagulation (Grande et al. 2017). Die postoperativ subkutane Injektion von niedermolekularem Heparin in die Bauchdecke bzw. untere Extremität kann die Ausbildung einer Lymphozele fördern, deshalb sollte die Applikation in die oberen Extremitäten erfolgen. Auch andere Maßnahmen, wie die Schaffung eines peritonealen Zuganges und einer Flap-Bildung bei extraperitonealer operativer Prozedur können der Ausbildung einer Lymphozele vorbeugen (Lebeis et al. 2015; Stolzenburg et al. 2018).

1. Allgemeine Komplikationen bei einer Lymphadenektomie

■■ Präoperative Komplikationen

Komplikation: Falsche Indikationsstellung

Häufigkeit: Keine konkreten Angaben in der Literatur verfügbar.

Ursache: Nichtkenntnis oder Missachtung der Leitlinien bzw. gängiger Indikationen.

Vorbeugung: Erforderliche Kenntnisse zum Nutzen und notwendigen Umfang einer Lymphadenektomie für die jeweilige Tumorentität in Abhängigkeit vom Tumorstadium.
Kritische Evaluierung der Indikation einer Lymphadenektomie.
Beispielsweise ist bei nicht invasiven papillären Ta- und T1-Urothelkarzinomen eine Lymphadenektomie bei niedriger Metastasierungswahrscheinlichkeit von circa 2 % entbehrlich (Brausi 2007).

■■ Intraoperative Komplikationen

Komplikation: Gefäß- und Organverletzungen, Blutungen

Häufigkeit: In Abhängigkeit des jeweiligen Lymphadenektomie-Gebietes und eventueller Vorbehandlungen (Chemotherapie, Operationen, Radiatio).

Ursache: Direkte Verletzung von Organen und/oder Gefäßen, unzureichende Blutstillung.

Behandlung: Bipolare Elektrokoagulation kleinerer arterieller Blutungen, Umstechungen/ Ligatur bei größeren oder venösen Blutungen, Ersatz von Gefäßwandstrukturen bei größeren Defekten, gegebenenfalls Transfusion von Blutprodukten bei hämodynamisch relevantem Verlust.

Vorbeugung: Vorsichtige Präparation der Lymphknoten, bevorzugt Verwendung von Umstechungsligaturen an Venen, Kenntnis der Topographie und von Besonderheiten der jeweiligen Region.

■■ Postoperative Komplikationen

Die insgesamt häufigste Komplikation im postoperativen Verlauf ist eine Lymphozelenbildung, gefolgt von einer Wundinfektion.

2. Komplikationen der Lymphadenektomie des oberen Harntraktes

Eine Lymphadenektomie bei Tumoren des oberen Harntraktes wird gemäß der EAU-Leitlinie für Patienten mit Hochrisikotumoren empfohlen, allerdings mit einer schwachen Empfehlung, da die derzeitige Evidenz auf retrospektiven Studien basiert (Rouprêt et al. 2017). Die Indikation und der Umfang sind bislang noch nicht standardisiert. Die Angabe von Komplikationen basiert bis auf eine kleine Fallserie primär auf retrospektiven Daten (Brausi 2007, Rao et al. 2012). Insgesamt sind Komplikationen nach Clavien-Dindo Grad 1–2 vorrangig, ≥ Grad 3 nicht signifikant verschieden zu den Ergebnissen der radikalen Nephrektomie (Blom et al. 2009; Kondo und Tanabe 2012).

Für ein akkurates Staging ist die regionale Lymphadenektomie dennoch integraler Bestandteil der Nephroureterektomie, da der pN0-Status ein unabhängiger Prädiktor für ein verbessertes krebsspezifisches Überleben ist (Roscigno et al. 2011). Bei Patienten mit einem lokal fortgeschrittenen Urothelkarzinom wird ein zusätzlicher Überlebensvorteil durch eine Lymphadenektomie angenommen (Seisen et al. 2017; Zhai et al. 2019), bei begrenzter lymphatischer Metastasierung des oberen Harntraktes wird sogar ein kurativer Effekt diskutiert (Lughezzani 2010; Roscigno et al. 2008). Prospektive Studien sind hier dringend erforderlich (Weitz et al. 2009; Rouprêt et al. 2017).

■ **Lymphknoten-Template**

Bei rechtsseitigen Tumoren in den oberen zwei Dritteln des Ureters und des Nierenbeckens werden die Lymphknoten von der Ebene des Nierenhilus bis hin zur Aortenbifurkation entfernt und die hilären, parakavalen, interaortokavalen und retrokavalen Lymphknoten eingeschlossen. Demgegenüber werden linksseitig lediglich die paraaortalen und hilären Lymphknoten von der Ebene des Nierenhilums bis hin zur Aortenbifurkation entfernt. Eine ipsilaterale pelvine Lymphadenektomie entlang der Iliakalgefäße und Vasa obturatoria wird bei Malignomen des distalen Ureters empfohlen (Hinman 2018). Es ist jedoch festzuhalten, dass es im Gegensatz zur retroperitonealen Lymphadenektomie kein standardisiertes Lymphknoten-Template existiert.

■■ **Präoperative Komplikationen**

Komplikation: Falsche Indikationsstellung
Häufigkeit: Keine konkreten Angaben in der Literatur verfügbar.
Ursache: Bei nicht-invasiven papillären Ta- und T1-Karzinomen scheint eine Lymphadenektomie bei niedriger Wahrscheinlichkeit auf eine lymphonodale Metastasierung entbehrlich, da die Metastasierungswahrscheinlichkeit bei circa 2 % liegt (Brausi 2007).
Vorbeugung: Aufgrund der aktuell schwachen Evidenz ist eine dezidierte Aufklärung über die spezifischen operativen Risiken und Komplikationen der Lymphadenektomie additiv zur Nephroureterektomie unerlässlich. In diesem Patientenkollektiv und insbesondere bei morbiden Patienten sollte daher die Indikation zur Lymphadenektomie kritisch evaluiert werden.

■■ **Intraoperative Komplikationen**

Keine konkreten Angaben in der Literatur verfügbar. Siehe intraoperative allgemeine und RLA-spezifische Komplikationen.

■■ **Postoperative Komplikationen**

Komplikation: Chylöse Lymphorrhoe, chylöse Aszites
Häufigkeit: 10 % (Rao et al. 2012).
Ursache: Iatrogene Verletzung von Lymphgefäßen, die fetthaltige Lymphe aus dem Darm fördern, Verletzung der Cisterna chyli (◻ Abb. 32.1).
Behandlung: Primär konservativ: Umstellung auf proteinreiche und fettarme Kost. Meiden langkettiger Fettsäuren, da diese über den Darm absorbiert und über die Lymphe transportiert werden.

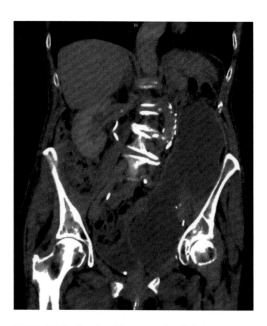

◻ **Abb. 32.1**   9 × 11 × 22 cm große infizierte Lymphozele links nach Nephroureterektomie mit hilärer Lymphadenektomie. (Mit freundlicher Genehmigung von Frau Priv.-Doz. Dr. med. J. Kranz)

32

◻ Tab. 32.1 Schrittweises Therapiekonzept bei chylöser Lymphorrhoe

Schrittweises Therapiekonzept bei chylöser Lymphorrhoe
1. Ernährungsmaßnahmen: Diät mit mittelkettigen Fettsäuren
2. Totale parenterale Ernährung
3. Einsatz von rekombinanten Somatostatin oder dem Somatostatinanalogon Octreotid
4. Drainage-Anlage, ggfs. Einsatz von sklerosierenden Medikamenten (Doxycyclin, Tetracyclin, Bleomycin, OK-432, Povidon-Iod, Lipiodol and Ethanol)
5. Operative Therapie: Identifizierung der Fistel mittels Lymphangiographie und direkter Fistelverschluss, bei diffuser Lymphorrhoe ggfs. Einsatz von Fibrin-Kleber oder Anlage eines peritoneovenösen Shunts

Substitution durch mittelkettige Fettsäuren, diese werden direkt in den portalvenösen Kreislauf absorbiert. Die Heilungsrate liegt bei ca. 70 %. Bei Versagen der konservativen Therapie sind chirurgische Maßnahmen indiziert. Ein schrittweises Behandlungskonzept ist in ◻ Tab. 32.1 aufgeführt (Lv et al. 2017).

Komplikation: Paralytischer Ileus
Häufigkeit: Ca. 5 % (Rao et al. 2012).
Ursache, Behandlung und Vorbeugung: siehe Komplikationen der retroperitonealen Lymphadenektomie

3. Komplikationen der retroperitonealen Lymphadenektomie

Die allgemeine Komplikationsrate dieses Eingriffes schwankt in der Literatur erheblich. Die Ursache dafür ist in verschiedenen Einflussgrößen zu suchen: Die Ausdehnung des Lymphknotenbefalls und die Beteiligung vaskulärer oder viszeraler Strukturen, das Patientenalter, die Konstitution des Patienten und Komorbiditäten, aber auch die Erfahrung des Operateurs mit diesem Eingriff und dem Management von (Hoden-) Tumoren generell sowie die Erfahrung des Instituts (Yu et al. 2012; Heidenreich et al. 2019). Ein entscheidender Faktor ist darüber hinaus eine vorangegangene platinhaltige Chemotherapie (PC-RLA) (Heidenreich et al. 2018; Clint 2015; Djaladat et al. 2012; Winter et al. 2012) oder Radiatio (Pottek 2004), bei der aufgrund der desmoplastischen Reaktion und der damit einhergehenden Fibrose im Gegensatz zur primären RLA (P-RLA) die gewebestrukturellen Voraussetzungen deutlich komplizierter und mit einem potenziell höheren Verletzungsrisiko verhaftet sind und häufiger zusätzliche intraoperative Maßnahmen erfordern. Darüber hinaus bestand lange Zeit kein einheitliches Bewertungssystem der Komplikationen.

Die meisten Komplikationen sind nach der Clavien-Dindo Klassifikation eher jener der Minor-Kategorie (Grad 1 und 2 nach Clavien-Dindo Klassifikation) zuzuordnen: Wundinfektionen, Paralyse, transiente Amylasenerhöhung im Serum, Atelektasenbildung und Pneumonie. Eher selten (ca. 12,5 %) treten signifikante Major-Komplikationen (Grad 3 und 4) wie Nierenversagen, Chylusbildung oder ein mechanischer Ileus auf (Ruf 2020). Die Mortalitätsrate beträgt 0,26 % (Cary et al. 2015).

Insgesamt zeigt sich ein Rückgang der akuten und Langzeitkomplikationen in den letzten beiden Jahrzehnten. Dies ist bei der primären Form sicherlich dem modifizierten, nervschonenden Vorgehen zuzuschreiben und besonders bei der postchemotherapeutischen Form der Verlagerung in spezialisierte Zentren sowie des verbesserten perioperativen Managements (Albers et al. 2015; Woldu et al. 2018).

Komplikation: Organ- und Gefäßverletzungen
Häufigkeit: Primäre RLA (P-RLA): 5 % (Subramanian et al. 2008), 5,4 % (Heidenreich et al. 2003), Postchemotherapie-RLA (PC-RLA): 9,5–25,7 % (Heidenreich et al. 2018; Clint 2015; Djaladat et al. 2012; Winter et al. 2012; Cary et al. 2015).
Ursache: Ausdehnung des Lymphknotenbefalls bzw. des (Residual-)Tumors mit Beteiligung benachbarter Strukturen und Organe wie Aorta, V. cava, Niere, Darm.
Behandlung: Defektkorrektur bzw. Entfernung des betroffenen Organs, ggf. Hinzuziehen der notwendigen Expertise (z. B. Gefäßchirurgie).
Vorbeugung: In ca. 19–33 % der PC-RLA-Prozeduren ist eine Ausweitung der RLA (am häufigsten ipsilaterale Nephrektomie und Gefäßersatz, auch Darm- und Leberresektion, seltener Pankreatitis (1 % Ruf 2020) notwendig, insbesondere bei einem Befall > (3 cm) 5 cm, Nachweis und hohen Markern (Heidenreich et al. 2018; Clint 2015; Djaladat et al. 2012; Winter et al. 2012). Die OP-Planung sollte diese Prozeduren abschätzen und kalkulieren sowie die notwendige Expertise sicherstellen. Dies beinhaltet auch die Durchführung des Eingriffes vornehmlich in Zentren.

Komplikation: Ileus, paralytisch und mechanisch
Häufigkeit: 3,5–5 % (Ruf 2020; Rao et al. 2012).
Ursache: Paralytischer Ileus: Folge der Darmmobilisierung und -kompromittierung bei Verlagerung oder direkten Darmverletzung intraoperativ oder als Folge eines unbehandelten mechanischen Ileus. Mechanischer Ileus: Verklebung und Abknickung von Darmschlingen oder Narbenbildung mit Einengung des Darmlumens.
Behandlung: Paralytischer Ileus: Zunächst konservativ mit motilitätssteigernder Medikation. Mechanischer Ileus: Operatives Vorgehen notwendig.
Vorbeugung: Kontrolle der postoperativen Darmmotilität und ggf. abführende Maßnahmen und motilitätssteigernde Medikation (z. B. Neostigmin, Erythromycin, Natriumamidotrizoat, Megluminamidotrizoat).

Komplikation: Retrograde Ejakulation
Häufigkeit: P-RLA: 0,5–20 % (Ruf 2020), 6,7 % (Heidenreich et al. 2003) 10 % (Donohue 2003), 20 % (Vairavan 2008); PC-RLA: 60 % (Vairavan 2008).
Ursachen: Verletzung oder Schädigung der sympathischen Nerven auf Höhe L2-4.
Behandlung: Therapieversuch mit Antidepressiva oder Sympathikomimetika.
Vorbeugung: Nervschonende Präparation, bei modifiziertem, einseitigem Template mindestens Erhalt von L3-L4 anstreben, bei bilateraler RLA Nervschonung beidseitig über alle Nerven anstreben.

Komplikation: Symptomatische Lymphozele
Häufigkeit: Entspricht der häufigsten Komplikation: 1,5 %–14,6 % (Subramaian 2010; Flechon et al. 2010; Winter et al. 2012) 20 % (Ruf 2020).
Ursache: Insuffizienter Verschluss von Lymphgefässen.

32

Behandlung: s. ■ Tab. 32.1.

Vorbeugung: Verwendung von Clips oder Ligaturen zum Verschluss der Lymphgefäße und prophylaktische Fensterung (Marsupialisation) nach intraperitoneal (Gorostidi et al. 2019), Anwendung eines Ultraschallskalpells oder anderer Formen der Koagulation sind nicht ausreichend.

Komplikation: Chylöse Lymphorrhoe, chylöser Aszites

Häufigkeit: 0,2–2 % (Baniel et al. 1994; Heidenreich et al. 2003).

Ursachen, Behandlung und Vorbeugung: siehe Komplikationen der Lymphadenektomie des oberen Harntraktes

4. Komplikation: Lymphozelen nach inguinaler Lymophadenektomie

Häufigkeit: Modifizierte Lymphadenektomie bis 24 % (Stuiver et al. 2013; Ercole et al. 2013; d'Ancona et al. 2004), radikale Lymphadenektomie 30–50 % (Stancik und Höltl 2003; Jakobellis 2003).

Ursache: Inkompletter oder fehlender Verschluss von Lymphgefäßen.

Behandlung: Ultraschall- oder CT-gesteuerte Punktion inkl. Einlage einer Drainage.

Vorbeugung: Vorsichtige Präparation und suffiziente Versorgung der Lymphgefäße mit Ligaturen oder Clips (Spiess et al. 2009), Bettruhe und lokale Kompression, Saugdrainage, Aufbringen eines epidermalen Vakuumverbandes (Maurer et al. 2015).

5. Komplikation: Lymphozelen nach radikaler Prostatektomie

Häufigkeit: Insgesamt abhängig von der Operationstechnik und einer bestehenden Verbindung nach peritoneal: Allgemein 47–69,5 % (Clark et al. 2003; Briganti et al. 2006; Musch et al. 2008; Pepper et al. 2009; Khoder et al. 2012; Grande et al. 2017), Standard-Lymphadenektomie 14,8 % (Naselli et al. 2010; Solberg et al. 2003; Zorn et al. 2009), extendierte

Lymphadenektomie: Steigerung bis auf das dreifache (Musch et al. 2008). Häufigkeit symptomatischer Lymphozelen: 0,5 % (Eden et al. 2012), 1,5–11,6 % (Tsaur und Thomas 2019).

Ursache: Eröffnung von Lymphgefäßen bei der Präparation mit insuffizientem Verschluss.

Behandlung: Asymptomatische Lymphozelen zeigen eine Spontanremission von 70 % innerhalb von 50 Tagen, 4 % persistieren > ein Jahr (Solberg et al. 2003).

Symptomatische Lymphozelen: s. ■ Abb. 32.2.

Vorbeugung: Vorsichtige Präparation, Verwendung von Clips oder Ligaturen zum Verschluss der Lymphgefässe, aber auch sichere bipolare Koagulation (Grande et al. 2017), Drainagen-Versorgung: Rückzug erst < 50 ml Fördermenge/Tag (Clark et al. 2003), Eingrenzung des Resektionsareals, Sentinel-node-Technik, low-dose Heparinisierung in die obere Extremität, prophylaktische peritoneale Verbindung (Stolzenburg et al. 2008), Verwendung von Hämostyptika (Simonato et al. 2009).

6. Komplikation: Lymphozelen nach Nierentransplantation (■ Abb. 32.3)

Häufigkeit: 0,6–8,2 % bis 33,9 % (Zietek et al. 2007), mittlere Inzidenz 5,2 % (Joosten et al. 2019; Singh et al. 2017).

Ursache: Die Ursachen können in 3 Kategorien unterteilt werden:

1. Patientenabhängige Faktoren: Vorangegangene abdominelle Eingriffe oder Transplantation, höherer Body-Mass-Index (BMI), Arteriosklerose, Nikotinkonsum, Diabetes mellitus (Mikroangiopathie), niedriges Albumin-Level.

2. Chirurgische Faktoren: Längere OP-Zeit, ausgedehntere Gewebepräparation bzw. -destruktion, insbesondere an Iliakalgefäßen (Empfänger), am Nierenhilus (Spender), Dekapsulierung (Duepree et al. 2001, Ebadzadeh und Tavakkoli 2008).

3. Postoperative Faktoren: Notwendigkeit für Nephrostomiekatheter, Immunsuppression, Diuretika, Cortison (Dosisabhängigkeit), Abstoßungsreaktion (25-faches Risiko) (Khauli et al. 1993), DJ-Lage über 7 Tage (Joosten et al. 2019).

Behandlung: s. ◨ Abb. 32.2

Vorbeugung: Adäquate chirurgische Technik mit sorgfältiger und zurückhaltender Präparation, Verzicht auf eine mono- oder bipolare Koagulation der Lymphgefäße. Anlage von Ligaturen oder Clippung insbesondere der distalen Lymphgefäße (Simonato et al. 2009).

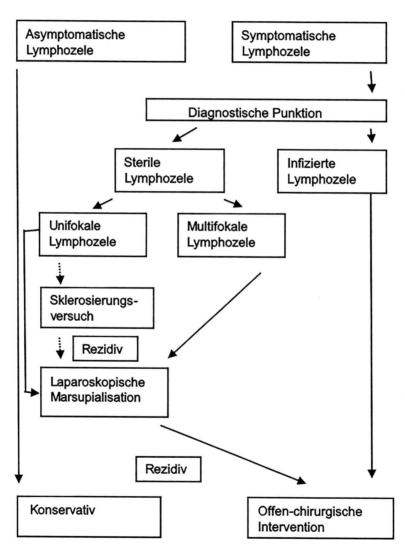

◨ **Abb. 32.2** Therapiealgorithmus zur Behandlung einer symptomatischen Lymphozele. (Aus Anheuser et al. 2010)

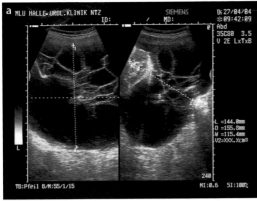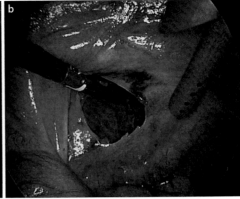

□ Abb. 32.3 **a** Sonographischer Befund einer großen gekammerten Lymphozele nach Nierentransplantation. (Aus Hamza et al. 2006). **b** Intraoperativer Befund nach laparoskopischer Marsupialisation. (Mit freundlicher Genehmigung von Dr. med. S. Schönburg, Universitätsklinikum Halle [Saale])

■ **Therapie einer Lymphozele**

Die Indikation und Modalität ergibt sich aus der Symptomatik, Lokalisation, Größe und aus Patientenfaktoren wie dem Allgemeinzustand, Komorbiditäten, einer potenziell bestehenden Infektion sowie dem Rezidivstatus und ist somit multifaktoriell. Die überwiegende Anzahl asymptomatischer und mild symptomatischer Lymphozelen bedarf in der Regel keiner Therapie (□ Tab. 32.2).

Lediglich persistierend symptomatische Lymphozelen oder solche, bei denen relevante Komplikationen wie eine tiefe Venenthrombose drohen, müssen behandelt werden.

Hierbei sind Patienten-immanente Faktoren wie die Lage und Ausdehnung der Lymphozele, Voroperationen, Allgemeinzustand und Wunsch des Patienten nach kurzfristiger oder definitiver Lösung zu berücksichtigen (Tsaur und Thomas 2019).

❯ Die überwiegende Anzahl asymptomatischer und mild symptomatischer Lymphozelen ist spontan regredient und bedarf in der Regel keiner Therapie.

■ **Therapiealgorithmus (□ Abb. 32.2)**

Die laparoskopische Marsupialisation ist allgemein die bevorzugte Therapie einer symptomatischen, sterilen und lokal gut abgrenzbaren Lymphozele, da sie eine rasche und zuverlässige Problemlösung mit schneller Rekonvaleszenz erlaubt (Pepper et al. 2005; Khoder et al. 2012; Raheem et al. 2012). Rezidiv-Lymphozelen werden am besten durch ein offen operatives Vorgehen mit einer Omentumplastik versorgt, mehrfach rezidivierende Lymphozelen erfordern zwingend eine chirurgische Intervention (Hamza et al. 2006).

◻ Tab. 32.2 Therapieerfolg und Rezidivrate von Lymphozelen in Abhängigkeit von der durchgeführten Intervention

Therapie	Erfolgsrate	Quellen
Aspiration	25%	Kay 1980
Drainageneinlage	55-70%	Caliendo 2001, Musch 2008, Alago 2013 Infektionsgefahr bis 50% in Abhängigkeit von der Liegedauer
Sklerosierung (z.B. Äthoxysklerol, Ethanol, Fibrinkleber, Tetrazykline, Bleomycin,Povidon-Jod)	70-90%	(Chin 2003, Alago 2013, Caliendo 2001, Akhan 2007) Rezidivrate 20-25%
Laparoskopische Marsupialisation	72%-100%	(Liss 2013, Raheem 2012)
Laparotomie (großen abdominalen Eingriffen, Rezidive, Kammerung)	100%	(Zietek 2007, Hamza 2005)

32

Literatur

Alago W Jr, Deodhar A, Michell H, Sofocleous CT, Covey AM, Solomon SB, Getrajdman GI, Dalbagni G, Brown KT (2013) Management of postoperative lymphoceles after lymphadenectomy: percutaneous catheter drainage with and without povidone-iodine sclerotherapy. Cardiovasc Intervent Radiol 36(2):466–471

Albers P, Albrecht W, Algaba F et al. (2015) European association of urology. Guidelines on testicular cancer: 2015 update. Eur Urol 68:1054–1068

Anheuser P, Treiyer A, Stark E, Haben B, Steffens JA (2010) Lymphozele nach radikaler retropubischer Prostatektomie. Ein Behandlungsalgorithmus. Urologe 49:832–836

d'Ancona CA, de Lucena RG, Querne FA, Martins MH, Denardi F, Netto NR Jr (2004) Long-term followup of penile carcinoma treated with penectomy and bilateral modified inguinal lymphadenectomy. J Urol 172(2):498–501

Akhan O, Karcaaltincaba M, Ozmen MN, Akinci D, Karcaaltincaba D, Ayhan A (2007) Percutaneous transcatheter ethanol sclerotherapy and catheter drainage of postoperative pelvic lymphoceles. Cardiovasc Intervent Radiol 30(2):237–240

Baniel J, Rowland RS, Foster RG et al. (1994) Complications of primaryretroperitoneal lymph node dissection. J Urol 152:424–427

Blom JH, van Poppel H, Maréchal JM, Jacqmin D, Schröder FH, de Prijck L, Sylvester R (2009) EORTC Genitourinary Tract Cancer Group. Radical nephrectomy with and without lymph-node dissection: final results of European Organization for Research and Treatment of Cancer (EORTC) randomized phase 3 trial 30881. Eur Urol 55(1):28–34

Brausi MA, Gavioli M, De Luca G, Verrini G, Peracchia G, Simonini G, Viola M (2007) Retroperitoneal lymph node dissection (RPLD) in conjunction with nephroureterectomy in the treatment of infiltrative transitional cell carcinoma (TCC) of the upper urinary tract: impact on survival. Eur Urol 52(5):1414–8

Briganti A, Chun FK, Salonia A, Suardi N, Gallina A, Da Pozzo LF, Roscigno M, Zanni G, Valiquette L, Rigatti P, Montorsi F, Karakiewicz PI (2006) Complications and other surgical outcomes associated with extended pelvic lymphadenectomy in men with localized prostate cancer. Eur Urol 50(5):1006–1013

Caliendo MV, Lee DE, Queiroz R, Waldman DL (2001) Sclerotherapy with use of doxycycline after percutaneous drainage of postoperative lymphoceles. J Vasc Interv Radiol 12(1):73–77

Capitanio U, Suardi N, Montorsi F, Briganti A (2011) Editorial Comment to Risk factors for pelvic lymphoceles post-radical prostatectomy. Int J Urol 18(9):644–645

Cary C, Masterson TA, Bihrle R, Foster RS (2015) Contemporary trends in postchemotherapy retroperitoneal lymph node dissection: Additional procedures and perioperative complications. Urol Oncol 33(389):e315–e321

Cary C, Pedrosa JA, Jacob J, Beck SD, Rice KR, Einhorn LH, Foster RS (2015) Outcomes of postchemotherapy retroperitoneal lymph node dissection following high-dose chemotherapy with stem cell transplantation. Cancer 121(24):4369–75

Chin AI, Ragavendra N, Hilborne L, Gritsch HA (2003) Fibrin sealant sclerotherapy for treatment of lymphoceles following renal transplantation. J Urol 170(2 Pt 1):380–383

Clark T, Parekh DJ, Cookson MS, Chang SS, Smith ER Jr, Wells N, Smith J Jr (2003) Randomized prospective evaluation of extended versus limited lymph node dissection in patients with clinically localized prostate cancer. J Urol 169(1):145–147 (discussion 147–148)

Djaladat H, Nichols C, Daneshmand S (2012) Adjuvant surgery in testicular cancer patients undergoing postchemotherapy retroperitoneal lymph node dissection. Ann Surg Oncol 19:2388–2393

Donohue JP (2002) Evolution of retroperitoneal lymphadenectomy (RPLND) in the management of non-seminomatous testicular cancer (NSGCT). Urol Oncol 21(2):129–32

Duepree HJ, Fornara P, Lewejohann JC, Hoyer J, Bruch HP, Schiedeck TH (2001) Laparoscopic treatment of lymphoceles in patients after renal transplantation. Clin Transplant 15(6):375–379

Ebadzadeh MR, Tavakkoli M (2008) Lymphocele after kidney transplantation: where are we standing now? Urol J 5(3):144–148

Eden CG, Zacharakis E, Dundee PE, Hutton AC (2012) Incidence of lymphoceles after robot-assisted pelvic lymph node dissection. BJU Int 109(5):E14

Ercole CE, Pow-Sang JM, Spiess PE (2013) Update in the surgical principles and therapeutic outcomes of inguinal lymph node dissection for penile cancer. Urol Oncol 31(5):505–516

Flechon A, Tavernier E, Boyle H et al. (2010) Longterm oncological outcome after post-chemotherapy retroperitoneal lymph node dissection in men with metastatic nonseminomatous germ cell tumor. BJU Int 106:779–785

Grande P, Di Pierro GB, Mordasini L, Ferrari M, Würnschimmel C, Danuser H, Mattei A (2017) Prospective randomized trial comparing titanium clips to bipolar coagulation in sealing lymphatic vessels during pelvic lymph node dissection at the time of robot-assisted radical prostatectomy. Eur Urol 71(2):155–158

Gorostidi M, Villalain C, Ruiz R, Jaunarena I, Cobas P, Lekuona A (2019) Prevention of lymphorrhea in aortic lymphadenectomy. Int J Gynecol Cancer 29(3):645–646

Hamza A, Fischer K, Koch E, Wicht A, Zacharias M, Loertzer H, Fornara P (2006) Therapy of the development of lymphoceles after kidney transplantation – laparoscopic versus open technique? Transplant Proc 38(3):701–706

Heidenreich A, Albers P, Hartmann M, Kliesch S, Kohrmann KU, Krege S, Lossin P, Weissbach L, GTCSG (2003) J Urol 169(5):1710–1714

Heidenreich A, Paffenholz P, Nestler T, Pfister D (2018) Primary and postchemotherapy retroperitoneal lymphadenectomy for testicular cancer. Oncol Res Treat 41:370–378

Heidenreich A, Paffenholz P, Nestler T, Pfister D (2019) European association of urology guidelines on testis cancer: important take home messages. Eur Urol Focus pii: 2405-4569(19)30211-1

Hinman's Atlas of Urologic Surgery, Fourth Edition (2018)

Jacobellis U (2003) Modified radical inguinal lymphadenectomy for carcinoma of the penis: technique and results. J Urol 169(4):1349–1352

Joosten M, d'Ancona FC, van der Meijden WA, Poyck PP (2019) Predictors of symptomatic lymphocele after kidney transplantation. Int Urol Nephrol 51(12):2161–2167

Kay R, Fuchs E, Barry JM (1980) Management of postoperative pelvic lymphoceles. Urol 15(4):345-47

Khauli RB, Stoff JS, Lovewell T, Ghavamian R, Baker S (1993) Post-transplant lymphoceles: a critical look into the risk factors, pathophysiology and management. J Urol 150(1):22–26

Khoder WY, Gratzke C, Haseke N, Herlemann A, Stief CG, Becker AJ (2012) Laparoscopic marsupialisation of pelvic lymphoceles in different anatomic locations following radical prostatectomy. Eur Urol 62(4):640–648

Kondo T, Tanabe K (2012) Role of lymphadenectomy in the management of urothelial carcinoma of the bladder and the upper urinary tract. Int J Urol 19(8):710–721

Lebeis C, Canes D, Sorcini A, Moinzadeh A (2015) Novel technique prevents lymphoceles after transperitoneal robotic-assisted pelvic lymph node dissection: peritoneal flap interposition. Urology 85(6):1505–1509

Liss MA, Palazzi K, Stroup SP, Jabaji R, Raheem OA, Kane CJ (2013) Outcomes and complications of pelvic lymph node dissection during robotic-assisted radical prostatectomy. World J Urol 31(3):481–488

Lughezzani G, Jeldres C, Isbarn H, Shariat SF, Sun M, Pharand D, Widmer H, Arjane P, Graefen M, Montorsi F, Perrotte P, Karakiewicz PI (2010) A critical appraisal of the value of lymph node dissection at nephroureterectomy for upper tract urothelial carcinoma. Urology 75(1):118–24

Lv S, Wang Q, Zhao W et al. (2017) A review of the postoperative lymphatic leakage. Oncotarget 8(40):69062–69075

Maurer T, Seitz AK, Schneider S, Protzel C, Retz M, Rexer H (2015) Inguinal lymphadenectomy in penile cancer: study for prevention of wound complications after inguinal lymphadenectomy in patients with penile cancer by epidermal vacuum therapy (Prä-VAC, EUDAMED: CIV-12-07-008204; DRKS-ID: DRKS00005257). Urologe 54(12):1799–1801

Musch M, Klevecka V, Roggenbuck U, Kroepfl D (2008) Complications of pelvic lymphadenectomy in 1,380 patients undergoing radical retropubic prostatectomy between 1993 and 2006. J Urol 179(3):923–928 (discussion 928-9)

Naselli A, Andreatta R, Introini C, Fontana V, Puppo P (2010) Predictors of symptomatic lymphocele after lymph node excision and radical prostatectomy. Urology 75(3):630–635

Pepper RJ, Pati J, Kaisary AV (2005) The incidence and treatment of lymphoceles after radical retropubic prostatectomy. BJU Int 95(6):772–775

Pottek T (2004) Retroperitoneale lymphadenektomie beim hodentumor. Urologe A 43:1514–1520

Raheem OA, Bazzi WM, Parsons JK, Kane CJ (2012) Management of pelvic lymphoceles following robot-assisted laparoscopic radical prostatectomy. Urol Ann 4(2):111–114

Rao SR, Correa JJ, Sexton WJ et al. (2012) Prospective clinical trial of the feasibility and safety of modified retroperitoneal lymph node dissection at time of nephroureterectomy for upper tract urothelial carcinoma. BJU Int 110(11b):E475–E480

Roscigno M, Cozzarini C, Bertini R, Scattoni V, Freschi M, Da Pozzo LF, Briganti A, Gallina A, Capitanio U, Colombo R, Giorgio G, Montorsi F, Rigatti P (2008) Prognostic value of lymph node dissection in patients with muscle-invasive transitional cell carcinoma of the upper urinary tract. Eur Urol. 53(4):794–802

Roscigno M, Brausi M, Heidenreich A et al. (2011) Lymphadenectomy at the time of nephroureterectomy for upper tract urothelial cancer. Eur Urol 60(4):776–783

Rouprêt M, Babjuk M, Compérat E et al. (2017) European association of urology guidelines on upper urinary tract urothelial carcinoma: 2017 update. Eur Urol 73(1):111–122

Ruf CG, Krampe S, Matthies C, Anheuser P, Nestler T, Simon J, Isbarn H, Dieckmann KP (2020) Major complications of post-chemotherapy retroperitoneal lymph node dissection in a contemporary cohort of patients with testicular cancer and a review of the literature. World J Surg Oncol 18(1):253

Seisen T, Shariat SF, Cussenot O et al. (2017) Contemporary role of lymph node dissection at the time of radical nephroureterectomy for upper tract urothelial carcinoma. World J Urol 35(4):535–548

Singh AG, Jai SJ, Ganpule AP, VijayKumar M, Sabnis RB, Desai MR (2017) Critical appraisal of consecutive 36 cases of post renal transplant lymphocele: a proposed algorithm. World J Urol 35(9):1443–1450

Simonato A, Varca V, Esposito M, Venzano F, Carmignani G (2009) The use of a surgical patch in the prevention of lymphoceles after extraperitoneal pelvic lymphadenectomy for prostate cancer: a randomized prospective pilot study. J Urol 182(5):2285–2290

Solberg A, Angelsen A, Bergan U, Haugen OA, Viset T, Klepp O (2003) Frequency of lymphoceles after open and laparoscopic pelvic lymph node dissection in patients with prostate cancer. Scand J Urol Nephrol 37(3):218–221

Spiess PE, Hernandez MS, Pettaway CA (2009) Contemporary inguinal lymph node dissection: minimizing complications. World J Urol 27(2):205–212

Stancik I, Höltl W (2003) Penile cancer: review of the recent literature. Curr Opin Urol 13(6):467–472

Stolzenburg JU, Wasserscheid J, Rabenalt R, Do M, Schwalenberg T, McNeill A, Constantinides C, Kallidonis P, Ganzer R, Liatsikos E (2008) Reduction in incidence of lymphocele following extraperitoneal radical prostatectomy and pelvic lymph node dissection by bilateral peritoneal fenestration. World J Urol 26(6):581–586

Stolzenburg JU, Arthanareeswaran VKA, Dietel A, Franz T, Liatsikos E, Kyriazis I, Ganzer R, Yaney K, Do HM (2018) Four-point peritoneal flap fixation in preventing lymphocele formation following radical prostatectomy. Eur Urol Oncol 1(5):443–448

Stuiver MM, Djajadiningrat RS, Graafland NM, Vincent AD, Lucas C, Horenblas S (2013) Early wound complications after inguinal lymphadenectomy in penile cancer: a historical cohort study and risk-factor analysis. Eur Urol 64(3):486–492

Subramanian VS, Nguyen CT, Stephanson AJ, Klein EA (2008) Complications of open primary and post-chemotherapy retroperitoneal lymph node dis-section for testicular cancer. Urol Oncol 28:504–509

Subramanian VS, Nguyen CT, Stephenson AJ, Klein EA (2010) Complications of open primary and post-chemotherapy retroperitoneal lymph node dissection for testicular cancer. Urol Oncol. 28(5):504–9

Thomas C, Ziewers S, Thomas A, Dotzauer R, Bartsch G, Haferkamp A, Tsaur I (2019) Development of symptomatic lymphoceles after radical prostatectomy and pelvic lymph node dissection is independent of surgical approach: a single-center analysis. Int Urol Nephrol 51(4):633–640

Treiyer A, Haben B, Stark E, Breitling P, Steffens J (2009) Uni- vs. multiloculated pelvic lymphoceles: differences in the treatment of symptomatic pelvic lymphoceles after open radical retropubic prosta-tectomy. Int Braz J Urol 35(2):164–169

Tsaur I, Thomas C (2019) Risk factors, complications and management of lymphocele formation after radical prostatectomy: a mini-review. Int J Urol 26(7):711–716

Weitz J, Koch M, Büchler M (2009) Karzinomchirur-gie: Ist die Lymphadenektomie nicht mehr zeitge-mäß? Deutsches Dtsch Arztebl 106(37):A-1795/B-1543/C-1511

Winter C, Pfister D, Busch J, Bingöl C, Ranft U, Schrader M, Dieckmann KP, Heidenreich A, Al-bers P (2012) Residual tumor size and IGCCCG risk classification predict additional vascular pro-cedures in patients with germ cell tumors and resi-dual tumor resection: a multicenter analysis of the German Testicular Cancer Study Group. Eur Urol 61:403–409

Woldu ST, Matulay JT, Clinton TN et al. (2018) Im-pact of hospital case volume on testicular can-cer outcomes and practice patterns. Urol Oncol 36:14e7–14e15

Yu HY, Hevelone ND, Patel S, Lipsitz SR, Hu JC (2012) Hospital surgical volume, utilization, costs and outcomes of retroperitoneal lymph node dis-section for testis cancer. Adv Urol 2012:189823

Zhai T-S, Jin L, Zhou Z et al. (2019) Effect of lymph node dissection on stage-specific survival in patients with upper urinary tract urothelial carcinoma treated with nephroureterectomy. BMC Cancer 19(1):1207

Zietek Z, Sulikowski T, Tejchman K, Sieńko J, Janec-zek M, Iwan-Zietek I, Kedzierska K, Rość D, Ciechanowski K, Ostrowski M (2007) Lympho-cele after kidney transplantation. Transplant Proc 39(9):2744–2747

Zorn KC, Katz MH, Bernstein A, Shikanov SA, Brendler CB, Zagaja GP, Shalhav AL (2009) Pel-vic lymphadenectomy during robot-assisted ra-dical prostatectomy: assessing nodal yield, peri-operative outcomes, and complications. Urology 74(2):296–302

Gefäßsystem

Jan David Süss und Michael Gawenda

© Springer-Verlag GmbH Deutschland, ein Teil von Springer Nature 2021
J. Kranz et al. (Hrsg.), *Komplikationen in der Urologie*,
https://doi.org/10.1007/978-3-662-60625-4_33

■ **Hintergrund**

Obwohl schwere Gefäßverletzungen relativ selten im Zusammenhang mit urologischen Operationen sind, können Gefäßkomplikationen zu verheerenden Folgen hämorrhagischer oder ischämischer Komplikationen führen. Sowohl Venen als auch Arterien unterliegen iatrogenen Verletzungen in der urologischen Chirurgie. Dabei umfasst das Spektrum der Gefäßverletzungen Punktionen bis hin zur Aortentranssektion.

Bei den zunehmenden laparoskopischen und robotischen urologischen Eingriffen, wie auch radikaler onkologischer Resektion, ist zu erwarten, dass Gefäßverletzungen weiterhin und häufiger auftreten werden. Hierbei kann die Konversion zur offenen Chirurgie notwendig sein.

Gefäßverletzungen sind mit einer hohen Morbidität und Mortalität infolge des Blutverlustes und der potenziellen hämodynamischen Instabilität verbunden.

■ **Häufigkeit der Komplikationen**

Heutzutage wird geschätzt, dass fast 25 % der unerwünschten Ereignisse in der Chirurgie auf technische Komplikationen zurückzuführen sind (Sarker und Vincent 2005). Für eine solche Inzidenz sind 5–75 % aller Gefäßverletzungen verantwortlich (Fingerhut et al. 2002). Dennoch ist die Inzidenz von Gefäßverletzungen insgesamt relativ niedrig (0,9–2,3/100.000) (Nehler et al. 1998), zeigt jedoch eine steigende Tendenz (Lazarides et al. 1991).

In einer Single-Center-Analyse laparoskopischer Operationen zur Therapie urologischer Malignome waren Blutungskomplikationen infolge von Gefäßverletzungen mit 40 % (Colombo et al. 2007) repräsentiert. In der Urologie sind die Komplikationsraten abhängig von der Art der Operation, der Erfahrung des Operateurs, den Komorbiditäten sowie der Anatomie. Somit variiert die Inzidenz der transfusionsbedürftigen Blutungen in der urologischen Literatur zwischen 0,3 % (Tayeb et al. 2015) für die perkutane Nephrolithotomie und 52 % (Brown et al. 2004) für die radikale, retropubische Prostatektomie.

❯ Insgesamt sind schwere Gefäßkomplikationen in der Urologie selten, bei ihrem Auftreten dann aber umso katastrophaler.

Verantwortlich für das Auftreten hämorrhagischer Komplikationen werden gemacht: Onkologische Eingriffe, „hostile situs", Reoperation, Tumorrezidive, vorherige Strahlentherapie, chronisch entzündliche Veränderungen (Oderich et al. 2004). Des Weiteren scheint der menschliche Faktor eine Rolle zu spielen (Irita et al. 2005).

■ **Arten von Gefäßverletzungen**

Das Spektrum der Gefäßverletzungen betrifft sowohl Arterien als auch Venen und reicht von geringfügiger Punktion bis zu vollständigem Gefäßausriss. Punktionen sind häufig mit laparoskopischen Eingriffen verbunden. Schnittwunden stellen die häufigste Form von Gefäßverletzungen dar, die bei scharfen Präparationen auftreten und in den meisten Fällen in erster Linie repariert werden können. Umgekehrt erfordern Transsektion und Avulsionen in der Regel eine komplexere Reparatur, die große Gefäßstrukturen umfasst und umfangreiche Mobilisierungsmanöver und chirurgische Fähigkeiten und Fertigkeiten erfordert (Wani et al. 2012).

■ **Management von Blutungen**

Wenn die Blutungsquelle nach der Identifizierung deutlich sichtbar und die Blutung gering ist, kann die Koagulation die erste Option sein. Umgekehrt kann bei schwerwiegenderen Blutungen eine zweite Absaugvorrichtung im OP-Feld erforderlich sein, um eine visuelle Kontrolle zu ermöglichen und durch entsprechende Manöver die Blutung stoppen zu können (Wani et al. 2012). Bei nicht lebensbedrohlichen Blutungen und unklaren Blutungsquellen wird gelegentlich eine lokale Kompressionsbehandlung („Packing") empfohlen (Sharp und Locicero 1992).

33

Eine Blutstillung kann leicht durch Anziehen eines zuvor angelegten Gefäßzügels erreicht werden. In Fällen einer vollständigen Durchtrennung kann der Gefäßzügel jedoch vom Gefäß abrutschen und das Einführen eines Ballonkatheters (nach Fogarty) in das Gefäß zur Blutungskontrolle erforderlich sein. Zu beachten ist, dass adäquate Gefäßklemmen über einer gut präparierten Gefäßstruktur angebracht werden müssen. Andernfalls kann ihre blinde Anwendung zu Gefäßschäden führen.

Gleiches gilt für den laparoskopischen Ansatz. Es müssen jedoch sofort Maßnahmen zur Blutungskontrolle ergriffen werden, um einen vollständigen Visusverlust zu verhindern. Die direkte Kompression mit einem entsprechenden Stieltupfer, während das Pneumoperitoneum progressiv erhöht wird, kann zu einer vorübergehenden Tamponade der Blutung beitragen. Die offene Konversion sollte frühzeitig in Betracht gezogen und die Indikation großzügig gestellt werden.

Lebensbedrohliche Blutungen erfordern in besonderen Situationen spezielle Strategien zur Schadenbegrenzung. In diesen Fällen, ist die „damage control surgery" als chirurgische Strategie (Reihe von Operationen) anerkannt; dabei wird die Vollständigkeit der Sofortreparatur geopfert, um die kombinierten physiologischen Auswirkungen von Blutungen zu beheben, vorausgesetzt, die Wahrscheinlichkeit, dass Patienten an der „tödlichen Triade" (Unterkühlung, Koagulopathie und metabolische Azidose) sterben, hoch ist und nicht aufgrund einer fehlgeschlagenen operativen Reparatur (Godat et al. 2013). Es gibt fünf kritische Phasen bei der Schadensbegrenzung, wobei das sogenannte abdominelle „Packing" als das Grundprinzip angesehen wird (Sharp und Locicero 1992).

Die Operationsplanung beinhaltet nicht nur eine ausführliche Diagnostik und Vorbereitung des Patienten, sondern auch die Schaffung einer gewissen Infrastruktur.

Geplante, komplexe Tumoroperationen, die erwartbar herausfordernd werden, z. B. aufgrund der Vorbehandlung mittels Radio-/Chemotherapie, sollten präoperativ die Information an die entsprechende Fachabteilung zur Schaffung eines „stand by" (Gefäß-)Chirurgen selbstverständlich erscheinen lassen. Das Erkennen der persönlichen Grenzen ist für die Patientensicherheit entscheidend, um sich im richtigen Moment Hilfe zu holen. Jeder operativ Tätige sollte in der Lage sein, kleine Blutungen zu stoppen, jedoch kann die Blutungskontrolle atherosklerotisch veränderter Arterien sehr herausfordernd sein. Ebenda sollten solche Grenzen gezogen werden und chirurgische oder gefäßchirurgische Expertise angefordert werden.

❯ Die Schaffung einer adäquaten Infrastruktur und die Grundmaxime, rechtzeitig fachliche Hilfe zu holen, sind entscheidend für die Patientensicherheit.

■ **Definitive Behandlung von Gefäßverletzungen**

Allgemeine Grundsätze

Das Behandlungsziel aller Blutungskomplikationen ist die Kontrolle einer desaströsen Blutung und Wiederherstellung der Durchblutung. Die Rekonstruktion eines Gefäßlumens mit blutdichter und spannungsfreier Anastomose ist das Hauptziel jeder Gefäßreparatur. Vor der Naht der Anastomose müssen beide Gefäßenden entsprechend aufbereitet werden, bei kleinen Durchmessern (unter 4 mm) eventuell angeschrägt und die Intima-Lefzen herausgeschnitten werden, um Turbulenzen und Dissektionen zu vermeiden. Bei der Gefäßnaht wird senkrecht durch die Gefäßwand gestochen, wobei der Abstand dem Gefäßdurchmesser angepasst wird. Arteriosklerotisch veränderte Gefäße stellen hierbei eine besondere Herausforderung dar (Taneja und Shah 2017).

Für die Gefäßreparatur stehen je nach Art und Ort der Verletzung verschiedene Optionen zur Verfügung. Während die meisten Venen dauerhaft unterbrochen werden können (durch Ligatur, Clips oder Nähte), erfordern Arterienverletzungen eine Rekonstruktion, wenn es sich um Arterien mit einer Endgewebeperfusion handelt oder wenn eine Unterbrechung ungeeignet ist, bei unzureichender Kollateralzirkulation.

Bei kleinen Defekten und nicht kompromittierten Gefäßenden kann eine einfache Anastomosierung ausreichen. Eine Einengung des Lumens muss jedoch vermieden werden, um eine Stenose und eine nachfolgende Thrombose zu verhindern. Wenn die Größe des Defekts einer primären Approximation entgegensteht oder eine einfache Reparatur zu einer Stenose führt, ist eine Patch-Angioplastie erforderlich. Ist auch diese nicht möglich, sollte eine Interposition mit einem Gefäßimplantat erfolgen, um die Dehiszenz zu überbrücken.

Vor Beendigung der Naht und Wiederfreigabe des Blutstromes sollten der Zustrom und der Abfluss überprüft werden, die Gefäße geflusht werden. Wenn es zu einem thrombotischen Verschluss kommt, insbesondere bei kleineren Gefäßen, sind Thrombektomie-Manöver mittels Ballonkatheter (z. B. Fogarty-Katheter) notwendig.

Die endovaskuläre Versorgung kann je nach Situation auch die beste verfügbare Option darstellen (Demirel et al. 2010).

■ Arterienverletzungen

Komplikation: Verletzungen der Aorta abdominalis

Häufigkeit: Insgesamt selten, aber am häufigsten kommt es zum iatrogenen Aortentrauma beim laparoskopischen Zugang durch die geschlossene Technik der Trokarplatzierung mittels Veres-Nadel, mit einer Inzidenz zwischen 0,05 und 0,26 % (Simforoosh et al. 2014).

Ursache: In der offenen Chirurgie kann es während der Präparation im Retroperitoneum zu Gefäßschäden kommen (◘ Abb. 33.1)

Typischerweise findet in der Urologie die retroperitoneale Präparation für Nephrektomien, partielle Nephrektomien (Hillyer et al. 2013) und Lymphadenektomien (Morin et al. 1992) statt. Die o. g. Laparoskopie kann auch zum Aortentrauma führen. Die Fälle, in denen das zu resezierende erkrankte Gewebe, vor allem nach Vorbehandlung mit Radio-/Chemotherapie an der aortalen Adventitia anhaftet, sind prädisponiert für Blutungskomplikationen.

Behandlung: Wenn die lokale Blutungskontrolle durch Kompression und Präparation proximal und distal der Läsion nicht zu erzielen ist, so kann in Einzelfällen die Blutungskontrolle durch suprazöliakale Aortenfreilegung und nachfolgender Ausklemmung notwendig sein (Hoyt et al. 2001). Dazu muss der Magen nach kaudal und der linke Leberlappen nach rechts mobilisiert werden. Dadurch wird das Omentum minus exponiert und zumindest eine digitale Kompression der Aorta so möglich. Nach Eingang in die Bursa omentalis durch Inzision des Ligamentum hepatogastricum, kann der Ösophagus nach links lateral mobilisiert werden, um dann im Bereich des Hiatus diaphragmaticus die Aorta zirkulär freizulegen. Hier sollte dann die proximale Ausklemmung erfolgen. Endovaskulär ist auch die aortale Ballonokklusion via transfemoralem Zugang (auch perkutan möglich) zu berücksichtigen („Resuscitative Endovascular Balloon Occlusion of the Aorta").

Komplikation: Verletzungen der Viszeralarterien

Häufigkeit: Eine genaue Häufigkeit von Viszeralarterienverletzungen kann nicht angegeben werden Die am häufigsten betroffene Viszeralarterie ist die Arteria mesenterica superior (AMS). In der Literatur finden sich lediglich Einzelfallberichte.

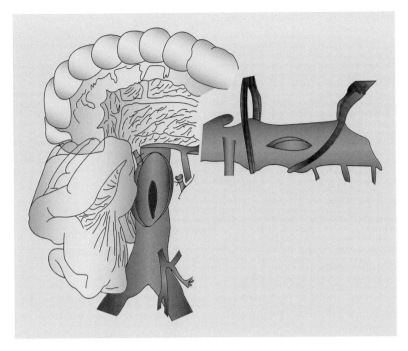

⬛ Abb. 33.1 Eröffnetes Retroperitoneum nach Mobilisierung des Dünndarmes zur Darstellung der verletzten infrarenalen Aorta und ligierter V. mesenterica inferior und Ausklemmung der Aorta. (Aus Süss et al. 2020)

Ursache: Insbesondere bei Operationen im Bereich der linken Niere bzw. Nebenniere ist die AMS einem erhöhten Risiko von Verletzungen oder versehentlicher Ligatur ausgesetzt (Nevoux et al. 2008). Onkologische Operationen mit großem Tumorvolumen (bulky disease) gelten als prädisponierender Faktor (Asensio et al. 2001). Die große Tumorlast kann den Nierenhilus verschieben oder sogar eine Malrotation verursachen. Daher ist die präoperative Schnittbildgebung zur Definition der anatomischen Situation essenziell.

Die unbemerkte Ligatur der AMS führt bei zu großem zeitlichem Verzug zur Darmischämie und zum Tod des Patienten.

Behandlung: Zur Exposition des viszeralen Segments der abdominellen Aorta ist die linksseitige, mediale, viszerale Rotation notwendig, um einen adäquaten Zugang zur Aorta suprazöliakal, zum Stamm des Truncus coeliacus, zum Ursprung der A. mesenterica superior und zum linken Beckensystem zu erreichen.

Komplikation: Verletzungen der Iliakalarterien

Häufigkeit: Keine konkreten Angaben in der Literatur verfügbar.

Ursache: Während minimal-invasiver Prozeduren im Becken, bei Nierentransplantationen und in der Urogynäkologie kommt es zur Exposition der A. iliaca communis et externa (Asensio et al. 2003). Die arterielle Beckenachse gewährleistet die Perfusion der unteren Extremität und sollte daher zur Blutungskontrolle nicht ligiert werden.

Behandlung: Die chirurgische Rekonstruktion sollte wie bereits oben beschrieben mittels Reanastomosierung, Direktnaht, Patch-Angioplastie oder Interponat erfolgen. Wichtig ist die Kontrolle der A. iliaca interna, um retrograde Blutungen aus dem Ostium während der

Gefäßreparatur zu vermeiden. Wenn keine in situ Rekonstruktion möglich ist, muss diese extraanatomisch erfolgen. In diesem Fall wird die betroffene Beckenachse unterbunden und von kontralateral nach ipsilateral ein sogenannter extraanatomischer femoro-femoraler Cross-Over Bypass angelegt. Das verwendete Bypassmaterial ist in der Regel alloplastisch (Dacron, PTFE).

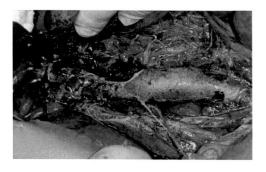

◘ Abb. 33.2   Direktnaht der V. cava inferior, pfeilmarkiert

- **Venenverletzungen**

Komplikation: Verletzungen der Vena cava inferior (VCI)

Häufigkeit: Konkrete Angaben in der Literatur nicht verfügbar.

Ursache: Venöse Blutungen, insbesondere aus der VCI können desaströs sein. Die VCI wird bei retroperitonealen Lymphadenektomien oder auch bei der Therapie von Nierenzellkarzinomen mit einem Tumorthrombus in der VCI exponiert.

Behandlung: Wenn die digitale Kompression und Direktnaht des Defekts nicht ausreichen, dann sollte eine Ausklemmung mit einer seitlichen Gefäßklemme (nach Satinsky) erfolgen. Ohne Lumeneinengung kann eine fortlaufende Naht, mit monofilem Faden, ggf. über Teflon-Vlies, durchgeführt werden (◘ Abb. 33.2) Bei der Platzierung von Gefäßklemmen und der fortschreitenden Präparation, ist auf ein Zerreißen der fragilen Venenwand zu achten. Zur schnellen Blutungskontrolle und primären Reparatur

kann auch die Kompression proximal und distal des Defekts, mit Stieltupfern, ausreichend sein.

Falls die oben genannten Manöver nicht zum Erfolg führen, kann bei einer infrarenalen Defekt-Lokalisation die Ligatur der VCI erwogen werden. Bereits mehrere Arbeitsgruppen (Blute et al. 2007) haben die gute Toleranz dieser Methode beschrieben. Am besten wird die Ligatur bei einem bereits präoperativen Verschluss durch Tumorthrombose und einem dadurch präoperativ ausgebildeten Kollateralnetzwerk toleriert. Die Inzidenz einer tiefen Venenthrombose und Beinschwellung ist bei der Ligatur der offenen VCI deutlich erhöht.

In den Fällen, in denen die VCI komplett ausgeklemmt werden muss, ist die abrupte Abnahme des kardialen Auswurfs mit nachfolgender Hypoperfusion zu beachten. Entweder erfolgt eine adäquate kristalloide Volumensubstitution oder aber die Aorta muss simultan ausgeklemmt werden, um die kardiale Vorlast aufrechtzuerhalten (Hansen et al. 2000). Verletzungen an den großen Lebervenen des retrohepatischen VCI-Segments erfordern eine posteriore Kompression des rechten Leberlappens, um den Blutverlust zu minimieren (Schrock et al. 1968). Danach sollte das Pringle-Manöver angewendet werden und ein in der Leberchirurgie erfahrenes Operationsteam hinzugezogen werden.

> **Tipp**
>
> Die gezielte Naht mit einem gefilzten Faden führt häufig eher zur Beendigung der Blutung als die mehrfache Übernähung der fragilen Venenwand.

Komplikation: Verletzungen der Vena renalis
Häufigkeit: Keine konkreten Angaben in der Literatur verfügbar.
Ursache: Nierenfreilegungen, Nephrektomien und Nierenteilresektionen sowie Transplantatentnahmen sind prädisponierenden Eingriffe.
Behandlung: Die Verletzung der linken Nierenvene kann häufig mittels Ligatur behoben werden, da ein ausgeprägtes venöses Kollateralnetz durch die Gonadalvene, lumbale Seitenäste und Nebennierenvene besteht. Diese Kollateralen fehlen der rechten Nierenvene. Die Reparatur ist daher zum Nierenerhalt deutlich aufwendiger. Zudem ist die rechte Nierenvene sehr fragil und bei zirkulärer Präparation muss auf einen posterioren Seitenast geachtet werden.

Kommt es während einer Nephrektomie zur Läsion, kann zunächst die Nierenarterie ausgeklemmt werden und sich dann erst der Vene zugewandt werden. Als Ultima Ratio kann eine Klemme auf den Nierenhilus gesetzt werden, damit dann die Niere zügig entfernt werden kann. Sodann können die Gefäßlumina identifiziert und verschlossen werden.
In Ausnahmesituationen helfen auch eine schnelle Nierenteilresektion und Autotransplantation.

Komplikation: Verletzungen der Iliakalvenen
Häufigkeit: Keine konkreten Angaben in der Literatur verfügbar.
Ursache: Nierentransplantationen und pelvine Lymphadenektomien sind die prädisponierenden Operationen für Verletzungen der iliakalen Venen (Asensio et al. 2003).
Behandlung: Die vaskuläre Kontrolle einer Verletzung am Zusammenfluss der V. iliaca communis kann schwierig sein. Eine vorübergehende Durchtrennung der rechten A. iliaca communis kann für eine ausreichende Exposition erforderlich sein (◘ Abb. 33.3)
Sobald die Verletzung endgültig repariert ist, wird die durchtrennte Arterie reanastomosiert (Asensio et al. 2003).
Für die Versorgung der Vena iliaca interna müssen die A. iliaca communis, A. iliaca externa sowie die proximale A. iliaca interna nach medial mobilisiert werden. Dann können die V. iliaca communis et externa angeschlungen werden, damit via Zug am Gefäßzügel die Seitenäste der V. iliaca interna präpariert werden können.

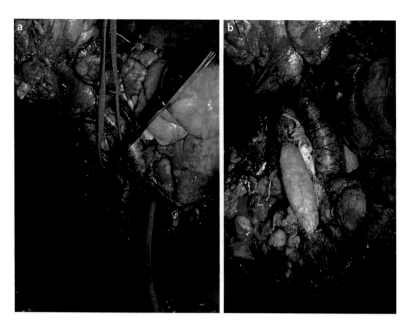

□ Abb. 33.3 Durchtrennung der A. iliaca communis dextra zur Exposition der verletzten V. iliaca communis dextra). (Aus Süss et al. 2020)

Literatur

Asensio JA, Britt LD, Borzotta A, Peitzman A, Miller FB, Mackersie RC, Pasquale MD, Pachter HL, Hoyt DB, Rodriguez JL, Falcone R, Davis K, Anderson JT, Ali J, Chan L (2001) Multiinstitutional experience with the management of superior mesenteric artery injuries. J Am Coll Surg 193(4):354–365; discussion 365–356

Asensio JA, Petrone P, Roldan G, Kuncir E, Rowe VL, Chan L, Shoemaker W, Berne TV (2003) Analysis of 185 iliac vessel injuries: risk factors and predictors of outcome. Arch Surg 138(11):1187–1193; discussion 1193–1184

Blute ML, Boorjian SA, Leibovich BC, Lohse CM, Frank I, Karnes RJ (2007) Results of inferior vena caval interruption by greenfield filter, ligation or resection during radical nephrectomy and tumor thrombectomy. J Urol 178(2):440–445; discussion 444

Brown JA, Garlitz C, Gomella LG, McGinnis DE, Diamond SM, Strup SE (2004) Perioperative morbidity of laparoscopic radical prostatectomy compared with open radical retropubic prostatectomy. Urol Oncol 22(2):102–106

Colombo JR Jr, Haber GP, Jelovsek JE, Nguyen M, Fergany A, Desai MM, Kaouk JH, Gill IS (2007) Complications of laparoscopic surgery for urological cancer: a single institution analysis. J Urol 178(3 Pt 1):786–791

Demirel S, Winter C, Rapprich B, Weigand H, Gamstatter G (2010) Stab injury of the superior mesenteric artery with life threatening bleeding – endovascular treatment with an unusual technique. Vasa 39(3):268–270

Fingerhut A, Leppaniemi AK, Androulakis GA, Archodovassilis F, Bouillon B, Cavina E, Chaloner E, Chiarugi M, Davidovic L, Delgado-Millan MA, Goris J, Gunnlaugsson GH, Jover JM, Konstandoulakis MM, Kurtoglu M, Lepantalo M, Llort-Pont C, Meneu-Diaz JC, Moreno-Gonzales E, Navarro-Soto S, Panoussis P, Ryan JM, Salenius JP, Seccia M, Takolander R, Taviloglu K, Tiesenhausen K, Torfason B, Uranus S (2002) The European experience with vascular injuries. Surg Clin North Am 82(1):175–188

Godat L, Kobayashi L, Costantini T, Coimbra R (2013) Abdominal damage control surgery and reconstruction: world society of emergency surgery position paper. World J Emerg Surg 8(1):53

Hansen CJ, Bernadas C, West MA, Ney AL, Muehlstedt S, Cohen M, Rodriguez JL (2000) Abdominal vena caval injuries: outcomes remain dismal. Surgery 128(4):572–578

Hillyer SP, Bhayani SB, Allaf ME, Rogers CG, Stifelman MD, Tanagho Y, Mullins JK, Chiu Y, Kaczmarek BF, Kaouk JH (2013) Robotic partial

33

nephrectomy for solitary kidney: a multi-institutional analysis. Urology 81(1):93–97

Hoyt DB, Coimbra R, Potenza BM, Rappold JF (2001) Anatomic exposures for vascular injuries. Surg Clin North Am 81(6):1299–1330, xii

Irita K, Kawashima Y, Morita K, Seo N, Iwao Y, Sanuki M, Sawa T, Kobayashi Y, Makita K, Tsuzaki K, Obara H, Oomura A (2005) Supplemental survey in 2003 concerning life-threatening hemorrhagic events in the operating room. Masui 54(1):77–86

Lazarides MK, Arvanitis DP, Liatas AC, Dayantas JN (1991) Iatrogenic and noniatrogenic arterial trauma: a comparative study. Eur J Surg 157(1):17–20

Morin JF, Provan JL, Jewett MA, Ameli FM (1992) Vascular injury and repair associated with retroperitoneal lymphadenectomy for nonseminomatous germinal cell tumours of the testis. Can J Surg 35(3):253–256

Nehler MR, Taylor LM Jr, Porter JM (1998) Iatrogenic vascular trauma. Semin Vasc Surg 11(4):283–293

Nevoux P, Zini L, Villers A, Boleslawski E, Nunes B, Zerbib P (2008) Celiac axis and superior mesenteric artery: danger zone for left nephrectomy. J Endourol 22(11):2571–2574

Oderich GS, Panneton JM, Hofer J, Bower TC, Cherry KJ Jr, Sullivan T, Noel AA, Kalra M, Gloviczki P (2004) Iatrogenic operative injuries of abdominal and pelvic veins: a potentially lethal complication. J Vasc Surg 39(5):931–936

Sarker SK, Vincent C (2005) Errors in surgery. Int J Surg 3(1):75–81

Schrock T, Blaisdell FW, Mathewson C Jr (1968) Management of blunt trauma to the liver and hepatic veins. Arch Surg 96(5):698–704

Sharp KW, Locicero RJ (1992) Abdominal packing for surgically uncontrollable hemorrhage. Ann Surg 215(5):467–474; discussion 474–465

Simforoosh N, Basiri A, Ziaee SA, Tabibi A, Nouralizadeh A, Radfar MH, Sarhangnejad R, Mirsadeghi A (2014) Major vascular injury in laparoscopic urology. JSLS 18(3)

Süss JD, Kranz J, Gawenda M, Steffens J (2020) Gefäßverletzungen während urologischer Operationen [Vascular injuries during urologic surgery]. Urologe 59(7):817–824

Taneja SS, Shah O (2017) Complications of urologic surgery e-book: prevention and management. Elsevier Health Sciences, New York

Tayeb ME, Mellon MJ, Lingeman JE (2015) Simultaneous percutaneous nephrolithotomy and early endoscopic ureteric realignment for iatrogenic ureteropelvic junction avulsion during ureteroscopy. Can Urol Assoc J 9(11–12):E882–E885

Wani ML, Ahangar AG, Ganie FA, Wani SN, Wani NU (2012) Vascular injuries: trends in management. Trauma Mon 17(2):266–269

Strahlentherapie

Inhaltsverzeichnis

Strahlentherapie: Organspezifische Komplikationen

Karsten Fischer, Tilmann Kälble, Jennifer Kranz, Gerlinde Maurer, Michael Pinkawa und Joachim Thüroff

© Springer-Verlag GmbH Deutschland, ein Teil von Springer Nature 2021
J. Kranz et al. (Hrsg.), *Komplikationen in der Urologie,*
https://doi.org/10.1007/978-3-662-60625-4_34

34.1 **Harnleiter**

Tilmann Kälble und Karsten Fischer

- **Hintergrund**

Aktinische Zellschäden werden hauptsächlich durch ionisierende Strahlen verursacht, wobei zwischen korpuskulären und elektromagnetischen Strahlen (Photonen) unterschieden wird. In der Medizin kommt derzeit am häufigsten die Photonenbestrahlung zur Anwendung. Sie übt ihre Wirkung im gesamten Strahlenfeld aus, wohingegen die Partikelbestrahlung (z. B. Alphateilchen) den theoretischen Vorteil besitzt, ihre Energie erst am Ende ihres Weges freizusetzen, um Kollateralschäden im Gewebe zu verringern.

Klinisch kann man einen radiogenen Frühschaden von einem Spätschaden unterscheiden. Strahlenbiologisch stehen beim Frühschaden die Strahlenwirkungen auf die Zellerneuerungssysteme im Vordergrund und äußern sich als eine Entzündung (Zystitis oder Ureteritis), wohingegen beim Spätschaden die strahlenbedingte Vaskulopathie die Hauptrolle spielt. Klinisch imponiert sie in Form von Teleangiektasien mit gesteigerter Vulnerabilität und erhöhtem Blutungsrisiko sowie als Strahlenfibrose/-sklerose im Bereich des Mesenchyms (Miller et al. 2006; Libermann et al. 2014; McIntyre et al. 1995).

Neben der Strahlenart und der applizierten Dosis (bereits ab einer Dosis von 10–12,5 Gy ist mit einem erhöhten Risiko einer Harnleiterstriktur zu rechnen) hat in Abhängigkeit von dem zu therapierenden Tumor und dem Bestrahlungsfeld sowie der angewendeten Strahlentechnik auch die Latenzzeit einen entscheidenden Einfluss auf die Inzidenz der Ureterstriktur. So wurde noch 29 Jahre nach Strahlentherapie eines Zervixkarzinoms eine neu aufgetretene Ureterstenose beobachtet (Libermann et al. 2014).

- **Allgemeine Überlegungen**

Während die radiogenen Frühschäden am Ureter eher selten einer urologischen Therapie bedürfen, sind die notwendigen therapeutischen Überlegungen bei einem radiogenen Spätschaden vielschichtig und multifaktoriell. Nach Beherrschung der Akutsituation stellt sich die Frage nach dem definitiven Therapieziel (palliativ versus kurativ, regelmäßige Schienenwechsel versus operative Korrektur). Dies spielt insbesondere für die Vermeidung weiterer harnableitungsbedingter Spätkomplikationen eine Rolle, die für die Patienten selten eine vitale Bedrohung bedeuten, aber mit einer Einschränkung der Lebensqualität in unterschiedlichem Ausmaß verbunden sein können (z. B. rezidivierende Infekte bis Uroseptikämien). Neben Alter und Komorbiditäten hat insbesondere die onkologische Situation sowie die jeweilige bereits erfolgte operative oder konservative Vortherapie eine entscheidende Relevanz für die weitere Therapieplanung. Bei Patienten mit ausreichender Lebenserwartung und vertretbarem Operationsrisiko (zu berücksichtigen sind u. a. Art und Häufigkeit von Voroperationen, insbesondere am Darm, Narbenbrüche, Kollateralstrahlenschäden, z. B. an Gefäßen, etc.) sollte stets eine definitive operative Versorgung angestrebt werden, um die regelmäßigen, belastenden Schienen- oder Nephrostomiewechsel zu vermeiden und damit sowohl eine gute Lebensqualität herzustellen als auch Folgekomplikationen zu vermeiden (Lucas et al. 2018). In Fällen, bei denen eine operative Therapie angestrebt wird, sind passagere perkutane Harnableitungen geeigneter als eine innere Schienung, da sie keine zusätzliche Ureterschädigung verursacht und damit ein definitives operatives Vorgehen begünstigt.

Eine weitere präoperative Herausforderung ist die adäquate Beurteilung des Ausmaßes der bestehenden Ureterstriktur, insbesondere dann, wenn über einen längeren Zeitraum eine innere Schienung bestand. Diese führt ihrerseits zu Ureterveränderungen, die bildgebend von radiogenen Spätfolgen am Ureter oft schwer zu differenzieren sind. Intraoperativ kommt zusätzlich die kognitive Fusion der präoperativen Diagnostik mit dem operativen Situs sowie die Differenzierung zwischen intrinsischer und extrinsischer obstruktiver Komponente hinzu.

Die meisten Arbeiten über die Therapie von Harnleiterschädigungen beziehen sich auf die Therapie von Harnleiterverletzungen oder fokussieren ausschließlich auf die Therapie von Harnleiterstrikturen, ohne die Ursache zu spezifizieren. So gibt es nur wenige kasuistische Arbeiten zur Therapie speziell radiogener Ureterstrikturen, sodass der Evidenzgrad der diesbezüglichen Therapieempfehlungen sehr gering ist. Vor diesem Hintergrund bezieht sich vieles der folgenden therapeutischen Empfehlungen auf die eigene operative Erfahrung.

❯ Bei Patienten mit ausreichender Lebenserwartung und vertretbarem Operationsrisiko sollte stets eine definitive operative Versorgung angestrebt werden. In diesen Fällen ist eine passagere perkutane Harnableitung geeigneter als eine innere Schienung, da sie keine zusätzliche Ureterschädigung verursacht und damit ein definitives operatives Vorgehen begünstigt.

▪ Komplikationen

Komplikation: Ureterstriktur

Häufigkeit: 1–3 %, am häufigsten nach Radiatio des Zervixkarzinoms, bei fortgeschrittenen Stadien mit schon vorstehender Hydronephrose bis 11,5 % (Fokdal et al. 2019; Lucas et al. 2018; Maier et al. 1997; McIntyre et al. 1995).

Ursache: Strahlenbedingte Vaskulopathie mit konsekutiver Entwicklung von Engstellen unterschiedlichen Ausmaßes.

Behandlung: Es gilt prinzipiell zwischen Maßnahmen zur Beherrschung der akuten Situation und definitiven Therapien zu unterscheiden.
- **Akut-Therapie:** Sicherstellung der Harnableitung durch innere Schienung (DJ- oder Mono-J-Stent) oder perkutane Nephrostomie.

- **Definitive Therapie:** Operative Therapie, hierbei gilt es zwischen kurzstreckigen und langstreckigen Ureterstenosen zu differenzieren.

Behandlung der kurzstreckigen Ureterstenose (◨ Abb. 34.1)

Gleiche operative Prinzipien wie bei der iatrogenen Harnleiterverletzung: Nierenbeckenplastik bei proximaler, Psoas-Hitch- bzw. Boari-Hitch-Plastik bei distaler Ureterstriktur. Wichtig ist es, den Ureter bis in ein gut durchblutetes Areal hinein zu kürzen. Die Erfolgschancen hiernach liegen bei 80–90 % (Siegel et al. 2014).

End-zu-End-Anastomose bei mittleren kurzstreckigen radiogenen Ureterstrikturen nur bei ausreichender Durchblutung und ausreichender Weite des proximalen und distalen zu anastomosierenden Ureterstumpfes, in praxi eher eine Rarität (◨ Abb. 34.2).

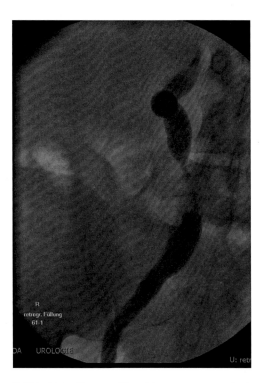

◨ **Abb. 34.1** Kurzstreckige Ureterstenose unmittelbar proximal der Gefäßkreuzung

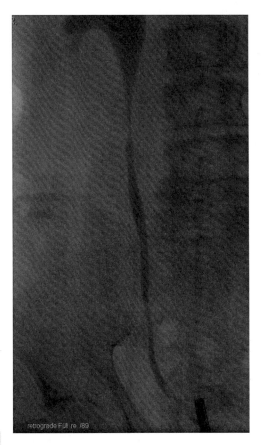

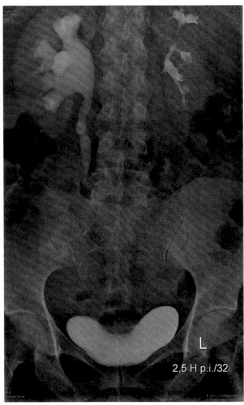

■ **Abb. 34.3** Langstreckige Ureterstriktur im mittleren und distalen Ureterbereich rechts

34

■ **Abb. 34.2** Retrograde Darstellung nach End-zu-End-Anastomose

Bei problematischer Durchblutungssituation sollte, falls möglich, eine Nierenbeckenplastik oder gar eine End-zu-End-Anastomose mit gut nutriertem Omentum majus ummantelt werden (Stühler et al. 2019).

Behandlung der langstreckigen Ureterstenose (■ Abb. 34.3)
— Ileum-Harnleiterersatz:
   Sicherstes und etabliertestes Therapieverfahren (Boxer et al. 1979; Kranz et al. 2017a), Erfolgschancen 95–98 % (Chung et al. 2006; Roth et al. 2017). In kleineren Serien ist dieses Verfahren auch laparoskopisch, bzw. robotisch-assistiert angewandt worden (Stein et al. 2009; Kolontarev et al. 2018). Komplikationsgefahr

des Ileum-Harnleiterersatzes sind (Chung et al. 2006; Roth et al. 2017): Fisteln (5,6 %), Azidose (3,7 %), Anastomosenenge (3,7 %), Verschlechterung der Nierenfunktion (17,6 %), Elongation: Vermeidung durch Verwendung eines möglichst kurzen Segments, Mukusretention: Vermeidung durch Verzicht auf Refluxschutz (z. B. durch Invagination) und vor allem stets Anastomosierung des Ileumsegments mit der Blase und nicht mit dem distalen Harnleiter (Kranz et al. 2017a) (■ Abb. 34.4).
— Harnleitertapering:
   Diese Modifikation des Harnleiterersatzes durch Darmanteile wird generell zur potenziellen Reduktion von Mukusproduktion und Azidose empfohlen. Sie wird aufgrund diverser Probleme

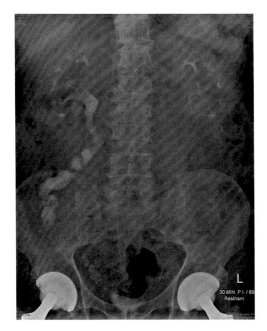

◨ Abb. 34.4   Nach Ileum-Ureterersatz rechts

kontrovers diskutiert und kann nicht generell empfohlen werden.

- Harnleiterrekonfiguration nach Yang-Monti:
Einige wenige Kasuistiken beziehen sich nicht spezifisch auf radiogene Strikturen, sondern eher auf Folgen von Ureterverletzungen (Bao et al. 2017; Ordorica et al. 2014). Da diese Technik als Ersatz der efferenten Loop eines Ileozökalpouches wegen zu erwartender Durchblutungsstörungen im proximalen und distalen Ende von den meisten Autoren verlassen wurde, ist sie angesichts der problematischen Durchblutungssituation nach Strahlentherapie erst recht nicht generell zu empfehlen (Kranz et al. 2017a).

- Rekonfigurierte Kolonsegmente (entsprechend der Technik nach Yang-Monti):
Konnten bei einigen Patienten mit Ureterstrikturen erfolgreich angewandt werden (Lazica et al. 2012).
Vorteile: Lumbaler Zugang möglich, nur wenige Zentimeter Kolon sind ausreichend, bei eingeschränkter Nierenfunktion anwendbar (durch die geringere Resorptionsfläche), nach erweiterter Dünndarmresektion möglich.

- Mundschleimhaut-Onlay-Plastiken:
Als Therapie bei iatrogenen Harnleiterstrikturen beschrieben (Lee et al. 2018; Waldorf et al. 2017). Dieses Verfahren scheint bei radiogenen Ureterstrikturen wegen der verminderten Perfusion unsicher und birgt die potenzielle Gefahr von Paravasationen aufgrund von Teilnekrosen des Mukosa-Onlays und konsekutiver Restriktur.

- Appendix:
Wurde bei rechtsseitiger Ureterläsion in Einzelfällen als Substitut verwendet (Stühler et al. 2019).

- Subkutaner Bypass:
Kann in Ausnahmefällen bei begrenzter Lebenserwartung in Erwägung gezogen werden (Janitzky et al. 2012).

- Autologe Nierentransplantation:
Ultima Ratio mit erheblicher Komplikationsrate (auch ohne vorangegangene Strahlentherapie) bis zum Nierenverlust, sodass die Autotransplantation nur in spezialisierten Zentren angeboten werden sollte (Ruiz et al. 2017).

Komplikation: Infizierte Harnstauungsniere, Urosepsis
Häufigkeit: Keine konkreten Abgaben in der Literatur verfügbar.
Ursache: Abflusshindernis durch narbige Harnleiterengen mit konsekutiver asymptomatischer bzw. symptomatischer Harnstauungsniere.
Behandlung: Innere Ureterschienung (DJ- oder Mono-J-Stent), perkutane Harnableitung, kalkulierte Antibiose, evtl. Erweiterung auf antimykotische Therapie, supportive Therapie, evtl. intensivmedizinische Überwachung/Therapie.

Komplikation: Ureteroarterielle Fistel
Häufigkeit: Selten nach langjähriger Ureterschienung, keine konkreten Angaben in der Literatur verfügbar.

Ursache: Meist mit hämodynamisch relevanter und lebensbedrohlicher Blutungssituation verbunden.

Behandlung: Die Therapie der Wahl ist, falls die klinische Situation es zulässt, die arterielle Stentung. Ansonsten bleibt nur die notfallmäßige Laparotomie mit hoher Mortalität.

34.2 Harnblase

Joachim Thüroff

■ Hintergrund

Im Bereich des kleinen Beckens kommen Strahlentherapien bei Karzinomen von Prostata, Rektum und Anus sowie bei gynäkologischen Karzinomen von Zervix, Korpus, Vagina und Vulva zum Einsatz. Ziel der Therapie ist es, Tumore durch Zufuhr von Energie zu zerstören, die im Falle der Strahlentherapie zur Bildung von Ionen in den Zielgewebezellen führt (ionisierende Strahlung). Dadurch werden eine Vielzahl zellulärer Komponenten und Prozesse direkt oder indirekt alteriert (Membranstrukturen, Proteine, DNA, Stoffwechselwege, Regulatoren für Apoptose und Zellzyklus, DNA-Reparaturmechanismen), wobei DNA-Einzelstrangbrüche grundsätzlich reparabel sind, während DNA-Doppelstrangbrüche meist für die Zelle letal sind.

Im Zellzyklus ist die M-Phase (Mitose) für die Effekte ionisierender Strahlen besonders anfällig, d. h. Gewebe mit höheren Proliferationsraten sind grundsätzlich sensitiver für eine Strahlentherapie. Daraus leitet sich ein Ranking der Strahlensensitivitäten ab, das sowohl für Tumorentitäten als auch für normale Gewebe erstellt werden kann, die unvermeidlich in unterschiedlichem Ausmaß mitbestrahlt werden (Rubin und Casarett 2014). Organe mit epithelialer Auskleidung (Harnblase, Rektum) sind relativ hoch empfindlich, während parenchymatöse Organe weniger empfindlich gegen ionisierende Strahlung sind, wobei deren Empfindlichkeit weithin durch die Radiosensitivität ihres Gefäßsystems bestimmt wird. Trotz der im Vergleich zur Rektumschleimhaut relativ geringen Proliferationsrate des Urothels der Harnblase hat das Übergangsepithel eine hohe Empfindlichkeit gegenüber der Bestrahlung. Das erklärt sich unter anderem dadurch, dass akute Urothelschäden die physiologische Barriere (Glycosaminoglycanschicht, Deckzellen, basale Schichten) für den Gewebekontakt mit Urin durchbrechen, sodass sich sekundäre entzündliche Prozesse mit Zytokinfreisetzung und erhöhter Kapillarpermeabilität auf den Detrusor fortsetzen können.

Die Reparaturprozesse des Urothels nach Bestrahlung können sich über mehrere Monate erstrecken, eine normale Differenzierung des Urothels kann über 12–24 Monate verloren gehen (Tolkach und Kristiansen 2017). Die Möglichkeit einer vollständigen Reversibilität hängt vom Ausmaß des radiogenen Schadens ab, wobei schwere Schäden zu Ausdünnung des Urothels, Erosionen oder Ulzerationen führen können (Marks et al. 1995; Rosewall et al. 2011). Spätschäden nach Bestrahlung sind durch die Schädigung des Endothels der Blutgefäße (obliterierende Endarteriitis) durch die ionisierenden Strahlen zu erklären, deren Maximum 3–12 Monate nach Bestrahlung erreicht wird (Browne et al. 2015; Smit und Heyns 2010). Eine vaskulär bedingte Ischämie kann in der Folge weitere Urothel- und Detrusorschäden bedingen, die durch Nekrosen zur Fistelbildung und/oder durch chronisch-entzündliche und fibrosierende Prozesse zur Schrumpfblasenbildung führen können. Da eine strahlenbedingte obliterierende Endarteriitis irreversibel und progredient ist, können sich Strahlenspätschäden auch noch nach Intervallen von im Mittel 19,4 Jahren (Range 0,5–41,5 Jahre) manifestieren (Gellrich et al. 2003).

❯ Strahlenschäden auf dem Boden einer Endarteriitis obliterans sind irreversibel und progredient, sodass Spätschäden wie Schrumpfblase und Fistelbildung auch noch nach Jahrzehnten auftreten können.

Strahlenreaktionen vonseiten der Harnblase sind teils unvermeidbare „Kollateralgewebeschäden", die in Abhängigkeit von der Strahlendosis (vermehrt > 60 Gy), dem Verhältnis der Strahlensensitivitäten des zu therapierenden Tumors gegenüber dem umgebenden Normalgewebe sowie der Bestrahlungstechnik (extern, Brachytherapie, kombiniert, Fraktionierung: vermehrt > 2 Gy/Tag, Dosisrate: vermehrt > 0,8 Gy/Std.) und dem Strahlenfeld auftreten. Insbesondere bei der Frau werden aufgrund der engen topographischen Beziehung der Harnblase zum weiblichen inneren Genitale Strahlenreaktionen in 5–30 % der Bestrahlungsfälle beobachtet. Aggraviert werden die Reaktionen der Harnblase (hämorrhagische Zystitis) durch zusätzliche Gabe von Chemotherapeutika (Cyclophosphamid, Ifosfamid), die nur unter dem Schutz uroprotektiver Pharmaka (z. B. Mesna = 2-Mercaptoethannatriumsulfat) verabreicht werden sollten (Matz and Hsieh 2017). Ionisierende Strahlen können alle Grade einer Gewebereaktion vom flüchtigen Ödem bis zur Nekrose verursachen (◻ Tab. 34.1).

❯ Strahlenreaktionen können flüchtig sein und ausheilen oder irreversibel und progredient zu Spätschäden wie Radiozystitis, Schrumpfblase und Fistelbildung führen.

Die Symptomatik kann von Dysurie und Pollakisurie über imperativen Harndrang, Dranginkontinenz und Hämaturie bis hin zu stärksten pelvinen Schmerzen (pelvic pain) das gesamte Spektrum irritativer Blasenspeichersymptome umfassen. Im Falle von Frühreaktionen können diese Symptome flüchtig und vorübergehend sein, bei Spätreaktionen und bleibenden Strahlenschäden mit Blasenwandfibrose und Fistelbildung bestehen nur noch chirurgische Therapieoptionen.

❯ Eine irritative Symptomatik mit Dysurie, Pollakisurie und imperativem Harndrang ist kein zuverlässiger Indikator für den Schweregrad eines Strahlenschadens.

▪ **Komplikationen**

Komplikation: Reizblasenbeschwerden (Overactive bladder, Urgency, Dranginkontinenz)
Häufigkeit: 5–50 % (Gellrich et al. 2003).
Ursache: Strahlendosis/Strahlenfeld.
Behandlung: Symptomatische Therapie transienter Strahlenfrühreaktionen bzw. adjuvante Therapie bei symptomatischen Strahlenspätreaktionen/Strahlenspätschäden.

◻ **Tab. 34.1** Klassifikation von Strahlenfrühreaktionen, Strahlenspätreaktionen und Strahlenschäden aufgrund endoskopischer und histologischer Befunde nach Oehlert und Buss (Kümper 1983)

1. Strahlenfrühreaktionen:
- Stadium I: Leichteste Reizerscheinung als Strahlenreaktionen von geringer Bedeutung
- Stadium II: Leichte Zystitis, Strahlenfrühödem, Frühnekrosen und selten Ulkusbildung
- Stadium III: Ausgeprägte Zystitis mit Nekrosen und Ulzera, selten Fisteln

2. Strahlenspätreaktionen:
Atrophie der Schleimhaut, Teleangiektasien und Schleimhautulzera

3. Strahlenschäden:
Schrumpfblase, Fistelbildung (vesiko-vaginal, vesiko-intestinal, vesiko-kutan)

— Antimuskarinika bewirken durch kompetitive Hemmung von Acetylcholin an postganglionären parasympathischen Muskarinrezeptoren eine Ruhigstellung des Detrusors. Tertiäre Amine (Oxybutynin, Propiverin, Tolterodin, Solifenacin, Darifenacin) werden nach oraler Applikation fast vollständig vom Darm absorbiert; bei den quartären Aminen (N-Butyl-Scopolamin, Trospium) liegt die Absorptionsrate bei nur 10–15 %, wodurch die Notwendigkeit einer Dosistitrierung gegeben sein kann. Cave: Engwinkelglaukom.

— β3-Adrenergika besetzen statt Noradrenalin inhibitorische β3-Rezeptoren im Bereich des Detrusors. Dabei wird die Kontraktilität der glatten Muskelzelle durch die Hemmung der elektromechanischen Kopplung herabgesetzt. Mirabegron ist auch bei Patienten mit Engwinkelglaukom einsetzbar.

— Botulinumtoxin A blockiert die Freisetzung von Acetylcholin an der neuromuskulären Endplatte und führt dadurch zur Muskelparalyse. Es konnte auch bei Strahlenzystitis gezeigt werden, dass die Injektion von 200–300E Botulinumtoxin A in den Detrusor zu einem Anstieg der Blasenkapazität und einer Reduktion der Miktionsfrequenz bei bislang therapierefraktären Patienten führen kann (Chuang et al. 2008).

Komplikation: Hämorrhagische Radiozystitis
Häufigkeit: 2–47 % nach Bestrahlung von Harnblasenkarzinomen, 10–20 % nach Bestrahlung von Prostatakarzinomen (Heers und Olbert 2016), 3–6,7 % nach Bestrahlung von Zervixkarzinomen (Zwaans et al. 2016, 2018).
Ursache: Strahlendosis/Strahlenfeld.
Behandlung: Sämtliche Behandlungen sind symptomatischer Natur, da es unmöglich ist, den pathophysiologischen Prozess umzukehren.

— Blasenspülung, Evakuation von Blutkoageln: Über einen 3-Wege-Katheter Spülung mit Kochsalzlösung nach vorheriger Evakuation von Blutkoageln (bei Vorliegen einer Tamponade zystoskopisch in Narkose).

— Endoskopische Fulguration: Transurethral, mittels Elektrokoagulation (Kugelelektrode) oder Laser. Cave: Perforation, Fistelbildung.

— Blaseninstillationen: Adstringierende Substanzen (Payne et al. 2013):
  – Aluminiumsulfat 1 % wirkt durch Vasokonstriktion, verminderte Gefäßpermeabilität und Eiweißausfällung.
    Cave: Bei Absorption mit hohen Blutspiegeln von Aluminium mögliche Enzephalopathie und Azidose bei Patienten mit Niereninsuffizienz
  – Silbernitrat 1 % wirkt adstringierend und antiseptisch
  – Dimethylsulfoxid (DMSO) 50 % in 50 ml wirkt antiinflammatorisch, durch Eiweißausfällung und Degranulation von Mastzellen, weshalb es auch bei interstitieller Zystitis angewendet wird.
  – ε-Amino-Capronsäure und Tranexamsäure sind Hämostyptika, die die Fibrinolyse inhibieren. Nebenwirkung: Schwierig ausspülbare Blasenkoagel/Blasentamponaden.
  – Prostaglandine 0,8–1.0 mg/dl wirken antiinflammatorisch und blutungshemmend durch Kontraktion glatter Muskelzellen und Thrombozytenaggregation sowie zytoprotektiv durch Schleimbildung. Nebenwirkung: Blasenkrämpfe.
  – Formaldehyd 1–4 % unter Anästhesie ist Ultima Ratio. Formaldehyd wirkt blutungshemmend durch Eiweißausfällung und Verschluss/Fixierung von Teleangiektasien und Kapillaren sowie Denaturierung des oberflächlichen Urothels.

34

Cave: Ein vesikoureteraler Reflux muss zuvor ausgeschlossen sein, Schrumpfblasenbildung und ureterovesikale Stenosen sind mögliche Komplikationen.

– Tacrolimus ist ein Immunsuppressivum, dass die T-Lymphozytenaktivierung hemmt und in der Transplantationschirurgie z. B. nach Nierentransplantationen angewandt wird. In einem Fallbericht eines Patienten mit hämorrhagischer Zystitis nach Bestrahlung eines Prostatakarzinoms konnte bei ansonsten unstillbarer Blutung die Situation durch 2 Blaseninstillationen mit Tacrolimus beherrscht werden (Dave et al. 2015).

– Hyperbare Sauerstofftherapie: Die hyperbare Sauerstofftherapie verbessert die Sauerstoffsättigung des Blutes und kann die Angioneogenese und Fibroblastenaktivität im Gewebe erhöhen (Capelli-Schellpfeffer und Gerber 1999). In einer typischen Therapiesitzung werden 100 % Sauerstoff unter einem Druck von 1,5–2,5 bar über 45–120 min eingesetzt. Insgesamt sind 20–40 Therapiesitzungen erforderlich (Zwaans et al. 2015). Die Erfolgsraten variieren zwischen 27 und 92 % mit Rezidivraten von 8–63 % (Chong et al. 2005; Oliai et al. 2012).

– Blasenarterienembolisation/-ligatur (De Berardinis et al. 2005): Die selektive Embolisation der Aa. vesicales ist einer Embolisation der A. iliaca interna wegen dabei möglicher Nekrosen im Glutealbereich vorzuziehen. Nur bei Unmöglichkeit einer Transkatheterembolisation oder in akuten Notsituationen kommt noch die offen-chirurgische Ligatur der Blasenarterien in Betracht.

Komplikation: Interstitielle Radiozystitis/Schrumpfblase (◻ Abb. 34.5)
Häufigkeit: Sporadisch, keine konkreten Angaben in der Literatur verfügbar.
Ursache: Strahlendosis/Strahlenfeld.
Behandlung: Indikationsbestimmend für eine chirurgische Therapie ist die anästhetische Blasenkapazität. Bei symptomatischen Schrumpfblasen mit einer Kapazität < 150 ml unter Narkose sind medikamentöse Therapieversuche oder Botulinumtoxin A-Injektionen ohne Aussicht auf Erfolg. Ob eine Rekonstruktion (Blasenaugmentation) oder eine Harnableitung zu präferieren ist, hängt vom Ausmaß des Strahlenschadens sowie assoziierter Pathologien (z. B. Harninkontinenz durch radiogene Sphinkterinsuffizienz) ab (Thüroff et al. 1985, 1988).

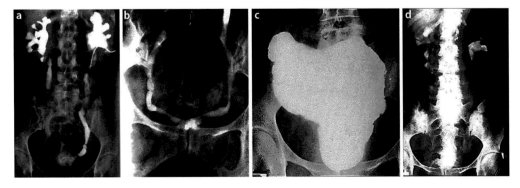

◻ **Abb. 34.5a-d** Radiogene Schrumpfblase bei einer 30-jährigen Patientin. Nephrostogramm präoperativ. b: Ausschnitt Schrumpfblase. c: Pouchogramm. d: IVP nach Mainz-Pouch I Blasensubstitution an den Blasenhals

- Blasenaugmentation mittels unbestrahlter Darmsegmente: Der Erfolg einer Intestino-Zystoplastik mit Resektion von supratrigonalen Anteilen der fibrotischen Blase hängt von der Verfügbarkeit von Darmsegmenten ohne Strahlenschäden ab. Bei zusätzlicher terminaler Ureterobstruktion ist eine Ureterreimplantation in den Darmanteil des Blasenaugmentates erforderlich, bei zusätzlichen längerstreckigen radiogenen Ureterstenosen ggf. in Kombination mit einem Darm-Ureterersatz (z. B. Ileum-Ureter, Kolon-Ureter).
- Harnableitung (kontinent, inkontinent): Bei ausgeprägten Strahlenschäden („frozen pelvis") und/oder einer gleichzeitig vorliegenden Harninkontinenz z. B. aufgrund eines radiogenen Sphinkterschadens oder einer radiogenen urethro-vaginalen Fistel kommen die kontinente kutane Harnableitung mit Nabelstoma (z. B. Mainz-Pouch I) ebenso wie eine inkontinente kutane Harnableitung (Ileumkonduit, Sigmakonduit, Transversumkonduit) in Betracht. Die Wahl der Darmsegmente ist auch hier davon abhängig, ob und wo sich unbestrahlte Darmanteile mobilisieren lassen.

Komplikation: Fisteln (vesiko-vaginal, vesiko-intestinal, vesiko-kutan)
Häufigkeit: Sporadisch, keine konkreten Angaben in der Literatur verfügbar.
Ursache: Strahlendosis/Strahlenfeld.
Behandlung: Indikationsbestimmend für die Entscheidung eines rekonstruktiven Vorgehens oder der Anlage einer Harnableitung sind bei Strahlenfisteln das Ausmaß des Strahlenschadens, die Komplexität der Fistel (z. B. kombinierte Fisteln, Kloaken) sowie assoziierte Pathologien (Harninkontinenz durch radiogene Sphinkterinsuffizienz/

urethro-vaginale Fistel) (Thüroff et al. 1985, 1988).
- Fistelverschluss: Die Prinzipien der Fistelchirurgie mit Fistelexzision und mehrschichtigem Verschluss gelten auch für die radiogenen Fisteln, erweitert durch die zwingenden Anforderungen eines abdominellen Vorgehens sowie der Verwendung eines Interponates (Thüroff et al. 1981).
- Vesiko-kutane Fisteln werden exzidiert und verschlossen, bei vesiko-intestinalen Fisteln ist die Resektion des betroffenen Darmsegmentes erforderlich. Wegen des erhöhten Risikos einer Anastomoseninsuffizienz bei bestrahltem Darm ist in der Regel die Anlage eines proximalen protektiven Anus praeter angezeigt.
- Beim Verschluss vesiko-vaginaler Fisteln und vesiko-rektaler Fisteln sollte immer ein Interponat zwischen die beiden Verschlussreihen eingebracht werden, idealerweise Omentum majus, bei dessen Nicht-Verfügbarkeit ein Peritoneallappen. Vor einem Verschluss einer vesiko-rektalen Fistel ist immer ein protektiver Anus (Sigma, Transversum, Zökalfistel) anzulegen.
- Harnableitung (kontinent, inkontinent): Bei irreparablen Blasenscheidenfisteln und/oder einer gleichzeitig vorliegenden Harnröhren-Sphinkterinsuffizienz z. B. aufgrund eines radiogenen Sphinkterschadens oder einer radiogenen urethro-vaginalen Fistel kommen die kontinente kutane Harnableitung mit Nabelstoma (z. B. Mainz-Pouch I) ebenso wie eine inkontinente kutane Harnableitung (Ileumkonduit, Sigmakonduit, Transversumkonduit) in Betracht. Die Wahl der Darmsegmente ist auch hier davon abhängig, ob und wo sich unbestrahlte Darmanteile mobilisieren lassen.

34

34.3 **Harnröhre**

Jennifer Kranz und Gerlinde Maurer

▪ Hintergrund

Akute Strahlenfolgen und ihre Symptome treten in der Regel bis zu 90 Tage nach einer Bestrahlung auf und sind allgemein gut zu therapieren (Maier et al. 1997; Münter 2003). Radiogen bedingte Harnröhrenstrikturen hingegen werden meist erst später klinisch relevant (> sechs Monate, mit einem Häufigkeitsgipfel nach ca. zwei Jahren (Merrick et al. 2006)) und sind bzgl. therapeutischer Maßnahmen (endourologische versus offen-operative Verfahren) anspruchsvoller, da häufig Rezidive auftreten. Die Inzidenz der urethralen Strikturen nach Radiatio ist abhängig von der Strahlendosis und Bestrahlungsmodalität. Die LDR-Brachytherapie sowie die perkutane Strahlentherapie weisen eine im Vergleich zur kombinierten Radiatio geringere Inzidenz an Harnröhrenstrikturen auf (Jarosek et al. 2015; Mohammed et al. 2012; Elliott et al. 2007; Hindson et al. 2013). Neben der Gesamtstrahlendosis als wichtigstem therapieseitigen Risikofaktor sind weitere Risikofaktoren für die Entstehung einer radiogen bedingten Harnröhrenstriktur bekannt: Alter des Patienten, das Vorliegen einer arteriellen Hypertonie (am ehesten aufgrund mikrovaskulärer Veränderungen) und vorausgegangene transurethrale Resektionen der Prostata (Merrick et al. 2006; Hindson et al. 2013). Strahlenbedingte Harnröhrenstrikturen sind vorwiegend (ca. 90 %) bulbomembranös lokalisiert (Merrick et al. 2006; Sullivan et al. 2009), seltener sind die prostatische Harnröhre bzw. der Blasenhals betroffen, obwohl hier eine höhere Strahlendosis angenommen werden kann.

❯ Strahlenbedingte Harnröhrenstrikturen sind in ca. 90 % der Fälle bulbomembranös lokalisiert, deutlich seltener zeigen sich auch Stenosen im Bereich des Blasenhalses.

Komplikationen: Radiogene Harnröhrenstriktur (◐ Abb. 34.6)

Häufigkeit: ca. 2–3 % (Awad et al. 2018; Kranz et al. 2017b); in Abhängigkeit von der Bestrahlungsmodalität: ca. 0,7–2,2 % nach perkutaner Bestrahlung (Awad et al. 2018; Kranz et al. 2017b; Jarosek et al. 2015), ca. 1,9–2,4 % nach LDR-Brachytherapie (Awad et al. 2018; Kranz et al. 2017b) und ca. 4,9–32 % nach kombinierter Bestrahlung (Awad et al. 2018; Kranz et al. 2017b; Hindson et al. 2013).

Ursache: Eine vorab stattgehabte transurethrale Resektion der Prostata ist der relevanteste Risikofaktor für die Entstehung einer Harnröhrenstriktur und vermag die Strikturrate bis auf 16 % zu erhöhen (Marks et al. 1995; Ishiyama et al. 2014) – diesem Fakt gilt es im prätherapeutischen Aufklärungsgespräch entsprechend Rechnung zu tragen. Die meisten radiogenen Harnröhrenstrikturen treten nach etwa 2 Jahren auf (im Median nach 26 Monaten, Auftreten 8–44 Monate nach Bestrahlung) (Merrick et al. 2006).

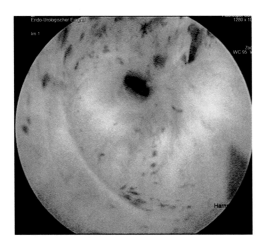

◐ **Abb. 34.6** Punktförmige, radiogene Harnröhrenstriktur nach HDR-Brachytherapie. Das Urothel ist im Gegensatz zu einer bestrahlungs-naiven Harnröhre deutlich erkennbar minderperfundiert

Eine durch die Bestrahlung provozierte Spongiofibrose des gefäßreichen Corpus spongiosum scheint ursächlich zu sein. Diese erklärt ebenfalls die hohe Rezidivrate im Falle einer Urethrotomia interna.

Behandlung: Nach Diagnosestellung einer radiogen bedingten Harnröhrenstriktur durch die Kombination aus einem retrograden Urethrogramm zur Beurteilung der vorderen Harnröhre und einem Miktionszysturethrogramm zur Beurteilung der hinteren Harnröhre (◨ Abb. 34.7) sollten dem Patienten die verschiedenen operativen Therapieoptionen mit Vor- und Nachteilen aufgezeigt werden. Über die allgemein schlechtere Heilungstendenz aufgrund der reduzierten Vaskularisation im Vergleich zu einer nicht radiogen

bedingten Enge sollte im Speziellen eingegangen werden. Zur Option stehende Verfahren sind folgende: Endourologische Verfahren wie Harnröhrenbougierung und -schlitzung (◨ Abb. 34.8) sowie offen-operative End-zu-End-Harnröhrenplastiken mit primärer Anastomose und Mundschleimhaut-Urethroplastiken (◨ Abb. 34.9), ggf. in Kombination mit einem artifiziellen Sphinkter. Als Ultima Ratio bei nicht möglicher Rekonstruktion der originären Harnröhre kann eine andere Form der Harnableitung (Anlage einer Boutonniere, Zystektomie oder suprapubischer Dauerkatheter) indiziert sein.

Betrachtet man die Erfolgsraten der einzelnen Therapieoptionen, so zeigt sich, dass eine wiederholte endoskopische Therapie meist die Striktur verlängert und zudem zu einer Zunahme der periurethralen Fibosierung führt (Hudak et al. 2012). Die endoskopische Schlitzung einer radiogenen Harnröhrenstriktur sollte daher nicht als Goldstandard in der Therapie angesehen werden. Die Erfolgsraten der End-zu-End-Anastomose bei radiogenen Harnröhrenengen liegt hingegen zwischen 70–95 % (Glass et al. 2012; Hofer et al. 2014) und diejenigen der Mundschleimhaut-Urethroplastik zwischen 71–78 % (Palmer et al. 2015; Ahyai et al. 2015).

Vorbeugung: Minimierung der lokalen Strahlendosis unter Wahrung der onkologischen Sicherheit. Durch Reduktion der urethralen Toxizität kann eine niedrigere Harnröhrenstrikturrate erwartet werden.

> ❯ Bei kurzstreckigen radiogenen Harnröhrenstrikturen stellt die End-zu-End-Anastomose aufgrund ihrer Erfolgsraten das Verfahren der Wahl dar. Längerstreckige Harnröhrenengen (> 2 cm) sollten einer Harnröhrenplastik mit Mundschleimhaut zugeführt werden.

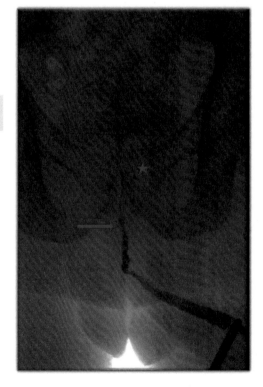

◨ Abb. 34.7 Radiogene, bulbäre Harnröhrenenge (pfeilmarkiert) nach kombinierter Strahlentherapie, zudem implantierte Goldmarker (sternchenmarkiert)

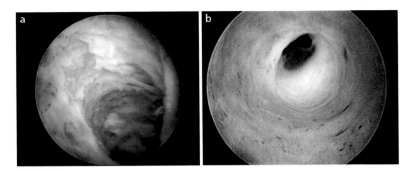

Abb. 34.8a,b a Frische Wunde nach Sachse-Urethrotomie bei radiogener Harnröhrenenge, Z.n. HDR-Brachytherapie vor ein Jahr. Rezidiv der radiogenen Harnröhrenstriktur sieben Monate nach Sachse-Urethrotomie

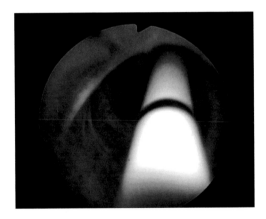

Abb. 34.9 Rezidiv einer radiogen bedingten Harnröhrenenge im Bereich des Mundschleimhaut-Onlays, Ureterenkatheter markiert den Weg in die Harnröhre

34.4 Prostata

Michael Pinkawa

- **Hintergrund**

Bei der Radiotherapie eines Prostatakarzinoms können negative Auswirkungen bezüglich der Blasen- und Darmfunktion sowie der erektilen Funktion auftreten. Solche Komplikationen nach einer Strahlentherapie sind durch ihren zeitlichen Verlauf und ebenso durch die Reaktion des Tumorgewebes selbst nicht unmittelbar mit chirurgischen Komplikationen vergleichbar. Die Wahrscheinlichkeit von Kompli-

kationen im Bereich des Enddarms und der Harnblase sind von der applizierten Gesamtdosis und dem Volumen des Zielorgans abhängig. Wenig belegt ist diese Dosis-Volumen-Beziehung jedoch für die erektile Dysfunktion.

Komplikationen nach Radiotherapie können einerseits aus Sicht des Arztes (häufig nach der CTCAE (Common Toxicity Criteria for Adverse Events), oder RTOG/EORTC (Radiation Therapy Oncology Group/European Organization for Research and Treatment of Cancer), andererseits aus der Sicht des Patienten nach Beantworten eines Lebensqualitätsbogens (z. B. EPIC [Expanded Prostate Cancer Index Composite]) beurteilt werden.

Verschiedene Dosiskonzepte sind nicht unmittelbar miteinander vergleichbar und eine Gleichwertigkeit oder Überlegenheit muss trotz der Verfügbarkeit radiobiologischer Umrechnungsmodelle immer durch klinische Studien belegt werden. Insbesondere die inhomogene Dosisverteilung bei der Brachytherapie mit der Verschreibung auf eine die Prostata umschließende Isodose und deutlich höheren Dosen im Organinneren unterscheidet sich wesentlich von der weitgehend homogenen Dosisverteilung bei der perkutanen externen Radiotherapie. Ein weiterer wichtiger Faktor für die biologische Effektivität ist der Zeitraum, in dem eine Dosis appliziert wird.

Mit zunehmender Dosis im Bereich des Risikoorgans steigt die Intensität der Nebenwirkungen und es wird ein längerer Zeitraum bis zur Erholung benötigt. Späte Nebenwirkungen treten erst Monate bis Jahre nach Radiotherapie auf, v. a. im Bereich von langsam proliferierenden Geweben, wie z. B. Urothel oder Nervengewebe. Diese Schäden können im Laufe der Zeit minimiert, jedoch niemals vollständig repariert werden. Drei wichtige Komponenten sind bei der Entstehung von späten Nebenwirkungen wichtig: Verlust von Parenchymzellen, Gefäßschäden und Fibrosebildung. Mit Ausnahme von sog. konsekutiven Spätfolgen sind akute und späte Nebenwirkungen voneinander unabhängig. Konsekutive Spätfolgen entstehen, wenn es durch starke Schädigung einer Stammzellpopulation nicht zu einer Regeneration akuter Nebenwirkungen kommen kann und deshalb die Schädigung persistiert.

- **Akute Nebenwirkungen**

Akute Nebenwirkungen werden in der Literatur meist graduiert und organbezogen unterteilt. Bei der Radiotherapie des Prostatakarzinoms erfolgt eine Unterteilung in urogenitale und gastrointestinale Nebenwirkungen, wobei i. d. R. eine Grad-2-Nebenwirkung einer medikamentösen Therapie, eine Grad-3-Nebenwirkung einer interventionellen Therapie und eine Grad-4-Nebenwirkung einer operativen Therapie bedarf.

Komplikation: Irritative bzw. obstruktive Miktionssymptomatik mit Pollakisurie, imperativem Harndrang, abgeschwächtem Harnstrahl, Algurie, Hämaturie, Harnverhalt.
Häufigkeit: 30–50 %, nach Seedimplantation bis 100 % (> Grad 1) (Peinemann et al. 2011; Budäus et al. 2012).
Ursache: Störung der Barrierefunktion des Urothels und der Prostaglandinsekretion mit Zunahme des Muskeltonus. Bei einer Brachytherapie kommt es durch das mechanische Trauma der interstitiell eingeführten Nadeln/Seeds zu einer Ödembildung in der Prostata, wodurch die Intensität der Beschwerden unmittelbar nach Therapie verstärkt sein kann. Die Wahrscheinlichkeit für einen akuten Harnverhalt ist in diesem Fall deutlich höher als bei perkutaner Radiotherapie (5 % versus < 1 %). Insbesondere am Tag der Implantation ist eine Makrohämaturie nicht ungewöhnlich. Im Vergleich zur perkutanen Radiotherapie oder einer HDR (High Dose Rate)-Brachytherapie ist nach einer Seed-Implantation, vor allem durch eine mit abnehmender Dosisintensität längere Bestrahlungszeit über mehrere Wochen, die Dauer bis zur Normalisierung der Miktion typischerweise länger (mehrere Monate; hingegen unter einem Monat nach Ende der perkutanen Radiotherapie) (Pinkawa et al. 2009).

Behandlung: Bei irritativen/obstruktiven Beschwerden werden Alphablocker (nach Seed-Implantation häufig auch prophylaktisch), Antiphlogistika oder Anticholinergika eingesetzt. Eine antimikrobielle Therapie sollte nur bei Nachweis einer symptomatischen Harnwegsinfektion eingeleitet werden. Bei milder Makrohämaturie ist ein abwartendes Verhalten bei ausreichender Flüssigkeitsaufnahme ausreichend, bei stärker ausgeprägter Makrohämaturie sollte eine kontinuierliche Blasenspülung mit isotonischer Kochsalzlösung über einen transurethralen Spülkatheter erfolgen. Im Falle der Ausbildung einer Blasentamponade ist eine transurethrale Evakuation über den einliegenden Katheter oder auch über Schaft und die Koagulation diffus blutender Areale notwendig.

Komplikation: Abwandern von Seeds
Häufigkeit: 50 % der Patienten (Einzelseeds); 1 % (Seedketten) (Merrell et al. 2019)
Ursache: Platzierung in Venen bzw. Harnblase/Harnröhre.

34

Behandlung: Keine Behandlung erforderlich, da meist asymptomatisch.

Komplikation: Proktitis/Enteritis mit vermehrtem Stuhldrang, Schmerzen beim Stuhlgang, Schleimbeimengungen im Stuhl oder Blut im Stuhl, v. a. bei Patienten mit Hämorrhoiden oder unter antikoagulativer Medikation. Falls zusätzlich zur Prostata auch pelvine Lymphknotenstationen bestrahlt werden, kann es durch eine Dünndarmbelastung zu breiigem Stuhlgang oder Diarrhoe, selten auch abdominellen Krämpfen kommen (Peinemann et al. 2011; Budäus et al. 2012)

Häufigkeit: Ca. 20–40 %, nach Seed-Implantation ca. 5–10 % (> Grad 1) (Peinemann et al. 2011; Budäus et al. 2012).

Ursache: Hemmung der Proliferation von Stammzellen im Darmepithel.

Behandlung: Bei schmerzhaftem Stuhldrang durch eine Proktitis lokale Antiphlogistika, bei Diarrhoe oder Krämpfen Opioide, Anticholinergika oder Spasmolytika.

- **Späte Nebenwirkungen**

Komplikation: Irritative bzw. obstruktive Miktionssymptomatik

Häufigkeit: 20–30 % > Grad 1, < 5 % > Grad 2 (< 10 % nach Seed-Implantation) (Peinemann et al. 2011; Budäus et al. 2012; Stish et al. 2018).

Ursache: Schädigung von langsam proliferierendem Gewebe. Schädigung der Barrierefunktion des Urothels. Entstehung einer Fibrose.

Eine zu hohe Belastung der Harnblase führt zu der Entstehung einer Schrumpfblase, sodass die Harnblase ihre originäre Funktion (Speicherorgan) nicht erfüllen kann. Wahrscheinlicher als eine Schrumpfblase sind Probleme durch die Dosisbelastung am Blasenausgang (Trigonum und Sphinkter), die zu einer verstärkten obstruktiven Symptomatik mit vermehrtem Harndrang, abgeschwächtem Harnstrahl oder

Dranginkontinenz führen können. Im Langzeitverlauf wird – nach einer hochdosierten Strahlentherapie, insbesondere Brachytherapie – das normale Prostataparenchym durch Narbengewebe ersetzt. Patienten mit einem großen Prostatavolumen können trotz verstärkter akuter Nebenwirkungen langfristig meist besser als vor der Radiotherapie miktionieren. Im Bereich der Harnröhre kann es jedoch zu Stenosen oder Strikturen kommen (◘ Abb. 34.10).

Extrem selten (< 1 %) können bei besonderen prädisponierenden Faktoren (z. B. Re-Bestrahlung bei Lokalrezidiv) Fisteln auftreten, insbesondere Blasen/Harnröhren-Darm-Fisteln (Borchers et al. 2009).

Behandlung: Die Therapie von späten Nebenwirkungen sollte zunächst symptomatisch erfolgen (siehe Behandlung von akuten Nebenwirkungen). Bei geringen Blutungen kann zunächst abgewartet werden, da diese auch ohne Therapie meist sistieren. Bei Strikturen oder Fistelbildung ist eine chirurgische Intervention meist unumgänglich, ggf. mit Harnableitung oder Zystektomie.

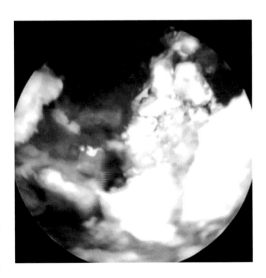

◘ **Abb. 34.10** Kalzifizierte prostatische Harnröhrenstenose nach HDR-Brachytherapie. (Mit freundlicher Genehmigung von Frau Priv.-Doz. Dr. med. J. Kranz)

Komplikation: Proktitis
Häufigkeit: 10–20 % > Grad 1, < 3 % > Grad 2 (< 1 % nach Seed-Implantation).
Ursache: Verlust von Epithelzellen, Gefäßschäden, Fibrose.

Anatomiebedingt grenzt die anteriore Rektumwand unmittelbar an die Prostata, wodurch sie ohne zusätzliche Maßnahmen einer hohen Dosis ausgesetzt ist, bei der perkutanen Radiotherapie immer der Verschreibungsdosis. Die Darmschleimhaut ist besonders für konsekutive Spätfolgen prädisponiert. Es kann zu chronisch-entzündlichen Veränderungen (Proktitis) kommen, die mit Schleimhautödemen, Teleangiektasien, Epithelatrophien und in schweren Fällen Ulzera oder Strikturen einhergehen können. Klinisch resultieren ein verstärkter Stuhldrang, schmerzhafte Stuhlabgänge und Blutungen (Peinemann et al. 2011; Budäus et al. 2012; Stish et al. 2018).
Behandlung: Zunächst symptomatische Therapie, bei leichten Blutungen abwartendes Vorgehen. Die Darmfunktion sollte diätetisch bzw. medikamentös reguliert werden, um eine Regeneration der Schleimhaut zu ermöglichen. Bei schwerer Proktitis, Ulzera oder Blutungen kommen interventionelle Therapien zum Einsatz. Dazu gehören die Argonplasma-Koagulation, die Formalin-Therapie oder eine hyperbare Sauerstofftherapie (Vanneste et al. 2015).

Komplikation: Erektile Dysfunktion
Häufigkeit: 50 % (Donovan et al. 2016).
Eine erektile Dysfunktion als Nebenwirkung der radiogenen Therapie tritt viel häufiger als Nebenwirkungen im Bereich der Harnwege und des Darms in Erscheinung. Sie ist abhängig vom Patienten selbst (v. a. Alter, Komorbiditäten), zusätzlichen Therapien (v. a. einer antiandrogenen Therapie) und von der Zeit zwischen Therapie und Untersuchungszeitpunkt sowie der Definition einer solchen erektilen Dysfunktion. Von Patienten, die vor der Therapie eine penetrationsfähige Erektion aufwiesen, ist bei etwa 50 % diese Funktion 5 Jahre nach der Radiotherapie erhalten (Donovan et al. 2016).
Ursache: Vorwiegend Gefäßschädigung.
Behandlung: Phosphodiesterase-5-Hemmer. Selten werden intrakavernöse Injektionen von Prostaglandinen durchgeführt oder Vakuumpumpen eingesetzt.

■ **Prävention von Komplikationen**
Späte Nebenwirkungen nach Radiotherapie können sich im Laufe der Zeit reduzieren, jedoch nicht komplett ausheilen. Probleme können auch progredient sein, insbesondere durch altersbedingte Veränderungen viele Jahre nach Radiotherapie. Deswegen kommt der Prävention von Komplikation eine besondere Bedeutung zu. Sie ist einerseits durch eine optimale Bestrahlungsplanung und -durchführung möglich, andererseits durch eine optimale Nachsorge des Patienten.

■ **Prävention durch Maßnahmen bei der Bestrahlungsplanung**
Auf eine sorgfältige Vorbereitung des Patienten ist zu achten: Durch einen leeren Enddarm und eine gefüllte Blase kann die Dosisbelastung dieser Organe gesenkt werden. Die Prostata sollte täglich auf dem Bestrahlungstisch visualisiert werden, typischerweise durch implantierte Goldmarker oder eine sog. Conebeam-CT (Computertomographie zur Darstellung der Prostata auf dem Bestrahlungstisch), um so die Sicherheitsabstände gering halten zu können und gleichzeitig eine komplette Karzinomerfassung sicherzustellen. Patientenassoziierte Risikofaktoren für Spätschäden, wie Gefäßerkrankungen, Diabetes mellitus, Nikotinabusus, Bindegewebserkrankungen, entzündliche Darmerkrankungen oder chirurgische Eingriffe sind zu berücksichtigen (Pinkawa et al. 2013).

Die Dosis im Enddarmbereich kann durch einen Abstandhalter deutlich gesenkt werden (■ Abb. 34.11). Die meisten

34

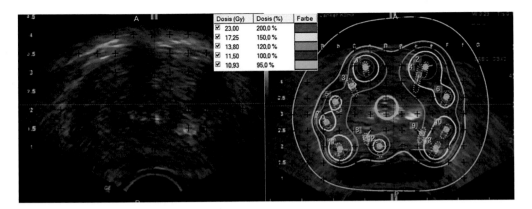

▣ Abb. 34.11 Abstandhalter im Ultraschall bei der Planung einer HDR-Brachytherapie; links vor, rechts nach der Hydrogel-Injektion

Erfahrungen liegen mit einem Hydrogel-Abstandhalter vor (Polyethylenglykol). Hydrogel-assoziierte, vorübergehende Beschwerden sind in etwa 2 % der Anwendungen zu erwarten (Muller et al. 2016). Das Hydrogel ist nicht allergen und nicht gewebetoxisch. Die klinische Wirksamkeit mit einem Vorteil gegenüber der Radiotherapie ohne Hydrogel wurde in mehreren prospektiven Studien belegt, einschließlich einer prospektiven randomisierten Studie. Schwere späte Nebenwirkungen am Enddarm wurden nach einer Radiotherapie mit Hydrogel bisher in der Literatur nicht beschrieben (Hamstra et al. 2017).

■ **Prävention durch Vermeidung chirurgischer Eingriffe**

Es ist bekannt, dass ein vor der Radiotherapie durchgeführter chirurgischer Eingriff ein Risikofaktor für späte Nebenwirkungen ist. Ebenso steigt das Risiko für Komplikationen von chirurgischen Eingriffen, die nach einer Radiotherapie durchgeführt werden (Budäus et al. 2012, Pinkawa et al. 2014).

Die Nebenwirkungen einer radikalen Prostatektomie mit oder ohne postoperative Radiotherapie sind in randomisierten Studien gut untersucht (▣ Abb. 34.12). Mit steigender Nachbeobachtungszeit steigt die Wahrscheinlichkeit einer Harn- und Dar-

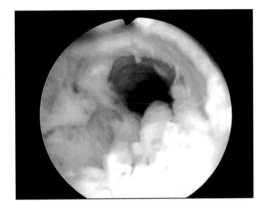

▣ Abb. 34.12 Ausgeprägte Blasenhalssklerose nach radikaler Prostatektomie und adjuvanter Radiotherapie. (Mit freundlicher Genehmigung von Frau Priv.-Doz. Dr. med. J. Kranz)

minkontinenz sowie einer Impotenz, die auch auf das steigende Lebensalter zurückzuführen sind (Leufgens et al. 2019).

Die zur Therapie einer benignen Prostatahyperplasie durchgeführte transurethrale Resektion der Prostata (TURP) ist mit geringeren akuten obstruktiven Nebenwirkungen während der Radiotherapie aufgrund der Detektion eines inzidentellen Prostatakarzinoms assoziiert, jedoch steigert sie das Risiko für eine langfristige Harninkontinenz. Eine vorangehende TURP wird häufig als eine Kontraindikation für eine Brachytherapie angesehen. Ebenso ist das Risiko von Harnröhrenstrikturen und

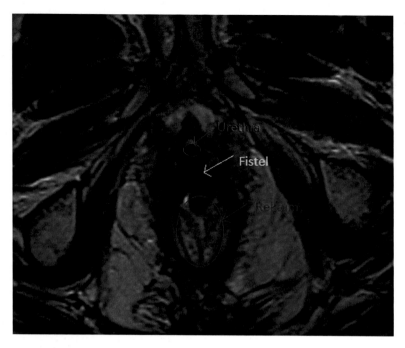

◘ Abb. 34.13   Rekto-urethrale Fistel im axialen MRT. Risikofaktoren, die zur Entstehung der Fistel beigetragen haben: 1. Zweimalige Bestrahlung (erste Serie bei Rektumkarzinom, zweite Serie bei Prostatakarzinom und Inoperabilität), 2. Entnahme von Rektumbiopsien, 3. lokale Infektion

einer Harninkontinenz nach radiogener Therapie der Prostata deutlich erhöht (Pinkawa et al. 2014).

Chirurgische Interventionen, sogar Biopsien, kurz nach einer Radiotherapie begünstigen chronische Entzündungen, behindern den Heilungsprozess und begünstigen auch die Ausbildung von Ulzera oder Fisteln (◘ Abb. 34.13).

Literatur

Ahyai S, Schmid M, Kuhl M et al. (2015) Outcomes of ventral Onlay Buccal Mucosa graft urethroplasty inpatients after radiotherapy. J Urol

Awad MA, Gaither TW, Osterberg EC, Murphy GP, Baradaran N, Breyer BN (2018) Prostate cancer radiation and urethral strictures: a systematic review and meta-analysis. Prostate Cancer Prostatic Dis 21(2):168–174

Bao S, He Q, Li Y, Shi W, Wu G, Yue Z (2017) Yang-Monti Principle in bridging long ureteral defects: cases report and a systemic review. Urol J 14:4055–4061

Borchers H, Pinkawa M, Donner A, Wolter TP, Pallua N, Eble MJ, Jakse G (2009) Rectourethral fistula following LDR brachytherapy. Urol Int 61:365–366

Boxer R, Fritzsche P, Skinner D, Kaufman J, Belt E, Smith R, Goodwin W (1979) Replacement of the ureter by small intestine: Clinical application and results of the ileal ureter in 89 patients. J Urol 121:728–731

Browne C, Davis NF, Mac Craith E, Lennon GM, Mulvin DW, Quinlan DM, Mc Vey GP, Galvin DJ (2015) A narrative review on the pathophysiology and management for radiation cystitis. Adv Urol

Budäus L, Bolla M, Bossi A, Cozzarini C, Crook J, Widmark A, Wiegel T (2012) Functional outcomes and complications following radiation therapy for prostate cancer: a critical analysis of the literature. Eur Urol 61:112–127

Capelli-Schellpfeffer M, Gerber GS (1999) The use of hyperbaric oxygen in urology. J Urol 162(3 Pt 1):647–654

Chong KT, Hampson NB, Corman JM (2005) Early hyperbaric oxygen therapy improves outcome for radiation-induced hemorrhagic cystitis. Urology 65(4):649–653

Chuang YC, Kim DK, Chiang PH, Chancellor MB (2008) Bladder botulinum toxin A injection can benefit patients with radiation and chemical cystitis. BJU Int 102(6):704–706

Chung B, Hamawy K, Zinman L, Libertino J (2006) The use of bowel for ureteral replacement for complex ureteral reconstruction: long-term results. J Urol 175(1):179–184

Dave CN, Chaus F, Chancellor MB, Lajness M, Peters KM (2015) Innovative use of intravesical tacrolimus for hemorrhagic radiation cystitis. Int Urol Nephrol 47(10):1679–1681

De Berardinis E, Vicini P, Salvatori F, Sciarra A, Gentile V, Di Silverio F (2005) Superselective embolization of bladder arteries in the treatment of intractable bladder haemorrhage. Int J Urol 12(5):503–505

Donovan JL, Hamdy FC, Lane JA, Mason M, Metcalfe C, Walsh E, Blazeby JM, Peters TJ, Holding P, Bonnington S, Lennon T, Bradshaw L, Cooper D, Herbert P, Howson J, Jones A, Lyons N, Salter E, Thompson P, Tidball S, Blaikie J, Gray C, Bollina P, Catto J, Doble A, Doherty A, Gillatt D, Kockelbergh R, Kynaston H, Paul A, Powell P, Prescott S, Rosario DJ, Rowe E, Davis M, Turner EL, Martin RM, Neal DE, T. Study Group Protec (2016) Patient-reported outcomes after monitoring, surgery, or radiotherapy for prostate cancer. N Engl J Med 375:1425–1437

Elliott SP, Meng MV, Elkin EP, McAninch JW, Duchane J, Carroll PR, Investigators CaPSURE (2007) Incidence of urethral stricture after primary treatment for prostate cancer: data From CaPSURE. J Urol 178:529–5347

Fokdal L, Tanderup K, Pötter R, Sturdza A, Kirchheiner K, Chargari C, Jürgenliemk-Schulz I-M, Segedin B, Tan L, Hoskin P, Mahantshetty U, Bruheim K, Rai B, Kirisits C, Lindegaard J (2019) Risk factors for ureteral stricture after radiochemotherapy including image guided adaptive brachytherapy in cervical cancer: results from the EMBRACE studies. Int J Radiat Oncol Biol Phys 103:887–894

Gellrich J, Hakenberg OW, Oehlschläger S, Wirth MP (2003) Manifestation, latency and management of late urological complications after curative radiotherapy for cervical carcinoma. Onkologie 26(4):334–340

Glass AS, Mcaninch JW, Zaid UB et al. (2012) Urethroplasty after radiation therapy for prostate cancer. Urology 79:1402–1405

Hamstra DA, Mariados N, Sylvester J, Shah D, Karsh L, Hudes R, Beyer D, Kurtzman S, Bogart J, Hsi RA, Kos M, Ellis R, Logsdon M, Zimberg S, Forsythe K, Zhang H, Soffen E, Francke P, Mantz C, Rossi P, DeWeese T, Daignault-Newton S, Fischer-Valuck BW, Chundury A, Gay H, Bosch W, Michalski J (2017) Continued benefit to rectal separation for prostate radiation therapy: final results of a phase III trial. Int J Radiat Oncol Biol Phys 97:976–985

Heers H, Olbert P (2016) Radiozystitis. In: Michel MS et al. (Hrsg) Die Urologie. Springer, Berlin, S 989–992

Hindson BR, Millar JL, Matheson B (2013) Urethral strictures following high-dose-rate brachytherapy for prostate cancer: analysis of risk factors. Brachytherapy 12:50–55

Hofer MD, Zhao LC, Morey AF et al. (2014) Outcomes after urethroplasty for radiotherapy induced bulbomembranous urethral stricture disease. J Urol 191:1307–1312

Hudak SJ, Atkinson TH, Morey AF (2012) Repeat transurethral manipulation of bulbar urethral strictures is associated with increased stricture complexity and prolonged disease duration. J Urol 187:1691–1695

Ishiyama H, Hirayama T, Jhaveri P, Satoh T, Paulino AC, Xu B, Butler EB, Teh BS (2014) Is there an increase in genitourinary toxicity in patients treated with transurethral resection of the prostate and radiotherapy? A systematic review. Am J Clin Oncol 37:297–304

Janitzky A, Borski J, Porsch M, Wendler JJ, Baumunk D, Liehr UD, Schostak M (2012) Long-term results for subcutaneous Detour^R prosthesis for ureteral obstruction: experiences of implantation, aftercare and management of complication. Urologe A 51:1714–1721

Jarosek SL, Virnig BA, Hetal Chu (2015) Propensity-weighted long-term risk of urinary adverse events after prostate cancer surgery, radiation, or both. Eur Urol 67:273–2805

Kolontarev K, Kayan G, Pushkar D (2018) Robot-assisted laparoscopic ureteral reconstruction: a systemativ review of literature. Cent Eur J Urol 71:221–227

Kranz J, Brandt AS, Anheuser P, Reisch B, Steffens J, Roth S (2017a) Radiogene Harnleiterstrikturen Mögliche Therapieoptionen. Urologe 56:322–328

Kranz J, Maurer G, Maurer U, Deserno O, Schulte S, Steffens J (2017b) Harnröhrenstrikturrate nach Bestrahlung eines Prostatakarzinoms. Der Urologe 56(3):336–341

Kümper HJ (1983) Postaktinische Reaktion des Harntraktes. In: Petri E (Hrsg) Gynäkologische Urologie. Thieme, Stuttgart, S 87–97

Lazica D, Ubrig B, Brandt AS, von Rundstedt FC, Roth S (2012) Ureteral substitution with reconfigured colon: long-term followup. J Urol 187:542–548

Lee Z, Keehn AY, Sterling M, Metro M, Eun D (2018) A Review of Buccal Mucosa Graft Ureteroplasty. Curr Urol Rep 19:23

Leufgens F, Berneking V, Vogeli TA, Kirschner-Hermanns R, Eble MJ, Pinkawa M (2019) Quality of life changes > 10 years after postoperative radiation therapy after radical prostatectomy for prostate cancer. Int J Radiat Oncol Biol Phys 105:382–388

Liberman D, Mehus B, Elliott SP (2014) Urinary adverse effects of pelvic radiotherapie. Transl Androl Urol 3:186–195

Lucas J, Ghiraldi E, Ellis J, Friedlander J (2018) Endoscopic management of ureteral strictures: an update. Curr Urol Rep 19:24

Maier U, Ehrenbock PM, Hofbauer J (1997) Late urological complications and malignancies after curative radiotherapy for gynecological carcinomas: a retrospective analysis of 10,709 patients. J Urol 158(3Pt1):814–817

Marks LB, Carroll PR, Dugan TC, Anscher MS (1995) The response of the urinary bladder, urethra, and ureter to radiation and chemotherapy. Int J Radiat Oncol Biol Phys 31:1257–1280

Matz EL, Hsieh MH (2017) Review of advances in uroprotective agents for cyclophosphamide- and ifosfamide-induced hemorrhagic cystitis. Urology 100:16–19

McIntyre JF, Eifel PJ, Levenback C, Oswald MJ (1995) Ureteral stricture as a late complication of radiotherapy for stage IB carcinoma of the uterine cervix. Cancer 75:836–843

Merrell KW, Davis BJ, Goulet CC, Furutani KM, Mynderse LA, Harmsen WS, Wilson TM, McLaren RH, Deufel CL, Birckhead BJ, Funk RK, McMenomy BP, Stish BJ, Choo C (2019) Reducing seed migration to near zero with stranded-seed implants: comparison of seed migration rates to the chest in 1000 permanent prostate brachytherapy patients undergoing implants with loose or stranded seeds. Brachytherapy 18:306–312

Merrick G, Butler W, Wallner K et al. (2006) Risk factors for the development of prostate brachytherapy related urethral strictures. J Urol 175:1376–1380(discussion1381)4

Miller RC, Haddock MG, Petersen IA, Gunderson H, Furth AF (2006) Intraoperative electron-beam radiotherapy and ureteral obstruction. Int J Radiat Oncol Biol Phys 64:792–798

Mohammed N, Kestin L, Ghilezan M et al. (2012) Comparison of acute and late toxicities for three modern high-dose radiation treatment techniques for localized prostate cancer. Int J Radiat Oncol Biol Phys 82:204–2126

Muller AC, Mischinger J, Klotz T, Gagel B, Habl G, Hatiboglu G, Pinkawa M (2016) Interdisciplinary consensus statement on indication and application of a hydrogel spacer for prostate radiotherapy based on experience in more than 250 patients. Radiol Oncol 50:329–336

Münter M (2003) Kapitel A2: Strahlenbiologie Radiologie. Thieme, Stuttgart, S 25–543

Oliai C, Fisher B, Jani A, Wong M, Poli J, Brady LW, Komarnicky LT (2012) Hyperbaric oxygen therapy for radiation-induced cystitis and proctitis. Int J Radiat Oncol Biol Phys 84(3):733–740

Ordorica R, Wiegand LR, Webster JC, Lockhart JL (2014) Ureteral replacement and onlay repair with reconfigured intestinal segments. J Urol 191:1301–1306

Palmer DA, Buckley JC, Zinman LN et al. (2015) Urethroplasty for high risk, long segment urethral strictures with ventral buccal mucosa graft and gracilis muscle flap. J Urol 193:902–905

Payne H, Adamson A, Bahl A, Borwell J, Dodds D, Heath C, Hud-dart R, McMenemin R, Patel P, Peters JL, Thompson A (2013) Chemical- and radiation-induced haemorrhagic cystitis: current treatments and challenges. BJU Int 112(7):885–897

Peinemann F, Grouven U, Bartel C, Sauerland S, Borchers H, Pinkawa M, Heidenreich A, Lange S (2011) Permanent interstitial low-dose-rate brachytherapy for patients with localised prostate cancer: a systematic review of randomised and nonrandomised controlled clinical trials. Eur Urol 60:881–893

Pinkawa M, Asadpour B, Piroth MD, Gagel B, Nussen S, Kehl M, Borchers H, Jakse G, Eble MJ (2009) Health-related quality of life after permanent I-125 brachytherapy and conformal external beam radiotherapy for prostate cancer–a matched-pair comparison. Radiother Oncol 91:225–231

Pinkawa M, Schoth F, Bohmer D, Hatiboglu G, Sharabi A, Song D, Eble MJ (2013) Current standards and future directions for prostate cancer radiation therapy. Expert Rev Anticancer Ther 13:75–88

Pinkawa M, Klotz J, Djukic V, Petz D, Holy R, Eble MJ (2014) Transurethral resection of the prostate after radiotherapy for prostate cancer: impact on quality of life. Int J Urol 21:899–903

Rosewall T, Potvin N, Bayley A, Catton C, Currie G, Wheat J, Milosevic M (2011) The effects of external beam radiotherapy on the normal urinary bladder – a histopathological review. J Med Imaging Radiat Sci 42:189–197

Roth JD, Monn MF, Szymanski KM, Bihrle R, Mellon MJ (2017) Ureteral reconstruction with ileum: long-term follow-up of renal function. Urology 104:225–229

Rubin P, Casarett G (2014) Biocontinuum of the pathophysiology paradigm. In: ALERT – Adverse Late Effects of Cancer Treatment (Hrsg) General concepts and scientific precepts, vol 1. Springer, Berlin, S 9–26

Ruiz M, Hevia V, Fabuel JJ, Fernández AA, Gómez V, Burgos FJ (2017) Kidney autotransplantation: long-term outcomes and complications. Experience in a tertiary hospital and literature review. Int Uro Nephrol 49:1929–1935

Siegel J, Simhan J, Tausch TJ, Morey AF (2014) Ureteral strictures and reconstruction in the cancer survivor. Urology 24:421–426

34

Smit SG, Heyns CF (2010) Management of radiation cystitis. Nat Rev Urol 7:206–214

Stein RJ, Turna B, Patel NS, Weight CJ, Nguyen MM, Shah G, Aron M, Fergany AF, Gil IG, Desai MM (2009) Laparoscopic assisted ileal ureter: technique, outcomes and comparison to the open procedure. J Urol 182:1032–1039

Stish BJ, Davis BJ, Mynderse LA, McLaren RH, Deufel CL, Choo R (2018) Low dose rate prostate brachytherapy. Transl Androl Urol 7:341–356

Stühler V, Bedke J, Stenzl A (2019) Rekonstruktionsmöglichkeiten des Harnleiters. Urologe 58:651–657

Sullivan L, Williams SG, Tai KH, Foroudi F, Cleeve L, Duchesne GM (2009) Urethral stricture following high dose rate brachytherapy for prostate cancer. Radiother Oncol 91:232–236

Thüroff JW, Hutschenreiter G, Frohneberg D, Hohenfellner R (1981) Transplantation of a free peritoneal patch in surgery of the renal pelvis and ureter. Eur Urol 7:304–311

Thüroff JW, Alken P, Engelmann U, Riedmiller H, Jacobi GH, Hohenfellner R (1985) Der Mainz-Pouch zur Blasenerweiterungsplastik und kontinenten Harnableitung. Akt Urol 16:1–8

Thüroff JW, Alken P, Engelmann U, Riedmiller H, Jacobi GH, Hohenfellner R (1988) 100 cases of Mainz Pouch: continuing experience und evolution. J Urol 140:283–288

Tolkach Y, Kristiansen G (2017) Pathogenese urologischer Komplikationen nach Strahlentherapie. Urologe A 56(3):293–300

Vanneste BG, Van De Voorde L, de Ridder RJ, Van Limbergen EJ, Lambin P, van Lin EN (2015) Chronic radiation proctitis: tricks to prevent and treat. Int J Colorectal Dis 30:1293–1303

Waldorf B, Lee Z, Kidd L, Kaplan J, Harris A, Metro M, Liu J, Eun D (2017) Robotic Buccal Ureteroplasty: a review of the Current Literature. Curr Urol Rep 18:40

Zwaans BM, Chancellor MB, Lamb LE (2015) Modelling and treatment of radiation cystitis. Urology 88:14–21

Zwaans BM, Nicolai HG, Chancellor MB, Lamb LE (2016) Challenges and opportunities in radiation-induced hemorrhagic cystitis. Rev Urol 18(2):57–65

Zwaans BMM, Lamb LE, Bartolone S, Nicolai HE, Chancellor MB, Klaudia SW (2018) Cancer survivorship issues with radiation and hemorrhagic cystitis in gynecological malignancies. Int Urol Nephrol 50(10):1745–1751

Strahlentherapie: Methodenspezifische Komplikationen

Dirk Bottke

© Springer-Verlag GmbH Deutschland, ein Teil von Springer Nature 2021
J. Kranz et al. (Hrsg.), *Komplikationen in der Urologie*,
https://doi.org/10.1007/978-3-662-60625-4_35

■ **Hintergrund**

Das Ziel einer Strahlentherapie ist eine (möglichst langanhaltende) lokale Tumorkontrolle unter Minimierung von akuten und späten Nebenwirkungen. Nach der Definition der Radiation Therapy Oncology Group (RTOG) treten akute Nebenwirkungen zwischen dem ersten und 90. Tag nach Bestrahlungsbeginn auf (Perez und Brady 1993a). Sie sind in der Regel nicht therapiebeeinflussend und meist innerhalb weniger Wochen nach Abschluss der Behandlung reversibel. Gewebsreaktionen, die nach dem 90. Tag auftreten, werden als Spätreaktionen definiert (Perez und Brady 1993b). Diese sind in den meisten Fällen irreversibel.

Wahrscheinlichkeit, Schweregrad und Art der Spätfolgen werden von verschiedenen Faktoren beeinflusst. Zu patientenabhängigen Faktoren zählen genetische Prädisposition, Alter, vaskuläre Komorbiditäten und Vorbehandlungen. Strahlenabhängige Faktoren sind Gesamtdosis, Fraktionierung und Einzeldosis.

Die kumulative Inzidenz von schweren Nebenwirkungen (≥ Grad 3 gemäß Common Toxicity Criteria for Adverse Events (National Cancer Institute 2017) bzw. RTOG/EORTC (Cox et al. 1995)) nach 5 Jahren soll 5 % nicht überschreiten.

Eine medikamentöse Prävention strahlentherapeutischer Nebenwirkungen ist nach derzeitigem Wissensstand nicht möglich. Radioprotektive Substanzen werden deshalb derzeit nicht empfohlen, mit Ausnahme von der topischen Anwendung von Amifostin zur Prophylaxe der akuten radiogenen Proktitis (Leitlinienprogramm Onkologie 2019b).

■ **Perkutane Radiatio**

Das beim Prostatakarzinom am häufigsten eingesetzte strahlentherapeutische Verfahren ist die perkutane Radiatio mit hochenergetischen Photonen. Moderne Linearbeschleuniger sind mit sog. Multileaf-Kollimatoren (MLC) und Online-Bildgebung zur Sicherstellung der optimalen Patientenlokalisation ausgestattet. Der MLC besteht aus bis zu 160 einzeln beweglichen Lamellen eines Metalls hoher Ordnungszahl und damit geringer Strahlendurchlässigkeit, die es ermöglichen, den Therapiestrahl zu formen und nicht zu behandelnde Bereiche abzuschirmen.

Das Zielvolumen umfasst typischerweise die Prostata und Samenblasenregion mit einem Sicherheitssaum für ein mögliches kapselüberschreitendes Wachstum und die Berücksichtigung von Lageveränderungen der Prostata aufgrund unterschiedlicher Füllungszustände der Harnblase und des Enddarms sowie Ungenauigkeiten bei der Patientenlagerung. Bei hohem Risiko für einen Lymphknotenbefall (z. B. nach Roach-Formel) (Roach et al. 1994) oder pN+ in der adjuvanten Situation werden zusätzlich die pelvinen Lymphabflusswege mitbestrahlt.

■ **Intensitätsmodulierte Strahlentherapie (IMRT, „intensity modulated radiation therapy")**

Grundlage der Bestrahlungsplanung ist eine 3D-rekonstruierte Computertomographie, in der Zielvolumina und Risikoorgane konturiert werden. Die Planung der heute üblichen intensitätsmodulierten Strahlentherapie (IMRT) erfolgt invers. Dabei berechnet eine Software nach Definition der Zielvolumina und vorgegebenen Bestrahlungsdosen unter Berücksichtigung weiterer Faktoren, wie Maximaldosen an Risikoorganen, die technische Umsetzung. Abschließend wird der Bestrahlungsplan von Ärzten und Medizinphysikern überprüft, gegebenenfalls modifiziert und zur Behandlung freigegeben.

Die Fortentwicklung der IMRT ist die sog. „Volumetric arc therapy" (VMAT). Dabei rotiert der Beschleuniger während der Bestrahlung um den Patienten, es erfolgen kontinuierliche MLC-Bewegungen zur Optimierung der Dosisverteilung und bestmöglichen Schonung der Risikoorgane. Diese Technik ermöglicht eine konformale Dosisabdeckung auch für komplexe (irregulär geformte) Zielvolumina. ◘ Abb. 35.1 zeigt den Vergleich der Dosisverteilungen bei einer herkömmlichen 3D-konformalen Bestrahlung und einer modernen intensitätsmodulierten Rotationsbestrahlung

Für die IMRT liegen zwei Übersichtsarbeiten vor, in denen Wirksamkeit und Nebenwirkungen mit denen der früheren 3D-konformalen Bestrahlung (3D-CRT) verglichen werden (Yu et al. 2016; Bauman et al. 2012). Während die Daten zur Wirksamkeit keine signifikanten Unterschiede zeigen, findet insbesondere die Arbeit von Yu et al. (2016) signifikant reduzierte relative Risiken für frühe und späte gastrointestinale Nebenwirkungen. Bei gleicher Strahlendosis und Tumorkontrollwahrscheinlichkeit besteht mit der IMRT im Gegensatz zur 3D-CRT somit die Aussicht auf eine Reduktion der Toxizität.

- Bildgestützte Radiotherapie (IGRT, „image-guided radiation therapy")

Prostata, Rektum und Harnblase unterliegen relevanten Lage- und Formveränderungen sowohl zwischen, als auch während den

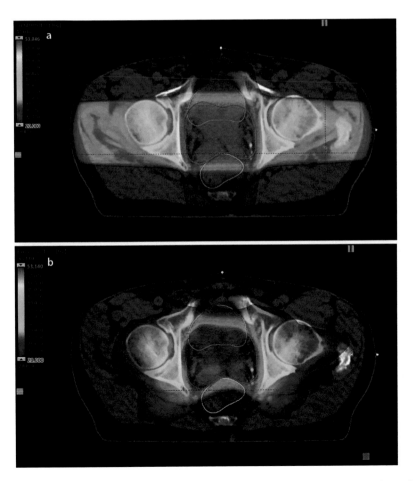

◘ **Abb. 35.1a,b**   a Dosisverteilung einer herkömmlichen 3D-konformalen Bestrahlung. b Dosisverteilung einer modernen intensitätsmodulierten Rotationsbestrahlung

einzelnen Bestrahlungen. Die Prostata er- fährt in der anterior-posterioren sowie der superior-inferioren Achse in Abhängigkeit vom Füllungszustand der Harnblase und des Rektums Verschiebungen bis > 1 cm (Bylund et al. 2008; Sihono et al. 2018). Eine möglichst reproduzierbare Füllung der Blase und des Rektums kann durch Trink- protokolle und eine Enddarmentleerung mittels Mikroklysmen erreicht werden. Da- rüber hinaus wird der Lagevariabilität (so- wie der Lagerungsunsicherheit) bei der Be- strahlungsplanung in Form eines Sicher- heitssaumes im Zielvolumen Rechnung getragen. Hierdurch wird jedoch mehr ge- sundes Gewebe einer hohen Dosis ausge- setzt, als für die Tumorkontrolle notwendig wäre.

Deshalb wurden verschiedene bildge- bende Verfahren zur Lagekontrolle der Prost- ata unmittelbar vor den einzelnen Bestrahlun- gen entwickelt. Kommen diese zum Einsatz, wird von IGRT gesprochen. Am häufigs- ten werden in den Beschleuniger integrierte CT-Systeme (CBCT, „Cone-beam-CT") ein- gesetzt. Nach der Positionierung des Patien- ten werden so dessen exakte Lagerung und die Lage der Prostata (und der Risikoorgane) überprüft. Als Referenz dient die prätherа- peutische Planungs-CT. Lagerungsungenau- igkeiten können so korrigiert und Lageabwei- chungen der Prostata durch eine Tischver- schiebung ausgeglichen werden. Eine andere Methode besteht in der prätherapeutischen Implantation röntgendichter Marker in die Prostata. Diese sind radiographisch darstell- bar und erlauben so die Lokalisation der Pro- stata. Ohne zusätzliche Strahlenbelastungen kommen verschiedene sonographische Ver- fahren aus.

Die so erzielte Präzisionssteigerung mit der Möglichkeit der Reduktion der Sicher- heitssäume resultiert in einer nachweisbar verringerten Toxizität (Becker-Schiebe et al. 2016; Wortel et al. 2015; Zelefsky et al. 2012). Die aktuelle S3-Leitlinie spricht daher eine starke Empfehlung zum kombi- nierten Einsatz von IMRT und IGRT aus (Leitlinienprogramm Onkologie 2019a).

■ **Häufigkeit der Komplikationen**
Akute urogenitale und gastrointestinale Symptome umfassen Pollakisurie, insbe- sondere Nykturie, Harndrang, obstruktive Miktionsstörungen, Hämaturie, deutlich seltener Inkontinenz sowie proktitische Be- schwerden und Diarrhoe. Sie treten meist in der zweiten Behandlungshälfte mehr oder weniger ausgeprägt auf und bilden sich in der Regel innerhalb von 3 Monaten nach Abschluss der Strahlentherapie spontan zu- rück. Schwere Nebenwirkungen wie Fisteln oder eine Obstruktion der Harnwege sind selten und in der Regel eher durch eine Tu- morinfiltration bedingt und nicht Folge der Bestrahlung.

■ **Komplikationen**
Komplikation: Akute Proktitis
Häufigkeit: Häufig (20–30 %) (Be- cker-Schiebe et al. 2016; Hoffman et al. 2020).
Ursache: Radiogene Schädigung der Mu- kosazellen, Hemmung der Proliferation vom Stammzellen im Darmepithel, ent- zündliche Infiltration der Lamina pro- pria. Die Regenerationsleistung der Mukosa führt zu einer Restitution der Schleimhaut innerhalb eines Monats nach Ende der Strahlentherapie.
Behandlung: Die strahlenbedingte Prok- titis kann mit Sucralfat, Butyrat oder Hydrocortison topisch behandelt wer- den (Vernia et al. 2000; Sanguineti et al. 2003).

Komplikation: Diarrhoe (bei Mitbestrahlung der pelvinen Lymphabflusswege)
Häufigkeit: Das Risiko einer strahlenbe- dingten Diarrhoe hängt von der Größe des Zielvolumens ab (Leitlinienpro- gramm Onkologie 2019a).

Ursache: Komplexe Vorgänge mit veränderter Darmflora, Enzyminsuffizienz und Motilitätsstörungen. Durch Eintreten der anaeroben Kolonflora in den Dünndarm werden intraluminale Gallensalze dekonjugiert und damit nicht mehr resorbiert. Dies führt zu einer Wasserretention im Darmlumen. Der Mangel an konjugierten Gallensalzen vermindert auch die Bildung von Mizellen und hemmt damit die Fettresorption. Die Abnahme enzymproduzierender Epithelzellen führt zu einer Verminderung von Laktase und damit zu einer bakteriellen Fermentation von Laktose im Darmlumen (Zimmermann und Kummermehr 2000).

Behandlung: Der Ausgleich von Elektrolyt- und Flüssigkeitsverlust steht bei der Behandlung einer strahlenbedingten Enteropathie klinisch im Vordergrund. Zur weiteren Behandlung der akuten radiogenen Diarrhoe liegen randomisierte kontrollierte Studien vor, die eine Wirksamkeit von Loperamid und Octreotid im off label-Einsatz zeigten (Sherman et al. 1989; Yavuz et al. 2002).

Komplikation: Urogenitale Akutfolgen (Erhöhung der Miktionsfrequenz, Drangsymptomatik, Dysurie, obstruktive Miktionsbeschwerden, Mikro- bzw. Makrohämaturie)
Häufigkeit: Grad 1–2 Toxizität: bis 55 %, Grad 3–4 Toxizität: 5 % (Becker-Schiebe et al. 2016).

Ursache: Der akute epitheliale Zellschaden ist zusammen mit der resultierenden Entzündung der Blasenwand verantwortlich für die akuten urogenitalen Symptome. Er ist nicht mit einer späteren Blasendysfunktion assoziiert.

Behandlung: Bestmögliche Schonung der Harnblase (IMRT mit konsequenter Blasenfüllung). Symptomatisch (Alphablocker, Antiphlogistika, Anticholinergika, Analgetika, antibiotische Therapie bei Nachweis einer symptomatischen Harnwegsinfektion).

Komplikation: Proktopathie (Stuhldrang, erhöhte Stuhlfrequenz, rektale Blutung, extrem selten: Stuhlinkontinenz)
Häufigkeit: Ca. 11–33 % nach 2–5 Jahren (Herden et al. 2016; Smith et al. 2009). Eine chronische Proktitis tritt üblicherweise 8–13 Monate nach der Strahlentherapie auf (Tagkalidis und Tjandra 2001), kann sich aber auch nach 3 Jahren noch entwickeln (Valdagni et al. 2009). Hauptsymptom ist die rektale Blutung, weitere Symptome rektaler Spättoxizität umfassen eine erhöhte Stuhlfrequenz, Drangsymptomatik, Diarrhoe sowie Schleimabgänge und rektale Schmerzen. Eine Stuhlinkontinenz als Spätfolge ist extrem selten (Putta und Andreyev 2005). Viele der Symptome, insbesondere die rektalen Blutungen, können sich innerhalb von 4–5 Jahren zurückbilden (Goldner et al. 2011).

Ursache: Rektale Blutungen sind auf eine strahleninduzierte Schädigung auf zellulärer Ebene zurückzuführen, die durch eine progressive Vaskulitis mit folgender Thrombose der kleinen Arterien und Arteriolen charakterisiert ist. Diese kann zu einer Ischämie der Darmwand und zur Nekrose mit tiefen Ulzerationen und Fistelbildung führen. Durch die Ausbildung kleiner Kollateralgefäße kommt es zu Teleangiektasien und Neovaskularisation. Diese oberflächlichen kleinen Gefäße sind anfällig für Verletzungen und Schleimhautblutungen (Donner 1998).
Im Gegensatz zur rektalen Blutung ist die Pathophysiologie der strahleninduzierten Stuhlinkontinenz bislang nicht vollständig geklärt. Teilweise wurden bei Patienten mit klinisch messbarer Inkontinenz keine relevanten morphologischen Veränderungen des analen Sphinkter-Komplexes festgestellt. Es wird angenommen, dass eine Reihe anderer Faktoren zur klinischen Inkontinenz führt. Neben dem Hauptfaktor, einem

reduzierten Schließmuskeltonus, spielen eine reduzierte rektale Compliance und der Pressdruck eine Rolle (Petersen et al. 2007). In diesem Zusammenhang scheint der bindegewebige Umbau des Rektums, die Hypertrophie der glatten Muskelzellen sowie eine verminderte neurale Funktion durch Schädigungen des Plexus myentericus von Bedeutung zu sein. Angenommen wird auch eine lumbale Plexopathie, die die Stuhlinkontinenz nach Strahlentherapie beeinflusst (Georgiou et al. 1993; Iglicki et al. 1996). Eine signifikante Abnahme der Nervendichte des inneren Analsphinkters etwa sechs bis zwölf Monate nach Strahlentherapie wird berichtet (DaSilva et al. 2003). Zusätzlich wurde eine deutlich verringerte Elektrosensitivität der Rektalwand nach Beckenbestrahlung beobachtet (Kushwaha et al. 2003). Zusammengefasst scheint eine anorektale Dysfunktion nach Beckenbestrahlung auf einer Vielzahl von pathophysiologischen Veränderungen zu beruhen.

Patientenbezogene Risikofaktoren sind ein jüngeres Alter, frühere abdominelle Operationen, Hypertonie, Vaskulopathie, Diabetes mellitus, Hämorrhoiden sowie eine akute strahleninduzierte Proktitis, entzündliche Darmerkrankungen, Bindegewebserkrankungen sowie eine Mutation des Ataxia teleangiectatica-Gens (Garg et al. 2006; Lanciano et al. 1992; Tagkalidis und Tjandra 2001).

Behandlung: Zur Behandlung der späten Proktopathie nach Strahlentherapie kann aus der Studienlage derzeit keine Standardtherapie abgeleitet werden (Leitlinienprogramm Onkologie 2019a). Therapie mit hyperbarem Sauerstoff (30 Sitzungen, 2,0 bar), absolute Risikoreduktion 32 % (Clarke et al. 2008). Anwendung von Sucralfat oral oder rektal (Kochhar et al. 1999, Sasai et al. 1998). Gabe einer Kombination aus Vitamin C und E bei Blutungen, Diarrhoe und Drangsymptomatik (Kennedy et al. 2001). Die mittlerweile effektivste symptomatische Behandlung für rektale Blutungen bei Patienten mit Proktitis ist eine Argon-Laser-Therapie (Kaassis et al. 2000; Taïeb et al. 2001; Taylor et al. 2000). Falls der Patient unter einer Antikoagulation steht, so sollte die Indikation zur Fortführung dieser Therapie geprüft werden.

Komplikation: Urogenitale Spätfolgen (funktionelle Störungen mit Erhöhung der Miktionsfrequenz, obstruktiven Miktionsbeschwerden, persistierender Inkontinenz und Mikro- bzw. Makrohämaturie)

Häufigkeit: 11–34 % nach 2–5 Jahren (Herden et al. 2014; Sanda et al. 2008)

Ursache: Spätfolgen an der Harnblase manifestieren sich in Form einer Fibrose der Blasenwand mit Verminderung der Füllungskapazität. Der zugrunde liegende Pathomechanismus ist eine strahleninduzierte Schädigung der vaskulären Endothelzellen mit folgender vaskulärer Hyperplasie, perivaskulärer Fibrose und schließlich vaskulärer Okklusion Monate bis Jahre nach der Strahlentherapie. Die resultierende Ischämie führt zu einer Degeneration und Fibrose der Blasenwand, was wiederum die klinische Dysfunktion der Harnblase verursacht (Tolkach und Kristiansen 2017). Diese äußert sich in einer erhöhten Miktionsfrequenz, Drangsymptomatik und Nykturie. Eine Hämaturie, Inkontinenz und ein behinderter Harnabfluss infolge einer Harnröhrenstriktur werden deutlich seltener beobachtet.

Ob urogenitale Akut- und Spätfolgen eher von strahleninduzierten Veränderungen der Harnblase oder des Blasenhalses inklusive der prostatischen Urethra verursacht werden, ist bislang nicht völlig geklärt. Es gibt jedoch einen indirekten Hinweis aus den Daten der Adjuvanzstudien nach Prostatektomie, in denen eine signifikant geringere urogenitale Toxizität beobachtet wurde (Grad 2 Toxizität: 2–5 % versus 15–30 %) (Wiegel et al. 2009; Zelefsky et al. 1997), allerdings auch unter Verwendung einer geringeren Gesamtdosis im Vergleich zu den definitiven Bestrahlungen. Somit kann zumindest vermutet werden, dass die klinisch relevante urogenitale Toxizität eher durch inflammatorische Prozesse im Bereich der Prostata oder der prostatischen Urethra als durch Veränderungen der gesamten Harnblase zustande kommt.

Behandlung: Bestmögliche Schonung der Harnblase (IMRT mit konsequenter Blasenfüllung). Symptomatisch (Alphablocker, Anticholinergika).

Komplikation: Erektile Dysfunktion (ED)
Häufigkeit: 45–77 % nach 2–3 Jahren (Herden et al. 2016; Smith et al. 2009; Wilt et al. 2008). Die Dosis am Bulbus penis korreliert mit dem Impotenzrisiko (Roach et al. 2010).
Ursache: Während die erektile Dysfunktion nach Prostatektomie meist mit der Nichterhaltung des bilateralen neurovaskulären Bündels zusammenhängt, beruht die ED nach Strahlentherapie auf einer Schädigung der Endothelzellen im nahe gelegenen erektilen Gewebe. Hieraus resultiert der unterschiedliche Zeitpunkt des Auftretens der ED nach der Therapie. Tritt die ED nach der operativen Therapie sofort auf, so ist nach einer Bestrahlung mit einer Latenz von bis zu 2 Jahren zu rechnen.
Behandlung: Phosphodiesterasehemmer (PDE-5-Hemmer), urethrale Applikation von Prostaglandinen (Alprostadil), intrakavernöse Injektionen (ICI, SKAT), Vakuumpumpen, Schwellkörperimplantate.

- Brachytherapeutische Verfahren

Unter Brachytherapie (altgriechisch βραχύς brachys, deutsch kurz, nah) werden Behandlungsverfahren zusammengefasst, bei denen die Strahlungsquellen innerhalb oder in unmittelbarer Nähe des zu bestrahlenden Gebietes im Körper platziert werden. Beim Prostatakarzinom wird das Verfahren der interstitiellen Brachytherapie angewendet. Es wird zwischen der permanenten LDR-Brachytherapie und der temporären HDR-Brachytherapie unterschieden.

- LDR-Brachytherapie

Bei der LDR-Brachytherapie werden bleibende [125]Iod- (oder [103]Palladium-) Seeds in Allgemein- oder Spinalanästhesie mittels Hohlnadeln transperineal in die Prostata implantiert. Die Halbwertzeit der Seeds ist begrenzt und die Strahlung klingt kurzfristig ab. Das Besondere liegt in der geringen Reichweite der Seeds mit einem steilen Dosisabfall zum umliegenden Gewebe, womit eine gute Schonung von Risikostrukturen erreicht werden kann. Die Methode wurde zu Beginn der 1980er Jahre eingeführt und hat sich seit Mitte der 1990er Jahre zunächst in den USA und dann auch in Europa rasch verbreitet. Die Renaissance der Methode ist auf den technischen Fortschritt mit neu entwickelter Software zur gezielten Nuklideinlage entsprechend eines intraoperativ erstellten Implantationsplans zurückzuführen (Stübinger et al. 2008). Online-Dosimetrien können während der sog. Real-time-Planung unmittelbar nach definitiver Einlage bereits platzierter Nuklide erfolgen, sodass Planabweichungen in gleicher Sitzung korrigiert werden können. Dabei spielt auch die Verbesserung des transrektalen Ultraschalls (TRUS) im Sinne eines hochauflösenden bildgebenden Instruments eine wesentliche Rolle. Zur Reduktion von Seed-Migrationen werden diese in der Regel in Ketten (stranded seeds) appliziert (Merrell et al. 2019). Die Verschreibungsdosis für die in Deutschland verwendeten [125]Jod-Seeds beträgt 145 Gy. Bei der Kombination von LDR-Brachytherapie mit perkutaner Strahlentherapie, die an manchen Zentren bei Patienten mit intermediärem Risiko angewendet wird, betragen die Verschreibungsdosen für die Jod-Seeds 100–120 Gy und die Dosis der perkutanen Bestrahlung 45–50 Gy (Leitlinienprogramm Onkologie 2019a). Zur abschließenden Evaluation erfolgt 4–6 Wochen nach der Implantation eine Computertomographie zur erneuten Lagebestimmung und zur abschließenden Berechnung der Dosisverteilung. Eine alleinige LDR-Brachytherapie ist lediglich bei Patienten mit niedrigem Risikoprofil indiziert (Chin et al. 2017; Davis et al. 2016; Leitlinienprogramm Onkologie 2019a; Mottet et al. 2019). Bei Patienten mit einem mittleren Rezidivrisiko sind die Leitlinienempfehlungen uneinheitlich, wohingegen eine Kontraindikation für eine LDR-Monotherapie bei Patienten mit hohem Risikoprofil besteht (Leitlinienprogramm Onkologie 2019a).

Bei Patienten mit hohem Risikoprofil senkt eine Dosiseskalation mittels LDR-Brachytherapie nach perkutaner Radiatio die biochemische Rezidivrate, allerdings ohne Einfluss auf das Gesamtüberleben und mit einer signifikant erhöhten urethralen Toxizität (Morris et al. 2017).

- **Häufigkeit der Komplikationen**

Nebenwirkungen unmittelbar nach der Implantation sind überwiegend Miktionsprobleme. Irritative oder obstruktive Harnsymptome sind in den ersten 2–3 Wochen häufig und klingen meist innerhalb von 4–6 Wochen ab.

Die LDR-Brachytherapie ist im Vergleich zur radikalen Prostatektomie mit einem geringeren Risiko einer Inkontinenz und einer erektilen Dysfunktion assoziiert (Hoffman et al. 2020). Im Vergleich zur IMRT treten weniger gastrointestinale, jedoch vermehrt urogenitale Spätfolgen wie Pollakisurie, Dysurie und obstruktive Beschwerden auf (Tsubokura et al. 2018; Viktorin et al. 2020; Vuolukka et al. 2019).

- **Komplikationen**

Komplikation: Irritative oder obstruktive Miktionsbeschwerden

Häufigkeit: Häufig, bis 60 % (Henry 2017)

Ursache: Obstruktive Miktionsbeschwerden entstehen vor allem durch das Prostataödem nach der Seed-Implantation und sind meist nur passager. Irritative Miktionsbeschwerden entstehen durch das Trauma, die radiogene Schädigung der Harnröhre und Harnblase sowie durch die Obstruktion.

Behandlung: Alphablocker kommen zur Therapie zum Einsatz. Die Behandlung sollte bereits vor der Implantation begonnen werden und muss danach möglicherweise einige Monate fortgesetzt werden, bis die Harnsymptome gelindert oder behoben sind. Die Einnahme von Entzündungshemmern lindert Schmerzen und Beschwerden beim Wasserlassen. Ein akuter Harnverhalt kann bei 10–20 % der Patienten auftreten und erfordert eine urethrale Katheterisierung (Henry 2017). Bei 95 % der Männer klingen die Beschwerden innerhalb von 12 Monaten ab. Es wird dringend empfohlen, eine transurethrale Prostataresektion (TURP) in den ersten 12 Monaten zu vermeiden, da dies mit einem nicht unerheblichen Risiko einer Urethranekrose und Inkontinenz sowie der Ausbildung von rekto-prostatischen Fisteln (siehe auch Komplikation „Rektale Nebenwirkungen") verbunden ist.

Komplikation: Rektale Nebenwirkungen (Proktitis, rektale Blutungen)

Häufigkeit: Selten, in der Regel mild. Es besteht ein geringes Risiko für rektale Ulzerationen und die Entwicklung rekto-prostatischer Fisteln von 0,1–0,2 % (Henry 2017).

Ursache: Entspricht den Ursachen gastrointestinaler Komplikationen nach perkutaner Strahlentherapie.

Behandlung: Symptomorientiert (siehe Akute Proktitis). Die Beschwerden klingen in der Regel innerhalb von 12 Monaten nach der Behandlung ab.

Komplikation: Erektile Dysfunktion

Häufigkeit: Erektionsstörungen entwickeln sich bei 40–60 % der Patienten nach 3–5 Jahren (Henry 2017). Das Risiko ist bei jüngeren Männern ohne prätherapeutische Einschränkungen der Potenz geringer und bei älteren Männern mit bereits initial verminderter Potenz höher. Darüber hinaus hat die Dosis am Bulbus penis einen entscheidenden Einfluss auf die Entwicklung einer ED (Chasseray et al. 2019).

Ursache: Entspricht den Ursachen einer ED nach perkutaner Strahlentherapie.

Behandlung: Eine tägliche Einnahme von Sildenafil kann in den ersten 6 Monaten nach der Behandlung prophylaktisch durchgeführt werden, um die sexuelle Funktion aufrechtzuerhalten (Zelefsky et al. 2014).

■■ HDR-Brachytherapie

Die HDR-Brachytherapie ist in Kombination mit der perkutanen Strahlentherapie eine Therapieoption für Patienten mit lokal begrenztem Prostatakarzinom und mittlerem sowie hohem Rezidivrisiko (PSA-Wert > 10 μg/l, klinisch T2b-2c, Gleason-Score > 6). In der Regel werden zwei Sitzungen HDR-Brachytherapie mit perkutaner Strahlentherapie kombiniert. Neuere Daten weisen auf einen möglichen Stellenwert der HDR-Brachytherapie als Monotherapie bei Patienten mit Low-risk-Prostatakarzinom hin (Hauswald et al. 2016). Bislang soll die Monotherapie allerdings ausschließlich im Rahmen kontrollierter Studien angewendet werden (Leitlinienprogramm Onkologie 2019a).

Bei der HDR-Brachytherapie werden Strahlenträger ebenfalls mittels Hohlnadeln in Afterloading-("Nachlade"-)Technik unter Spinal- oder Allgemeinanästhesie temporär in die Prostata eingebracht. Als Strahlungsquelle dient in der Regel [192]Iridium, die an vorausberechneten Punkten solange verweilt, bis die geplante Dosis appliziert wurde.

Zwei randomisierte Studien haben die interstitielle HDR-Brachytherapie plus perkutane Strahlentherapie mit einer alleinigen perkutanen Strahlentherapie verglichen (Hoskin et al. 2007; Sathya et al. 2005). In beiden Studien war jedoch die Vergleichsgruppe mit der alleinigen perkutanen Strahlentherapie nach heutigen Maßstäben unterdosiert. In der Studie von Hoskin et al. waren dementsprechend nach zwei Jahren knapp 40 % der Patienten mit alleiniger perkutaner Strahlentherapie progredient. Unter diesen Einschränkungen zeigt sich in der Studie bei 220 Patienten und einer medianen Nachbeobachtungszeit von 30 Monaten ein signifikanter Vorteil für die HDR-Brachytherapie in Kombination mit der Strahlentherapie bezüglich der biochemischen Progressionsfreiheit (Hoskin et al. 2007). Ähnlich konnte durch Sathya et al. eine signifikante Verbesserung der biochemischen Progressionsfreiheit nachgewiesen werden (Sathya et al. 2005). Ein Effekt auf das Gesamtüberleben bestand in keiner der beiden Studien.

Weitere randomisierte Phase-III-Multizenter-Studien sind zur Klärung der Frage der Wertigkeit der HDR-Brachytherapie dringend erforderlich.

■ Häufigkeit der Komplikationen

Eine Beurteilung der Toxizität für die HDR-Brachytherapie ist anhand von Fallserien möglich – ein direkter Vergleich des Verfahrens mit radikaler Prostatektomie, perkutaner Strahlentherapie oder LDR-Brachytherapie im Rahmen von Studien existiert nicht. Die Gefahr von Enddarmbeschwerden, Inkontinenz bzw. Harnentleerungsstörungen und erektiler Dysfunktion ist auch bei dieser Therapieoption gegeben.

- Komplikationen

Komplikation: Miktionsprobleme
Häufigkeit: Miktionsprobleme sind in den ersten 2–3 Wochen nach HDR-Brachytherapie häufig, bilden sich jedoch in der Regel innerhalb von 6 Wochen zurück. Eine Dysurie kann einige Tage nach der Behandlung anhalten, ist jedoch meist weniger ausgeprägt als nach LDR-Brachytherapie.

Die Rate urogenitaler Spättoxizität (Grad 3) nach HDR-Boost und perkutaner Strahlentherapie liegt bei 5 %, wobei die Rate an Harnröhrenstrikturen zwischen 0 und 8,9 % liegt (Challapalli et al. 2012; Kranz et al. 2017).

Martinez et al. konnten eine signifikant niedrigere Rate an akuter Dysurie (39 % versus 60 %), Drangsymptomatik (58 % versus 90 %) und akuten rektalen Schmerzen (6,5 % versus 17 %) unter HDR-Monotherapie im Vergleich zur LDR-Monotherapie mit ^{103}Palladium-Seeds zeigen. Obwohl eine relevante (Grad 3) Spättoxizität nach beiden Verfahren selten war, zeigten sich signifikant erhöhte urogenitale Spätfolgen nach LDR-Brachytherapie und eine vergleichbare Rate an Harnröhrenstrikturen (3 % versus 1,5 %) (Martinez et al. 2010).

Ursache: Entspricht den Ursachen von Miktionsproblemen nach perkutaner Strahlentherapie.

Behandlung: Durch den Einsatz von Alphablockern können obstruktive Symptome gelindert werden. Endoskopische Therapien wie die Dilatation und die Harnröhrenschlitzung können bei kurzen bulbomembranösen Strikturen als primäre Therapie versucht werden, zeigen aber hohe Rezidivraten. Harnröhrenplastiken wie die End-zu-End-Anastomosierung

(EPA) zeigen deutlich bessere Erfolgsraten von 70–95 %. Die Erfolgsraten der Harnröhrenplastik mit Mundschleimhautautotransplantat (MSH) liegen zwischen 71 und 78 % (Rosenbaum et al. 2017).

Komplikation: Gastrointestinale Spätfolgen
Häufigkeit: Die HDR-Brachytherapie führt lediglich zu einer geringen rektalen Morbidität. Bei Patienten, die eine Kombination aus HDR-Brachytherapie und perkutaner Strahlentherapie erhalten, sind die Darmsymptome in der Regel auf die externe Bestrahlung zurückzuführen. In einer randomisierten Studie zum Vergleich einer alleinigen perkutanen Strahlentherapie mit einer zusätzlichen HDR-Brachytherapie zeigten sich im Kombinationsarm weniger akute gastrointestinale Nebenwirkungen, jedoch keine Unterschiede bezüglich der Spätfolgen (Hoskin et al. 2012). Eine rektale Spättoxizität wird unter HDR-Monotherapie selten beobachtet.

Seltene Spätkomplikationen sind tiefere Ulzerationen und Fisteln, die hauptsächlich mit unnötigen Biopsien der vorderen Rektumwand wegen rektaler Blutungen nach einer Brachytherapie assoziiert sind (Theodorescu et al. 2000; Tran et al. 2005).

Komplikation: Erektile Dysfunktion (ED)
Häufigkeit: 10–47 % (Hoffman et al. 2020; Zelefsky et al. 2014). Bei Patienten, die mit einer (neo)adjuvanten Hormontherapie behandelt werden, treten höhere ED-Raten auf.

Ursache: Entspricht der ED nach perkutaner Strahlentherapie

Behandlung: Entspricht der ED nach perkutaner Strahlentherapie.

Literatur

Bauman G, Rumble RB, Chen J, Loblaw A, Warde P, Members of the IMRT Indications Expert Panel (2012) Intensity-modulated radiotherapy in the treatment of prostate cancer. Clin On-col (R Coll Radiol) 24:461–473

Becker-Schiebe M, Abaci A, Ahmad T, Hoffmann W (2016) Reducing radiation-associated toxicity using online image guidance (IGRT) in prostate cancer patients undergoing dose-escalated radiation therapy. Rep Pract Oncol Radiother 21:188–194

Bylund KC, Bayouth JE, Smith MC, Hass AC, Bhatia SK, Buatti JM (2008) Analysis of interfraction prostate motion using megavoltage cone beam computed tomography. Int J Radiat Oncol Biol Phys 72:949–956

Challapalli A, Jones E, Harvey C, Hellawell GO, Mangar SA (2012) High dose rate prostate brachytherapy: an overview of the rationale, experience and emerging applications in the treatment of prostate cancer. Br J Radiol 85:S18–S27

Chasseray M, Dissaux G, Bourbonne V, Boussion N, Goasduff G, Malloreau J, Malhaire JP, Fournier G, Tissot V, Pradier O, Valeri A, Schick U (2019) Dose to the penile bulb and individual patient anatomy are predictive of erectile dysfunction in men treated with (125)I low dose rate brachytherapy for localized prostate cancer. Acta Oncol 58:1029–1035

Chin J, Rumble RB, Kollmeier M, Heath E, Efstathiou J, Dorff T, Berman B, Feifer A, Jacques A, Loblaw DA (2017) Brachytherapy for patients with prostate cancer: American society of clinical oncology/cancer care ontario joint guideline update. J Clin Oncol 35:1737–1743

Clarke RE, Tenorio LM, Hussey JR, Toklu AS, Cone DL, Hinojosa JG, Desai SP, Dominguez Parra L, Rodrigues SD, Long RJ, Walker MB (2008) Hyperbaric oxygen treatment of chronic refractory radiation proctitis: a randomized and controlled double-blind crossover trial with long-term follow-up. Int J Radiat Oncol Biol Phys 72:134–143

Cox JD, Stetz J, Pajak TF (1995) Toxicity criteria of the Radiation Therapy Oncology Group (RTOG) and the European Organization for Research and Treatment of Cancer (EORTC). Int J Radiat Oncol Biol Phys 31:1341–1346

DaSilva AF, Tuch DS, Wiegell MR, Hadjikhani N (2003) A primer on diffusion tensor imaging of anatomical substructures. Neurosurg Focus 15:E4

Davis BJ, Taira AV, Nguyen PL, Assimos DG, D'Amico AV, Gottschalk AR, Gustafson GS, Keole SR, Liauw SL, Lloyd S, McLaughlin PW, Movsas B, Prestidge BR, Showalter TN, Vapiwala N (2016) ACR Appropriateness Criteria®. Permanent Source Brachytherapy for Prostate Cancer. [Reston, US-VA]: ACR [American College of Radiology]. ► https://acsearch.acr.org/docs/69399/Narrative/. Zugegriffen: 22. Jan. 2020

Donner CS (1998) Pathophysiology and therapy of chronic radiation-induced injury to the colon. Dig Dis 16:253–261

Garg AK, Mai WY, McGary JE, Grant WH 3rd, Butler EB, Teh BS (2006) Radiation proctopathy in the treatment of prostate cancer. Int J Radiat Oncol Biol Phys 66:1294–1305

Georgiou A, Grigsby PW, Perez CA (1993) Radiation induced lumbosacral plexopathy in gynecologic tumors: clinical findings and dosimetric analysis. Int J Radiat Oncol Biol Phys 26:479–482

Goldner G, Pötter R, Kranz A, Bluhm A, Dörr W (2011) Healing of late endoscopic changes in the rectum between 12 and 65 months after external beam radiotherapy. Strahlenther Onkol 187:202–205

Hauswald H, Kamrava MR, Fallon JM, Wang PC, Park SJ, Van T, Borja L, Steinberg ML, Demanes DJ (2016) High-dose-rate monotherapy for localized prostate cancer: 10-year results. Int J Radiat Oncol Biol Phys 94:667–674

Henry A (2017) Permanent and high dose rate brachytherapy (Technique, Indications, Results, Morbidity). In: Bolla M, van Poppel H (Hrsg) Management of prostate cancer. Springer, Switzerland, S 187–202

Herden J, Ansmann L, Ernstmann N, Schnell D, Weißbach L (2016) Therapie des lokal begrenzten Prostatakarzinoms im deutschen Versorgungsalltag. Dtsch Arztebl 113:329–336

Herden J, Ernstmann N, Schnell D, Weißbach L (2014) Die HAROW-Studie: ein Beispiel für Versorgungsforschung. Prospektive, nicht-interventionelle Studie zur Behandlung des Niedrig-Risiko-Prostatakarzinoms. Urologe 53:1743–1752

Hoffman KE, Penson DF, Zhao Z, Huang LC, Conwill R, Laviana AA, Joyce DD, Luckenbaugh AN, Goodman M, Hamilton AS, Wu XC, Paddock LE, Stroup A, Cooperberg MR, Hashibe M, O'Neil BB, Kaplan SH, Greenfield S, Koyama T, Barocas DA (2020) Patient-reported outcomes through 5 years for active surveillance, surgery, brachytherapy, or external beam radiation with or without androgen deprivation therapy for localized prostate cancer. JAMA 323:149–163

Hoskin PJ, Motohashi K, Bownes P, Bryant L, Ostler P (2007) High dose rate brachytherapy in combination with external beam radiotherapy in the radical treatment of prostate cancer: initial results of a randomised phase three trial. Radiother Oncol 84:114–120

Hoskin PJ, Rojas AM, Bownes PJ, Lowe GJ, Ostler PJ, Bryant L (2012) Randomised trial of external beam radiotherapy alone or combined with high-dose-rate brachytherapy boost for localised prostate cancer. Radiother Oncol 103:217–222

Iglicki F, Coffin B, Ille O, Flourié B, Amarenco G, Lémann M, Messing B (1996) Fecal inconti-nence after pelvic radiotherapy: evidences for a lumbosacral plexopathy. Report of a case. Dis Colon Rectum 39:465–467

Kaassis M, Oberti E, Burtin P, Boyer J (2000) Argon plasma coagulation for the treatment of hemorrhagic radiation proctitis. Endoscopy 32:673–776

Kennedy M, Bruninga K, Mutlu EA, Losurdo J, Choudhary S, Keshavarzian A (2001) Successful and sustained treatment of chronic radiation proctitis with antioxidant vitamins E and C. Am J Gastroenterol 96:1080–1084

Kochhar R, Sriram PV, Sharma SC, Goel RC, Patel F (1999) Natural history of late radiation proctosigmoiditis treated with topical sucralfate suspension. Dig Dis Sci 44:973–978

Kranz J, Maurer G, Maurer U, Deserno O, Schulte S, Steffens J (2017) Harnröhrenstrikturrate nach Bestrahlung eines Prostatakarzinoms. Urologe 56:336–341

Kushwaha RS, Hayne D, Vaizey CJ, Wrightham E, Payne H, Boulos PB (2003) Physiologic changes of the anorectum after pelvic radiotherapy for the treatment of prostate and blad-der cancer. Dis Colon Rectum 46:1182–1188

Lanciano RM, Martz K, Montana GS, Hanks GE (1992) Influence of age, prior abdominal surgery, fraction size, and dose on complications after radiation therapy for squamous cell cancer of the uterine cervix. A Patterns Care Study Cancer 69:2124–2130

Leitlinienprogramm Onkologie (Deutsche Krebsgesellschaft, Deutsche Krebshilfe, AWMF) (2019a) Interdisziplinäre Leitlinie der Qualität S. 3 zur Früherkennung, Diagnose und Therapie der verschiedenen Stadien des Prostatakarzinoms, Langversion 5.1, 2019a, AWMF Registernummer: 043/022OL. ► http://www.leitlinienprogramm-onkologie.de/leitlinien/prostatakarzinom/. Zugegriffen: 06 Jan. 2020

Leitlinienprogramm Onkologie (Deutsche Krebsgesellschaft, Deutsche Krebshilfe, AWMF) (2019b) Supportive Therapie bei onkologischen PatientInnen – Langversion 1.2, 2019b, AWMF Registernummer: 032/054OL. ► http://leitlinienprogramm-onkologie.de/Supportive-Therapie.95.0.html. Zugegriffen: 28. Jan. 2020

Martinez AA, Demanes J, Vargas C, Schour L, Ghilezan M, Gustafson GS (2010) High-dose-rate prostate brachytherapy: an excellent accelerated-hypofractionated treatment for favorable prostate cancer. Am J Clin Oncol 33:481–488

Merrell KW, Davis BJ, Goulet CC, Furutani KM, Mynderse LA, Harmsen WS, Wilson TM, McLaren RH, Deufel CL, Birckhead BJ, Funk RK, McMenomy BP, Stish BJ, Choo CR (2019) Reducing seed migration to near zero with stranded-seed implants: comparison of seed migration rates to the chest in 1000 permanent prostate brachytherapy patients undergoing implants with loose or stranded seeds. Brachytherapy 18:306–312

Morris WJ, Tyldesley S, Rodda S, Halperin R, Pai H, McKenzie M, Duncan G, Morton G, Hamm J, Murray N (2017) Androgen Suppression Combined with Elective Nodal and Dose Escalated Radiation Therapy (the ASCENDE-RT Trial): an analysis of survival endpoints for a randomized trial comparing a low-dose-rate brachytherapy boost to a dose-escalated external beam boost for high- and intermediate-risk prostate cancer. Int J Radiat Oncol Biol Phys 98:275–285

Mottet N, van den Bergh RCN, Briers E, Cornford P, De Santis M, Fanti S, Gillessen S, Grummet J, Henry AM, Lam TB, Mason MD, van der Kwast TH, van der Poel HG, Rouvière O, Tilki D, Wiegel T (2019) Prostate Cancer [Full Guideline]. Arnhem, NL: EAU [European Association of Urology]. ► http://uroweb.org/guideline/prostate-cancer/. Zugegriffen: 22. Jan. 2020

National Cancer Institute (2017) Common Terminology Criteria for Adverse Events (CTCAE) Version 5.0. ► https://ctep.cancer.gov/protocoldevelopment/electronic_applications/ctc.htm

Perez CA, Brady LW (1993a) Acute Radiation Morbidity Scoring Criteria (RTOG). In: Perez CA, Brady LW (Hrsg) Principles and practice of radiation oncology, 2. Aufl. Lippincott, Philadelphia, S 51–53

Perez CA, Brady LW (1993b) Late Radiation Morbidity Scoring Criteria (RTOG, EORTC). In: Perez CA, Brady LW (Hrsg) Principles and practice of radiation oncology, 2. Aufl. Lippincott, Philadelphia, S 53–55

Petersen S, Jongen J, Petersen C, Sailer M (2007) Radiation-induced sequelae affecting the continence organ: incidence, pathogenesis, and treatment. Dis Colon Rectum 50:1466–1474

Putta S, Andreyev HJ (2005) Faecal incontinence: a late side-effect of pelvic radiotherapy. Clin Oncol (R Coll Radiol) 17:469–477

Roach M 3rd, Marquez C, Yuo HS, Narayan P, Coleman L, Nseyo UO, Navvab Z, Carroll PR (1994) Predicting the risk of lymph node involvement using the pre-treatment prostate specific antigen and Gleason score in men with clinically localized prostate cancer. Int J Radiat Oncol Biol Phys 28:33–37

Roach M 3rd, Nam J, Gagliardi G, El Naqa I, Deasy JO, Marks LB (2010) Radiation dose-volume

35

effects and the penile bulb. Int J Radiat Oncol Biol Phys 76(3 Suppl):S130–S134

Rosenbaum CM, Engel O, Fisch M, Kluth LA (2017) Harnröhrenstrikturen nach Strahlentherapie. Urologe 56:306–312

Sanda MG, Dunn RL, Michalski J, Sandler HM, Northouse L, Hembroff L, Lin X, Greenfield TK, Litwin MS, Saigal CS, Mahadevan A, Klein E, Kibel A, Pisters LL, Kuban D, Kaplan I, Wood D, Ciezki J, Shah N, Wei JT (2008) Quality of life and satisfaction with outcome among prostate-cancer survivors. N Engl J Med 358:1250–1261

Sanguineti G, Franzone P, Marcenaro M, Foppiano F, Vitale V (2003) Sucralfate versus mesalazine versus hydrocortisone in the prevention of acute radiation proctitis during conformal radiotherapy for prostate carcinoma. A randomized study. Strahlenther Onkol 179:464–470

Sasai T, Hiraishi H, Suzuki Y, Masuyama H, Ishida M, Terano A (1998) Treatment of chronic post-radiation proctitis with oral administration of sucralfate. Am J Gastroenterol 93:1593–1595

Sathya JR, Davis IR, Julian JA, Guo Q, Daya D, Dayes IS, Lukka HR, Levine M (2005) Randomized trial comparing iridium implant plus external-beam radiation therapy with external-beam radiation therapy alone in node-negative locally advanced cancer of the prostate. J Clin Oncol 23:1192–1199

Sherman DM, Mangini L, Poirier P, Kadish SP (1989) Double-blind comparison of loperamide and placebo in the treatment of radiation-induced diarrhea. Adv Ther 6:103–111

Sihono DSK, Ehmann M, Heitmann S, von Swietochowski S, Grimm M, Boda-Heggemann J, Lohr F, Wenz F, Wertz H (2018) Determination of intrafraction prostate motion during external beam radiation therapy with a transperineal 4-dimensional ultrasound real-time tracking system. Int J Radiat Oncol Biol Phys 101:136–143

Smith DP, King MT, Egger S, Berry MP, Stricker PD, Cozzi P, Ward J, O'Connell DL, Armstrong BK (2009) Quality of life three years after diagnosis of localised prostate cancer: population based cohort study. BMJ 339:b4817

Stübinger SH, Wilhelm R, Kaufmann S, Döring M, Hautman S (2008) Brachytherapie des Prostatakarzinoms. Urologe 47:284–290

Tagkalidis PP, Tjandra JJ (2001) Chronic radiation proctitis. ANZ J Surg 71:230–237

Taïeb S, Rolachon A, Cenni JC, Nancey S, Bonvoisin S, Descos L, Fournet J, Gérard JP, Flourié B (2001) Effective use of argon plasma coagulation in the treatment of severe radiation proctitis. Dis Colon Rectum 44:1766–1771

Taylor JG, Disario JA, Bjorkman DJ (2000) KTP laser therapy for bleeding from chronic radiation proctopathy. Gastrointest Endosc 52:353–357

Theodorescu D, Gillenwater JY, Koutrouvelis PG (2000) Prostatourethral-rectal fistula after prostate brachytherapy. Cancer 89:2085–2091

Tolkach Y, Kristiansen G (2017) Pathogenese urologischer Komplikationen nach Strahlentherapie. Urologe A 56:293–300

Tran A, Wallner K, Merrick G, Seeberger J, Armstrong J, Mueller A, Cavanagh W, Lin D, Butler W (2005) Rectal fistulas after prostate brachytherapy. Int J Radiat Oncol Biol Phys 63:150–154

Tsubokura T, Yamazaki H, Masui K, Sasaki N, Shimizu D, Suzuki G, Nakamura S, Yamada K, Okihara K, Shiraishi T, Yoshida K, Nishikawa T, Okabe H (2018) Comparison of image-guided intensity-modulated radiotherapy and low-dose rate brachytherapy with or without external beam radiotherapy in patients with localized prostate cancer. Sci Rep 8:10538

Valdagni R, Rancati T, Fiorino C (2009) Predictive models of toxicity with external radiotherapy for prostate cancer: clinical issues. Cancer 115(13 Suppl):3141–3149

Vernia P, Fracasso PL, Casale V, Villotti G, Marcheggiano A, Stigliano V, Pinnaro P, Bagnardi V, Caprilli R (2000) Topical butyrate for acute radiation proctitis: randomised, crossover trial. Lancet 356:1232–1235

Viktorin P, Putora PM, Schmid HP, Plasswilm L, Schwab C, Thoeni A, Hochreiter W, Prikler L, Suter S, Stucki P, Müntener M, Blick N, Schiefer H, Güsewell S, Zürn K, Engeler D (2020) Long-term oncological and functional follow-up in low dose rate brachytherapy (LDR-BT) for prostate cancer: results from the prospective nation-wide Swiss Registry. BJU Int [Epub ahead of print]

Vuolukka K, Auvinen P, Palmgren JE, Voutilainen T, Aaltomaa S, Kataja V (2019) Long-term efficacy and urological toxicity of low-dose-rate brachytherapy (LDR-BT) as monotherapy in localized prostate cancer. Brachytherapy [Epub ahead of print]

Wiegel T, Bottke D, Steiner U, Siegmann A, Golz R, Störkel S, Willich N, Semjonow A, Souchon R, Stöckle M, Rübe C, Weissbach L, Althaus P, Rebmann U, Kälble T, Feldmann HJ, Wirth M, Hinke A, Hinkelbein W, Miller K (2009) Phase III postoperative adjuvant radiotherapy after radical prostatectomy compared with radical prostatectomy alone in pT3 prostate cancer with postoperative undetectable prostate-specific antigen: ARO 96-02/AUO AP 09/95. J Clin Oncol 27:2924–2930

Wilt TJ, MacDonald R, Rutks I, Shamliyan TA, Taylor BC, Kane RL (2008) Systematic review: comparative effectiveness and harms of treatments for clinically localized prostate cancer. Ann Intern Med 148:435–448

Wortel RC, Incrocci L, Pos FJ, Lebesque JV, Witte MG, van der Heide UA, van Herk M, Heemsbergen WD (2015) Acute toxicity after image-guided intensity modulated radiation therapy compared to 3D conformal radiation therapy in prostate cancer patients. Int J Radiat Oncol Biol Phys 91:737–744

Yavuz MN, Yavuz AA, Aydin F, Can G, Kavgaci H (2002) The efficacy of octreotide in the therapy of acute radiation-induced diarrhea: a randomized controlled study. Int J Radiat Oncol Biol Phys 54:195–202

Yu T, Zhang Q, Zheng T, Shi H, Liu Y, Feng S, Hao M, Ye L, Wu X, Yang C (2016) The effectiveness of intensity modulated radiation therapy versus three-dimensional radiation therapy in prostate cancer: a meta-analysis of the literatures. PLoS ONE 11:e0154499

Zelefsky MJ, Aschkenasy E, Kelsen S, Leibel SA (1997) Tolerance and early outcome results of postprostatectomy three-dimensional conformal radiotherapy. Int J Radiat Oncol Biol Phys 39:327–333

Zelefsky MJ, Kollmeier M, Cox B, Fidaleo A, Sperling D, Pei X, Carver B, Coleman J, Lovelock M, Hunt M (2012) Improved clinical outcomes with high-dose image guided radiotherapy compared with non-IGRT for the treatment of clinically localized prostate cancer. Int J Radiat Oncol Biol Phys 84:125–129

Zelefsky MJ, Shasha D, Branco RD, Kollmeier M, Baser RE, Pei X, Ennis R, Stock R, Bar-Chama N, Mulhall JP (2014) Prophylactic sildenafil citrate improves select aspects of sexual function in men treated with radiotherapy for prostate cancer. J Urol 192:868–874

Zimmermann FB, Kummermehr J (2000) Darm und Rektum. In: Dörr W, Zimmermann JS, Seegenschmiedt MH (Hrsg) Nebenwirkungen in der Radioonkologie. Urban und Vogel, München, S 149–156

35

Serviceteil

© Springer-Verlag GmbH Deutschland, ein Teil von Springer Nature 2021
J. Kranz et al. (Hrsg.), *Komplikationen in der Urologie*, https://doi.org/10.1007/978-3-662-60625-4

Stichwortverzeichnis